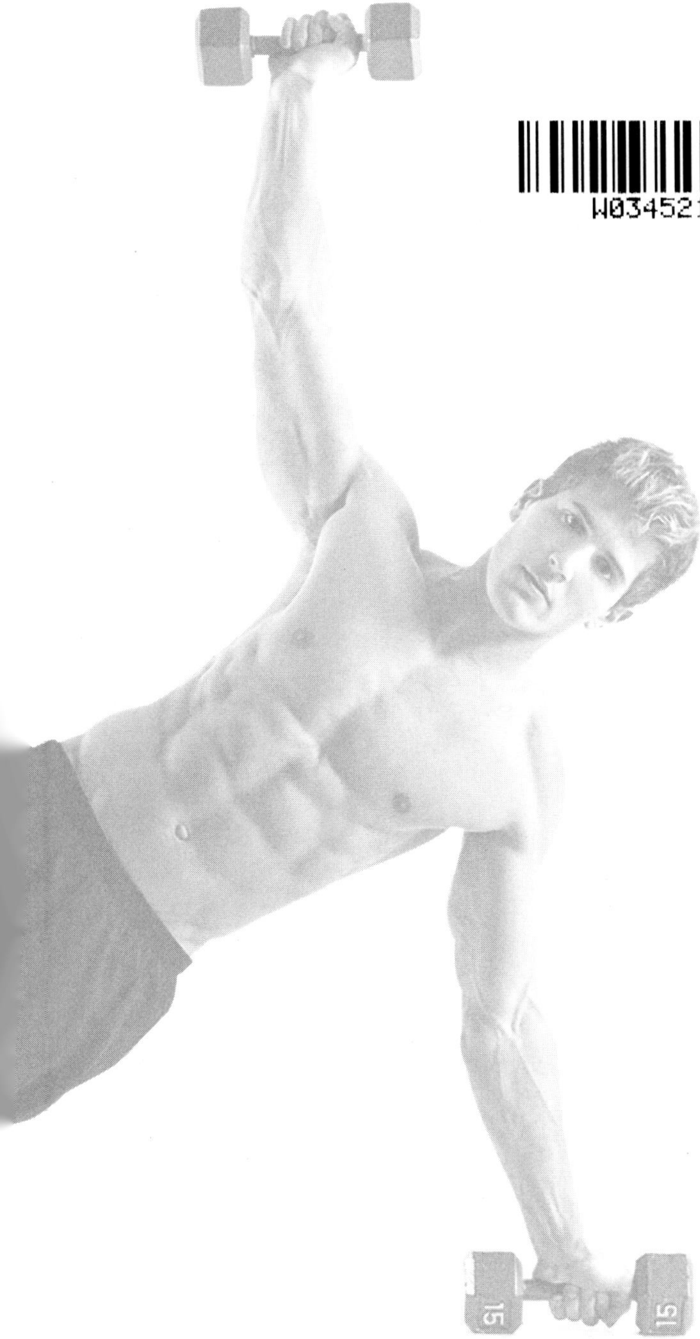
15
15

DAS Men'sHealth MUSKELBUCH

Über 300 Top-Übungen für einen durchtrainierten Body

DAS ERFOLGSBUCH JETZT ALS POCKETAUSGABE

Adam Campbell

südwest

ISBN 978-3-517-09254-6

2. Ausgabe 2014

Redaktionsleitung: Silke Kirsch
Projektleitung: Stefanie Heim
Übersetzung, Lektorat und Register der dt. Erstausgabe: Clemens Sorgenfrey
Producing der dt. Erstausgabe: Bernhard Heun, Clemens Sorgenfrey
Konzeption, Redaktion und Register der Pocketausgabe: Birgit Dauenhauer
Producing der Pocketausgabe: buxproduktion, München
Buchdesign: George Karabotsos mit John Seeger Gilman
Covergestaltung: zeichenpool, München, unter Verwendung eines Fotos von © Frithjof Ohm
Bildredaktion: Mark Haddad
Fotograf: Beth Bischoff
Anatomische Illustrationen: barleby.com
Illustration Gluteus Maximus: Kurt Walters
Trainingsschuhe und -bekleidung wurden von Nike, Adidas und Under Armour zur Verfügung gestellt.

Druck und Bindung: Těšínská tiskárna, Český Těšín
Printed in the Czech Republic

FSC
www.fsc.org
MIX
Papier aus verantwortungsvollen Quellen
FSC® C005833

Verlagsgruppe Random House FSC® N001967
Das für dieses Buch verwendete FSC®-zertifizierte Papier *Profisilk* wurde produziert von Sappi Stockstadt.

Inhalt

Kapitel 1:	WAS SIE ÜBERS GEWICHTHEBEN WISSEN SOLLTEN	4
Kapitel 2:	DER GRÖSSTE 4-WOCHEN-DIÄT- UND TRAININGSPLAN DER WELT	18
Kapitel 3:	Brust	28
Kapitel 4:	Rücken	58
Kapitel 5:	Schultern	92
Kapitel 6:	Arme	112
Kapitel 7:	Quadrizeps & Waden	128
Kapitel 8:	Gesäß & hintere Oberschenkel	160
Kapitel 9:	Körperzentrum	186
Kapitel 10:	Der ganze Körper	220
Kapitel 11:	Aufwärmübungen	230
Kapitel 12:	DIE BESTEN WORKOUTS	258
Register		284

Kapitel 1: Was Sie übers Gewichtheben wissen sollten

… UM GUT AUSZUSEHEN, GESUND ZU BLEIBEN UND LÄNGER ZU LEBEN

Starten Sie jetzt mit Ihrem neuen Körper durch – verändern Sie Ihr Leben. Jeder weiß natürlich, dass dies nicht über Nacht geschehen kann. Wenn Sie sich jedoch ernstlich auf das Training und ein paar Prinzipien einlassen, werden Sie schon sehr bald die ersten Resultate sehen. Es wird Sie nicht einmal Monate Ihres Lebens kosten. Nein, Sie werden den Unterschied schon nach 14 Tagen merken. Vorausgesetzt, Sie kombinieren das richtige Training mit der richtigen Ernährung. Doch letzten Endes sind jeder Mensch und jede Situation einzigartig und es gibt mehr als nur einen Weg zum Erreichen der meisten Ziele. Daher bietet Ihnen dieses Kapitel grundlegende Prinzipien und allgemeine Orientierungshilfen, aber keine unumstößlichen Vorschriften. Ich habe mich lediglich mit den Fragen auseinandergesetzt, die mir am häufigsten gestellt werden, und gebe Ihnen meine Meinung dazu auf der Grundlage all dessen, was ich im Lauf der Jahre gelernt habe, wider. Stellen Sie sich das Ganze einfach als Erläuterungen zu meiner Version eines Anfängertrainings vor.

Das Know-how, das Sie brauchen …

… um Ihren Wunschkörper zu formen, den Sie sich wünschen, finden Sie in diesem Kapitel. Aber warum ist Gewichtheben so wichtig? Es beginnt alles auf einer mikroskopisch kleinen Ebene: Durch das Gewichtheben kommt es zu winzigen Rissen in den Muskelfasern. Dadurch wird ein Prozess beschleunigt, den man Muskeleiweißsynthese nennt und der Aminosäuren nutzt, um die Fasern zu reparieren und zu verstärken, sodass sie künftig weniger verletzungsanfällig sind. Jede weitere Belastung führt zu strukturellen Anpassungen: Ihre Muskeln werden größer und kräftiger oder ermüdungsresistenter. Alltägliche Dinge wie Treppen steigen oder Gegenstände aufheben geschehen mühelos, schwerste körperliche Aufgaben werden leichter. In wissenschaftlichen Kreisen spricht man vom Trainingseffekt. Aber nicht nur Ihre Muskulatur profitiert davon, sondern auch Ihr ganzes Leben. Hier sind die wichtigsten Gründe, warum Sie keinen Tag mehr ohne Gewichtheben verbringen sollten:

1. Sie werden 40 Prozent mehr Fett verlieren.
2. Sie werden mehr Kalorien verbrennen.
3. Ihre Kleidung wird Ihnen besser passen.
4. Sie werden Ihren Körper jung erhalten.
5. Sie werden stärkere Knochen aufbauen.
6. Sie werden beweglicher sein.
7. Ihr Herz wird gesünder sein.
8. Sie werden den Diabetes aus der Bahn werfen.
9. Sie werden Ihr Krebsrisiko reduzieren.
10. Ihr Ernährungsverhalten wird sich verbessern.
11. Sie werden besser mit Stress umgehen können.
12. Sie werden einen Jetlag gelassen hinnehmen.
13. Sie werden glücklicher sein.
14. Sie werden besser schlafen.
15. Sie werden schneller in Form kommen.
16. Sie werden sich gegen Depressionen zur Wehr setzen.
17. Sie werden produktiver sein.
18. Sie werden Ihrem Leben Jahre hinzufügen.
19. Sie werden geistig rege bleiben.
20. Sie werden sogar klüger werden.

„Wie viele Wiederholungen soll ich machen?"

Was Ihr Workout betrifft, ist dies immer die erste Frage, die Sie stellen sollten. Und warum? Weil sie Sie zwingen wird zu entscheiden, was Ihr wichtigstes Ziel ist. Möchten Sie zum Beispiel schneller Fett loswerden oder Muskeln aufbauen? Die Antwort wird die Anzahl der Wiederholungen bestimmen, die Sie machen müssen. Treffen Sie einfach Ihre Wahl und orientieren Sie sich an dem folgenden Leitfaden, um die richtige Größenordnung an Wiederholungen herauszufinden.

Sie wollen schneller Fett loswerden

Das ist leicht: Alle Top-Trainer, die ich kenne, haben festgestellt, dass 8 bis 15 Wiederholungen für den Gewichtsverlust die besten Resultate bringen. Das ist auch kein Wunder, da Forschungen gezeigt haben, dass die Ausführung von Sets in dieser Größenordnung einen besonders großen Zuwachs an Fett verbrennenden Hormonen anregt. Natürlich sind 8 bis 15 Wiederholungen eine reichlich vage Empfehlung. Also müssen Sie die Sache noch weiter aufschlüsseln. Ein guter Ansatz: Arbeiten Sie mit drei kleineren Wiederholungsbereichen, um Ihre Workouts zu variieren, und das immer im Rahmen von 8 bis 15 Wiederholungen, zum Beispiel:

12 BIS 15 WIEDERHOLUNGEN
10 BIS 12 WIEDERHOLUNGEN
8 BIS 10 WIEDERHOLUNGEN

All diese Wiederholungsbereiche sind effektiv für die Fettverbrennung. Also wählen Sie einen Bereich – 12 bis 15 Wiederholungen sind ein guter Start, vor allem für Anfänger – und wechseln Sie alle zwei bis vier Wochen zu einem anderen.

Sie wollen Muskeln aufbauen

In Fitnessstudios herrscht die weitverbreitete Ansicht, dass 8 bis 12 Wiederholungen der beste Weg zum Muskelaufbau sind. Wie auch immer, der Ursprung dieser Empfehlung wird Sie möglicherweise überraschen: Sie stammt von einem englischen Chirurgen und Wettkampfbodybuilder namens Dr. Ian MacQueen, der 1954 in einem wissenschaftlichen Aufsatz eine gemäßigt hohe Anzahl an Wiederholungen für den Muskelaufbau empfohlen hat. Nun, dieser Ansatz funktioniert ganz bestimmt. Aber im vergangenen halben Jahrhundert haben wir über die Muskelkunde eine Menge in Erfahrung gebracht. Außerdem leuchtet es ein, dass die Anwendung verschiedener Wiederholungsbereiche zu einem noch besseren Muskelwachstum führt. (Damit Sie verstehen, warum das so ist, lesen Sie „Keine Wiederholung ist schlecht".) Um die besten Resultate zu erzielen, wechseln Sie Ihren Wiederholungsbereich alle zwei bis vier Wochen oder sogar bei jedem Workout. Meine Empfehlung:

MONTAG: 5 WIEDERHOLUNGEN
MITTWOCH: 15 WIEDERHOLUNGEN
FREITAG: 10 WIEDERHOLUNGEN

Dieser einfache Ansatz wird von der Wissenschaft des 21. Jahrhunderts bestätigt. Ein typisches Beispiel: Forscher der Arizona State University haben herausgefunden, dass Personen, die ihren Wiederholungsbereich in jeder der drei wöchentlichen Trainingseinheiten gewechselt haben – eine Technik, die man sprunghafte Periodisierung nennt –, doppelt so viel Kraft hinzugewinnen konnten wie jene, die bei jedem Workout die gleiche Anzahl an Wiederholungen ausgeführt haben.

Keine Wiederholung ist schlecht

Trainer wählen nicht rein zufällig die Anzahl an Wiederholungen, die eine Person ausführt. Zumindest tun es die guten nicht. Das liegt daran, dass der von Ihnen gewählte Wiederholungsbereich vorgibt, wie sich Ihre Muskeln an Ihre Trainingsroutine anpassen. Wenn Sie die jeweiligen Vorteile der drei wichtigsten Wiederholungsbereiche kennen, können Sie in der Tat die Strategie aussuchen, die am besten zu den von Ihnen angestrebten Ergebnissen passt. Vergessen Sie nicht, dass diese Wiederholungsbereiche nicht wie ein Kippschalter funktionieren, sondern eher wie ein Dimmer. Während Sie die Anzahl der Wiederholungen steigern oder verringern, blenden Sie jeweils die Vorteile eines Bereichs aus und betonen die eines anderen. Hier ist ein Leitfaden für jeden Bereich.

1. WENIGE WIEDERHOLUNGEN (1 BIS 5): Dieser Wiederholungsbereich ermöglicht es Ihnen, die schwersten Gewichte zu benutzen. Sie setzen Ihre Muskeln dabei der größtmöglichen Spannung aus. Das erhöht die Zahl der Myofibrillen in den Muskelfasern. Aber was zum Teufel ist eine *Myofibrille*? Das ist der Teil einer Muskelfaser, der die Proteine zum Kontrahieren enthält. Stellen Sie sich Folgendes vor: Wenn es mehr dieser Proteine zum Zusammenziehen gibt, können Ihre Muskeln eine größere Kraft entwickeln. Daher ist 1 bis 5 ein idealer Wiederholungsbereich, um Kraft aufzubauen. Und selbstverständlich vergrößern mehr Myofibrillen Ihre Muskelfasern und damit Ihre Muskeln. (Muskelfakt Nr. 1: Diese Art des Muskelwachstums nennt man *myofibrilläre Hypertrophie*.)

2. VIELE WIEDERHOLUNGEN (11 ODER MEHR): Wenn Sie eine größere Anzahl an Wiederholungen ausführen, müssen Ihre Muskeln für längere Zeitspannen kontrahieren. Das erhöht die Anzahl der Mitochondrien in den Muskelfasern. Mitochondrien sind Energie produzierende Strukturen, die nicht nur Fett verbrennen (je mehr, desto besser), sondern auch zu einer größeren Muskelausdauer und kardiovaskulären Fitness beitragen. Und darüber hinaus erhöhen diese strukturellen Veränderungen die Flüssigkeitsmenge in den Muskelfasern, was wiederum eine Muskelvergrößerung zur Folge hat. (Muskelfakt Nr. 2: Diese Art des Muskelwachstums nennt man *sarkoplasmatische Hypertrophie*.)

3. MÄSSIG VIELE WIEDERHOLUNGEN (6 BIS 10): Bei diesem Ansatz befinden sich Ihre Muskeln für eine mittlere Zeitspanne in einer mittleren Anspannung. Betrachten Sie dieses Vorgehen als das, was es ist: eine Mischung des Gewichthebens aus dem unteren und dem oberen Wiederholungsbereich. Diese Mischung trägt dazu bei, sowohl Muskelstärke als auch Muskelausdauer zu verbessern. Man könnte sagen, dass sie ein guter Mittelweg zwischen den beiden ist. Wenn Sie aber an diesem Wiederholungsbereich ständig festhalten, verpassen Sie die Level größerer Spannung, die sich bei weniger Wiederholungen einstellen, und die längere Anspannung, die sich bei mehr Wiederholungen ergibt. Nutzen Sie sie alle.

„Wie viel Gewicht soll ich einsetzen?“

Diese Frage erscheint häufig in meinen E-Mails. Früher habe ich darauf geantwortet: „Wie soll ich das wissen? Übers Internet kann ich nicht erkennen, wie stark Sie sind.“ Aber ich habe mir eine viel bessere Antwort einfallen lassen: Nehmen Sie das schwerste Gewicht, mit dem Sie noch alle vorgegebenen Wiederholungen komplett ausführen können. Das heißt, je niedriger die Anzahl der Wiederholungen ist, desto größer ist das Gewicht, das Sie benutzen sollten. Und umgekehrt. Wenn Sie zum Beispiel ein Gewicht 15-mal heben können, bringt es Ihren Muskeln nichts, wenn Sie es nur 5-mal heben. Und wenn Sie ein Gewicht wählen, das Sie nur mit Mühe 5-mal heben können, können Sie auf keinen Fall 15 Wiederholungen stemmen.

Also, wie finden Sie jetzt die richtige Anzahl heraus? Versuch und Irrtum. Sie müssen einfach eine begründete Vermutung anstellen und dann experimentieren. Erfahrenen Gewichthebern ist das in Fleisch und Blut übergegangen, aber wenn Sie ein Trainingsneuling sind, lassen Sie sich nicht stressen: Sie werden bald den Durchblick haben. Der Schlüssel ist ganz einfach, einen Einstieg zu finden und mit dem Gewichtheben zu beginnen. Wenn Sie ein Gewicht wählen, das entweder zu schwer oder zu leicht ist, dann passen Sie es dementsprechend im nächsten Satz an.

Sie werden ziemlich schnell erkennen, ob ein Gewicht zu schwer für Ihren Wiederholungsbereich ist, denn schließlich werden Sie nicht in der Lage sein, alle Wiederholungen auszuführen. Aber zu beurteilen, ob ein Gewicht zu leicht ist, ist etwas komplizierter. Eine einfache Möglichkeit: Merken Sie sich den Punkt, an dem Sie anfangen, sich abzumühen.

Sagen wir, Sie machen zehn Wiederholungen. Wenn alle zehn einfach erscheinen, ist das Gewicht, das Sie benutzen, zu leicht. Wenn Sie aber bei der zehnten Wiederholung anfangen, sich zu quälen, haben Sie das richtige Gewicht gewählt. Was bedeutet „anfangen, sich zu quälen“? Es ist der Zeitpunkt, an dem die Geschwindigkeit, mit der Sie das Gewicht stemmen, auffällig langsamer wird. Wenn Sie auch noch ein oder zwei Wiederholungen schaffen würden, zeigt dieses Kämpfen an, dass Ihre Muskeln genug haben. Das ist der Moment, in dem die meisten Leute anfangen zu „tricksen“, indem sie die Körperhaltung so verändern, dass sie das Gewicht noch weiter stemmen können.

Denken Sie daran, dass es das Ziel ist, alle Wiederholungen in jedem Satz in einer perfekten Form zu vollenden und gleichzeitig die Muskeln dazu zu bringen, so hart zu arbeiten, wie sie nur können. Der Beginn-der-Qual-Ansatz wird Ihnen dabei weiterhelfen. Gehen Sie richtig ran und wenn Sie anfangen, sich zu quälen, haben Sie den Satz abgeschlossen. Das ist übrigens auch eine hervorragende Strategie, wenn Sie bei Eigengewichtübungen wie Liegestütz, Klimmzug oder Beckenheben so viele Wiederholungen wie möglich machen sollen. (Sie finden diesen Hinweis bei den Workouts in Kapitel 12.)

„Wie viele Sätze einer Übung soll ich absolvieren?“

Eine gute Faustregel: Absolvieren Sie so viele Sätze, wie Sie brauchen, um wenigstens 25 Wiederholungen für eine Muskelgruppe durchzuführen. Wenn Sie also fünf Wiederholungen einer Übung planen, müssen Sie fünf Sätze dieser Übung absolvieren. Wenn Sie 15 Wiederholungen ausführen, brauchen Sie nur zwei Sätze zu absolvieren. Je mehr Wiederholungen einer Übung Sie machen, desto weniger Sätze müssen Sie ausführen. Und umgekehrt. Das hilft dabei, Ihre Muskeln für eine angemessene Zeit unter Spannung zu halten, unabhängig davon, in welchem Wiederholungsbereich Sie sich bewegen.

Wenn Sie in einer ganz brauchbaren Form sind, können Sie bestimmt 25 Wiederholungen pro Muskelgruppe ausführen, aber gehen Sie nicht über 50 hinaus. Eine verbreitete Empfehlung im Bodybuilding ist es, drei Sets von zehn Wiederholungen zu absolvieren, und das jeweils für drei bis vier Übungen für eine Muskelgruppe. Insgesamt sind das also bis zu 120 Wiederholungen für die beteiligten Muskeln. Das Problem ist folgendes: Wenn Sie um die 100 Wiederholungen für irgendeine Muskelgruppe ausführen können, dann arbeiten Sie nicht hart genug. Betrachten Sie es doch einmal so: Je härter Sie trainieren, desto kürzer ist die Zeit, in der Sie dieses hohe Anstrengungsniveau halten können. Sobald die Ausführung schlechter wird, haben Sie die Trainingsausbeute für diese Muskelgruppe erlangt. Warum sollten Sie also Ihre Zeit verschwenden?

„Wie lang sollte mein Workout dauern?“

Nur so lang wie nötig. Am besten kann man die Antwort anhand der Gesamtzahl der von Ihnen absolvierten Sätze abschätzen. Das habe ich zuerst vor Jahren von dem berühmten australischen Krafttrainer Ian King gehört und meiner Meinung nach gilt es nach wie vor. Der Rat: Machen Sie 12 bis 25 Sätze pro Workout. Das heißt, wenn Sie die Sätze addieren, die Sie in jeder einzelnen Übung absolvieren, sollte sich die Summe in diesem Bereich bewegen (ohne das Aufwärmen mitzuzählen). Wenn Sie längere Pausen machen, wird Ihr Workout länger dauern, und bei kürzeren Pausen sind Sie schneller fertig. Anfänger werden wahrscheinlich zwölf Sätze für eine Menge halten, während erfahrene Gewichtheber wohl mit dem oberen Ende der Skala umgehen können. Diese Regel zur Zahl der Sätze ist nicht unumstößlich, sie funktioniert aber ganz gut, um Muskeln aufzubauen und Fett zu verlieren. Für die meisten Menschen, die noch mehr in einem einzigen Workout trainieren, ergeben sich daraus rapide abnehmende Erträge im Vergleich zur investierten Zeit. Die Zeitspanne, die Ihre Muskeln brauchen, um sich nach Ihrem Training wieder zu erholen, wird ebenfalls zunehmen. Wenn Sie diesen wichtigen Faktor ignorieren, werden Sie bei einer Überanstrengung Ihres Körpers enden, was wiederum die von Ihnen angestrebten Resultate hinauszögern wird.

„Wie lang soll ich zwischen den einzelnen Sätzen pausieren?“

Vermutlich nicht so lang, dass es für eine Plauderei an der Bar reicht. Sehen Sie, der Anteil der Pausen ist ein ausschlaggebender, allerdings oftmals übersehener Faktor bei den meisten Workouts. Um den Grund zu verstehen, brauchen Sie eine kurze Lektion in Sportwissenschaft: Je geringer die Anzahl der Wiederholungen ist – und je schwerer die Gewichte –, desto länger müssen Sie zwischen den Sätzen pausieren; je höher die Anzahl der Wiederholungen ist – und je leichter die Gewichte –, desto kürzer sind Ihre Pausen. Warum? Wenn Sie schwere Gewichte stemmen, brauchen Sie dazu schnell kontrahierende Muskelfasern, jene Fasern, die die meiste Kraft entwickeln, aber auch am schnellsten ermüden und am längsten zur Erholung brauchen. Wenn Sie ihnen also ausreichend Pausenzeit geben, garantieren Sie damit, dass Sie sie in jedem Satz voll beanspruchen können. Wenn Sie leichtere Gewichte und mehr Wiederholungen wählen, erreichen Sie damit vor allem die langsam kontrahierenden Muskelfasern. Diese sind nicht nur ermüdungsresistenter als die schnell kontrahierenden Fasern, sondern erholen sich auch viel schneller. Das Fazit: Sogar nach einem anspruchsvollen Multiwiederholungssatz sind sie schon nach kurzer Zeit wieder einsatzbereit. Ich arbeite mit diesen grundlegenden Vorgaben:

1 BIS 3 WIEDERHOLUNGEN: 3 BIS 5 MINUTEN PAUSE
4 BIS 7 WIEDERHOLUNGEN: 2 BIS 3 MINUTEN PAUSE
8 BIS 12 WIEDERHOLUNGEN: 1 BIS 2 MINUTEN PAUSE
13 WIEDERHOLUNGEN ODER MEHR: 1 MINUTE PAUSE

Diese Zahlen betreffen lediglich die Zeitspannen, die Sie pausieren, ehe Sie eine bestimmte Muskelgruppe wieder trainieren. Wenn Sie strategisch denken, können Sie in dieser Zeit andere Muskelgruppen trainieren, statt zu warten. Es gibt zwei Methoden, die ich in diesem Zusammenhang besonders mag: alternierende Sätze und Zirkel. Beide reduzieren drastisch Ihre Trainingszeit, ohne damit Resultate zu opfern. Das liegt daran, dass eine Muskelgruppe sich erholt, während eine andere beansprucht wird. Hier ist eine Beschreibung beider Methoden.

Alternierende Sätze: Absolvieren Sie einen Übungssatz, pausieren Sie, dann machen Sie einen Satz einer Übung, die die gegenüberliegende Muskelgruppe trainiert. (Sie können auch eine Übung für den Oberkörper mit einer für den Unterkörper kombinieren.) Pausieren Sie noch einmal und wiederholen Sie die Übung, bis Sie die vorgegebene Anzahl an Sätzen erreicht haben. Wenn Sie zum Beispiel sechs Wiederholungen Bankdrücken absolvieren, können Sie eine Minute Pause machen statt zwei Minuten. Dann können Sie einen Satz Rudern mit Hantel anschließen und eine Minute pausieren. Die Zeit, die Sie zum Absolvieren des Ruderns brauchen, mitgerechnet, haben Sie jetzt mehr als zwei Minuten pausiert, ehe Sie das Bankdrücken wiederholen. Unterm Strich: Die Pausenzeiten können problemlos halbiert werden.

Zirkel: Machen Sie drei oder mehr Übungen hintereinander ohne Pause zwischen den Sätzen. Die häufigste Methode ist ein Wechsel zwischen Übungen für den Ober- und Unterkörper. Zum Beispiel: Kniebeuge, Bankdrücken, Beckenheben, Rudern mit der Hantel und so weiter. Auf diese Weise kann Ihr Oberkörper sich ausruhen, während Ihr Unterkörper arbeitet. Zusätzliche Pausen können Sie zwischen den Sätzen einfügen. Nutzen Sie die Tabelle als Anleitung.

KOMBINIEREN SIE ...	DAMIT ...
QUADRIZEPS	GESÄSS UND HINTERE OBERSCHENKEL
BRUST	OBERER RÜCKEN
SCHULTERN	GROSSER RÜCKENMUSKEL
BIZEPS	TRIZEPS
OBERKÖRPER	UNTERKÖRPER
OBERKÖRPER	KÖRPERZENTRUM
UNTERKÖRPER	KÖRPERZENTRUM

„An wie vielen Tagen in der Woche soll ich Gewichte heben?“

An mindestens zwei. Diese Anzahl verschafft Ihnen bereits einen Großteil des gesundheitlichen Nutzens, den man dem Krafttraining nachsagt. Betrachten Sie das als Minimum. Idealerweise werden Sie an drei bis vier Tagen in der Woche an die Gewichte wollen, entweder mit einem Ganzkörper-Workout oder einem Training für Ober- und Unterkörper getrennt.

Workouts für den ganzen Körper sind genau das, wonach sie sich anhören: Sie trainieren den gesamten Körper. Dann ruhen Sie sich für einen Tag aus und wiederholen das Workout. Dafür gibt es auch eine wissenschaftliche Begründung. In mehreren Untersuchungen haben Forscher am University of Texas Medical Branch berichtet, dass die Synthese der Muskelproteine – Marker der Muskelregeneration – nach einem Krafttraining noch bis zu 48 Stunden in erhöhtem Maß stattfindet. Wenn Sie also an einem Montagabend um 7 Uhr trainieren, ist Ihr Körper bis Mittwochabend um 7 Uhr in einem Muskelaufbaumodus. Nach 48 Stunden sinkt der biologische Anreiz für Ihren Körper, neue Muskeln aufzubauen, wieder auf das Normalmaß. Das bedeutet, es ist Zeit für das nächste Workout.

Wie sich gezeigt hat, entspricht diese 48-Stunden-Spanne in etwa der Zeit, in der Ihr Stoffwechsel nach dem Gewichtheben erhöht ist. Daher ist ein Ganzkörpertraining ausgesprochen effektiv, ob Sie nun Muskeln aufbauen oder Fett verlieren wollen. Die beste Methode also, um Wabbelspeck zu verbrennen. Denn je mehr Muskeln Sie trainieren, desto mehr Kalorien verbrennen Sie – während und nach Ihrem Workout.

Die andere Methode, die ausgezeichnet funktioniert, ist eine Aufteilung in Ober- und Unterkörper. Sie wird vor allem angewandt, um Muskelmasse und Kraft zu vergrößern und um sportliche Leistungen zu verbessern. Bei dieser Methode widmen Sie sich dem Ober- und Unterkörper an verschiedenen Tagen. Der Grund: So haben Sie die Möglichkeit, die Muskelgruppen beider Körperhälften härter zu trainieren, als es Ihnen bei einem Programm für den ganzen Körper möglich wäre. Es bedeutet aber auch, dass Sie Ihren Muskeln etwas mehr Zeit geben müssen, damit sie sich vollständig erholen. Zum Beispiel könnten Sie nach einem Vier-Tage-pro-Woche-Plan vorgehen, nach dem Sie am Montag ein komplettes Workout für den Unterkörper absolvieren und ein Workout für den Oberkörper am Dienstag, dann für ein oder zwei Tage pausieren, bevor Sie das Ganze wiederholen (etwa am Donnerstag und Freitag). Oder Sie könnten bei drei Einheiten in der Woche das Workout an jedem zweiten Tag abwechselnd für Ober- und Unterkörper absolvieren.

Beachten Sie, dass es keinen Grund für eine solche Aufteilung gibt, wenn Sie mehr Muskelmasse und Kraft mit einem Training für den ganzen Körper erreichen. Aber wenn Sie an einen Punkt kommen, an dem Sie nicht mehr alle Übungen in einer einzigen Trainingseinheit absolvieren wollen und können, ist es Zeit für einen Methodenwechsel. Vielleicht wollen Sie aber auch nur einfach mit verschiedenen Methoden experimentieren, um danach bestimmen zu können, was am besten zu Ihren Muskeln und zu Ihrem Lebenswandel passt.

„Wie viele Übungen pro Muskelgruppe soll ich absolvieren?“

Eine. Das ist ein Ansatz, der einfach ist und effektiv. Den größten Nutzen aus dem Gewichtheben ziehen Sie übrigens aus den ersten Übungen, die Sie machen, wenn Ihre Muskeln noch frisch sind. Sagen wir, Sie absolvieren je drei Sätze Bankdrücken mit Kurzhanteln, Schrägbankdrücken mit Kurzhanteln und Brustdrücken am Kabelzug. Wenn Sie die letzte Übung erreichen, ist das Gewicht, das Sie jetzt noch bewältigen können, bei Weitem niedriger, als wenn Sie diese Übung an den Anfang gestellt hätten. Machen Sie sich selbst ein Bild, indem Sie den Trainingsplan versuchsweise einfach umkehren. Sie werden feststellen, dass Sie beim Kurzhantel-Bankdrücken jetzt erheblich weniger stemmen können als zuvor und Sie ein Gewicht nehmen müssen, das Sie normalerweise als zu leicht einstufen würden. Daher hat sich der Nutzen für Ihre Muskeln verringert. Aus diesem Grund ist es meistens sinnvoll, bei einer Übung pro Muskelgruppe zu bleiben, besonders wenn Sie nur eine begrenzte Zeit für Ihr Workout zur Verfügung haben.

Es ist in Ordnung, diese Regel zu brechen, wenn es einen guten Grund dafür gibt. Wenn also eine Muskelgruppe etwas hinterherhinkt, wollen Sie sie vielleicht für die Dauer von vier Wochen etwas härter bearbeiten, indem Sie die Anzahl der Sätze verdoppeln, die Sie für diesen Bereich absolvieren. Das nennt man Priorisieren. Anstatt alle Sätze von einer Übung auszuführen, könnten Sie zwei oder drei verschiedene Übungen machen. Auch wenn Sie nicht in der Lage sein werden, bei den letzten beiden Übungen so viel Gewicht zu stemmen wie mit frischen Muskeln, werden Sie die Gesamtmenge an Arbeit für diese Muskelgruppe erhöhen. Das kann Ihnen dabei helfen, Plateaus zu brechen und neues Muskelwachstum auszulösen.

Aber Achtung: Wenn Sie diese Methode ausprobieren und feststellen, dass Sie schwächer werden, ist dieses Pensum zu viel für Sie. Schalten Sie zurück, damit Ihre Muskeln sich zwischen den Workouts besser erholen können. Außerdem kann das Priorisieren bedeuten, dass Sie bei anderen Muskelgruppen Abstriche machen müssen. Denn die Empfehlung für die höchste Anzahl von Sätzen pro Workout gilt noch immer. („Wie lang sollte mein Workout dauern?“, S. 12.)

„Wie schnell soll ich die Gewichte heben?“

Machen Sie es so: Senken Sie langsam ab und stemmen Sie schnell. Die Forschung zeigt, dass es Ihnen hilft, schneller Kraft aufzubauen, wenn Sie die Gewichte langsamer absenken, und dass durch das schnellere Stemmen die größtmögliche Anzahl von Muskelfasern angesprochen wird. Bei den meisten Übungen sollten Sie sich zwei oder drei Sekunden Zeit lassen für das Absenken des Gewichts, eine Sekunde in der unteren Position pausieren und dann das Gewicht stemmen, so schnell Sie können, wobei Sie die ganze Zeit über die Kontrolle behalten. Eine große Ausnahme: Wenn eine Übung explosionsartig ausgeführt werden muss, machen Sie die gesamte Bewegung vom Anfang bis zum Ende schnell.

Behalten Sie im Hinterkopf, dass bei manchen Übungen wie etwa dem Latzug die Bewegung nach unten der Teil zu sein scheint, bei dem Ihre Muskeln kontrahieren. Sie sollten sich aber klarmachen, dass der Gewichtsblock in Wirklichkeit steigt, wenn Sie die Stange nach unten ziehen.

„Brauche ich jemanden für die Hilfestellung?"

Die politisch korrekte Antwort ist: Ja. Immerhin könnte Ihnen eine Hantel ins Genick fallen. Das ist kein Witz, da genau diese Art Unfall immer wieder passiert. Und Menschen tötet. Es gibt aber noch eine wichtigere Lektion: Versuchen Sie nicht, ein Gewicht zu stemmen, das zu schwer für Sie ist, vor allem dann nicht, wenn das Gewicht an einer Hantelstange befestigt ist. Wie viele andere trainiere ich zum Beispiel allein zu Haus. Eine Hilfe steht also nicht zur Verfügung. Dennoch besteht keinerlei Risiko, dass ich hilflos unter einer Hantelstange feststecken könnte. Und das liegt daran, dass ich mein schweres Bankdrücken mit Kurzhanteln mache, die ich wenn nötig einfach fallen lassen kann.

Außerdem wende ich die Beginn-der-Qual-Strategie bei jeder Übung an. (Vgl. „Wie viel Gewicht soll ich einsetzen?" auf S. 10) Wenn ich ein Gewicht wähle, das für sechs Wiederholungen zu schwer ist, weiß ich das, bevor ich den Punkt der vollständigen Aufgabe erreiche. Ich kann also den Satz einfach beenden, ehe der Ärger losgeht. Wie kann ich dann mein Maximum bei einem einzigen Versuch bestimmen? Wenn Ihnen das wichtig sein sollte, habe ich einen einfachen Rat: Wann immer Sie Ihre Grenzen antesten, sorgen Sie dafür, dass Sie eine Hilfestellung haben.

Kapitel 2: Der größte 4-Wochen-Diät-und-Trainingsplan der Welt

DER SCHNELLE WEG

ZU EINEM SCHLANKEN KÖRPER

Wenn Sie schnelle Ergebnisse wollen und noch heute anfangen, gibt es keinen leichteren Weg als diesen 4-Wochen-Diät-und-Trainingsplan. Er basiert auf den wissenschaftlichen Forschungen von Dr. Jeff Volek, einem der führenden Ernährungswissenschaftler der Welt. In einer aktuellen Studie der University of Connecticut haben Volek und seine Kollegen nachgewiesen, dass die Kombination aus einer kohlenhydratarmen Ernährung und Krafttraining eine unglaublich wirksame Formel darstellt, um Gewicht zu verlieren und das allgemeine Befinden schnell zu verbessern. Teilnehmer an der Studie haben bis zu zehn Pfund pures Fett im Monat verloren, während sie gleichzeitig Muskelmasse aufbauten. Die Testpersonen haben ebenso das Risiko von Herzkrankheiten und Diabetes drastisch reduziert – sogar noch deutlicher als jene, die eine fettarme Diät einhielten. Und sie haben das erreicht, indem sie eine Diät und einen Trainingsplan wie den in diesem Kapitel eingehalten haben. Betrachten Sie das Ganze als Ihre 4-Wochen-Schnellstartanleitung, Ihren Bauch loszuwerden und gesund für das Leben zu werden.

Der Ernährungsplan

Diese Diät funktioniert ganz einfach: Weniger Kohlenhydrate reduzieren Ihre Kalorienaufnahme, was zu einem Gewichtsverlust führt. Aber es bringt Ihren Körper auch dazu, seine Fettreserven – anstelle von Zucker – als Hauptenergiequelle zu nutzen. Sie können ohne Entzugsgefühl weniger essen und werden trotzdem schneller und leichter Fett verlieren.

Was essen?

Essen Sie eine beliebige Kombination aus den Lebensmitteln, die in der Tabelle auf S. 23 aufgelistet sind, bis Sie sich gesättigt fühlen, aber kein Völlegefühl verspüren. Es ist wahrscheinlich, dass dieser einfache Ansatz Ihren Appetit regulieren wird. Das Fazit: Sie werden automatisch weniger essen und Fett verlieren – und das, ohne Kalorien zählen zu müssen.

Der Leitfaden

Nehmen Sie bei jeder Mahlzeit hochwertige Proteine zu sich. Sie sind unerlässlich zum Aufbau und Erhalt Ihrer Muskeln, selbst wenn Sie Fett verlieren. Dadurch fühlen Sie sich einfach besser.

Nur zu, essen Sie Fett. Fett ist ein entscheidender Faktor, die für Ihren Körper benötigten Gesamtkalorien zu kontrollieren. Das liegt daran, dass Fett Ihnen nach dem Essen das Gefühl gibt, zufriedengestellt zu sein. Merken Sie sich einfach: Solange Sie noch Fett verlieren, essen Sie nicht zu viel davon.

Genießen Sie Gemüse. Forscher am SUNY Downstate Medical Center in New York fanden heraus, dass diejenigen Personen eine kohlenhydratarme Diät am erfolgreichsten durchliefen, die durchschnittlich vier Portionen stärkearme Gemüse zu sich nahmen.

Meiden Sie Nahrungsmittel, die Zucker und Stärke enthalten. Folgende Lebensmittel enthalten zu viel davon: Brot, Nudeln, Kartoffeln, Reis, Bohnen, Süßigkeiten, Limonade und Backwaren – ebenso Lebensmittel, die Körner, Mehl oder Zucker enthalten. Eine einfache Methode, um zu urteilen: Lesen Sie die Liste der Zutaten. Wenn ein Lebensmittel mehr als 5 Gramm Kohlenhydrate pro Portion enthält, verzichten Sie darauf. Aber gehen Sie die Sache nicht zwanghaft an. Bei der Bestellung in einem Restaurant machen Sie sich höchstens wegen der Hauptbestandteile eines Menüs Gedanken. Natürlich können sich versteckte Zucker- und Stärkeanteile in einer Mahlzeit befinden, aber wenn die Hauptbestandteile zu den empfohlenen Lebensmitteln zählen, ist alles in Ordnung. Benutzen Sie einfach Ihren gesunden Menschenverstand.

Begrenzen Sie den Konsum von Obst und Milch. Bei der Untersuchung wurden die Teilnehmer aufgefordert, diese Nahrungsmittel ebenfalls zu meiden, um die gesamte Kohlenhydrataufnahme auf unter 50 bis 75 Gramm zu begrenzen, ohne die Kohlenhydrate zählen zu müssen. Sie können allerdings Milch ebenso konsumieren wie kalorienarme Früchte, vor allem Beeren und Melonen, wenn Sie es nicht übertreiben und Ihren Gesamtkohlenhydratverbrauch im Blick behalten.

Grundsätzlich gilt, dass Sie sich auf insgesamt zwei kombinierte Portionen Obst und Milch beschränken sollten. Eine Portion Obst sind etwa 70 Gramm, eine Portion Milch knapp 60 Milliliter und jede enthält ungefähr 10 Gramm Kohlenhydrate.

Von Mahlzeit zu Mahlzeit

Machen Sie Ihren Essensplan nicht zu kompliziert. Fassen Sie ihn doch einfach als eine Fleisch-und-Gemüse-Diät auf. Hier ist eine Zusammenstellung davon, was Sie im Laufe eines Tages essen können.

Frühstück: eine beliebige Art Eier, ob Rühr- oder Spiegeleier oder ein Omelett (mit allen Zutaten). Sie können auch Käse hinzufügen oder sie sogar mit Fleisch servieren, etwa Bacon und Bratwürstchen.

Snacks: So ziemlich jede Käsesorte eignet sich für einen leckeren Snack, was auch für Nüsse und Kerne gilt – Mandeln, Erdnüsse, Sonnenblumen- und Kürbiskerne sind ideal. Das Gleiche gilt für frische Gemüse mit ein wenig Dressing. Und ein Proteinshake passt natürlich zu jeder Tageszeit.

Mittagessen: Eine gute Wahl ist ein großer Salat mit Hähnchen, Truthahn oder Thunfisch oder die Reste des letzten Abendessens.

Abendessen: Kombinieren Sie irgendein Fleisch mit einem erlaubten Gemüse und schon verhalten Sie sich ganz nach Plan. Ein Abendessen könnte beispielsweise ein Filet mit Tomaten-Mozzarella-Salat sein oder ein gebratenes Hähnchen mit gedünstetem Brokkoli.

Was trinken?

Sie können jedes Getränk zu sich nehmen, das pro Glas fünf oder weniger Kalorien hat. Das sind: Wasser in jeder Form, aber auch ungesüßter Kaffee oder Tee (Sie dürfen Sahne zugeben).

Was Alkohol anbelangt, so ist er in Maßen akzeptabel. Beschränken Sie sich auf allerhöchstens zwei Gläser Wein oder Light-Bier am Tag. Achten Sie darauf, dass der Alkohol nicht mit kalorienreichen Getränken wie Saft oder Limonade gemischt wird.

Trainingsnahrung

Ein Leitfaden, an den sich auch die Teilnehmer an der Studie hielten: Nehmen Sie mindestens 20 Gramm an Proteinen zu sich, und zwar irgendwann in der Zeitspanne von einer Stunde vor dem Workout bis zu einer halben Stunde nach dem Workout. Ein Proteinshake ist hier ideal. Nehmen Sie ein Produkt, das hauptsächlich aus Proteinen besteht und nur einen geringen Anteil an Kohlenhydraten und Fett aufweist. Zum Vergleich beim Einkaufen: Ein brauchbares Produkt besteht pro Portion vielleicht aus 24 Gramm Proteinen, 2 Gramm Kohlenhydraten und 1 Gramm Fett. Sie können natürlich auch normale Lebensmittel essen. Hier sind einige simple Möglichkeiten:

- **eine kleine Dose Thunfisch (100 Gramm)**
- **ca. 100 Gramm (drei bis vier Scheiben) Bratenaufschnitt, zum Beispiel Truthahn**
- **eine Portion irgendeiner Sorte mageren Fleisches in der Größe eines Kartenspiels**
- **drei Eier: hart gekocht, als Rühr- oder Spiegeleier**

Fehlersuche

1. Wenn Sie nicht die erwarteten Resultate erzielen, überprüfen Sie Ihre Kalorienaufnahme. Multiplizieren Sie einfach Ihr Zielgewicht mit zehn bis zwölf. Die Summe entspricht der Kalorienmenge, die Sie anstreben sollten.
2. Seien Sie nicht überrascht, wenn Sie während der ersten drei oder vier Tage müde oder gereizt sind. Ihr Körper braucht einfach ein paar Tage,

um sich anzupassen. Wenn jedoch fünf oder mehr Tage vergangen sind und Sie sich immer noch müde fühlen, überprüfen Sie, ob Sie ausreichend Salz bekommen und genug Wasser trinken. Eine brauchbare Faustregel: Trinken Sie 250 bis 350 Milliliter für jeweils zwei Stunden, die Sie wach sind. Und vermeiden Sie kein Fett. Diese Diät erhöht die körpereigene Fettverbrennung. Sie müssen also unbedingt Fett verzehren.

3. Wenn Sie Verdauungsprobleme haben, versuchen Sie es einmal täglich mit der Einnahme einer Ballaststoffergänzung wie Metamucil oder Benefiber.

HOCHWERTIGE PROTEINE	STÄRKEARME GEMÜSE*		NATÜRLICHE FETTE
RINDFLEISCH	ARTISCHOCKEN	PILZE	AVOCADOS
KÄSE	SPARGEL	ZWIEBELN	BUTTER
EIER	BROKKOLI	PAPRIKA	KOKOSNUSS
FISCH	ROSENKOHL	SPINAT	SAHNE
SCHWEINEFLEISCH	BLUMENKOHL	TOMATEN	NÜSSE UND KERNE**
GEFLÜGEL	SELLERIE	RÜBEN	OLIVEN, OLIVENÖL UND RAPSÖL
MOLKE UND KASEIN	GURKEN	ZUCCHINI	SAURE SAHNE (VOLLFETTSTUFE) UND SALATDRESSING

* *Dies sind lediglich ein paar geläufige Beispiele für stärkearme Gemüse. Wenn Sie auf Kartoffeln, Erbsen und Mais verzichten, sind Sie mit jedem Gemüse auf der richtigen Seite.*

** *Beschränken Sie sich auf zwei Portionen am Tag (eine Portion ist ungefähr eine Handvoll).*

Der Trainingsplan

Wählen Sie Ihre Übungen selbst, dank des Fett vernichtenden Workouts, das auf dem allerneuesten Stand basiert. Sie können sofort loslegen – und zusehen, wie Ihr Bauch dahinschmilzt.

Wie Sie dieses Workout durchführen

- Suchen Sie sich anhand der Vorgaben Ihre Übungen aus.
- An drei Tagen in der Woche wechseln Sie zwischen Workout A und Workout B und pausieren mindestens einen Tag nach jeder Trainingseinheit. Wenn Sie also am Montag, am Mittwoch und am Freitag Gewichte heben wollen, nehmen Sie Workout A am Montag, Workout B am Mittwoch und Workout A noch einmal am Freitag. In der Woche darauf machen Sie Workout B am Montag und Freitag und am Mittwoch Workout A.
- Absolvieren Sie die Übungen in der vorgestellten Reihenfolge. Für jede Übung nehmen Sie das schwerste Gewicht, mit dem Sie noch alle vorgegebenen Wiederholungen beenden können. (Vgl. „Wie viel Gewicht soll ich einsetzen?" auf S. 10 für eine detailliertere Anleitung.)
- Führen Sie Übung 1 als ein zusammenhängendes Set aus, das heißt, dass Sie zunächst alle Sätze dieser Übung abschließen, ehe Sie mit Übung 2A weitermachen. Pausieren Sie nach jedem Satz für eine Minute.
- Führen Sie die Übungen 2A und 2B paarweise aus. Machen Sie zuerst einen Satz der Übung 2A, pausieren Sie für eine Minute, dann machen Sie einen Satz der Übung 2B. Pausieren Sie wieder für eine Minute. Dann wiederholen Sie die Übungen, bis Sie von jeder drei Sätze abgeschlossen haben. Weiter geht es mit Übung 3A.
- Führen Sie die Übungen 3A und 3B paarweise aus. Machen Sie zuerst einen Satz der Übung 3A, pausieren Sie für eine Minute, dann machen Sie einen Satz der Übung 3B. Pausieren Sie wieder für eine Minute. Dann wiederholen Sie die Übungen, bis Sie von jeder drei Sätze abgeschlossen haben. Weiter geht es mit dem kardiovaskulären Workout.
- Machen Sie das kardiovaskuläre Workout direkt nach jedem Kraft-Workout.

- Absolvieren Sie vor jedem Workout ein fünf- bis zehnminütiges Aufwärmtraining. Orientieren Sie sich an der Anleitung in Kapitel 11 („Erstellen Sie Ihr eigenes Aufwärmtraining“, S. 255–257), um ein Programm zu entwerfen, das Ihnen Spaß macht.

Workout A

ÜBUNGEN	SÄTZE	WDH.	PAUSE
1. Körperzentrum (Kapitel 9)	3	12	1 Min.
2A. Große Gesäßmuskeln und hintere Oberschenkelmuskulatur (Kapitel 8)	3	12	1 Min.
2B. Oberer Rücken (Kapitel 4)	3	12	1 Min.
3A. Quadrizeps (Kapitel 7)	3	12	1 Min.
3B. Brust (Kapitel 3)	3	12	1 Min.

- **Übung 1: Körperzentrum.** Wählen Sie irgendeine Übung für das Körperzentrum aus dem Abschnitt „Stabilitätsübungen“ (S. 189–203). Der Unterarmstütz (S. 189), der Seitstütz (S. 194), der Bergsteiger (S. 198) oder der Pflug auf dem Gymnastikball (S. 200) sind alle eine gute Wahl.
- **Übung 2A: Große Gesäßmuskeln und hintere Oberschenkelmuskulatur.** Wählen Sie irgendeine Übung für die großen Gesäßmuskeln und die hintere Oberschenkelmuskulatur, bei der Sie jeweils mit einem Bein arbeiten. Das kann zum Beispiel ein einbeiniges gestrecktes Kreuzheben mit der Langhantel (S. 175), einbeiniges Beckenheben (S. 166) oder ein Step-up mit Kurzhanteln statt mit Langhantel (S. 179) sein.
- **Übung 2B: Oberer Rücken.** Wählen Sie irgendeine Rückenübung aus dem Abschnitt „Oberer Rücken“ (S. 61–79), also eine Variation des Kurzhantel-Ruderns (S. 65–69), das Langhantel-Rudern (S. 64) oder des Kabelruderns (S. 78/79).
- **Übung 3A: Quadrizeps.** Wählen Sie irgendeine Quadrizepsübung, bei der Sie mit beiden Beinen gleichzeitig arbeiten. Hier passt eine Variation der Kniebeuge wie etwa die Kniebeuge mit Kurzhanteln (S. 142), die Kniebeuge mit Pokal (S. 143) oder die Langhantel-Kniebeuge im breiten Stand (S. 139).

- **Übung 3B: Brust.** Wählen Sie irgendeine Brustübung. Sie können zum Beispiel eine Variation des Liegestütz (S. 31–41), des Kurzhantel-Bankdrückens (S. 48–51) oder des Kurzhantel-Drückens auf dem Gymnastikball (S. 52/53) ausführen.

KARDIO

- Wählen Sie irgendeinen „Finisher“ aus dem Abschnitt „Die schnellsten Kardio-Workouts aller Zeiten“ (Kapitel 12, S. 282/283) oder eines der Kardio-Workouts aus den Trainingsplänen in Kapitel 12.

Workout B

ÜBUNGEN	SÄTZE	WDH.	PAUSE
1. Körperzentrum (Kapitel 9)	3	12	1 Min.
2A. Quadrizeps (Kapitel 7)	3	12	1 Min.
2B. Große Rückenmuskeln (Kapitel 4)	3	12	1 Min.
3A. Große Gesäßmuskeln und hintere Oberschenkelmuskulatur (Kapitel 8)	3	12	1 Min.
3B. Schultern (Kapitel 5)	3	12	1 Min.

- **Übung 1: Körperzentrum.** Wählen Sie irgendeine Übung für das Körperzentrum aus dem Abschnitt „Stabilitätsübungen“ (S. 189–203). Der Unterarmstütz (S. 189), der Seitstütz (S. 194), der Bergsteiger (S. 198) oder der Pflug auf dem Gymnastikball (S. 200) sind alle eine gute Wahl.
- **Übung 2A: Quadrizeps.** Wählen Sie irgendeine Quadrizepsübung, bei der Sie mit jeweils einem Bein arbeiten. Hier passt ein Ausfallschritt mit Langhantel oder Kurzhanteln (S. 150 bzw. 152), eine Split-Kniebeuge mit Langhantel oder Kurzhanteln (S. 146 bzw. 148) oder eine einbeinige Kniebeuge (S. 137).
- **Übung 2B: Große Rückenmuskeln.** Wählen Sie irgendeine Rückenübung aus dem Abschnitt „Große Rückenmuskeln“ (S. 80–89). Sie könnten zum Beispiel irgendeine Variante des Klimmzugs im Untergriff (S. 80/81), des Latzugs (S. 85–87) oder des Überzugs (S. 88/89) wählen.

- **Übung 3A: Große Gesäßmuskeln und hintere Oberschenkelmuskulatur.** Wählen Sie irgendeine Übung für die großen Gesäßmuskeln und die hintere Oberschenkelmuskulatur, bei der Sie mit beiden Beinen gleichzeitig arbeiten. Hier passt das Kreuzheben mit Langhantel (S. 171), das Kurzhantel-Kreuzheben mit gestreckten Beinen (S. 177) oder das Beckenheben und Bein-Curl mit Gymnastikball (S. 169).
- **Übung 3B: Schultern.** Wählen Sie irgendeine Schulterübung wie Schulterdrücken mit Kurzhanteln (S. 98), Seitheben (S. 103) oder 45°-Heben mit Schulterheben (S. 111).

KARDIO

- Wählen Sie irgendeinen „Finisher" aus dem Abschnitt „Die schnellsten Kardio-Workouts aller Zeiten" (Kapitel 12, S. 282/283) oder eines der Kardio-Workouts aus den Trainingsplänen in Kapitel 12.

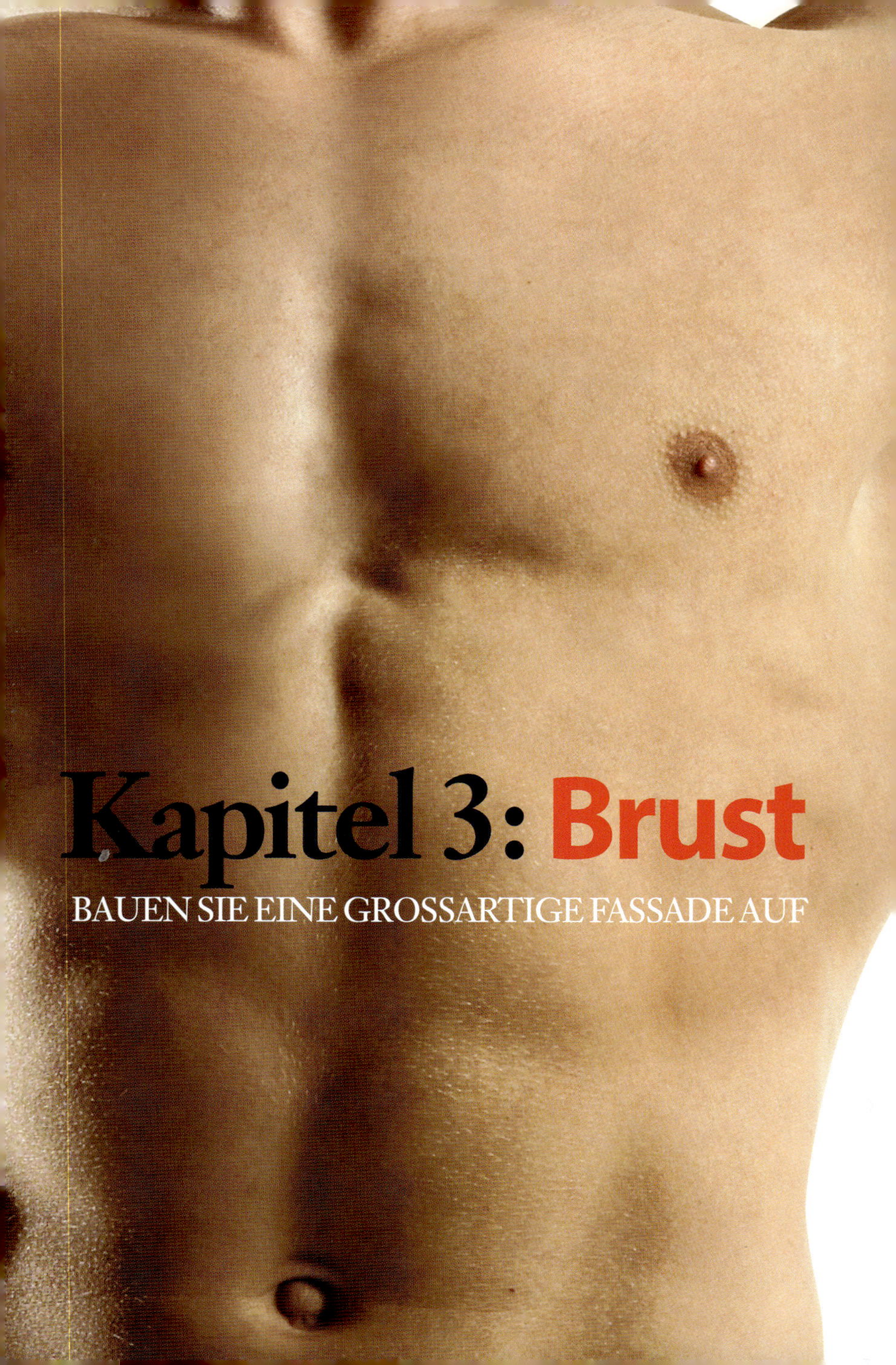

Kapitel 3: Brust

BAUEN SIE EINE GROSSARTIGE FASSADE AUF

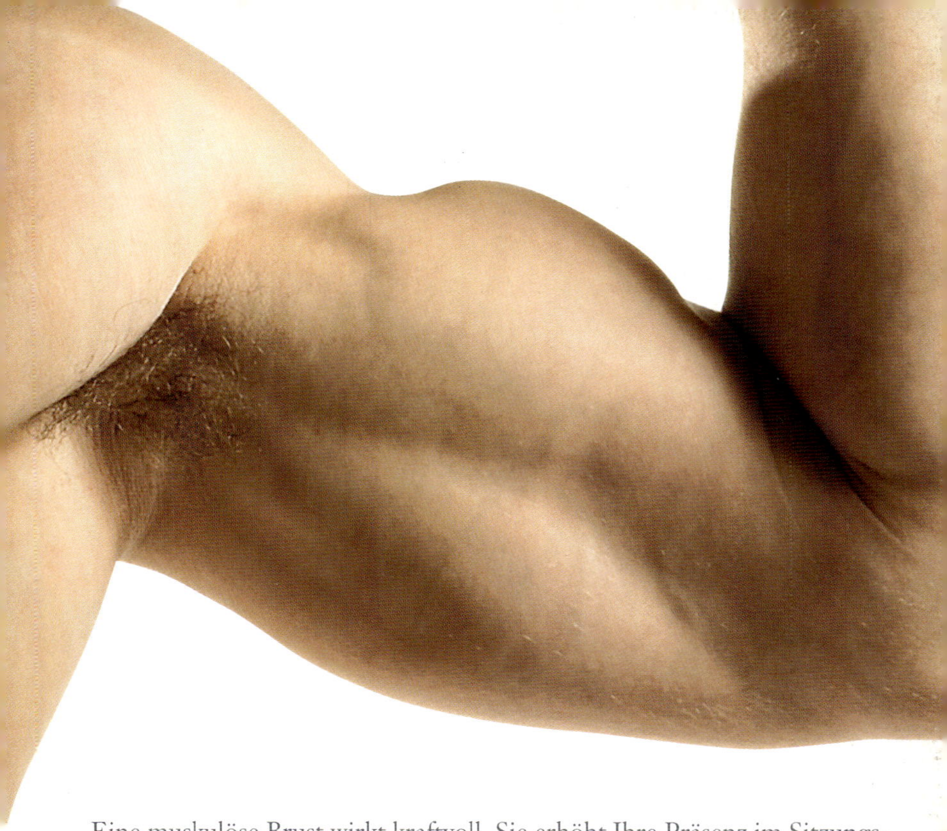

Eine muskulöse Brust wirkt kraftvoll. Sie erhöht Ihre Präsenz im Sitzungssaal, beeindruckt im Schlafzimmer und schüchtert auf dem Sportplatz ein. Wenn Sie mit dem Gewichtheben aufhören, ist Ihre Brust allerdings eine der ersten Muskelgruppen, die verkümmert. Das liegt daran, dass Sie diese Muskeln im Alltag kaum beanspruchen. Ein regelmäßiges Brusttraining hilft allerdings beim Kampf gegen den Bauchspeck.

Mehr Kraft! Stärkere Brustmuskeln erleichtern es in jeder Kontaktsportart, den Gegner wegzuschieben, egal, ob es sich um Basketball, Kampfsport oder Hockey handelt.

Ein kraftvollerer Schwung! Im Hinblick auf Ihre Geschwindigkeit beruhen zum Beispiel Vorhandschläge im Tennis auch auf kräftigen Brustmuskeln, die dabei die Muskulatur des Körperzentrums unterstützen.

Ein K.-o.-Schlag! Die Brust ist vor allem dazu da, die Arme nach vorn zu bewegen. Kräftige Brustmuskeln führen dazu, dass Sie mehr Kraft übertragen können.

Lernen Sie Ihre Muskeln kennen

Musculus pectoralis major
Ihr wichtigster Brustmuskel ist der M. pectoralis major [1], der große Brustmuskel. Seine Aufgabe ist es, die Oberarme zur Mitte des Körpers zu bringen. Beispiel Bankdrücken: Wenn Sie die Hantelstange von sich wegdrücken, bewegen sich Ihre Oberarme zur Brust hin, während sie sich strecken. Das liegt daran, dass der M. pectoralis major an der Innenseite des Oberarmknochens befestigt ist. Beim Zusammenziehen der Brustmuskeln verkürzen sich die Muskelfasern und die Oberarme werden zum Muskelursprung, d. h. zur Brustmitte, gezogen. Durch jedes zusätzliche Gewicht bei den Oberarmen wird die Brustmuskulatur gezwungen, stärker zu kontrahieren.

Die Muskelfasern, die den Schlüsselbeinteil bilden, werden oft als obere Brust bezeichnet.

Die Fasern des M. pectoralis major haben ihren Ursprung am Schlüsselbein [2], am Brustbein [3] und an den Rippen [4], direkt unterhalb des Brustbeins.

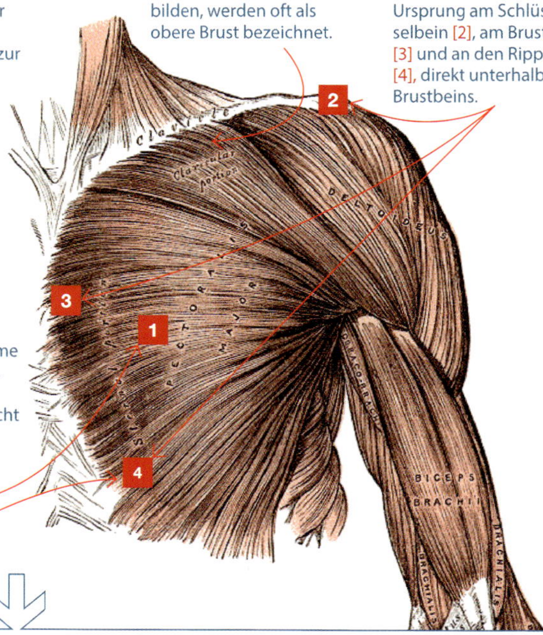

Der Brustbeinteil des Muskels wird allgemein als untere Brust bezeichnet.

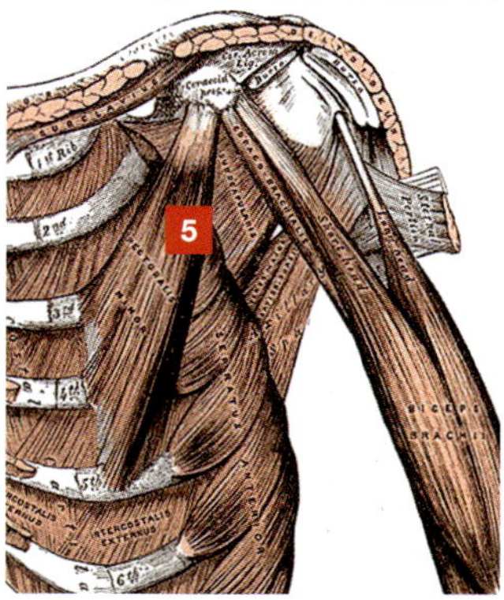

Musculus pectoralis minor
Der M. pectoralis minor [5], der kleine Brustmuskel, ist ein dünner, dreieckiger Muskel, der vom M. pectoralis major bedeckt wird. Er hat seinen Ursprung an der dritten, vierten und fünften Rippe und setzt in der Nähe des Schultergelenks an. Obwohl dieser Muskel eigentlich ein Brustmuskel ist, besteht seine Hauptaufgabe darin, das Vorwärtsziehen der Schultern zu unterstützen, wie es zum Beispiel bei Rückenübungen wie dem Überzug mit der Kurzhantel geschieht.

GRUNDBEWEGUNG
Liegestütz

A

- Gehen Sie auf alle viere und platzieren Sie Ihre Hände etwas mehr als schulterbreit und in einer Linie mit den Schultern auf dem Boden. Ihre Arme und Beine sind gestreckt.

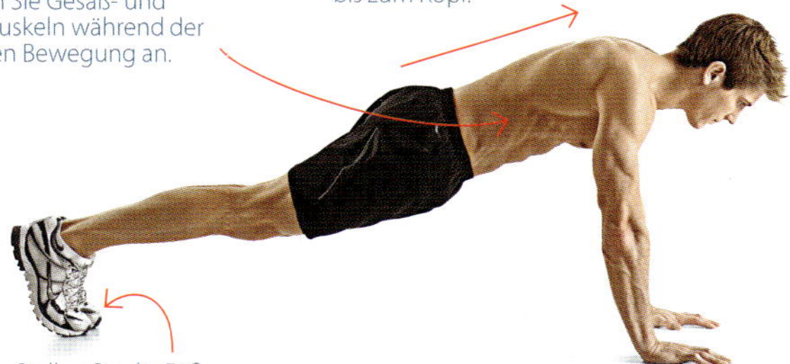

B

- Senken Sie Ihren Körper so weit ab, bis Ihre Brust fast den Boden berührt.
- Halten Sie den Körper kurz in der tiefsten Stellung und drücken Sie sich dann so schnell wie möglich zurück in die Ausgangsposition.
- Wenn Ihre Hüften irgendwann während der Übung durchhängen, hat sich Ihre korrekte Haltung aufgelöst. Wenn das passiert, betrachten Sie es als Ihre letzte Wiederholung und beenden Sie den Satz.

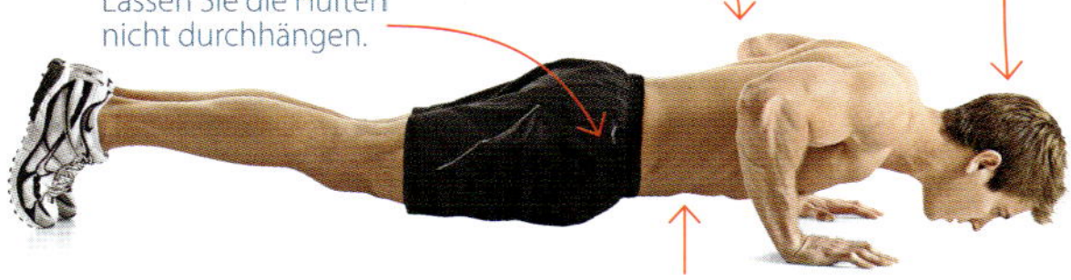

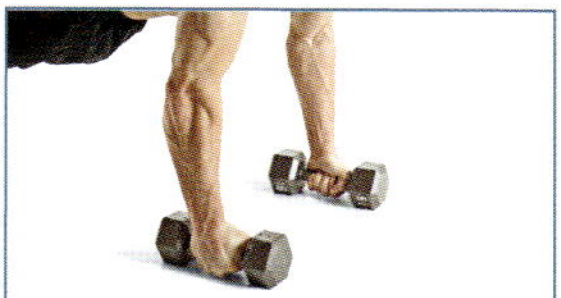

ENTLASTEN SIE IHRE HANDGELENKE

Wenn Ihre Handgelenke bei einem direkten Bodenkontakt der Hände schmerzen, stellen Sie ein Paar Hexa-Hanteln auf die Position Ihrer Hände. Greifen Sie die Hanteln und halten Sie die Handgelenke gerade, wenn Sie die Übung ausführen.

VARIATION 1
Positiver Liegestütz

- Platzieren Sie Ihre Hände auf einem Kasten, einer Bank oder einer Stufe anstatt auf dem Boden. Das verringert den Anteil des Körpergewichts, den Sie heben müssen, und macht die Übung leichter.

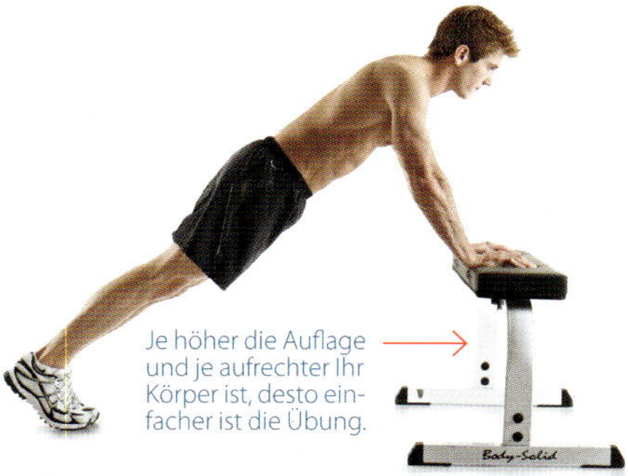
Je höher die Auflage und je aufrechter Ihr Körper ist, desto einfacher ist die Übung.
Body-Solid

STEIGERN SIE DEN SCHWIERIGKEITSGRAD
Sie können diese Übung auf einer Treppe machen. Stellen Sie sich auf eine Stufe weiter unten, sobald Sie stärker geworden sind.

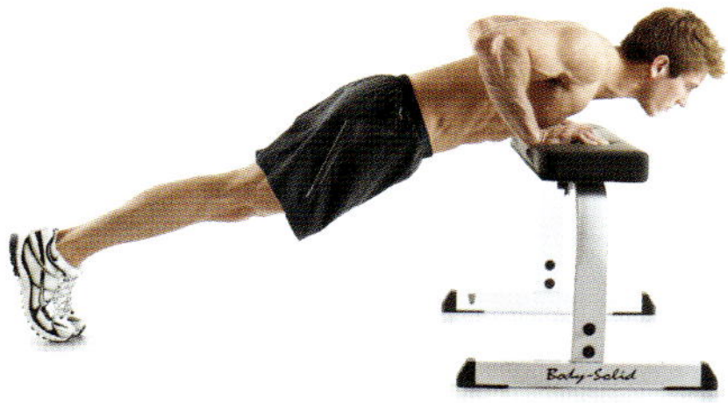
Body-Solid

VARIATION 2
Modifizierter Liegestütz

- Anstatt die Übung mit gestreckten Beinen auszuführen, beugen Sie die Knie und überkreuzen die Unterschenkel. Dies ist eine andere Möglichkeit, um den klassischen Liegestütz leichter zu machen.

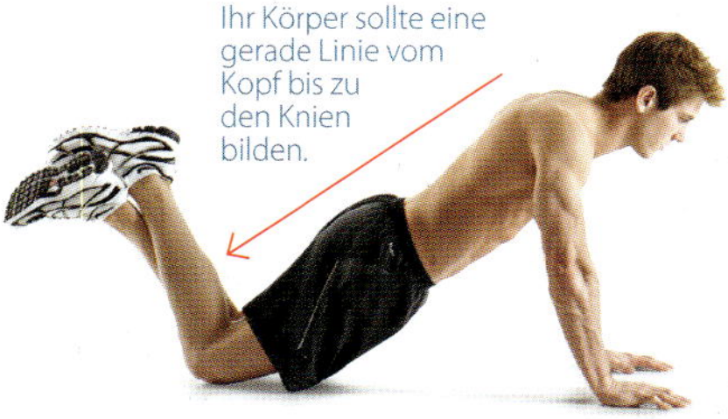
Ihr Körper sollte eine gerade Linie vom Kopf bis zu den Knien bilden.

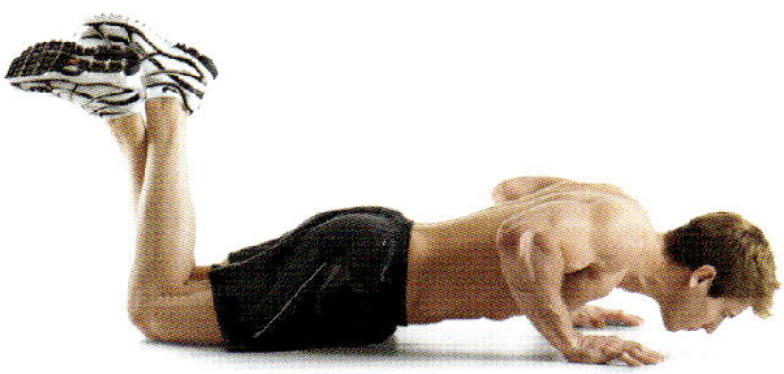

VARIATION 3
Negativer Liegestütz

- Platzieren Sie Ihre Füße auf einem Kasten oder einer Bank, während Sie den Liegestütz machen. Das erhöht den Anteil des Körpergewichts, den Sie heben müssen, und macht die Übung schwerer.

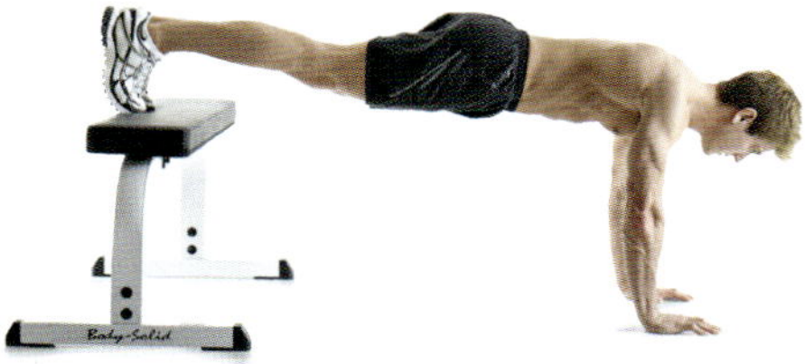

KRÄFTIGEN SIE IHRE SCHULTERN
Texanische Forscher haben herausgefunden, dass der negative Liegestütz die Muskeln, die die Schultern stabilisieren, viel besser trainiert als ein herkömmlicher Liegestütz.

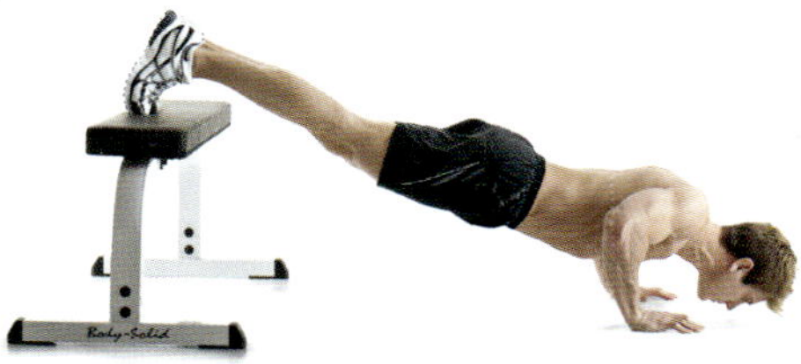

VARIATION 4
Einbeiniger negativer Liegestütz

- Platzieren Sie einen Fuß auf einem Kasten oder einer Bank und halten Sie den anderen in der Luft.

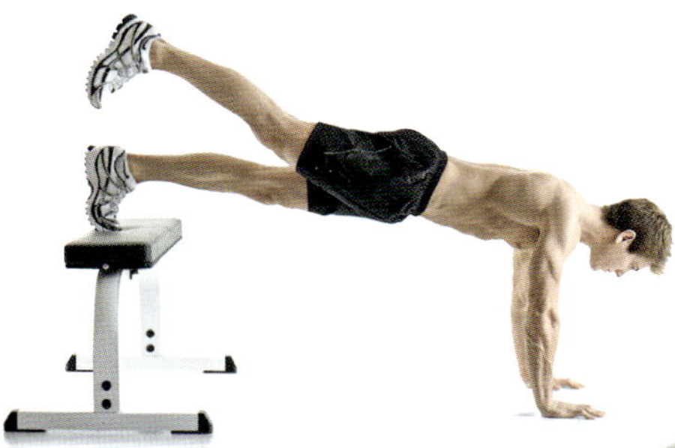

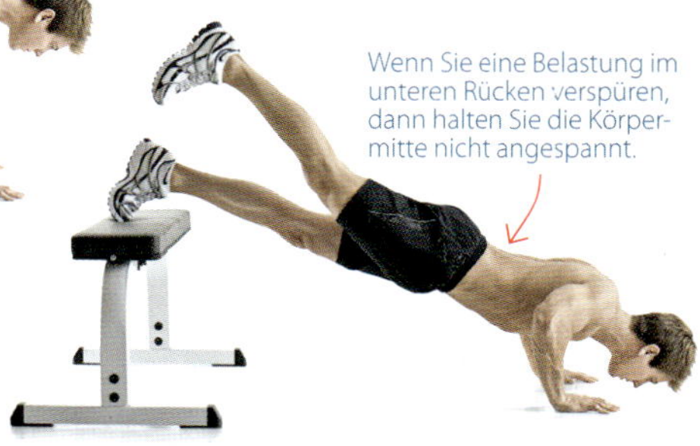
Wenn Sie eine Belastung im unteren Rücken verspüren, dann halten Sie die Körpermitte nicht angespannt.

VARIATION 5
Liegestütz mit den Füßen auf einem Gymnastikball

A

- Führen Sie die Bewegung mit Ihren Füßen auf einem Gymnastikball aus.

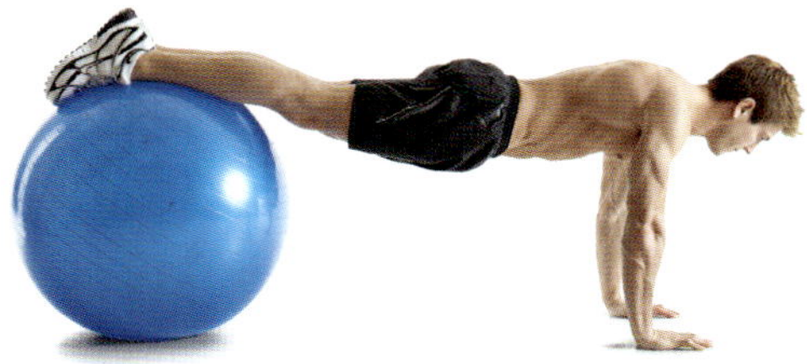

B

- Senken Sie Ihren Körper so weit ab, wie Sie können, ohne die Hüften durchhängen zu lassen.

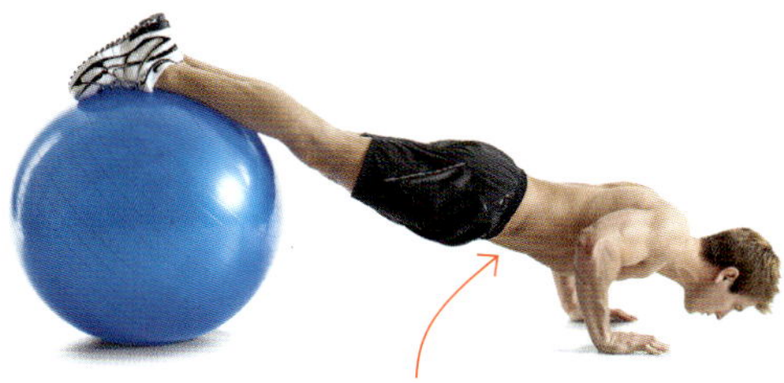

Die Instabilität des Balls zwingt die Rumpfmuskulatur zu größerer Anstrengung und macht die Übung schwerer.

VARIATION 6
Liegestütz mit aufeinandergestellten Füßen

- Stellen Sie einen Fuß auf den anderen, sodass nur der untere Ihren Körper hält.

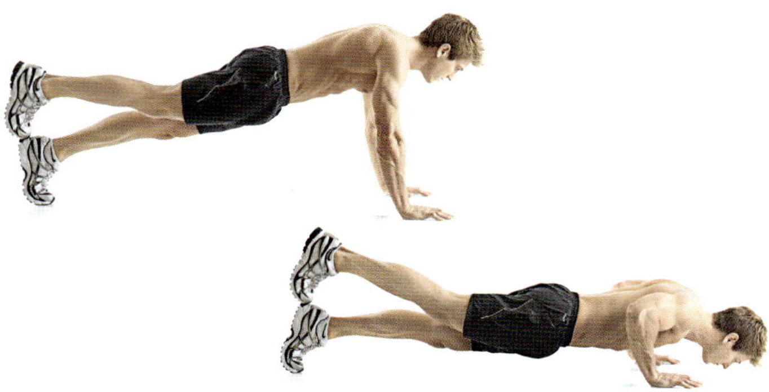

VARIATION 7
Liegestütz mit Dreifachstopp

A

- Machen Sie einen Standardliegestütz, aber stoppen Sie für jeweils zwei Sekunden in den abgebildeten Positionen.

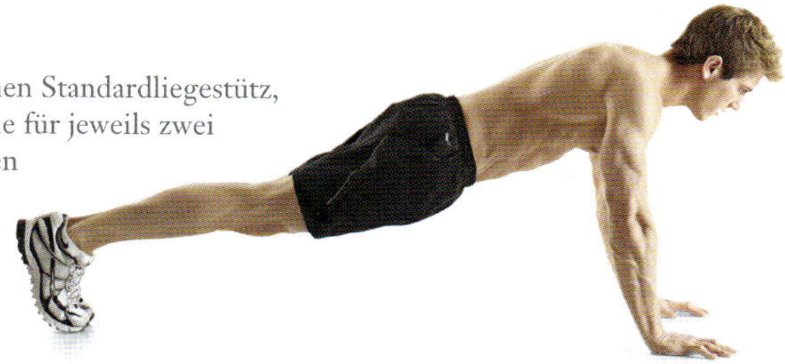

B

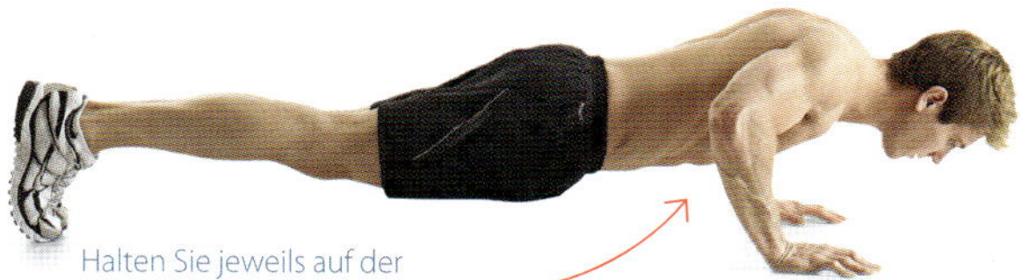

C

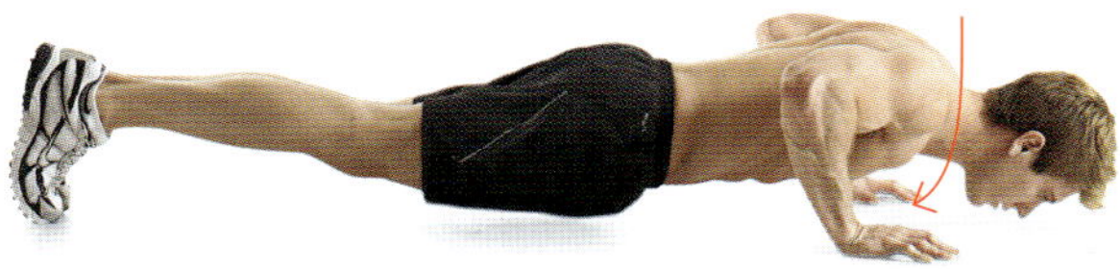
Stoppen Sie, wenn sich Ihre Brust direkt über dem Boden befindet.

D

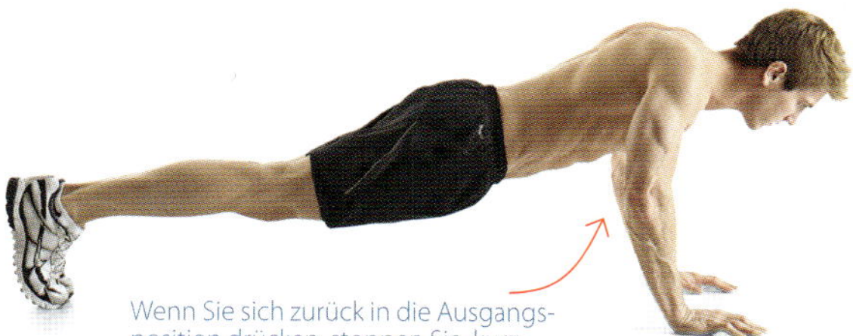

LASSEN SIE SICH ZEIT
Wenn Sie an jedem dieser Punkte kurz innehalten, erhöht das die Kraft in der jeweiligen Gelenkstellung und ebenso bei einem um 10° größeren oder kleineren Winkel. Dadurch werden einerseits eventuelle Schwachstellen beseitigt, andererseits wird die Zeit, in der die Muskeln angespannt sind, verlängert und so deren Wachstum stimuliert.

VARIATION 8
Enger Liegestütz

- Platzieren Sie Ihre Hände direkt unter den Schultern.

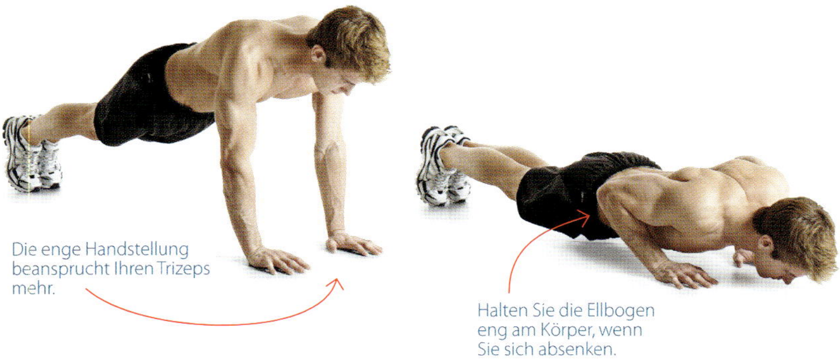
Die enge Handstellung beansprucht Ihren Trizeps mehr.
Halten Sie die Ellbogen eng am Körper, wenn Sie sich absenken.

VARIATION 9
Diamant-Liegestütz

- Platzieren Sie Ihre Hände so dicht beieinander, dass Sie mit Daumen und Zeigefingern ein Dreieck bilden können.

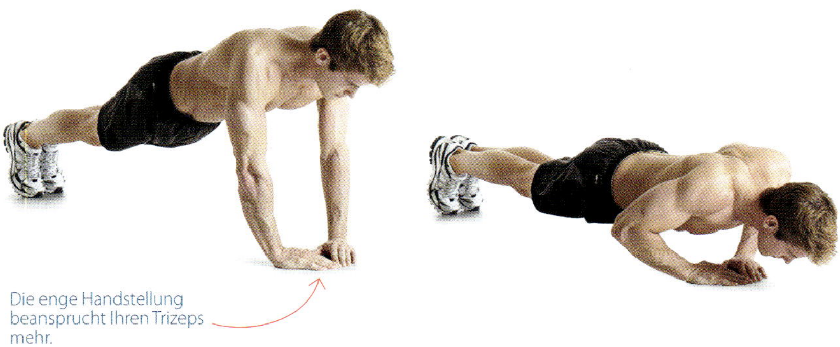
Die enge Handstellung beansprucht Ihren Trizeps mehr.

VARIATION 10
Versetzter Liegestütz

- Platzieren Sie eine Hand in der Standardliegestützposition, die andere etwas weiter vorn.

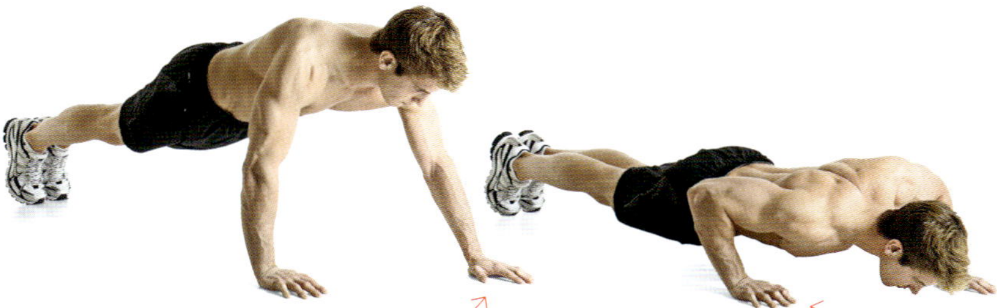

Wechseln Sie die vordere Hand bei jedem Satz.

Die versetzten Hände vergrößern die Anstrengung für Core- und Schultermuskulatur.

VARIATION 11
Spiderman-Liegestütz

- Nehmen Sie die Standardliegestützposition ein.
- Während Sie den Körper zum Boden absenken, ziehen Sie das rechte Bein angewinkelt nach außen. Versuchen Sie, mit dem Knie den Ellbogen zu berühren.
- Mit dem umgekehrten Bewegungsablauf kehren Sie in die Ausgangsposition zurück. Wiederholen Sie die Bewegung auf der anderen Seite. Machen Sie wechselseitig weiter.

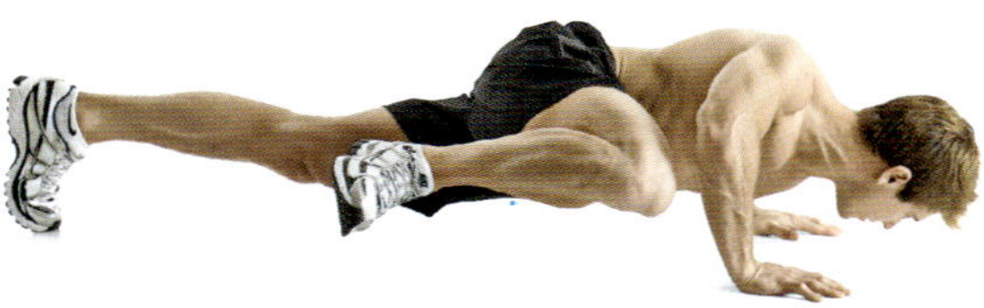

VARIATION 12
Liegestütz auf einem Gymnastikball

- Platzieren Sie Ihre Hände auf einem Gymnastikball.

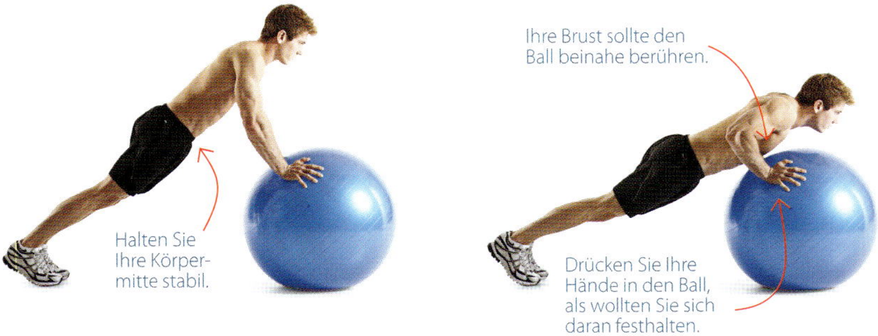
Halten Sie Ihre Körpermitte stabil.
Ihre Brust sollte den Ball beinahe berühren.
Drücken Sie Ihre Hände in den Ball, als wollten Sie sich daran festhalten.

NEHMEN SIE SICH IHREN TRIZEPS VOR
Diese Übung trainiert Ihren Trizeps um 30 Prozent härter als ein Standardliegestütz. Der Grund: Der Gymnastikball zwingt Trizeps, Ellbogen und Schultergelenke zu stabilisieren. Dadurch müssen mehr Muskelfasern mitarbeiten.

VARIATION 13
Liegestütz auf einem Medizinball

- Platzieren Sie beide Hände auf einem Medizinball. Wenn Sie keinen Medizinball haben, tut es auch ein Basketball.

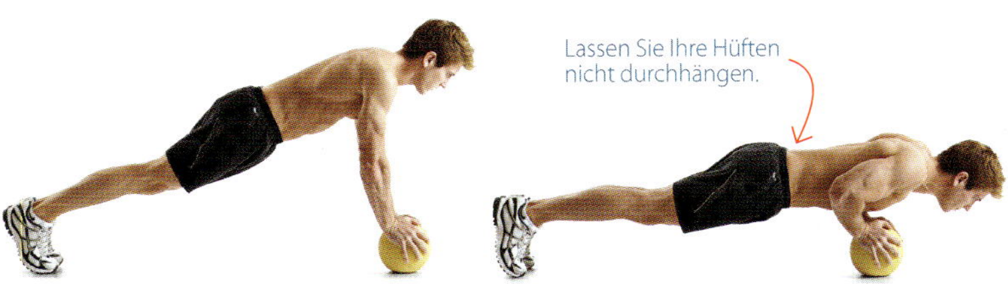
Lassen Sie Ihre Hüften nicht durchhängen.

ARBEITEN SIE AM WASCHBRETTBAUCH
Wenn Sie Ihre Hände auf einem Gymnastik- oder Medizinball platzieren, wird dessen Instabilität Ihre Rumpfmuskulatur um 20 Prozent härter arbeiten lassen als bei Liegestützen auf dem Boden, berichten neuseeländische Forscher.

VARIATION 14
Santana-Liegestütz

A

- Stellen Sie ein Paar Hexa-Hanteln auf die Position der Hände.
- Greifen Sie die Hanteln und gehen Sie in die Ausgangsposition für einen Liegestütz.

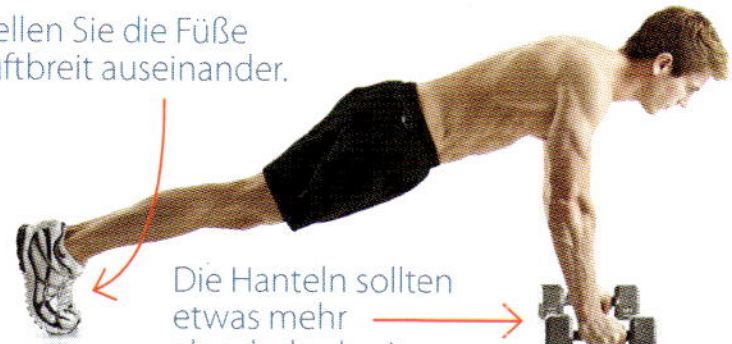
Stellen Sie die Füße hüftbreit auseinander.
Die Hanteln sollten etwas mehr als schulterbreit auseinanderliegen.

B

- Senken Sie Ihren Körper zum Boden ab.

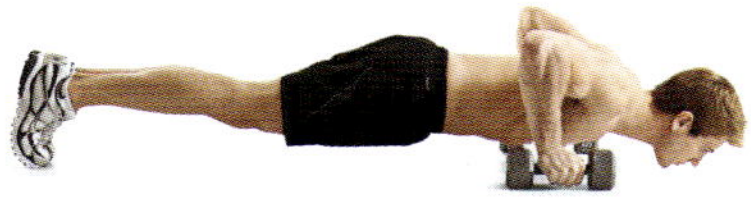

C

- Während Sie sich wieder hochdrücken, ziehen Sie die Hantel in der rechten Hand zum Körper, drehen sich in einer fließenden Bewegung nach rechts auf und strecken den Arm senkrecht über der Schulter nach oben.
- Führen Sie die Hantel wieder nach unten und wiederholen Sie die Übung auf der linken Seite.

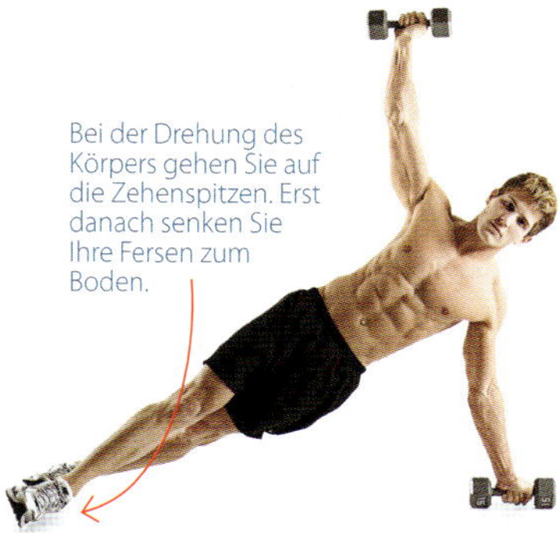
Bei der Drehung des Körpers gehen Sie auf die Zehenspitzen. Erst danach senken Sie Ihre Fersen zum Boden.

VARIATION 15
Liegestütz und Rudern

- Gehen Sie wie oben bei A und B des Santana-Liegestützes vor.
- Sobald Sie sich wieder in der Ausgangsposition befinden, rudern Sie mit der Hantel in Ihrer rechten Hand zur Außenseite Ihrer Brust, indem Sie die Hantel hochziehen und den Arm dabei beugen. Der Rumpf rotiert nicht.
- Pause. Dann führen Sie die Hantel wieder nach unten und wiederholen die gleiche Bewegung mit dem linken Arm. Das zusammen ist eine Wiederholung.

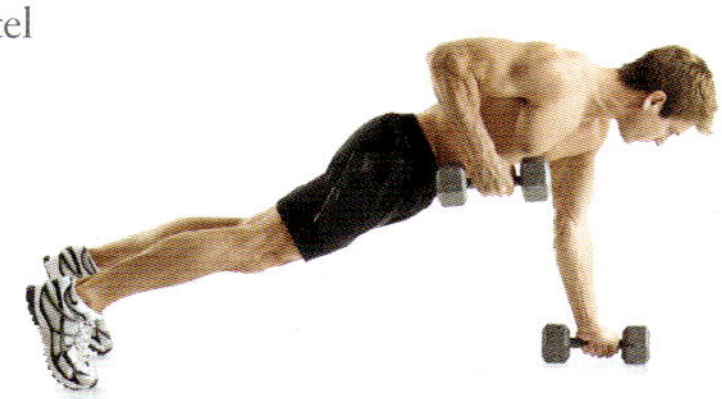

VARIATION 16
Plyo-Liegestütz

A

- Nehmen Sie die Standardliegestützposition ein.

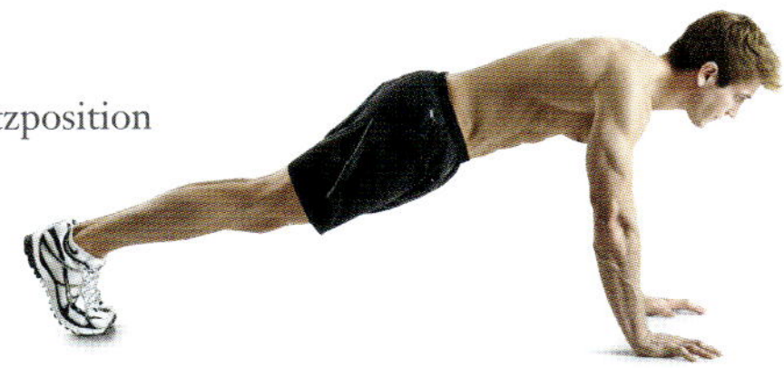

B

- Beugen Sie die Ellbogen und senken Sie den Körper ab.

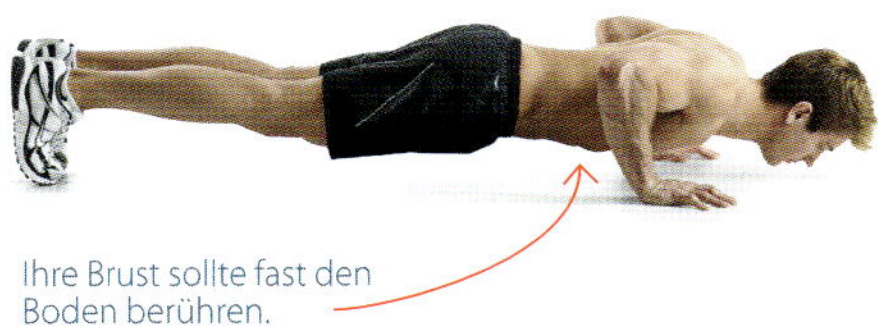

C

- Drücken Sie sich so kräftig ab, dass Ihre Hände vom Boden abheben.

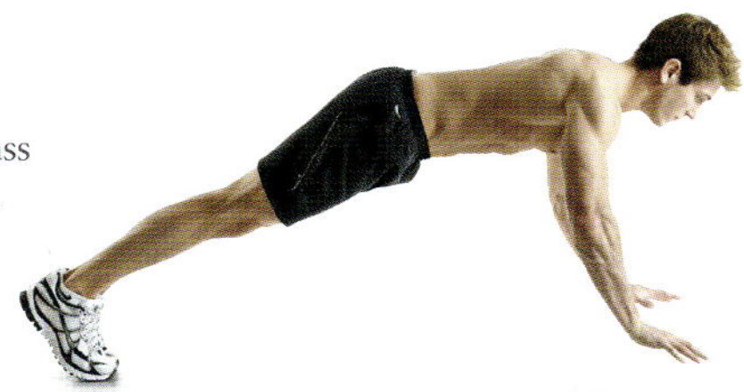

VARIATION 17
Iso-Plyo-Liegestütz

- Führen Sie diese Bewegung genauso wie den Plyo-Liegestütz aus, aber beginnen Sie mit einer Pause von fünf Sekunden in der tiefsten Position. Diese Pausentechnik nimmt Ihren Muskeln die gesamte Elastizität, wodurch Sie wiederum in der Lage sind, die größte Anzahl an schnell kontrahierenden Muskelfasern zu aktivieren. Das sind die Muskelfasern mit dem größten Potenzial im Hinblick auf Umfangs- und Kraftzuwachs.

VARIATION 18
Crossover-Plyo-Liegestütz

A

- Platzieren Sie Ihre linke Hand auf dem Boden und Ihre rechte Hand auf der glatten Seite einer Gewichtsscheibe.

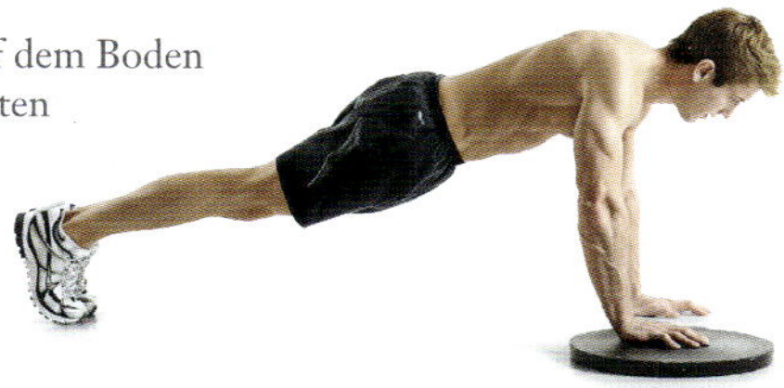

B

- Senken Sie Ihren Körper zum Boden ab.

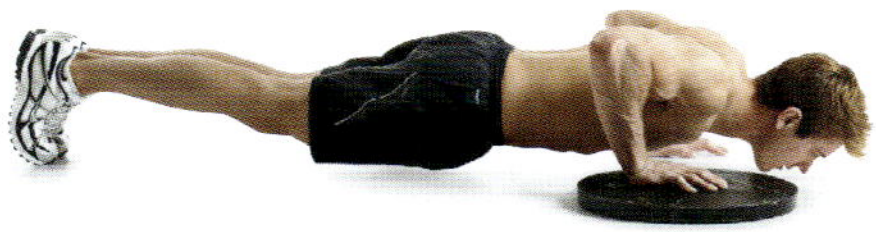

C

- Drücken Sie sich explosionsartig nach oben und nach rechts, sodass Ihre Hände vom Boden abheben.

MEHRARBEIT FÜR DIE BRUST
Der Crossover-Anteil dieser Bewegung drängt die Oberarme Richtung Körpermittelpunkt, und das ist die Hauptaufgabe des großen Brustmuskels.

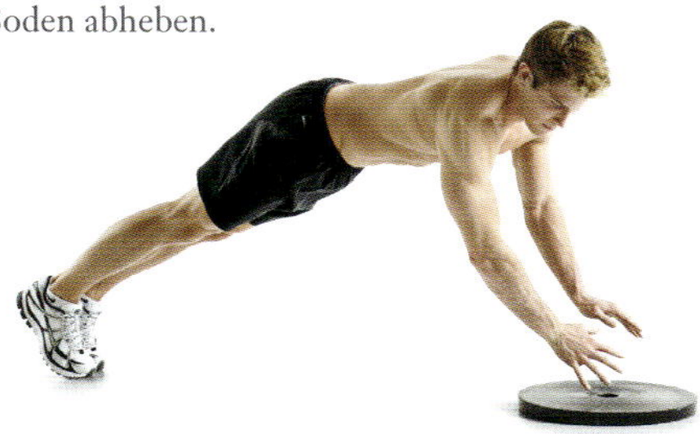

D

- Landen Sie mit der linken Hand auf der Scheibe und der rechten auf dem Boden.

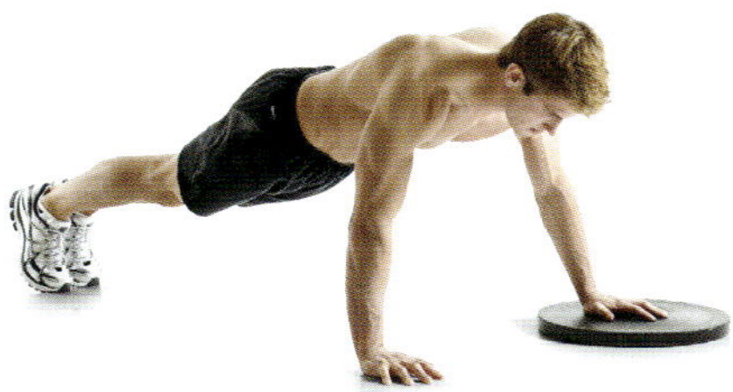

E

- Dann senken Sie sich ab und wiederholen. Dabei wechseln Sie bei jeder Wiederholung die Seite.

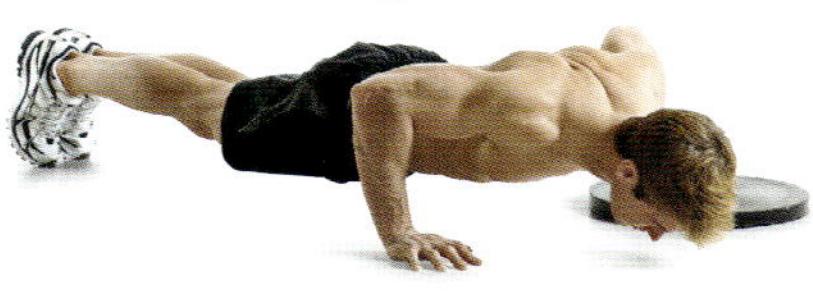

Halten Sie durch für mehr Muskeln

Wenn Sie Liegestütze machen, während Sie von Bändern gehalten werden, dann erhöht das laut einer Studie kanadischer Forscher die Muskelaktivität im Bauchbereich und im oberen Rücken. Aber Vorsicht: Diese Übung kann auch Ihren unteren Rücken mehr beanspruchen. Um Ihre Wirbelsäule zu schützen, vergewissern Sie sich, dass Ihre Core- und Gesäßmuskulatur angespannt ist, was Sie eigentlich bei allen Variationen des Liegestützes beachten sollten. Ziehen Sie einfach die Bauchmuskeln an, pressen Sie das Gesäß zusammen und halten Sie dann diese Spannung, während Sie Ihren Körper heben und senken.

VARIATION 19
Ring-Liegestütz

- Befestigen Sie ein Paar Bänder mit Griffen an einer festen Stange, sodass die Griffe etwa 35 Zentimeter über dem Boden hängen.
- Senken Sie Ihren Körper ab, bis sich Ihre Oberarme unterhalb der Ellbogen befinden.

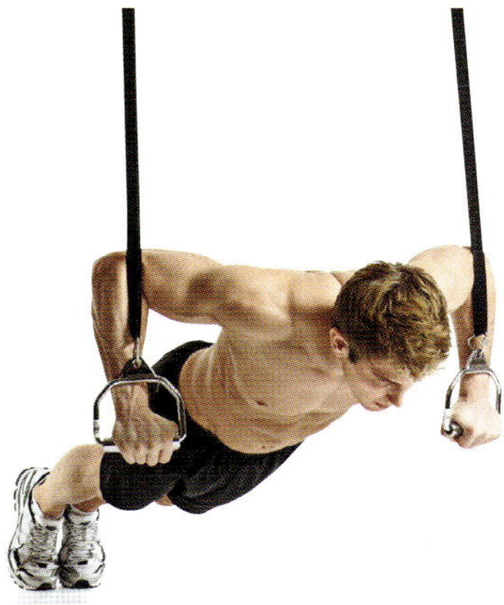

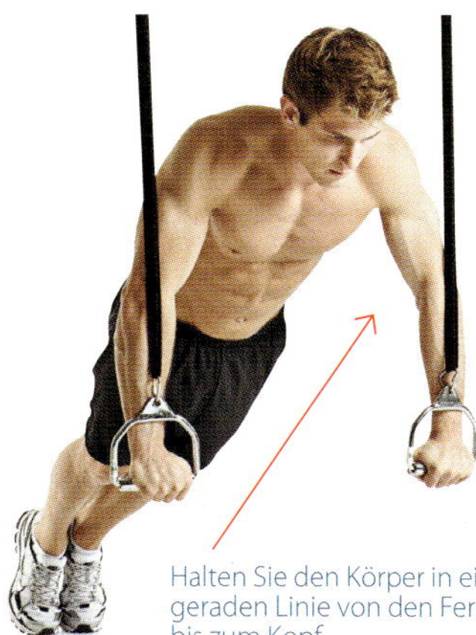
Halten Sie den Körper in einer geraden Linie von den Fersen bis zum Kopf.

GRUNDBEWEGUNG
Bankdrücken mit Langhantel

A

- Fassen Sie die Hantel in einem Obergriff, der etwas mehr als schulterbreit ist, und halten Sie sie mit völlig ausgestreckten Armen über Ihrem Brustbein.
- Während Sie die Hantelstange von Ihrer Brust wegschieben, drücken Sie sie gleichzeitig nach außen, so als wollten Sie sie auseinanderreißen. Das bringt noch mehr Muskelfasern ins Spiel.

WARUM DIE AUSFÜHRUNG EINE ROLLE SPIELT
Sportler, die sich die korrekte Ausführung noch einmal vornehmen, bevor sie sich ans Bankdrücken begeben, können die Geschwindigkeit der Hantel um 183 Prozent steigern – das berichten Forscher der Barry University. Der Vorteil: Eine höhere Hantelgeschwindigkeit trägt Sie über Ihren toten Punkt hinweg und versetzt Sie so in die Lage, schwerere Gewichte zu stemmen.

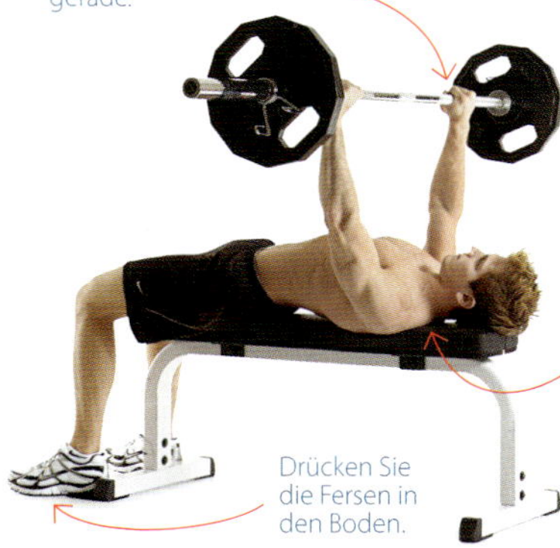
Ihre Handgelenke sind gerade.
Ziehen Sie die Schulterblätter nach unten und zusammen und halten Sie sie während jedes Satzes so angespannt, wie Sie können.
Drücken Sie die Fersen in den Boden.

B

- Senken Sie die Hantelstange zum Brustbein ab, machen Sie eine Pause und drücken Sie die Hantel dann in einer geraden Linie zurück in die Ausgangsposition. Die Hände befinden sich die ganze Zeit über den Ellbogen.
- Halten Sie die Ellbogen eng anliegend, sodass Ihre Oberarme in der tiefsten Position einen 45°-Winkel mit Ihrem Körper bilden. Das entlastet Ihre Schultergelenke.

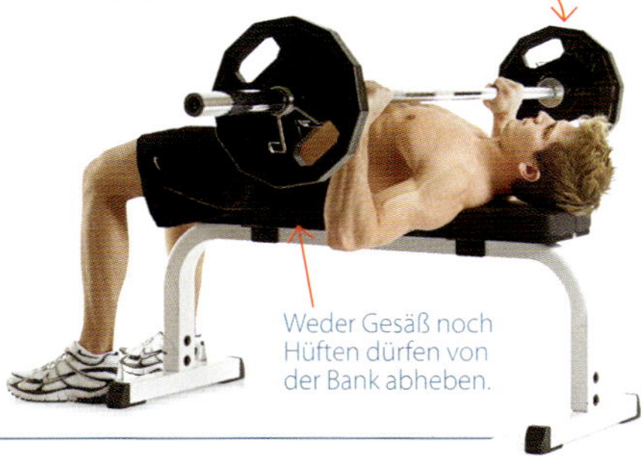
Drücken Sie Kopf, oberen Rücken und Schultern in die Bank.
Weder Gesäß noch Hüften dürfen von der Bank abheben.

FINDEN SIE IHREN TOTEN PUNKT
Ihr toter Punkt ist die Hantelposition, an der Ihre Muskeln aufgeben und Sie die Wiederholung nicht beenden können. Sie müssen aber nicht gänzlich scheitern, um diesen Punkt zu finden. Es ist auch der Punkt, an dem Sie sich zu quälen beginnen, weil Sie erschöpft sind.

VARIATION 1
Enges Bankdrücken

- Fassen Sie die Hantelstange in einem schulterbreiten Obergriff.
- Halten Sie die Handgelenke gerade.

MEHR TRIZEPS
Enges Bankdrücken ist eine der besten Übungen, um Kraft und Umfang des Trizepses zu steigern.

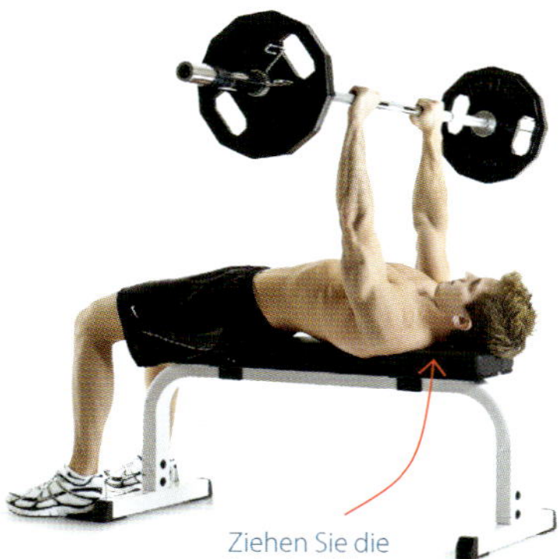
Ziehen Sie die Schulterblätter zusammen.

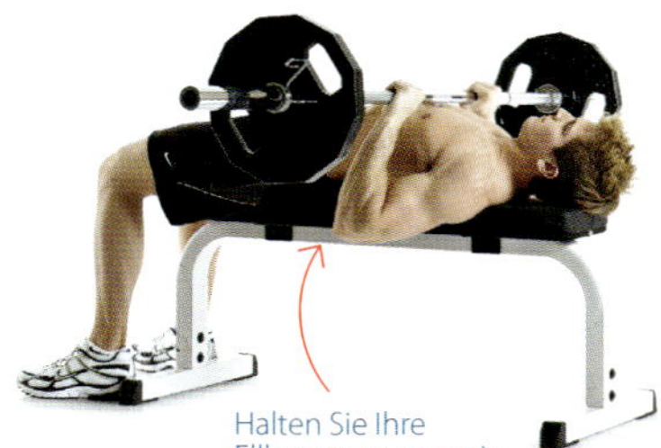
Halten Sie Ihre Ellbogen so eng wie möglich am Körper.

VARIATION 2
Bankdrücken im Untergriff

- Wenden Sie einen etwa schulterbreiten Untergriff an.

BAUEN SIE DIE OBERE BRUST AUF
Kanadische Forscher haben herausgefunden, dass Bankdrücken im Untergriff die obere Brustmuskulatur stärker aktiviert als andere Formen des Bankdrückens auf der Flachbank.

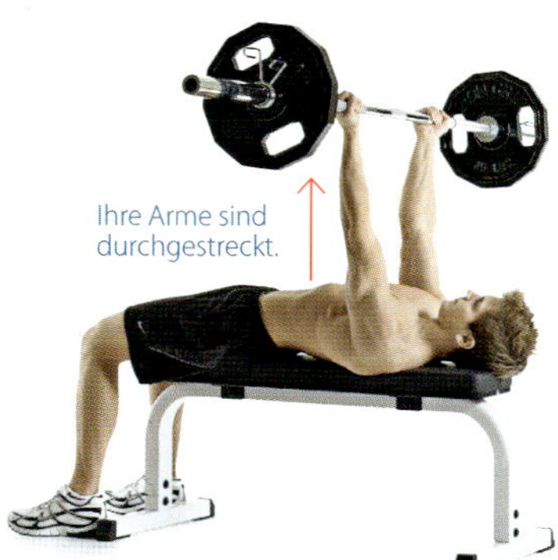
Ihre Arme sind durchgestreckt.

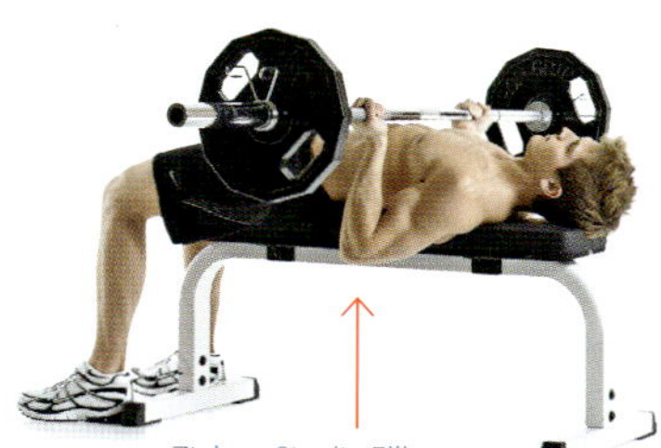
Ziehen Sie die Ellbogen dicht zum Körper, während Sie die Hantel absenken.

VARIATION 3
Bankdrücken mit Dreifachstopp

A

- Führen Sie das Standardbankdrücken aus, aber halten Sie an jedem Stopp für zehn Sekunden inne.

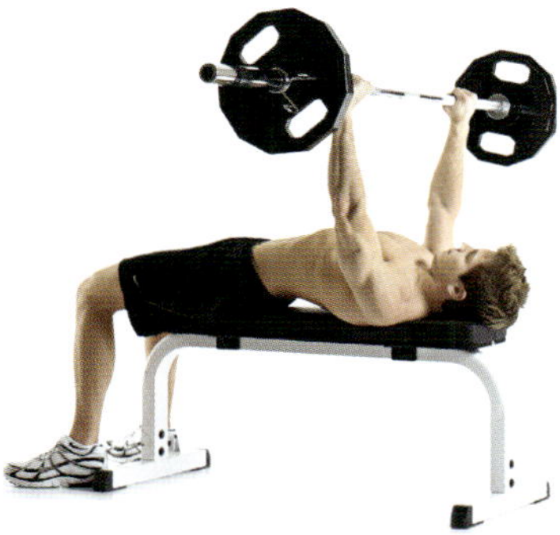

B

- Erster Stopp: einige Zentimeter unterhalb der Ausgangsposition.

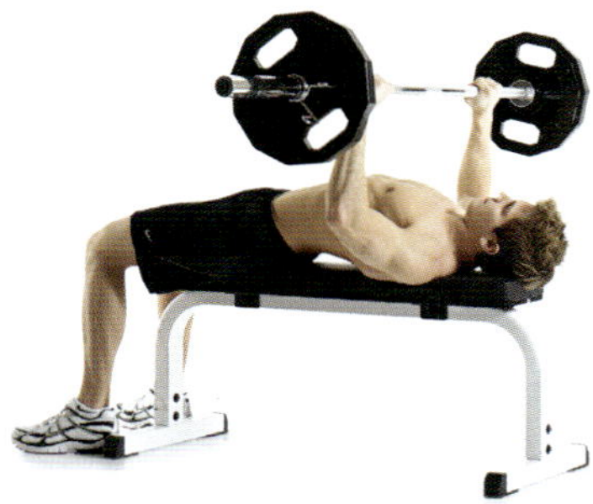

C

- Zweiter Stopp: auf halbem Weg nach unten.

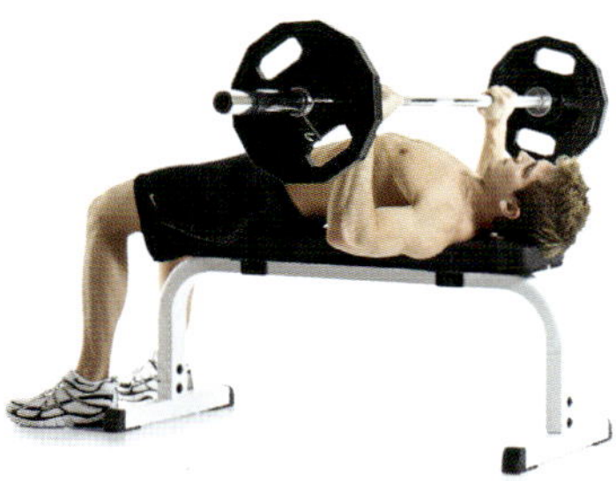

D

- Dritter Stopp: direkt über Ihrer Brust.
- Dann drücken Sie die Hantel zurück in die Ausgangsposition. Das ist ein Satz.

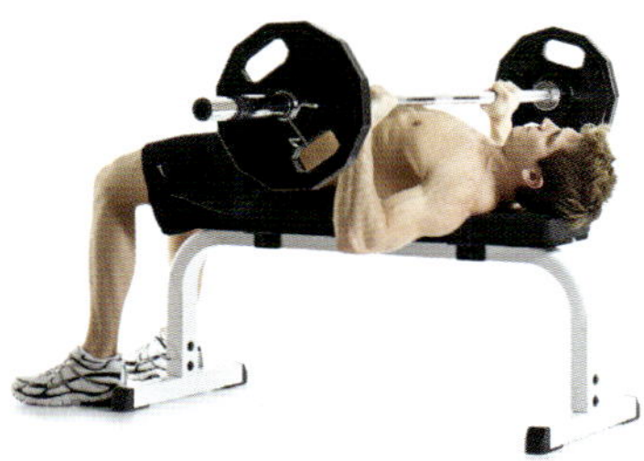

WIE VIEL GEWICHT?
Wählen Sie das schwerste Gewicht, das Sie in der isometrischen Phase für die Zeitspanne halten können, die Ihrem Trainingsziel entspricht. Wenn Sie also Kraft aufbauen, nehmen Sie ein schwereres Gewicht, als wenn Sie sich auf ein schnelleres Muskelwachstum konzentrieren.

Drücken auf der Schrägbank

A

- Stellen Sie eine verstellbare Bank auf die kleinste Neigung ein (etwa 15° bis 30°).
- Legen Sie sich mit dem Rücken auf die Bank und fassen Sie die Hantel in einem etwas mehr als schulterbreiten Obergriff.
- Halten Sie die Hantelstange über Ihren Schultern.

B

- Senken Sie die Hantel zur oberen Brustpartie ab.
- Kurze Pause und dann drücken Sie die Hantel zurück in die Ausgangsposition.

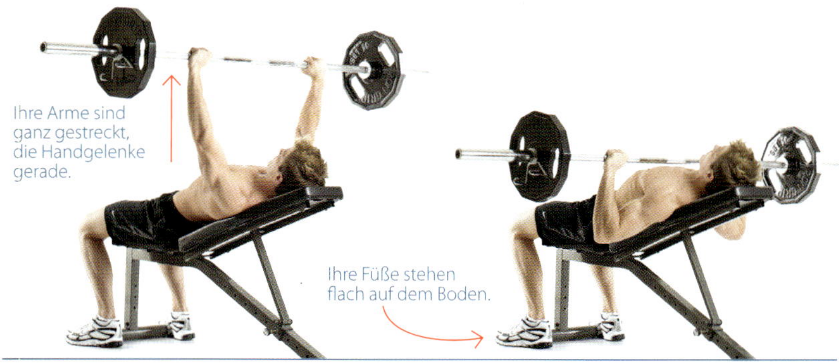
Ihre Arme sind ganz gestreckt, die Handgelenke gerade.
Ihre Füße stehen flach auf dem Boden.

Negativ-Bankdrücken

A

- Legen Sie sich mit dem Rücken auf eine Negativ-Bank und fassen Sie die Hantel in einem etwas mehr als schulterbreiten Obergriff.
- Halten Sie die Hantelstange mit gestreckten Armen über Ihrer Brust.

B

- Senken Sie die Hantel zur unteren Brustpartie ab.
- Kurze Pause und dann drücken Sie die Hantel zurück in die Ausgangsposition.

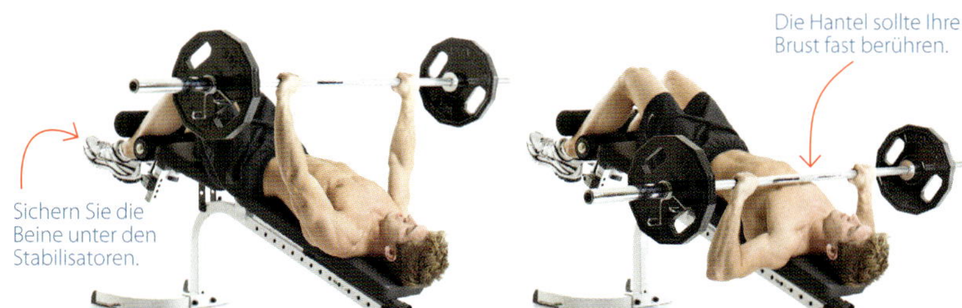
Die Hantel sollte Ihre Brust fast berühren.
Sichern Sie die Beine unter den Stabilisatoren.

Bodendrücken

A

- Legen Sie sich auf den Boden, stellen Sie die Füße auf und fassen Sie die Hantel in einem etwas mehr als schulterbreiten Obergriff.

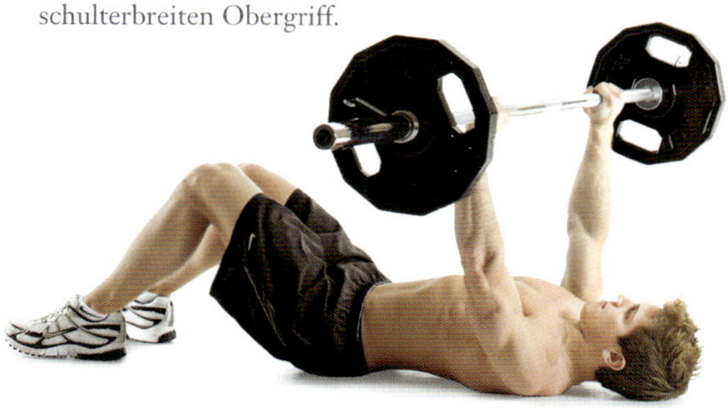

B

- Senken Sie die Hantel so weit ab, bis Ihre Oberarme den Boden berühren.
- Halten Sie die Ellbogen eng am Körper, während Sie die Hantel absenken.
- Kurze Pause und dann drücken Sie die Hantel zurück in die Ausgangsposition.

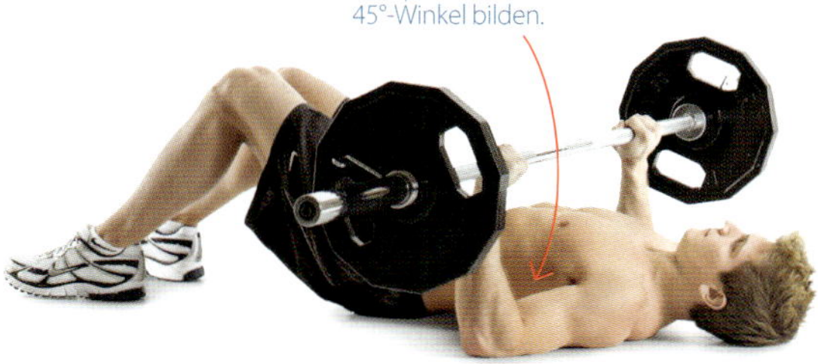
Ihre Oberarme sollten mit Ihrem Rumpf einen 45°-Winkel bilden.

MEHR AUF DEM BODEN!
Der Boden verhindert, dass Ihre Arme tiefer als bis zur Waagerechten absinken, was Ihren Bewegungsradius einschränkt und die Belastung auf die Muskeln konzentriert, die während der letzten (und härtesten) Phase des Drückens im Einsatz sind.

Das Geheimnis Ihres Muskelkaters

Alle Brustübungen beanspruchen Ihren M. pectoralis major. Aber Sie werden bemerken, dass beim Schrägbankdrücken der obere Teil Ihrer Brust am Tag danach am meisten schmerzt. Beim Negativ-Bankdrücken ist es der untere Teil. Das liegt daran, dass die unterschiedliche Neigung Ihres Körpers mehr Spannung auf bestimmte Segmente Ihrer Brustmuskulatur legt. Und das verursacht in diesen Muskelfasern mehr Schädigungen, die sich wiederum durch stärkeren Muskelkater äußern.

GRUNDBEWEGUNG
Bankdrücken mit Kurzhanteln

A

- Nehmen Sie ein Paar Kurzhanteln und legen Sie sich mit dem Rücken auf eine Flachbank. Halten Sie die Hanteln mit geraden Handgelenken so über Ihrer Brust, dass sie sich fast berühren.
- Ihre Handflächen zeigen von Ihnen weg, sind aber leicht eingedreht.
- Bevor Sie beginnen, ziehen Sie Ihre Schulterblätter zusammen und nach unten und halten sie während der gesamten Übung so angespannt wie möglich. Dadurch reduzieren Sie die Verletzungsgefahr und können schwerere Gewichte heben.

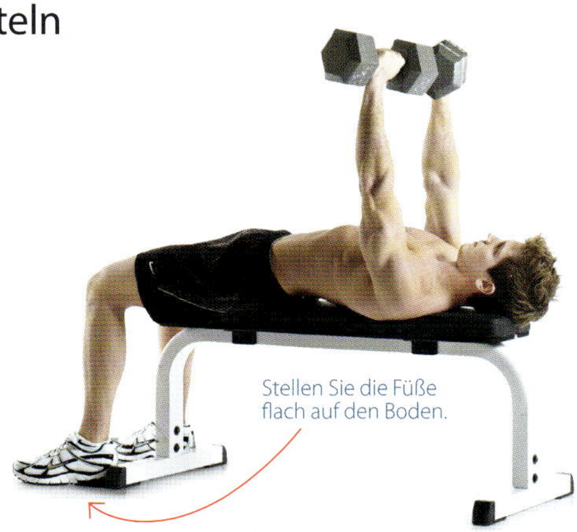
Stellen Sie die Füße flach auf den Boden.

B

- Senken Sie die Hanteln neben Ihren Oberkörper ab, ohne die Handstellung zu verändern.
- Kurze Pause und dann drücken Sie die Gewichte so schnell wie möglich in die Ausgangsposition zurück.
- Strecken Sie die Arme am obersten Punkt der Bewegung ganz durch.

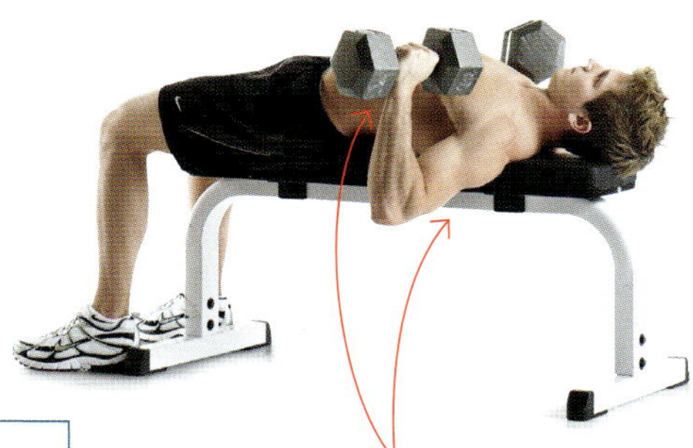
In der tiefsten Position sollten Ihre Oberarme und die Hanteln einen 45°-Winkel zu Ihrem Körper bilden.

BLEIBEN SIE AUF DEM BODEN
Kanadische Forscher haben herausgefunden, dass durch das Abheben der Füße vom Boden während des Bankdrückens ganze 30 Prozent des Gewichts von Ihrem Oberkörper auf ein dadurch überfordertes Körperzentrum verlagert werden und so Ihre Übung deutlich schwächer ausfällt.

VARIATION 1
Kurzhantel-Bankdrücken im Hammergriff

- Halten Sie die Hanteln so, dass Ihre Handflächen zueinander zeigen.

BETONEN SIE DIE BRUST
Wie beim Schrägbankdrücken wird auch beim Drücken im Hammergriff der obere Teil Ihrer Brust mehr betont. Wenn Sie keine Schrägbank besitzen, ist dies eine effektive Übung, um diesen Teil Ihres M. pectoralis major zu trainieren.

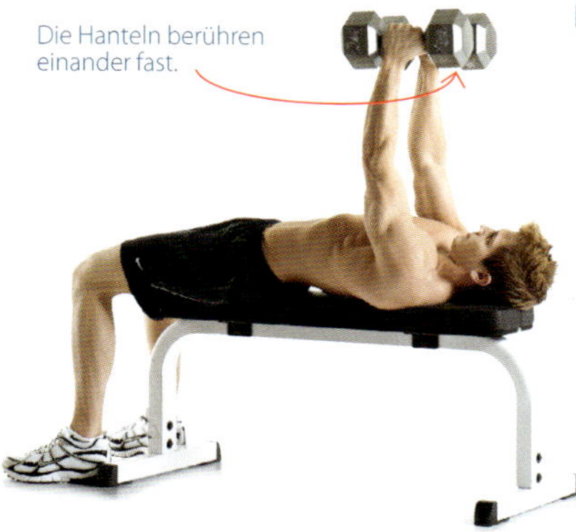
Die Hanteln berühren einander fast.

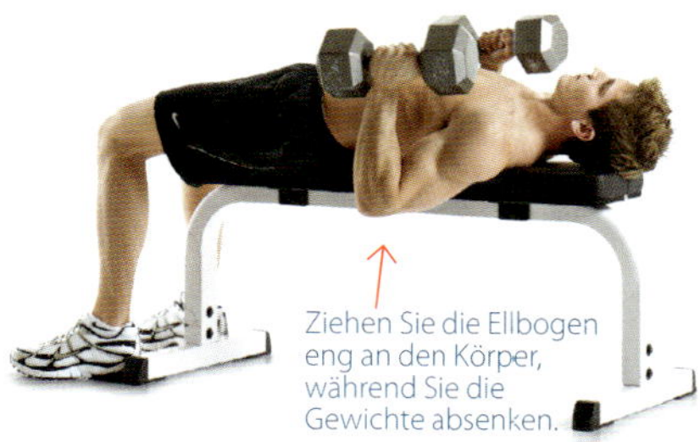
Ziehen Sie die Ellbogen eng an den Körper, während Sie die Gewichte absenken.

VARIATION 2
Alternierendes Kurzhantel-Bankdrücken

- In der Ausgangsposition sind beide Hanteln oben. Fassen Sie die Hanteln wie bei der Grundbewegung oder im Hammergriff.
- Während Sie eine Hantel absenken, drücken Sie die andere hoch.

FÜR KRÄFTIGERE RUMPFMUSKELN
Alternierendes Kurzhantel-Bankdrücken erhöht die Beanspruchung der Rumpfmuskulatur, weil Sie ständig die Gewichtsverteilung auf beiden Seiten des Körpers verändern.

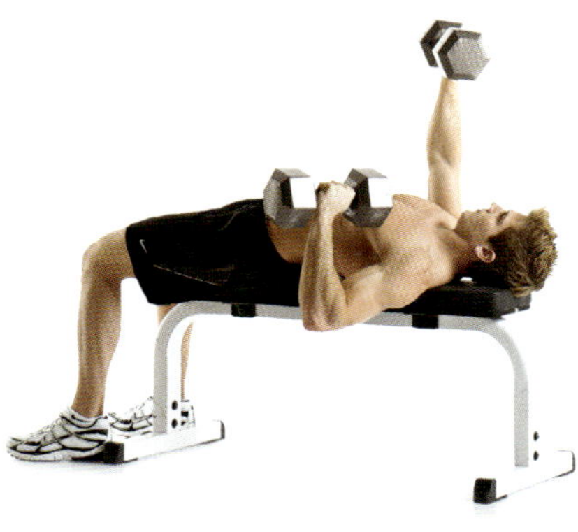

GRUNDBEWEGUNG
Kurzhantel-Drücken auf der Schrägbank

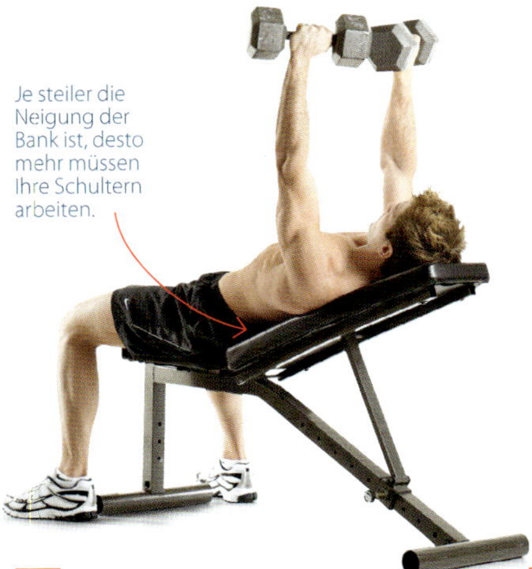
Je steiler die Neigung der Bank ist, desto mehr müssen Ihre Schultern arbeiten.

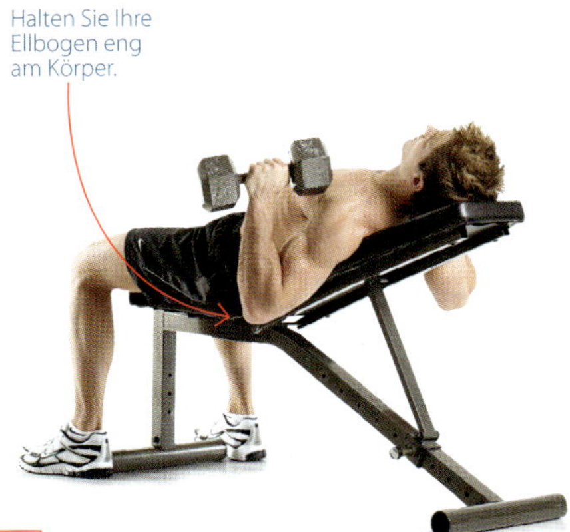
Halten Sie Ihre Ellbogen eng am Körper.

A

- Stellen Sie eine verstellbare Bank auf die kleinste Neigung ein (etwa 15° bis 30°).
- Legen Sie sich mit dem Rücken auf die Bank und halten Sie die Hanteln mit gestreckten Armen über Ihren Schultern.

B

- Senken Sie die Hanteln neben Ihre obere Brustpartie ab.
- Kurze Pause und dann drücken Sie die Gewichte zurück in die Ausgangsposition.

VARIATION
Alternierendes Kurzhantel-Drücken auf der Schrägbank

- Nehmen Sie die Ausgangsposition wie bei der Grundbewegung ein oder fassen Sie die Hanteln im Hammergriff.
- Während Sie eine Hantel absenken, drücken Sie die andere hoch.

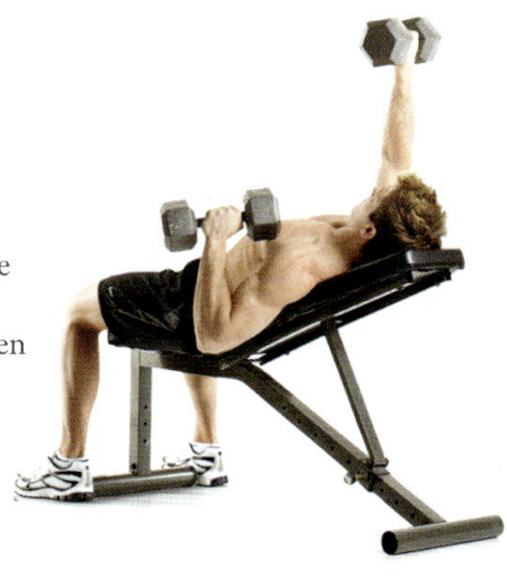

Negativ-Bankdrücken mit Kurzhanteln

A

- Nehmen Sie ein Paar Kurzhanteln und legen Sie sich mit dem Rücken auf eine Negativ-Bank.
- Halten Sie die Hanteln mit gestreckten Armen über Ihrer Brust.

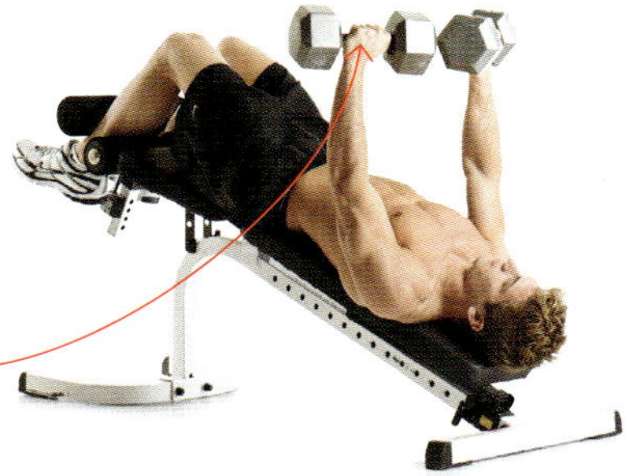

Die Handflächen sind leicht nach innen gedreht.

B

- Senken Sie die Hanteln neben Ihre untere Brustpartie ab.
- Kurze Pause und dann drücken Sie die Hanteln zurück in die Ausgangsposition.

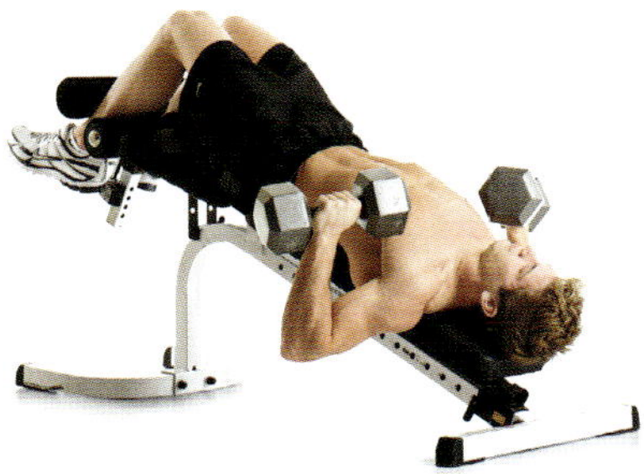

Bodendrücken mit Kurzhanteln

A

- Nehmen Sie ein Paar Kurzhanteln, legen Sie sich mit dem Rücken auf den Boden und stellen Sie die Füße auf.
- Halten Sie die Hanteln mit gestreckten Armen über Ihrer Brust.

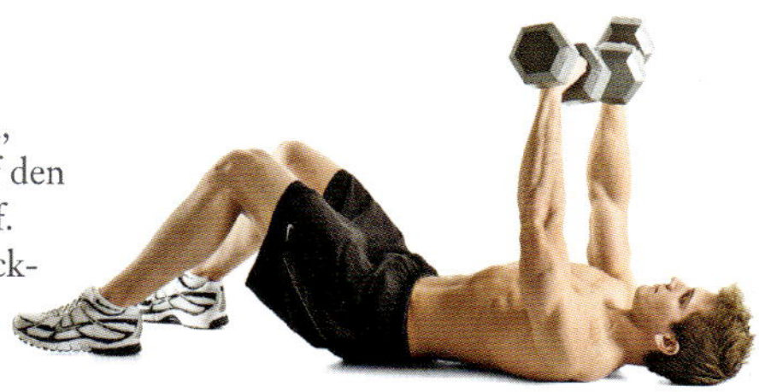

B

- Senken Sie die Hanteln so weit ab, bis Ihre Oberarme den Boden berühren.
- Kurze Pause und dann drücken Sie die Hanteln zurück in die Ausgangsposition.

Ihre Oberarme sollten mit Ihrem Rumpf einen 45°-Winkel bilden.

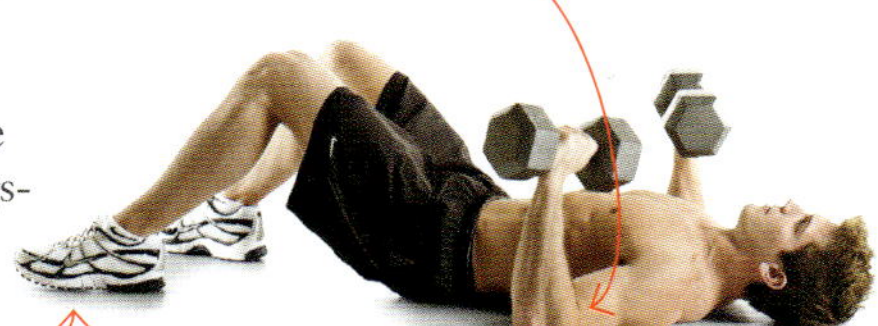

Halten Sie Ihre Füße flach auf dem Boden.

GRUNDBEWEGUNG
Kurzhantel-Drücken auf dem Gymnastikball

A

- Nehmen Sie ein Paar Kurzhanteln und legen Sie sich mit dem Rücken auf einen Gymnastikball. Spannen Sie die Rumpfmuskulatur an.
- Heben Sie die Hüften an, sodass Ihr Körper eine gerade Linie von den Knien bis zu den Schultern bildet.
- Ihre Handflächen zeigen von Ihnen weg, sind aber leicht eingedreht, die Handgelenke sind gerade und die Arme durchgestreckt.

B

- Senken Sie die Hanteln neben Ihren Oberkörper ab, ohne die Handstellung zu verändern.
- Kurze Pause und dann drücken Sie die Gewichte zurück in die Ausgangsposition, so schnell Sie können.

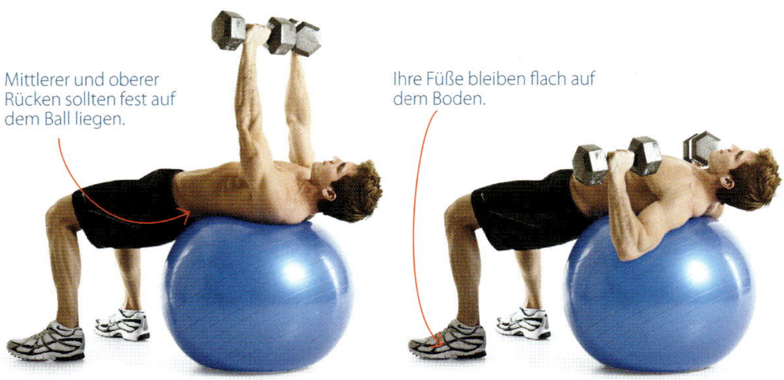
Mittlerer und oberer Rücken sollten fest auf dem Ball liegen.
Ihre Füße bleiben flach auf dem Boden.

VARIATION
Alternierendes Kurzhantel-Drücken auf dem Gymnastikball

- Nehmen Sie die Ausgangsposition wie bei der Grundbewegung ein.
- Während Sie eine Hantel absenken, drücken Sie die andere hoch.

EINE HARDCORE-BRUSTÜBUNG

Das Drücken auf einem Gymnastikball lässt – einer australischen Studie zufolge – Ihre Rumpfmuskulatur um 54 Prozent härter arbeiten als auf einer Flachbank. Allerdings reduziert diese Variante auch das Gewicht, das Sie drücken können, und verringert so die Beanspruchung Ihrer Brustmuskulatur.

GRUNDBEWEGUNG
Schrägdrücken mit Kurzhanteln auf dem Gymnastikball

A

- Legen Sie sich mit dem Rücken so auf den Gymnastikball, dass Ihr Rumpf in einem 45°-Winkel zum Boden steht.
- Halten Sie die Hanteln mit gestreckten Armen über Ihrem Kinn.

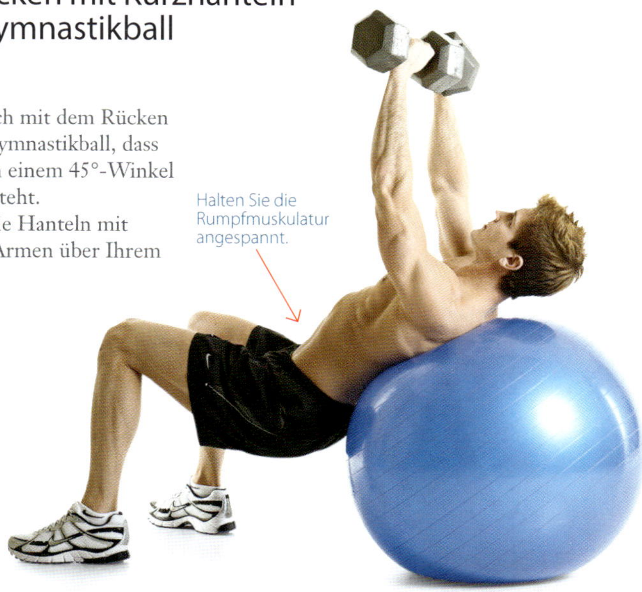

B

- Führen Sie die Hanteln nach unten, direkt neben Ihre obere Brustpartie.
- Kurze Pause und dann drücken Sie die Gewichte zurück in die Ausgangsposition.

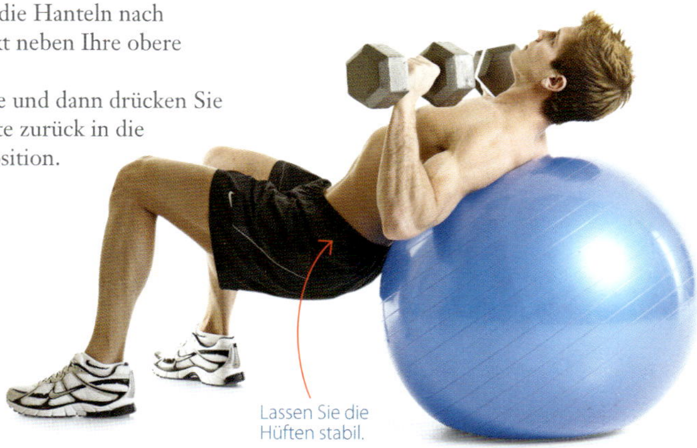

Einarmiges Brustdrücken am Kabelzug

A

- Fassen Sie mit der rechten Hand den Griff des oberen Kabelzugs einer Kabelstation und drehen Sie den Gewichten den Rücken zu.
- Stellen Sie einen Fuß vor und halten Sie den Griff in Schulterhöhe. Ihr rechter Arm ist gebeugt und parallel zum Boden. Halten Sie den linken Arm ausgestreckt vor sich.

B

- Drücken Sie den Griff nach vorn und strecken Sie den rechten Arm, gleichzeitig ziehen Sie die linke Faust zur Schulter zurück.
- Dann beugen Sie langsam den rechten Ellbogen und kehren zur Ausgangsposition zurück.
- Absolvieren Sie die vorgegebene Anzahl an Wiederholungen mit rechts, dann wechseln Sie die Seite und führen die Übung mit dem linken Arm aus.

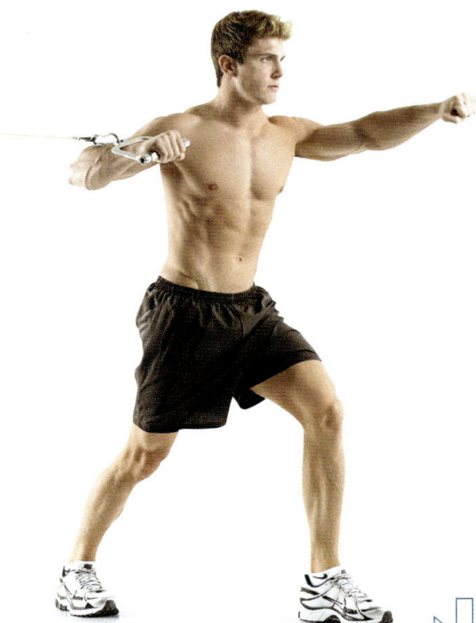

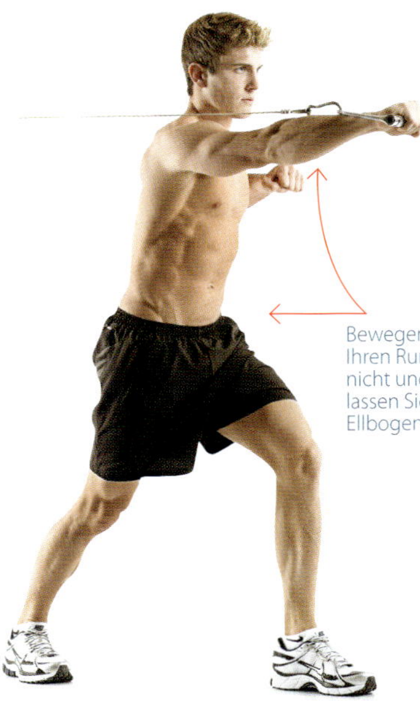
Bewegen Sie Ihren Rumpf nicht und lassen Sie den Ellbogen oben.

MEHR EFFEKT
20 Prozent mehr als beim Standardbankdrücken wird Ihr Körperzentrum beansprucht, wenn Sie das Brustdrücken im Stehen am Kabel ausführen.

Brustpass mit dem Medizinball

A

- Nehmen Sie einen Medizinball und stellen Sie sich in knapp drei Metern Entfernung vor eine Wand.
- Halten Sie den Ball mit beiden Händen vor der Brust.
- Stellen Sie die Füße schulterbreit auseinander.

B

- Werfen Sie den Ball mit beiden Händen gegen die Wand – wie bei einem Brustpass im Basketball.
- Fangen Sie den zurückspringenden Ball und wiederholen Sie die Übung.

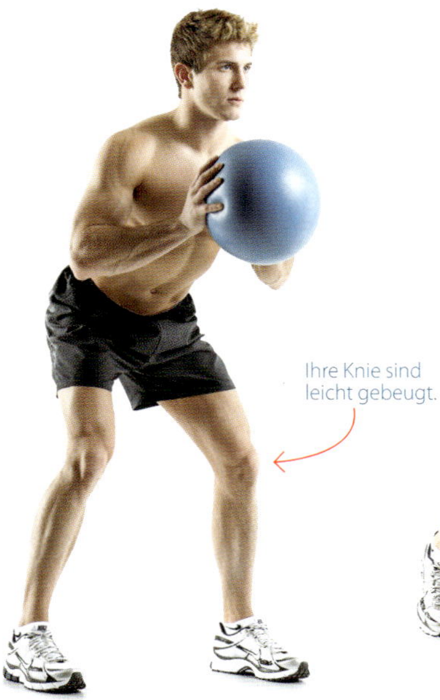
Ihre Knie sind leicht gebeugt.

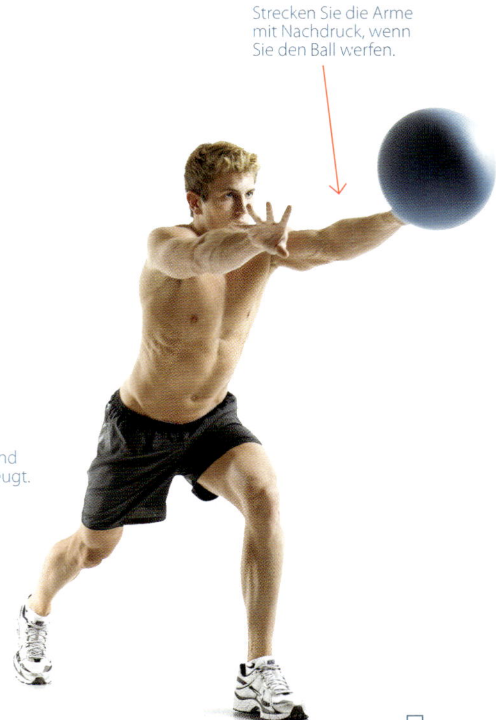
Strecken Sie die Arme mit Nachdruck, wenn Sie den Ball werfen.

BALLSPIEL UND MUSKELAUFBAU

Den Brustpass mit dem Medizinball können Sie auch zusammen mit einem Partner üben anstatt allein gegen eine Wand. Werfen Sie den Ball einfach hin und her. Wenn Ihnen sowohl die Wand als auch der Partner fehlen, können Sie sich auch vorbeugen, bis sich Ihr Rumpf fast parallel zum Boden befindet, und dann den Ball gegen den Boden spielen.

DIE BESTE BRUSTÜBUNG, DIE SIE NOCH NIE GEMACHT HABEN

Liegestütz plus

A

- Nehmen Sie die Standardliegestützposition ein.

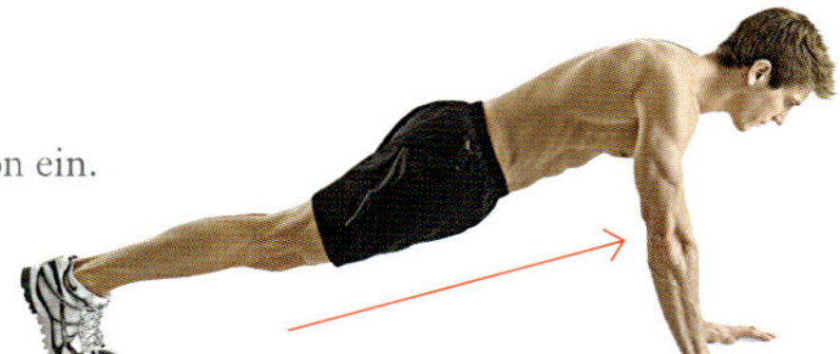

B

- Senken Sie Ihren Körper zum Boden ab, bis Ihre Brust fast den Boden berührt.

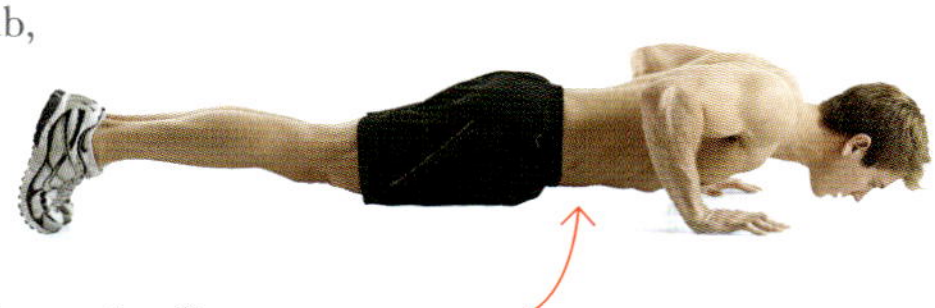

C

- Kurze Pause und dann drücken Sie sich so schnell Sie können zurück in die Ausgangsposition.
- Sobald Ihre Arme wieder gestreckt sind, schieben Sie den oberen Rücken zur Decke. Die Bewegung ist nur minimal und kaum zu sehen, aber Sie werden den Unterschied merken.
- Eine Sekunde Pause und dann machen Sie einen weiteren Liegestütz und wiederholen die Übung.

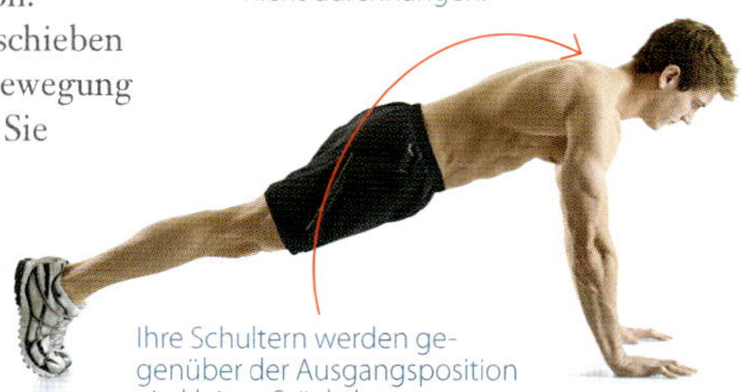
Ihre Schultern werden gegenüber der Ausgangsposition ein kleines Stückchen angehoben.

BONUSÜBUNG!

Liegestütz plus auf dem Gymnastikball

- Nehmen Sie die Position wie beim Liegestütz auf dem Gymnastikball (S. 40) ein und führen Sie einen Liegestütz aus.
- Beim Hochdrücken führen Sie das „plus“ aus, indem Sie den oberen Rücken vom Ball wegschieben.

AUFRECHT BLEIBEN

Das „plus“ ist hier für den M. serratus anterior, den vorderen Sägezahnmuskel, gedacht, mit dessen Hilfe Sie Ihre Schulterblätter bewegen. Wird er vernachlässigt, macht Sie das anfällig für das Impingementsyndrom (s. S. 105) und führt letztlich zu Rundschultern, da die Schulterblätter nach vorn und unten kippen. Der Liegestütz plus trainiert diesen Muskel um ein Drittel mehr als der Standardliegestütz.

DIE BESTE DEHNUNG FÜR IHRE BRUST

Die Tür-Dehnung

Warum sie gut ist:
Diese Dehnung lockert die kleinen Brustmuskeln. Wenn diese Muskeln verspannt sind – wie bei nahezu jedem, der einen Schreibtischjob hat –, ziehen Sie die Schulterblätter nach vorn und Sie wirken bucklig statt aufrecht.

Nutzen Sie sie aus:
Halten Sie diese Dehnung auf jeder Seite für 30 Sekunden und wiederholen Sie die Übung zweimal. Absolvieren Sie diese drei Sätze täglich bis zu dreimal, wenn die Muskeln richtig verspannt sind.

A

- Beugen Sie Ihren rechten Arm im rechten Winkel und legen Sie Ihren Unterarm an einen Türrahmen.
- Sie stehen in Schrittstellung, mit dem linken Fuß vorn.

B

- Drehen Sie Ihren Oberkörper so, bis Sie eine angenehme Dehnung in Brust und vorderer Schulter verspüren. Wechseln Sie dann die Seite und wiederholen Sie die Übung.

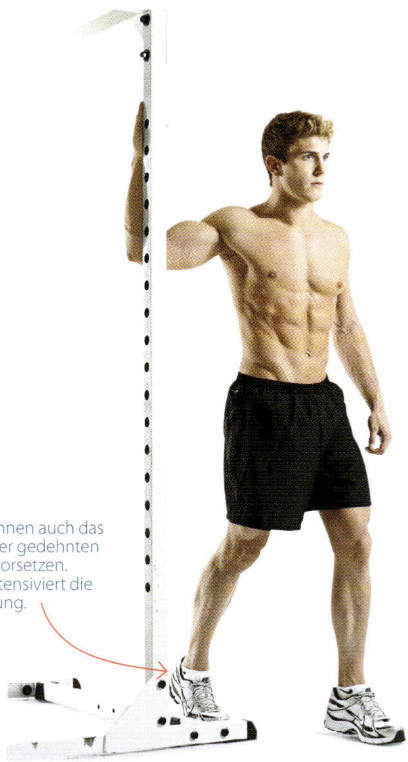

Sie können auch das Bein der gedehnten Seite vorsetzen. Das intensiviert die Dehnung.

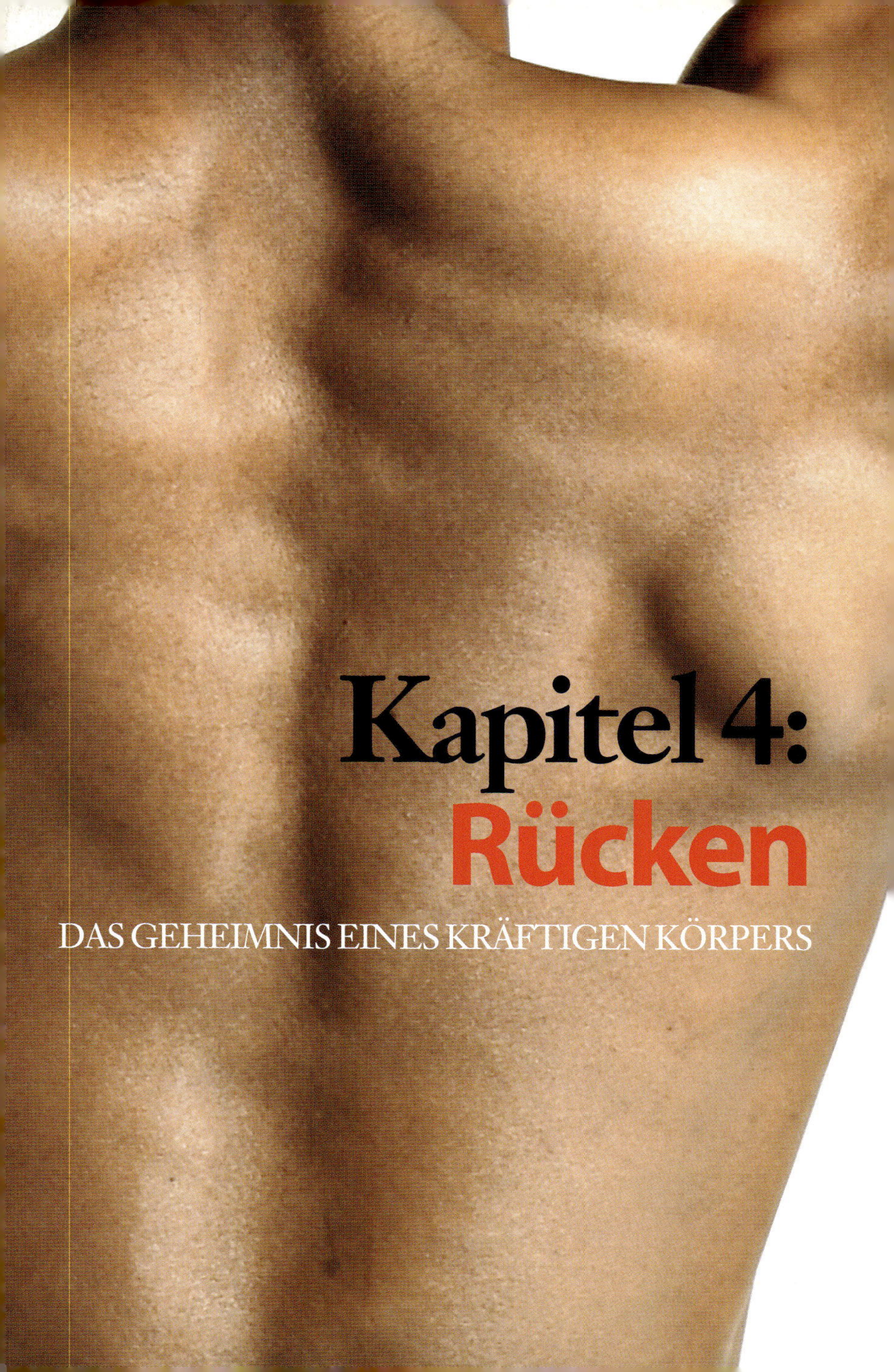

Kapitel 4: Rücken

DAS GEHEIMNIS EINES KRÄFTIGEN KÖRPERS

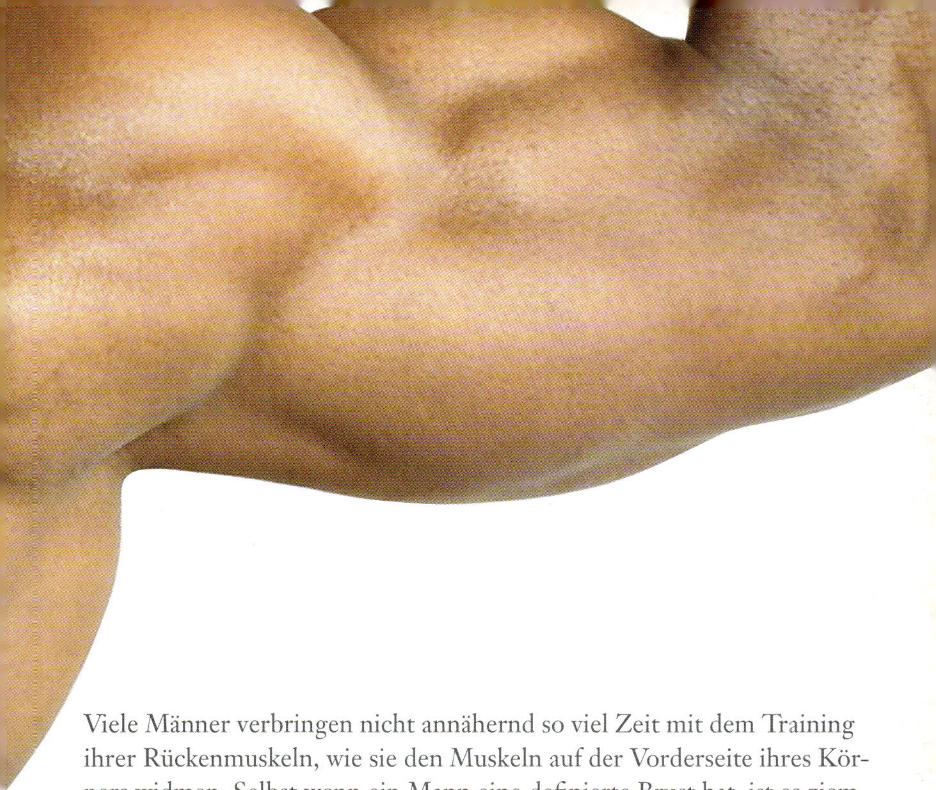

Viele Männer verbringen nicht annähernd so viel Zeit mit dem Training ihrer Rückenmuskeln, wie sie den Muskeln auf der Vorderseite ihres Körpers widmen. Selbst wenn ein Mann eine definierte Brust hat, ist es ziemlich wahrscheinlich, dass er im Vergleich dazu seinen Rücken vernachlässigt. Die Folge: ein Rundrücken. Durch die kräftigere Brustmuskulatur werden die Schultern nach vorn gezogen. Konzentrieren Sie sich deshalb mehr auf den Rücken.

Mehr Gewicht beim Bankdrücken! Die Muskeln Ihres oberen und mittleren Rückens sind von allergrößter Bedeutung für die Stabilität Ihrer Schultergelenke. Mit starken, stabilen Schultern können Sie bei nahezu jeder Übung für den Oberkörper schwerere Gewichte heben.

Ein beeindruckender Bizeps! Übungen, die Ihren Rücken beanspruchen, sind auch bestens für Ihre Armarbeit geeignet. Denn jedes Mal, wenn Sie die Ellbogen beugen, um ein Gewicht zu heben, trainieren Sie Ihren Bizeps – ob beim Arm-Curl oder einer klassischen Rückenübung wie Rudern.

Ein schlankerer Bauch! Ihren Rücken aufzubauen, kann Bauchspeck schmelzen lassen. Je mehr Muskeln Sie trainieren, desto mehr Kalorien verbrennen Sie.

Lernen Sie Ihre Muskeln kennen

Musculus deltoideus, pars spinalis
Der hintere Teil des M. deltoideus [1] wird im Allgemeinen als Schultermuskel angesehen, er wird aber auch bei vielen Übungen für den oberen Rücken angespannt. Seine Aufgabe ist es nämlich, den Oberarm nach hinten zu ziehen, eine Bewegung, die Sie bei jeder Ruderübung ausführen.

Musculus teres major
Der M. teres major [2], der große Rundmuskel, hat seinen Ursprung am äußeren Rand des Schulterblatts, der Scapula, und setzt wie der M. latissimus dorsi (breitester Rückenmuskel) an der Innenseite des Oberarms an. Er unterstützt den M. latissimus dorsi beim Herunterziehen des Arms neben den Körper.

Musculus latissimus dorsi
Der M. latissimus dorsi [3] hat in der unteren Hälfte des Rückens seinen Ursprung. Er zieht sich vom Becken über die Wirbelsäule und setzt an der Innenseite des Oberarms an. Die Hauptaufgabe ist, den angehobenen Oberarm nach unten an die Körperseite zu ziehen, wenn Sie zum Beispiel einen Gegenstand von einem hohen Regalbrett herunterholen. Klimm-, Lat- oder Überzüge beinhalten diese Bewegung.

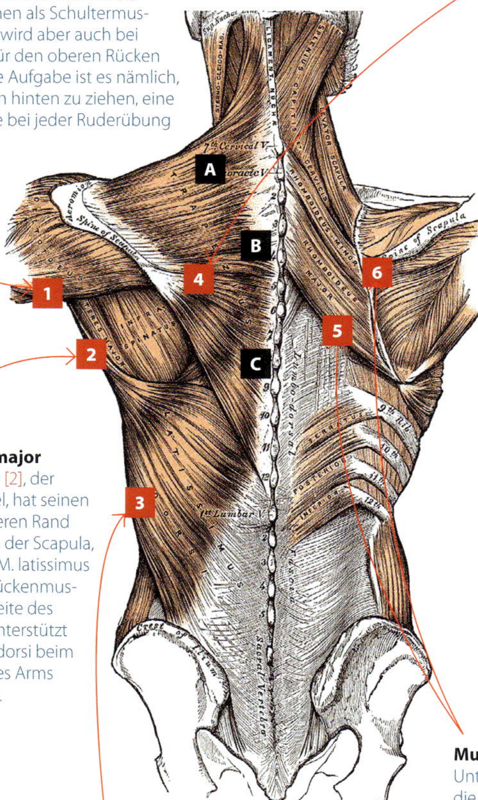

Musculus trapezius
Der M. trapezius [4], der Trapez- oder Kapuzenmuskel, ist ein langer, dreieckiger Muskel im oberen Bereich des Rückens. Wegen der besonderen Anordnung seiner Muskelfasern hat der Trapezmuskel verschiedene Aufgaben. Der obere Teil [A] ist für das Heben des Schulterblatts verantwortlich, wenn Sie beispielsweise mit den Achseln zucken. Der mittlere Teil [B], dessen Fasern senkrecht zur Wirbelsäule verlaufen, ist für das Zusammenziehen der Schulterblätter zuständig. Der untere Teil [C], dessen Fasern zu Ihren Schulterblättern aufsteigen, zieht die Schulterblätter nach unten. Ruderbewegungen sprechen den mittleren und unteren Teil an.

Musculi rhomboidei
Unter dem M. trapezius liegen die Mm. rhomboidei, genauer der M. rhomboideus major [5] und der M. rhomboideus minor [6], der große und kleine rautenförmige Muskel. Das sind kleine Muskeln, die ihren Ursprung an der Wirbelsäule haben und an den Schulterblättern ansetzen. Sie unterstützen den M. trapezius beim Zusammenziehen der Schulterblätter.

GRUNDBEWEGUNG
Umgekehrtes Rudern

A

- Fassen Sie die Stange in einem schulterbreiten Obergriff und lassen Sie sich mit gestreckten Armen hängen.

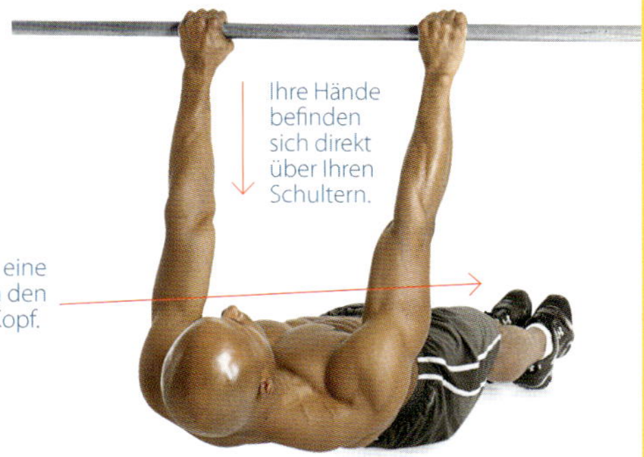
Ihre Hände befinden sich direkt über Ihren Schultern.
Ihr Körper bildet eine gerade Linie von den Fersen bis zum Kopf.

B

- Beginnen Sie die Bewegung, indem Sie Ihre Schulterblätter zurückziehen. Dann setzen Sie diesen Zug mit den Armen fort, um Ihre Brust zur Stange zu heben. Halten Sie Ihren Körper während der gesamten Übung angespannt.
- Kurze Pause, dann senken Sie Ihren Körper langsam wieder in die Ausgangsposition ab.

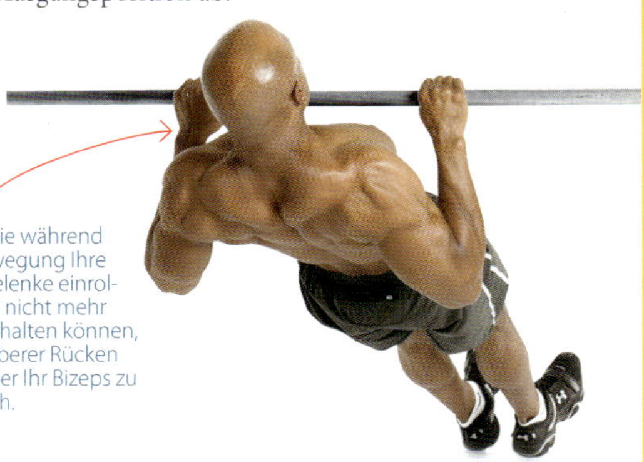
Wenn Sie während der Bewegung Ihre Handgelenke einrollen und nicht mehr gerade halten können, ist Ihr oberer Rücken und/oder Ihr Bizeps zu schwach.

Warum Rudern wichtig ist

Ruderübungen trainieren Ihren M. trapezius und die Mm. rhomboidei, Muskeln, die Ihre Schulterblätter stabil und ruhig halten, während Sie ein Gewicht stemmen. Denn instabile Schultern können Ihre Kraft bei Übungen für Brust und Arme einschränken. Ihre Brustmuskeln schaffen beim Bankdrücken vielleicht 100 Kilo, aber wenn die Schultern das Gewicht nicht halten können, werden Sie nicht eine einzige Wiederholung absolvieren. Außerdem kräftigt das umgekehrte Rudern nicht nur mittleren und oberen Rücken, sondern ebenso die Rumpfmuskulatur. Steigern Sie mit dem Rudern deshalb auch Ihre Gesamtkraft.

Nehmen Sie für die Variationen 1 bis 7 immer die Ausgangsposition mit gestreckten Armen wie bei der Grundbewegung auf S. 61 ein.

VARIATION 1
Modifiziertes umgekehrtes Rudern

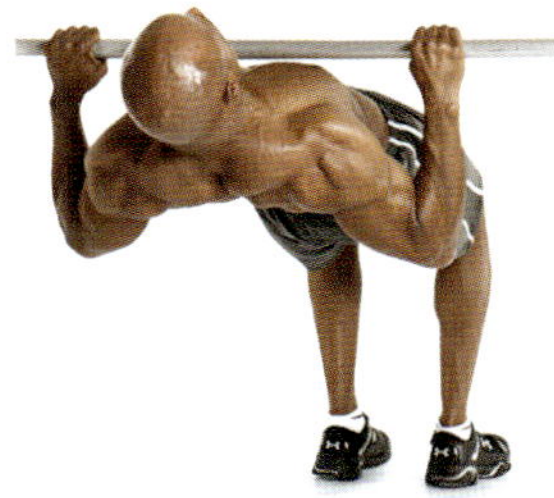

- Sie können auch mit rechtwinklig gebeugten Knien beginnen. Das reduziert anfangs das zu hebende Gewicht.

VARIATION 2
Umgekehrtes Rudern im Untergriff

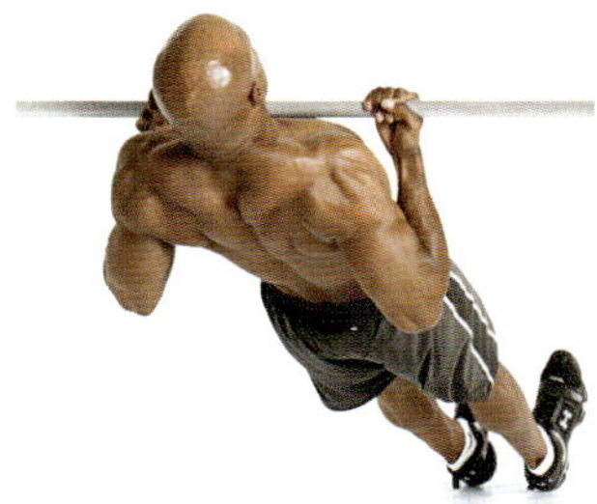

- Der Untergriff beansprucht Ihren Bizeps mehr.

VARIATION 3
Umgekehrtes Rudern mit erhöhten Füßen

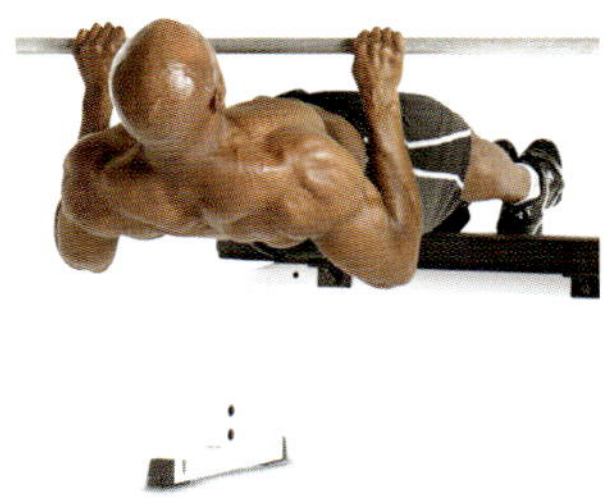

- Erhöhte Füße machen die Übung schwieriger, da Sie mehr Gewicht stemmen müssen.

VARIATION 4
Umgekehrtes Rudern mit den Füßen auf einem Gymnastikball

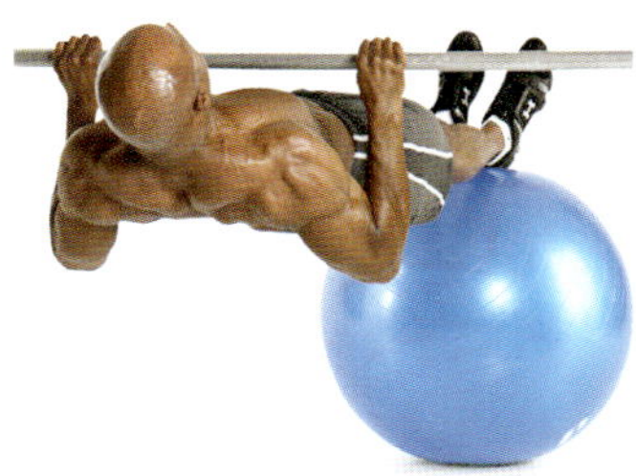

- Die instabile Oberfläche des Balls lässt Ihre Rumpfmuskulatur härter arbeiten, da Sie Ihren Körper ausbalancieren müssen.

VARIATION 5
Einarmiges umgekehrtes Rudern

- Greifen Sie die Stange mit Ihrer linken Hand, während Sie den freien rechten Arm um 90° beugen.
- Ziehen Sie Ihren Körper mit dem linken Arm hoch und strecken Sie den rechten Arm zur Decke. Halten Sie Ihren Körper stabil.
- Absolvieren Sie auf jeder Seite dieselbe Anzahl an Wiederholungen.

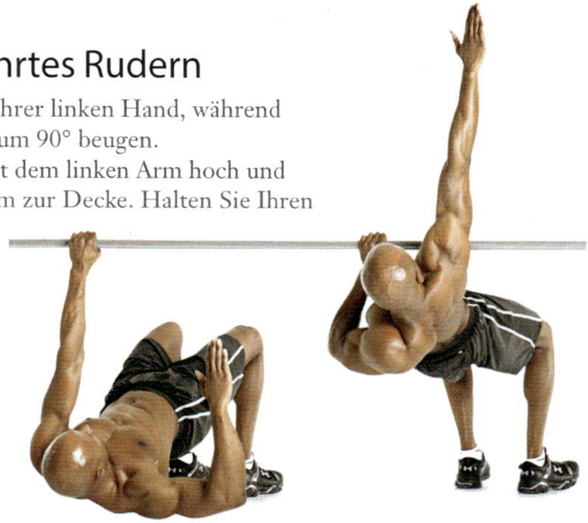

VARIATION 6
Umgekehrtes Rudern an Ringen

- Befestigen Sie ein Paar Bänder mit Griffen an einer stabilen Stange, sodass die Griffe knapp einen Meter über dem Boden hängen.

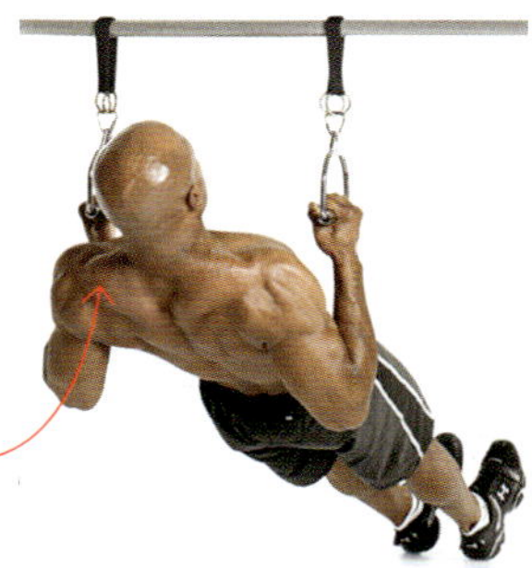

Durch die Beweglichkeit der Bänder müssen die Muskeln der Rotatorenmanschetten härter arbeiten, um Ihre Schultern stabil zu halten.

VARIATION 7
Umgekehrtes Rudern mit Handtuchgriff

- Legen Sie jeweils ein Handtuch über die Stellen, an denen Sie beim umgekehrten Rudern mit den Händen die Stange greifen würden.
- Fassen Sie die Enden der Handtücher, sodass Ihre Handflächen zueinander zeigen.
- Ziehen Sie Ihre Brust so hoch Sie können.

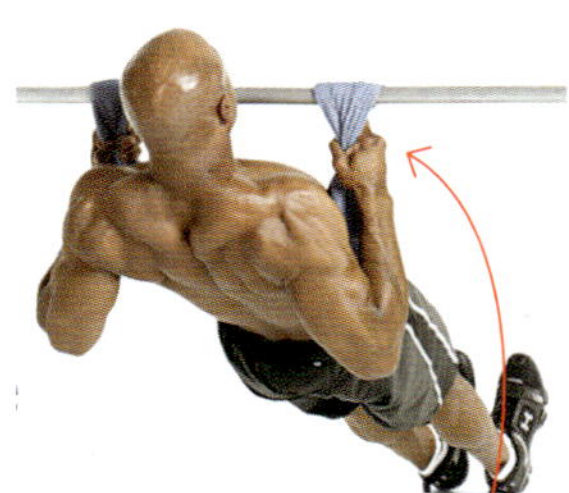

Das Greifen der Handtücher beansprucht Ihre Unterarmmuskeln und macht Ihren Griff kräftiger.

VORSICHT: FEHLER
Sie machen Ihren unteren Rücken beim Rudern rund

Dieser Fehler kann langfristig zu Schädigungen wie Bandscheibenvorfällen führen. So vermeiden Sie ihn: Heben Sie das Gewicht auf und stehen Sie aufrecht – mit Ihrem unteren Rücken in einer natürlichen Wölbung. Halten Sie den Oberkörper stabil und beugen Sie Ihre Knie leicht, während Sie Ihre Hüften so weit wie möglich nach hinten schieben. Ohne die Haltung Ihres Rumpfes zu verändern, neigen Sie Ihren Oberkörper so weit nach vorn, bis er sich fast parallel zum Boden befindet. Überprüfen Sie Ihre Haltung im Spiegel.

GRUNDBEWEGUNG
Langhantel-Rudern

A

- Fassen Sie die Hantel in einem etwas mehr als schulterbreiten Obergriff, die Arme sind gestreckt. Die Füße sind hüftbreit geöffnet.
- Beugen Sie Hüften und Knie und neigen Sie Ihren Oberkörper so weit nach vorn, bis er fast parallel zum Boden steht.

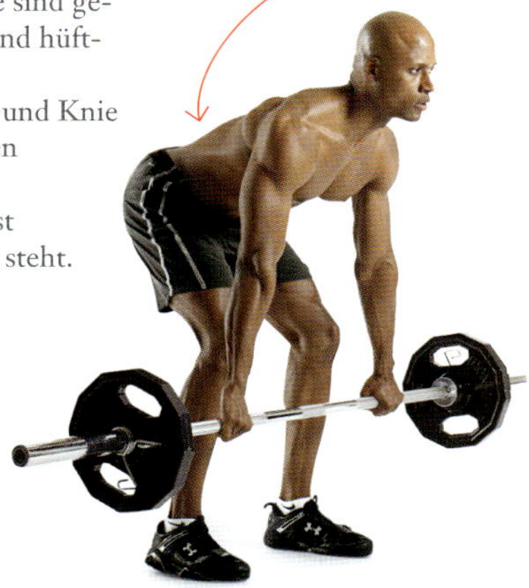
Halten Sie Ihren unteren Rücken gerade.

B

- Beugen Sie die Ellbogen und ziehen Sie die Hantel zum oberen Bereich der Bauchmuskeln.
- Kurze Pause und dann senken Sie die Hantel langsam ab, zurück in die Ausgangsposition.

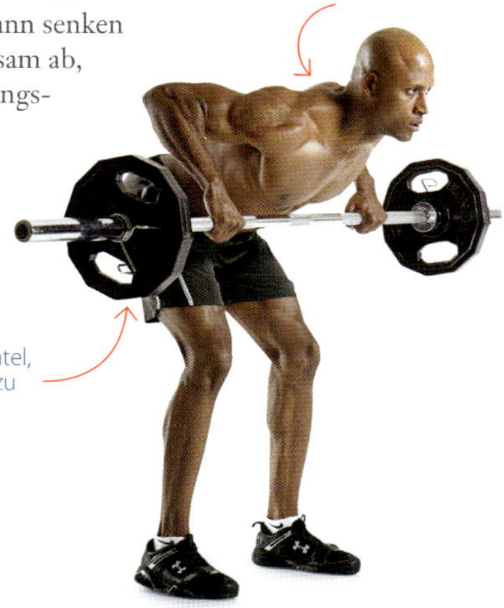
Ziehen Sie die Schulterblätter zusammen.
Heben Sie die Hantel, ohne den Rumpf zu bewegen.

32 MÖGLICHKEITEN ZU RUDERN

Jede der bei den folgenden acht Variationen des Kurzhantel-Ruderns vorgestellte Griffvariation kann bei allen Arten des Ruderns angewandt werden.

GRIFF-VARIATION 1

Obergriff
Die Handflächen zeigen zu Ihnen.

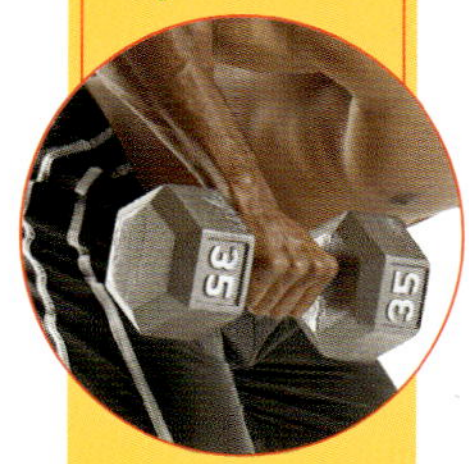

VARIATION 1
Kurzhantel-Rudern

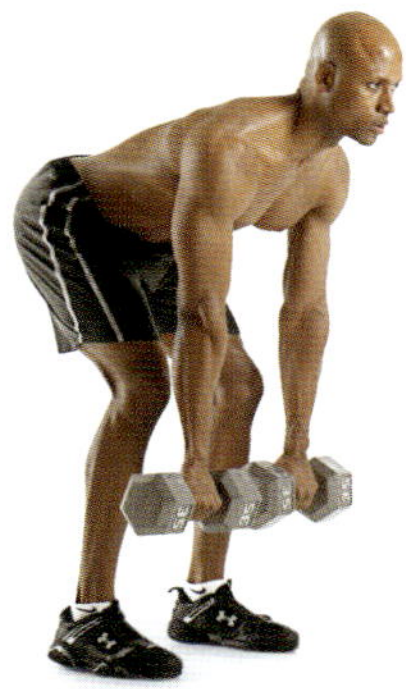

A

- Nehmen Sie die Ausgangsposition wie bei der Grundbewegung auf der linken Seite ein. Die Arme sind gestreckt.

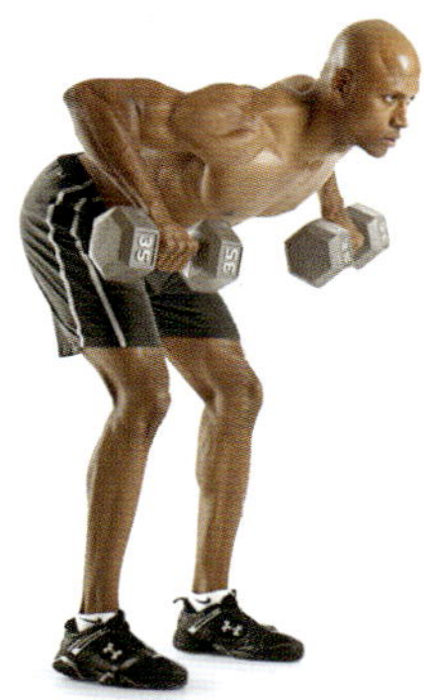

B

- Beugen Sie die Ellbogen und ziehen Sie die Hanteln zu den Rumpfseiten, ohne den Rumpf zu bewegen.
- Kurze Pause und dann senken Sie die Hanteln langsam ab.

VARIATION 2
Alternierendes Kurzhantel-Rudern

- Nehmen Sie die Ausgangsposition wie bei Variation 1 ein.
- Während Sie eine Hantel heben, senken Sie die andere ab.

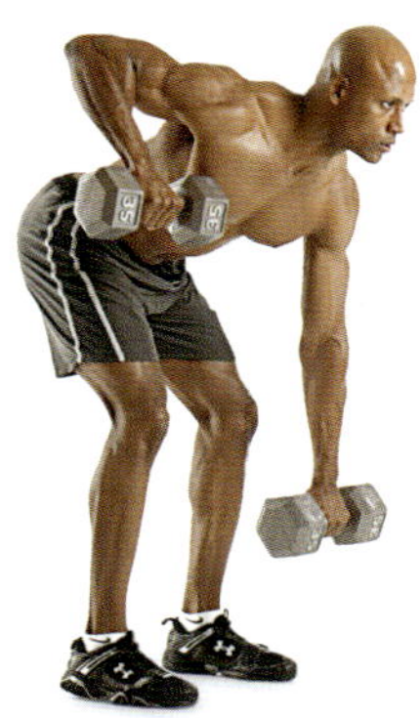

VARIATION 3
Einbeiniges Kurzhantel-Rudern im Hammergriff

- Nehmen Sie die Ausgangsposition wie bei Variation 1 (S. 65) ein und fassen Sie die Hanteln im Hammergriff.
- Heben Sie ein Bein an und halten Sie es in der Luft.
- Ziehen Sie die Hanteln zu den Rumpfseiten.
- Nach jedem Satz wechseln Sie das Standbein.

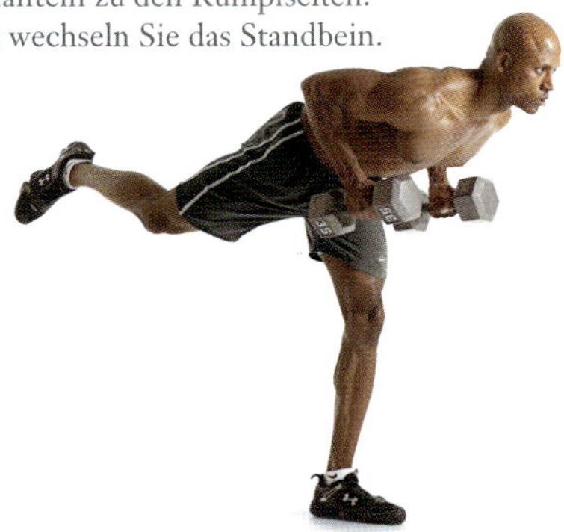

GRIFF-VARIATION 2

Hammergriff
Die Handflächen zeigen zueinander. Wenn Sie mit den Gewichten rudern, halten Sie die Ellbogen eng am Körper.

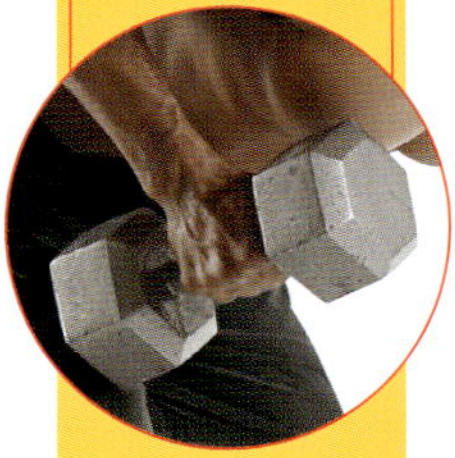

VARIATION 4
Einarmiges Kurzhantel-Rudern im Hammergriff

- Nehmen Sie die Ausgangsposition wie bei Variation 1 (S. 65) ein und fassen Sie eine Hantel im Hammergriff. Die freie Hand legen Sie mit der Handfläche nach außen auf Ihren Rücken.
- Ziehen Sie die Hantel zur Rumpfseite und drehen oder heben Sie Ihren Rumpf nicht.

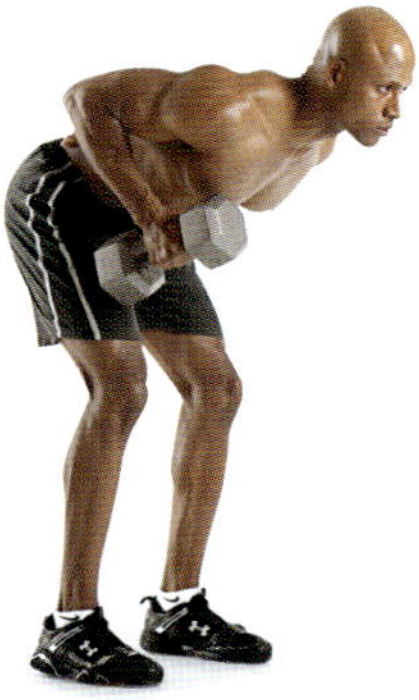

MUSKULÄRER AUSGLEICH
Das einarmige Rudern gleicht Unausgewogenheiten in der Muskulatur aus. Gleichzeitig wird Ihr Körperzentrum stark beansprucht.

VARIATION 5
Kurzhantel-Rudern in Bauchlage auf der Schrägbank

- Legen Sie sich auf eine Schrägbank, die auf die kleinstmögliche Neigung eingestellt ist. Fassen Sie die Hanteln im Obergriff und lassen Sie sie am langen Arm hängen.
- Rudern Sie mit den Hanteln zu den Außenseiten Ihrer Brust, indem Sie die Ellbogen nach außen abspreizen.

Ihr Rücken bleibt in einer natürlichen Wölbung. Ihr Oberkörper soll sich auf der Bank nicht ausruhen.

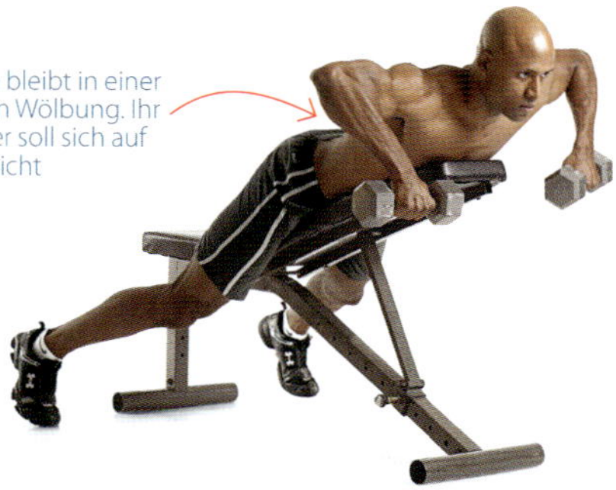

GRIFF-VARIATION 3

Obergriff mit abgespreizten Ellbogen
Ihre Handflächen zeigen zu Ihnen. Wenn Sie rudern, halten Sie die Ellbogen abgespreizt, sodass Ihre Oberarme senkrecht zum Rumpf stehen.

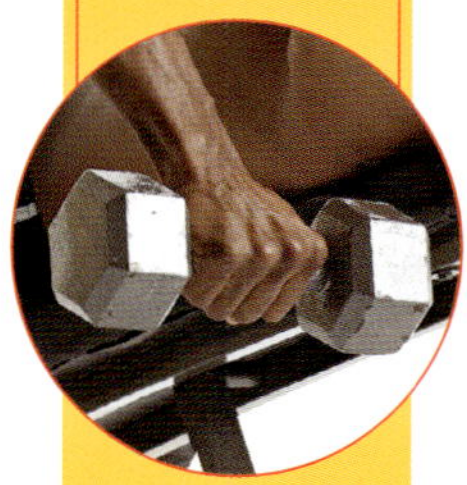

VARIATION 6
Einarmiges Kurzhantel-Rudern mit abgespreiztem Ellbogen und abgestütztem Knie

- Platzieren Sie linke Hand und linkes Knie auf einer Flachbank.
- Halten Sie Ihren unteren Rücken in einer natürlichen Wölbung und Ihren Rumpf parallel zum Boden.
- Rudern Sie mit dem Gewicht zur Außenseite Ihrer Brust.

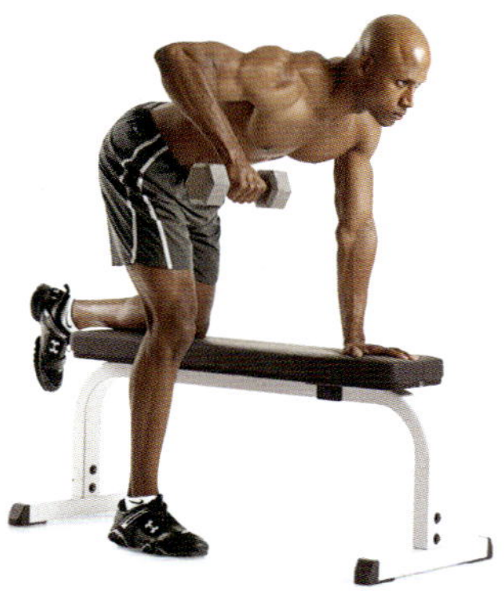

VARIATION 7
Einarmiges, einbeiniges Kurzhantel-Rudern im Untergriff

- Fassen Sie eine Hantel mit der rechten Hand im Untergriff, beugen Sie sich vor und platzieren Sie die linke Hand auf einer Bank.
- Heben Sie das rechte Bein gestreckt nach hinten an, bis es in einer Linie mit Ihrem Oberkörper ist. Das linke Knie ist leicht gebeugt.
- Halten Sie Ihren Ellbogen eng am Körper, während Sie mit der Hantel rudern.

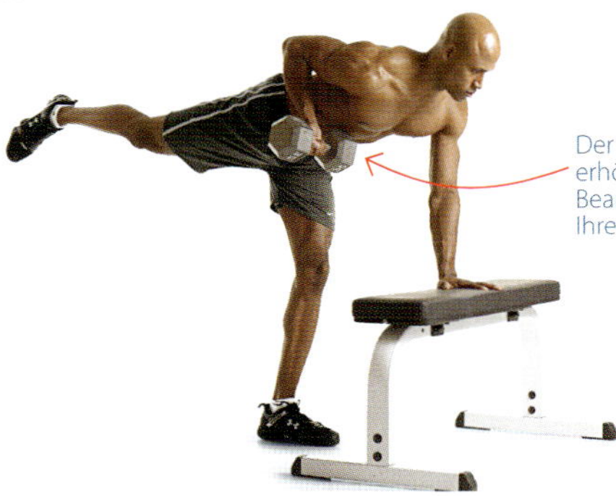

Der Untergriff erhöht die Beanspruchung Ihres Bizepses.

GRIFF-VARIATION 4

Untergriff
Die Handflächen zeigen nach vorn. Halten Sie wie beim Hammergriff die Ellbogen eng am Körper, während Sie rudern.

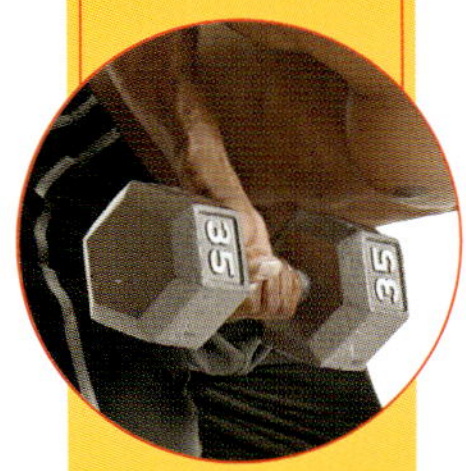

VARIATION 8
Aufgestütztes einarmiges Kurzhantel-Rudern im Untergriff

- Fassen Sie eine Hantel mit der rechten Hand im Untergriff, beugen Sie sich vor und platzieren Sie die linke Hand auf einer Bank.
- Halten Sie die Ellbogen eng am Körper, während Sie rudern.

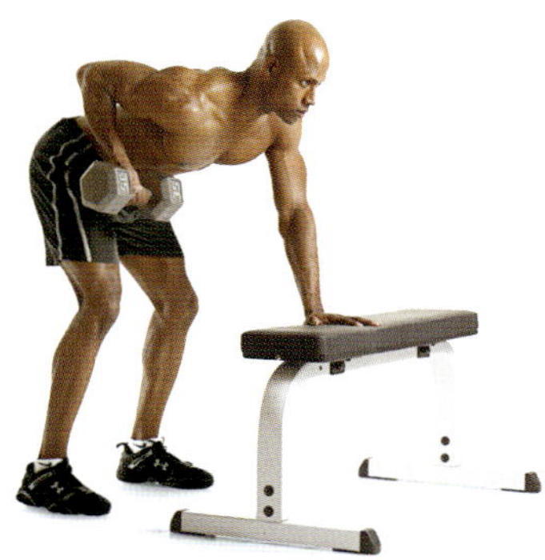

VARIATION 9
Kurzhantelziehen zum Gesicht

A

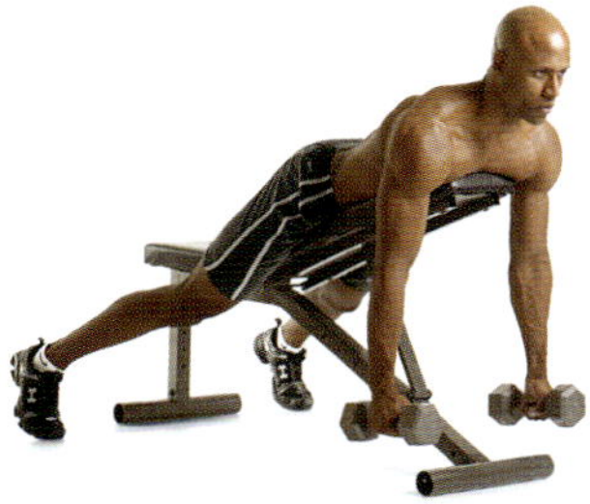

- Nehmen Sie ein Paar Kurzhanteln und legen Sie sich bäuchlings auf eine Schrägbank, die auf eine kleine Neigung eingestellt ist.
- Lassen Sie die Arme gestreckt hängen. Ihre Handflächen zeigen zueinander.

B

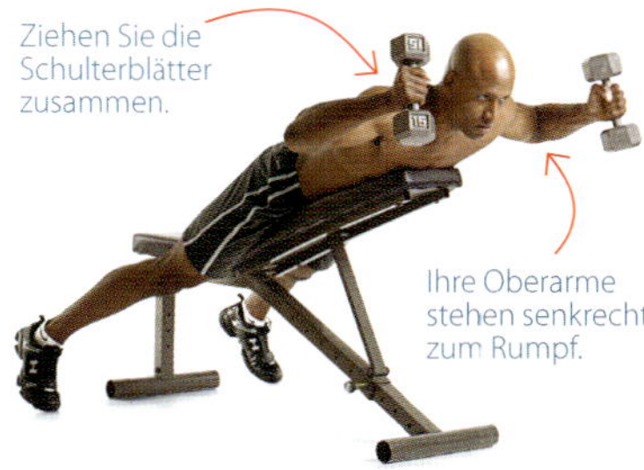
Ziehen Sie die Schulterblätter zusammen.
Ihre Oberarme stehen senkrecht zum Rumpf.

- In einer einzigen Bewegung beugen Sie die Arme und ziehen die Hanteln seitlich zum Gesicht. Heben Sie die Oberarme so hoch Sie können.
- Kurze Pause. Kehren Sie die Bewegung um und kommen Sie zum Ausgangspunkt zurück.

VARIATION 10
Einarmiges Kurzhantel-Rudern im Hammergriff mit Drehung

A

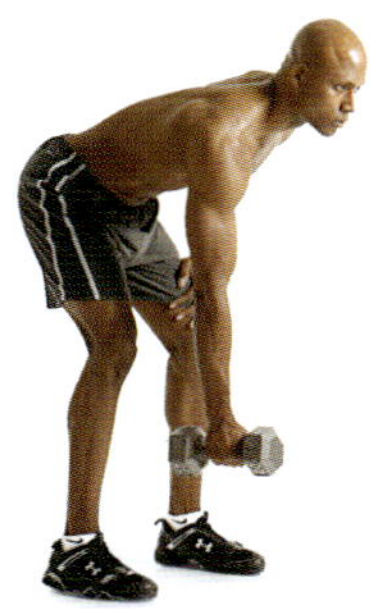

- Fassen Sie eine Hantel im Hammergriff und legen Sie die freie Hand auf dem Oberschenkel ab, ohne sich abzustützen.

B

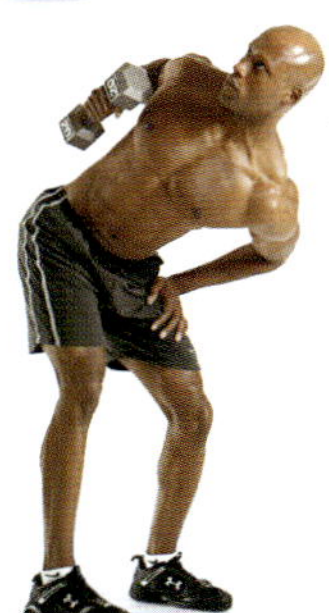

- Während Sie mit der Hantel rudern, drehen Sie den Rumpf zur Seite auf.
- Kurze Pause, dann drehen Sie den Rumpf wieder ein und senken die Hantel zum Ausgangspunkt ab.
- Absolvieren Sie auf jeder Seite dieselbe Anzahl an Wiederholungen.

Eine überraschende Rückenübung

Die meisten Menschen denken beim vorgebeugten Seitheben ausschließlich an eine Schulterübung, da sie vor allem auf den hinteren Teil des M. deltoideus abzielt. Aber bedenken Sie: Wir haben hier eigentlich die gleiche Bewegung wie beim Rudern, abgesehen davon, dass Sie beim Heben des Gewichts die Ellbogen nicht beugen. Daher ist diese Übung auch ausgesprochen wirkungsvoll für die Muskeln des mittleren und oberen Rückens, weshalb sie in diesem Kapitel zu finden ist. Um die besten Resultate zu erzielen, ziehen Sie die Schulterblätter zusammen, während Sie die Übung ausführen.

GRUNDBEWEGUNG
Vorgebeugtes Seitheben

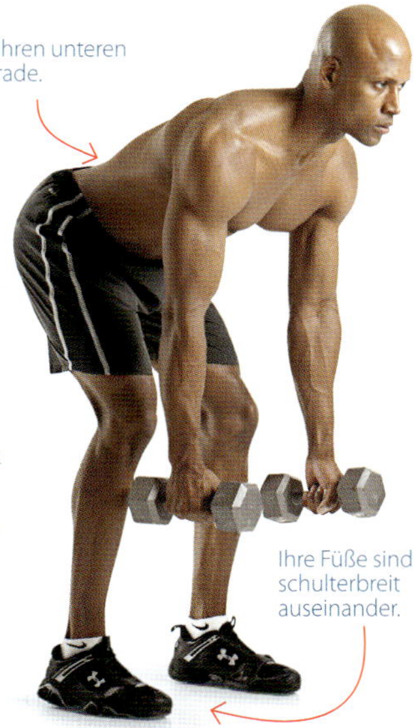
Halten Sie Ihren unteren Rücken gerade.
Ihre Füße sind schulterbreit auseinander.

A

- Fassen Sie ein Paar Kurzhanteln und beugen Sie die Hüften, bis sich Ihr Oberkörper fast parallel zum Boden befindet.
- Ziehen Sie Ihre Schultern nach hinten unten und lassen Sie die Hanteln am langen Arm hängen. Die Handflächen zeigen zueinander.

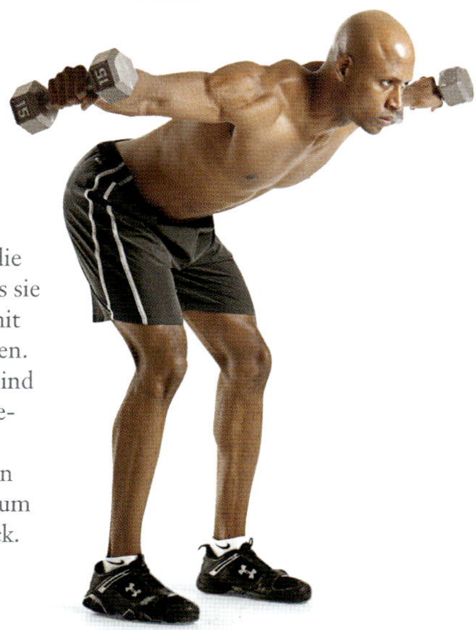

B

- Ohne den Rumpf zu bewegen, heben Sie die Arme zur Seite an, bis sie sich in einer Ebene mit Ihrem Körper befinden. Am höchsten Punkt sind die Ellbogen leicht gebeugt.
- Kurze Pause und dann kehren Sie langsam zum Ausgangspunkt zurück.

VARIATION 1
Vorgebeugtes Seitheben im Untergriff

- Der Untergriff erhöht die Beanspruchung Ihrer Rotatorenmanschette, einer Muskelgruppe, die der Schlüssel zu gesunden Schultern ist.

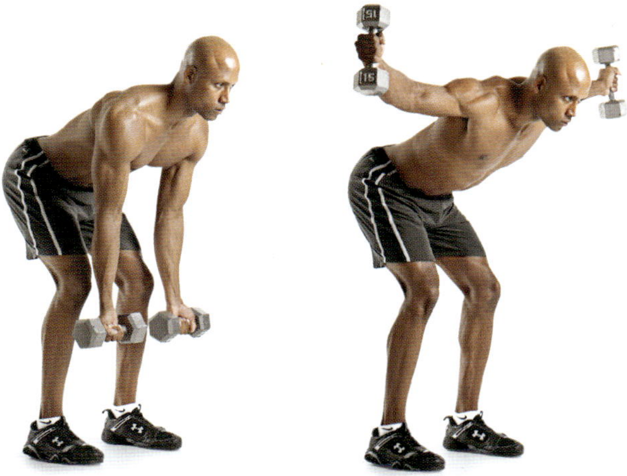

VARIATION 2
Vorgebeugtes Seitheben im Obergriff

- Der Obergriff verlagert die Beanspruchung mehr auf die Rhomboidei, Muskeln des oberen Rückens, die Ihre Schultern stabilisieren helfen.

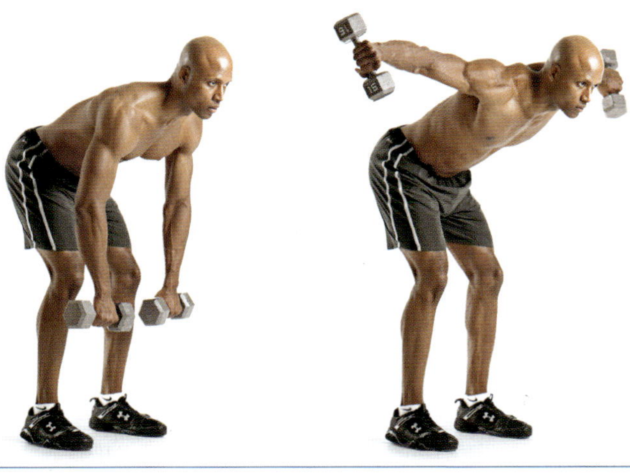

Y-T-L-W-I-HEBEN

Sie können alle Teile des Y-T-L-W-I-Hebens als komplettes Workout für den oberen Rücken ausführen – mit oder ohne Kurzhanteln. Wenn Sie keine Gewichte verwenden, achten Sie darauf, dass Ihre Hände in der gleichen Position stehen, die sie auch mit Hanteln eingenommen hätten. Bei dieser Übung reicht ein leichtes Paar Hanteln aus. Sie können die Übung bäuchlings auf einer Schrägbank oder einem Gymnastikball ausführen. Der Ball macht die Bewegungen schwieriger, da Ihre Rumpfmuskulatur Ihre Position stabilisieren muss. Die Y-, T- und I-Bewegung können auch wirkungsvoll auf dem Boden absolviert werden.

Y-Heben auf der Schrägbank

A

- Nehmen Sie ein Paar Kurzhanteln und legen Sie sich bäuchlings auf eine Schrägbank, die auf eine kleine Neigung eingestellt ist.
- Fassen Sie die Hanteln im Hammergriff, die Arme sind gestreckt.

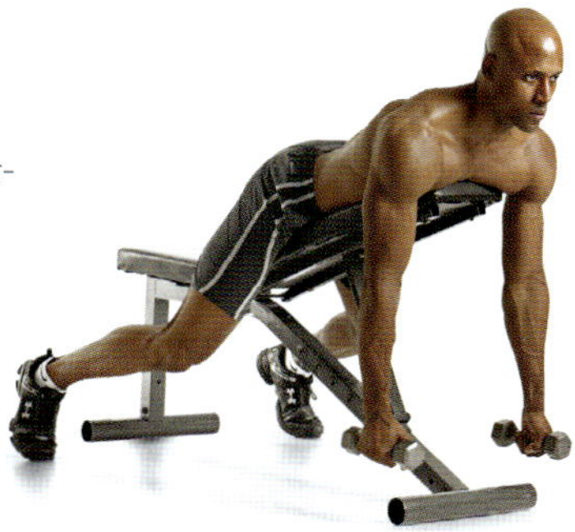

B

- Heben Sie Ihre Arme in einem 30°-Winkel so weit zum Körper an, dass sie ein Y bilden und sich in einer Ebene mit dem Rumpf befinden.
- Kurze Pause und dann senken Sie die Arme langsam wieder in die Ausgangsposition ab.

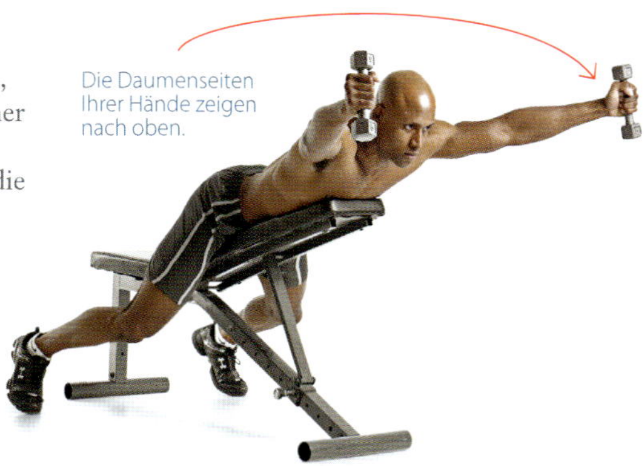

Y-Heben auf dem Boden

A

- Legen Sie sich bäuchlings auf den Boden. Die Arme dürfen Sie vollständig gestreckt in einem 30°-Winkel zu Ihrem Körper ablegen. Die Handflächen zeigen zueinander.

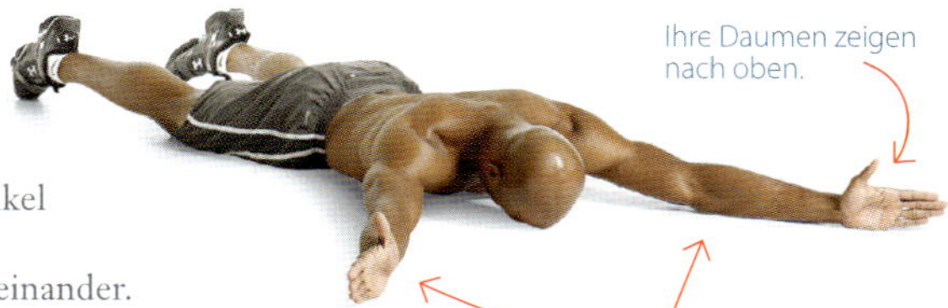

B

- Heben Sie Ihre Arme so hoch, wie Sie können.
- Kurze Pause und dann senken Sie die Arme langsam wieder in die Ausgangsposition ab.

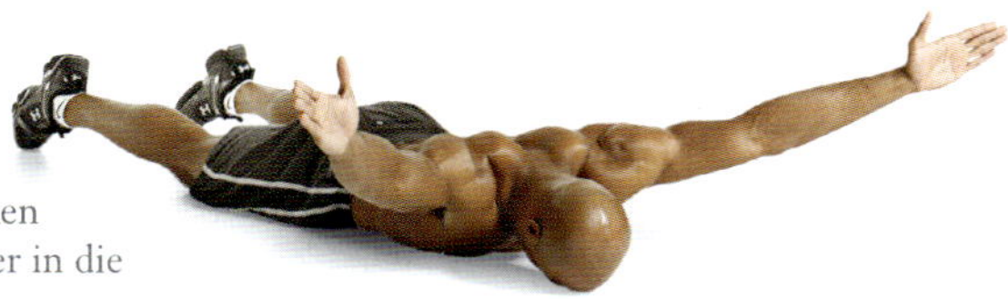

Y-Heben auf dem Gymnastikball

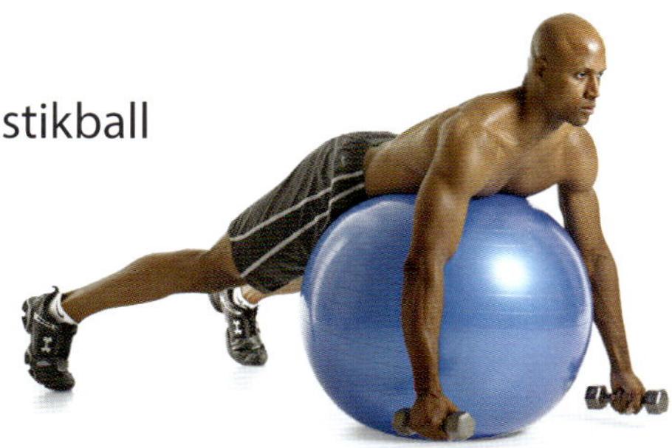

A

- Legen Sie sich bäuchlings so auf einen Gymnastikball, dass Ihr Rücken gerade ist und Ihre Brust über den Ball hinausragt. Die Arme sind gestreckt, die Handflächen zueinander gedreht.

B

- Heben Sie Ihre Arme in einem 30°-Winkel so weit zum Körper an, dass sie ein Y bilden und sich in einer Ebene mit dem Rumpf befinden.
- Kurze Pause und dann senken Sie die Arme langsam wieder in die Ausgangsposition ab.

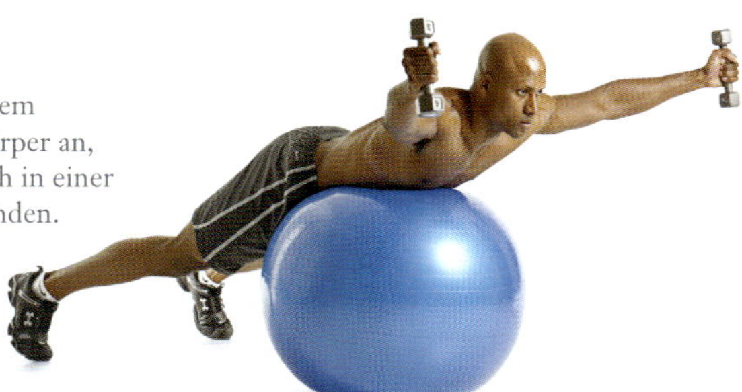

T-Heben auf der Schrägbank

A

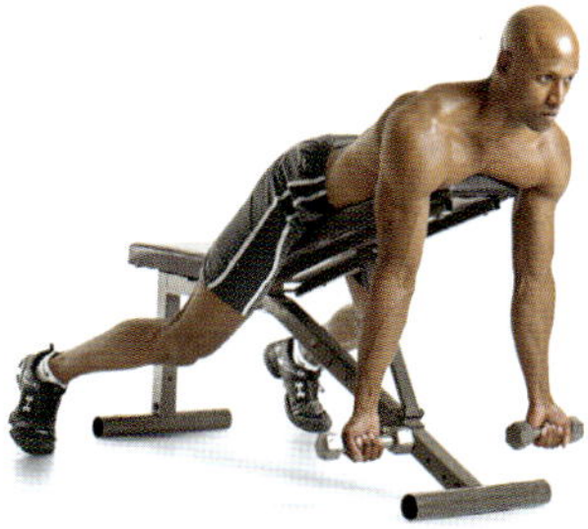

- Legen Sie sich bäuchlings auf eine Schrägbank, die auf eine kleine Neigung eingestellt ist, und fassen Sie die Kurzhanteln im Untergriff. Die Arme sind gestreckt.

B

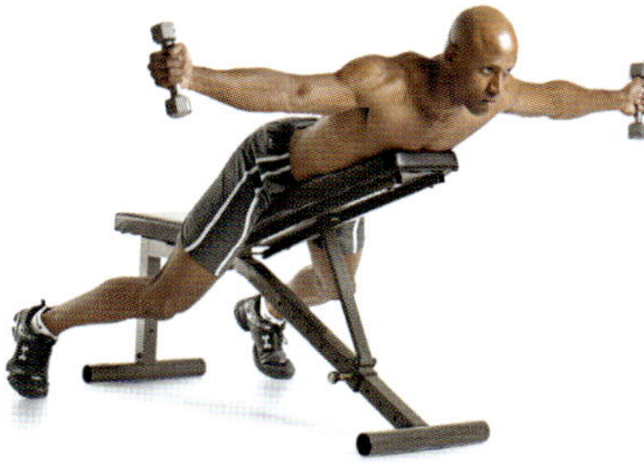

- Heben Sie die Arme gestreckt zur Seite an, bis sie sich in einer Ebene mit Ihrem Rumpf befinden.
- Kurze Pause, dann senken Sie die Arme langsam wieder in die Ausgangsposition ab.

T-Heben auf dem Gymnastikball

A

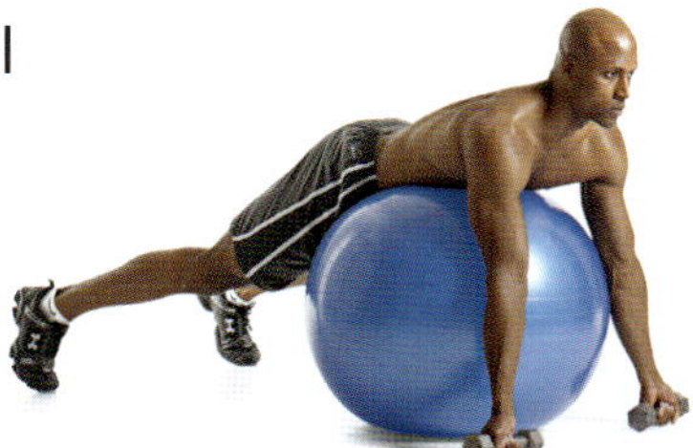

- Legen Sie sich bäuchlings so auf einen Gymnastikball, dass Ihr Rücken gerade ist und Ihre Brust über den Ball hinausragt. Halten Sie die Hanteln im Untergriff.

B

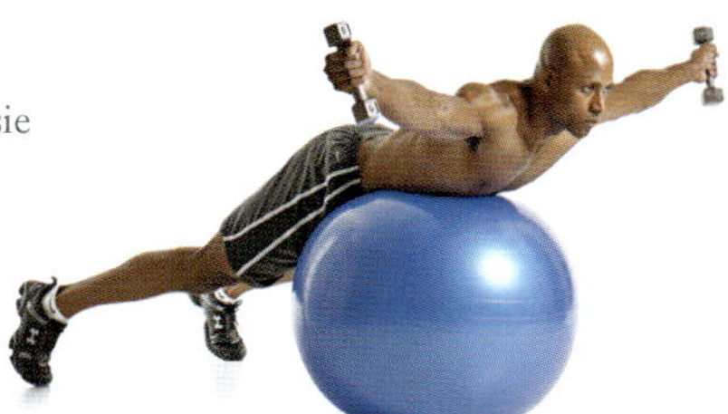

- Heben Sie Ihre Arme gestreckt zur Seite, bis sie sich in einer Linie mit dem Körper befinden.
- Kurze Pause, dann senken Sie die Arme langsam wieder in die Ausgangsposition ab.

T-Heben auf dem Boden

- Nehmen Sie die Position wie beim Y-Heben auf S. 73 ein, nur dass Ihre Arme jetzt im rechten Winkel zum Körper ausgestreckt sind. Die Daumen zeigen nach oben.
- Heben Sie die Arme so hoch, wie Sie können.
- Kurze Pause, dann senken Sie sie langsam wieder in die Ausgangsposition ab.

L-Heben auf der Schrägbank

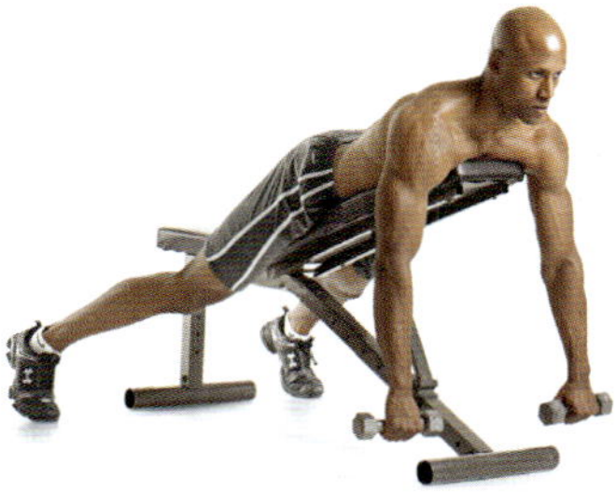

A

- Nehmen Sie die Position wie beim T-Heben auf der Schrägbank ein, drehen Sie aber die Handflächen zu sich.

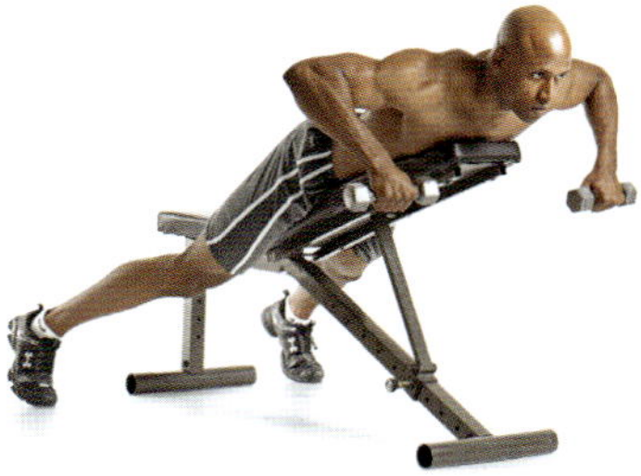

B

- Heben Sie Ihre Oberarme so hoch, wie Sie können, indem Sie die Ellbogen beugen, nach außen abspreizen und die Schulterblätter zusammenziehen.

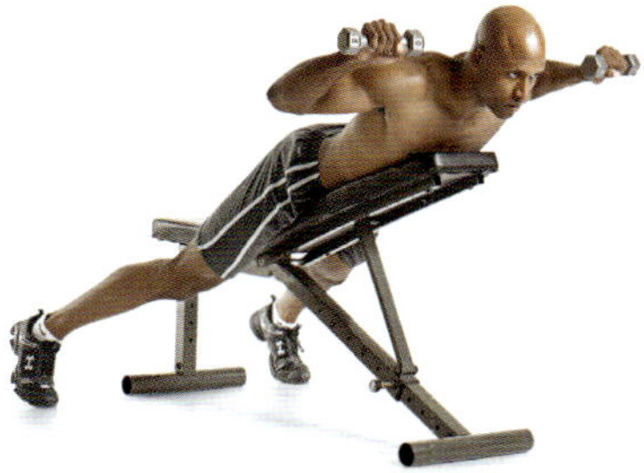

C

- Ohne die Ellbogenstellung zu verändern, drehen Sie Ihre Oberarme so weit wie möglich nach oben und hinten.
- Kurze Pause und dann senken Sie die Arme langsam wieder in die Ausgangsposition ab.

L-Heben auf dem Gymnastikball

- Nehmen Sie die Position wie beim T-Heben auf dem Gymnastikball ein, drehen Sie aber die Handflächen zu sich.
- Führen Sie mit den Armen dieselbe Bewegung wie beim L-Heben auf der Schrägbank aus. Halten Sie dabei Ihre Brust hoch.

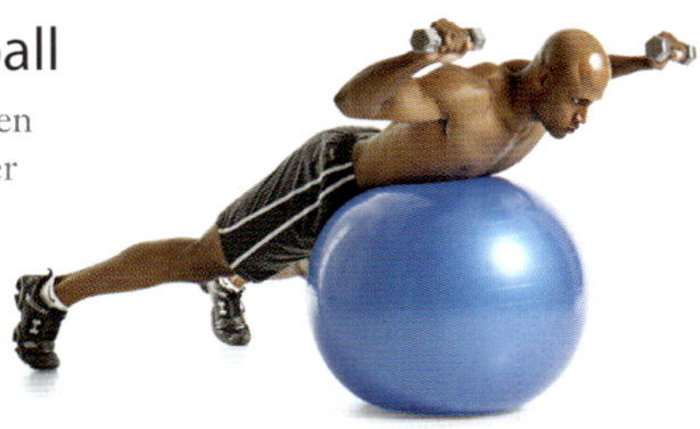

W-Heben auf der Schrägbank

A

- Nehmen Sie ein Paar Kurzhanteln und legen Sie sich bäuchlings auf eine Schrägbank, die auf eine kleine Neigung eingestellt ist.
- Winkeln Sie die Ellbogen etwas mehr als 90° an und halten Sie die Arme eng. Fassen Sie die Hanteln im Untergriff.

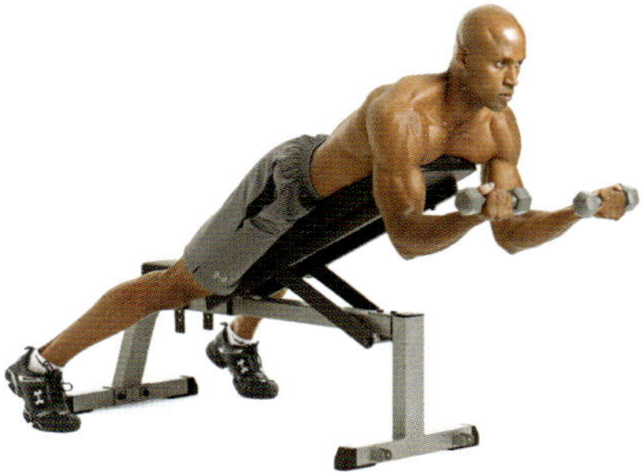

B

- Ohne die Ellbogenbeugung zu verändern, ziehen Sie die Schulterblätter zusammen, während Sie Ihre Oberarme heben. Am höchsten Punkt der Bewegung formen Ihre Arme ein W.
- Kurze Pause und dann senken Sie die Arme langsam wieder in die Ausgangsposition ab.

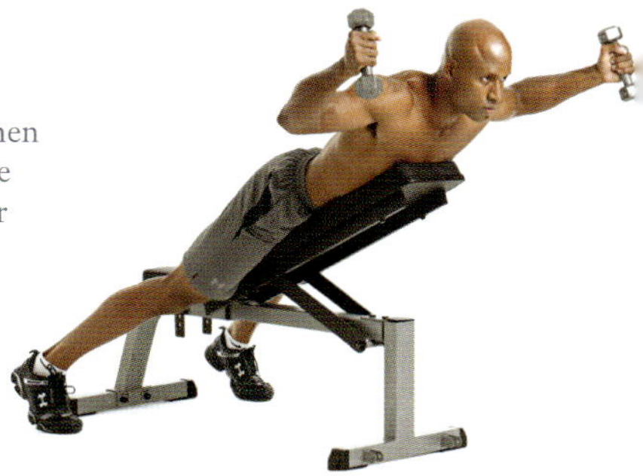

W-Heben auf dem Gymnastikball

A

- Nehmen Sie ein Paar Kurzhanteln und legen Sie sich bäuchlings so auf einen Gymnastikball, dass Ihr Rücken gerade ist und Ihre Brust über den Ball hinausragt.
- Winkeln Sie die Ellbogen etwas mehr als 90° an und halten Sie die Arme eng. Fassen Sie die Hanteln im Untergriff.

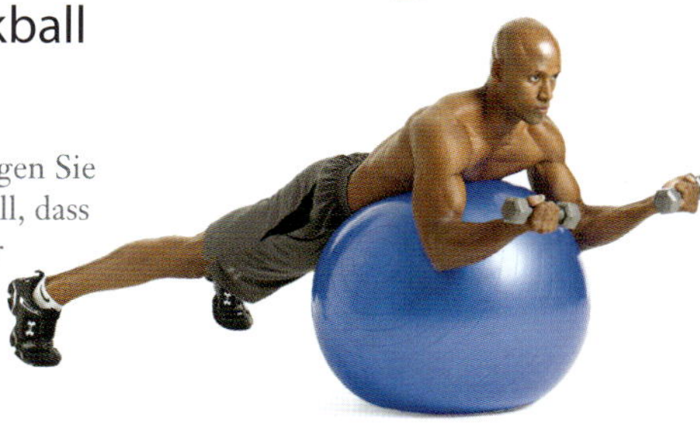

B

- Ohne die Ellbogenbeugung zu verändern, ziehen Sie die Schulterblätter zusammen, während Sie Ihre Oberarme heben. Am höchsten Punkt der Bewegung formen Ihre Arme ein W.
- Kurze Pause und dann senken Sie die Arme langsam wieder in die Ausgangsposition ab.

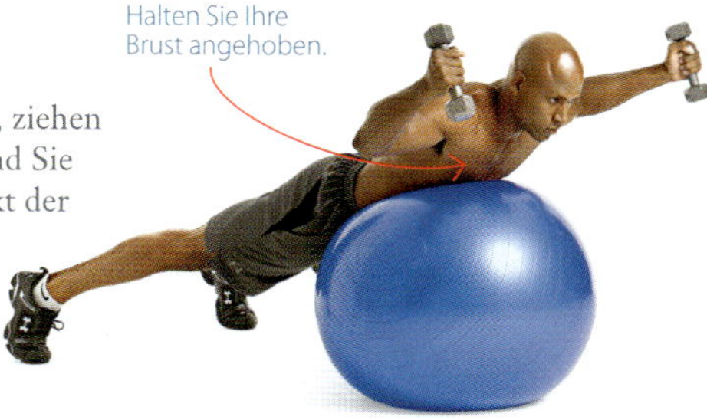

I-Heben auf der Schrägbank

- Nehmen Sie dieselbe Position wie beim Y-Heben auf der Schrägbank (S. 72) ein. Jetzt ziehen Sie Ihre Arme gestreckt nach vorn, sodass sie sich in einer Linie mit Ihrem Körper befinden.
- Kurze Pause und dann senken Sie die Arme langsam wieder in die Ausgangsposition ab.

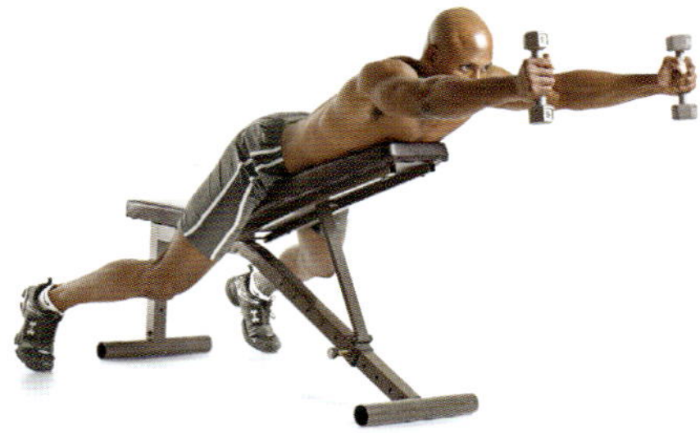

I-Heben auf dem Gymnastikball

A

- Nehmen Sie dieselbe Position wie beim Y-Heben auf dem Gymnastikball ein (S. 73), platzieren Sie Ihre Arme jedoch enger.

B

- Heben Sie Ihre Arme gestreckt nach vorn, kurze Pause und dann senken Sie sie langsam wieder in die Ausgangsposition ab.

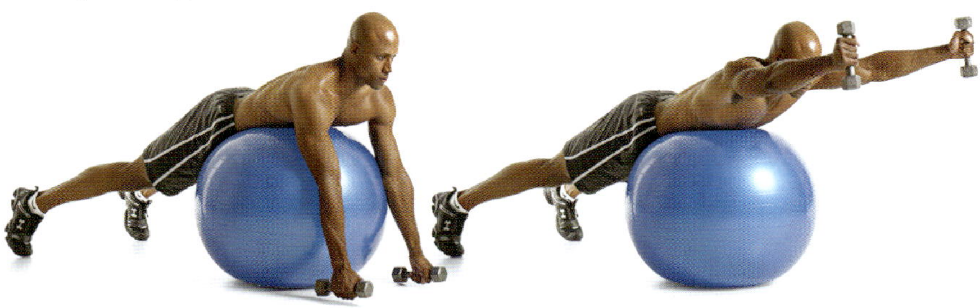

I-Heben auf dem Boden

- Nehmen Sie wieder die Bauchlage ein wie beim Y-Heben auf dem Boden (S. 73), aber legen Sie Ihre Arme gestreckt nach vorn. Die Daumen zeigen nach oben.
- Heben Sie die Arme so hoch, wie es Ihnen möglich ist. Kurze Pause, dann senken Sie sie langsam wieder in die Ausgangsposition ab.

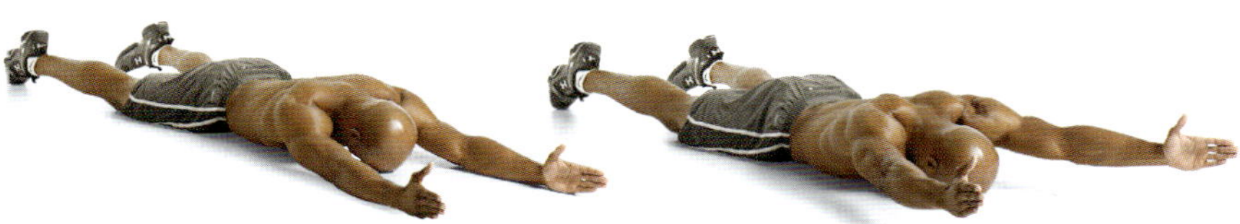

GRUNDBEWEGUNG
Kabelrudern

A

- Befestigen Sie eine gerade Stange an einem Kabelzug und setzen Sie sich mit abgestützten Füßen auf den Boden.
- Fassen Sie die Stange in einem schulterbreiten Obergriff.

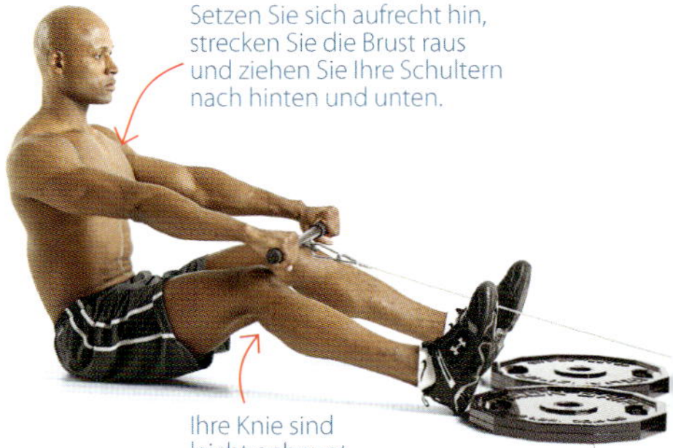

B

- Ohne den Rumpf nach vorn oder hinten zu bewegen, ziehen Sie die Stange zum oberen Bauch.
- Kurze Pause und dann kehren Sie langsam wieder in die Ausgangsposition zurück.

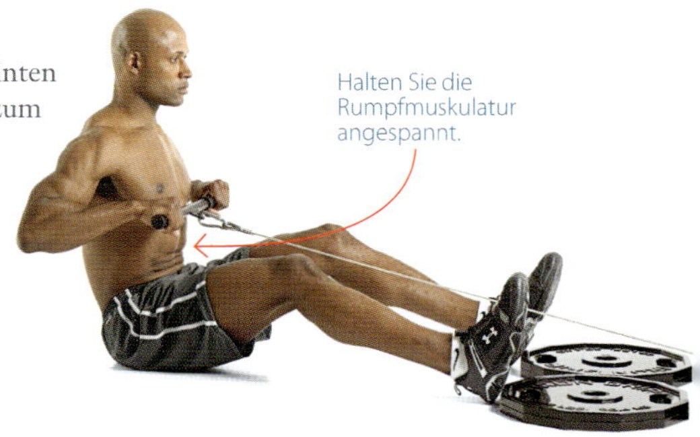

VARIATION 1
Kabelrudern im breiten Griff

- Platzieren Sie Ihre Hände in anderthalbfacher Schulterbreite und ziehen Sie die Stange zum unteren Teil Ihrer Brust.

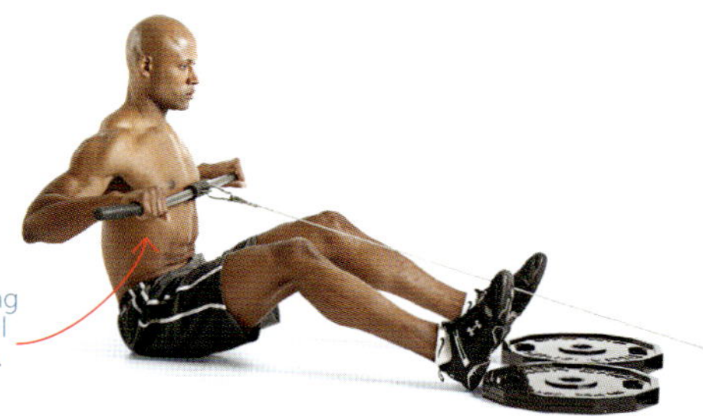

VARIATION 2
Einarmiges Kabelrudern

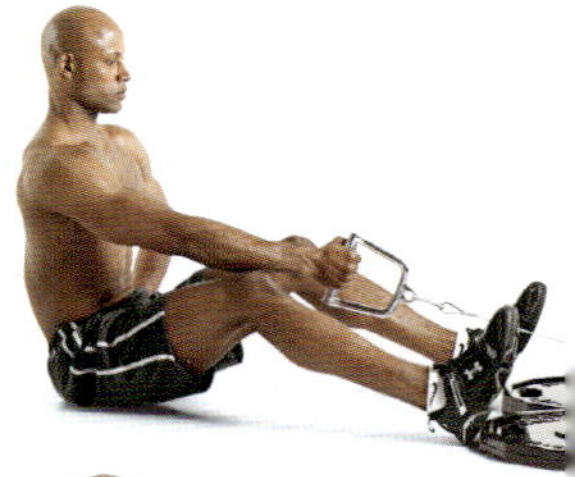

A

- Befestigen Sie einen Bügelgriff an einem Kabelzug und fassen Sie ihn mit der rechten Hand, die Handfläche zeigt nach links. Die linke Hand ist in der Hüfte abgestützt, Ihr Oberkörper aufrecht.

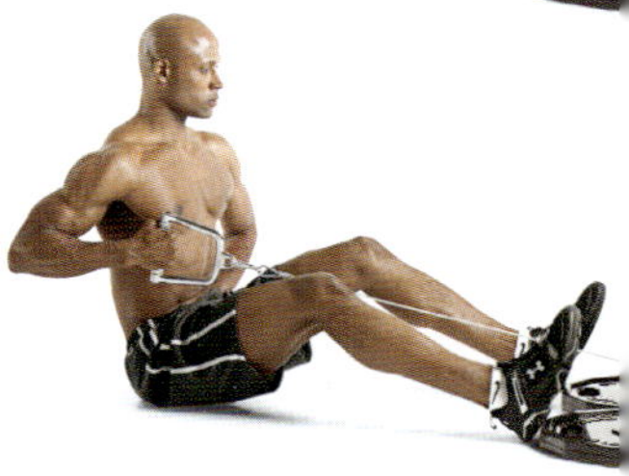

B

- Ohne den Rumpf zu bewegen, ziehen Sie den Griff neben Ihren Körper. Kurze Pause, dann kommen Sie langsam zur Ausgangsposition zurück.
- Führen Sie pro Seite dieselbe Anzahl an Wiederholungen aus.

VARIATION 3
Einarmiges Kabelrudern im Stehen

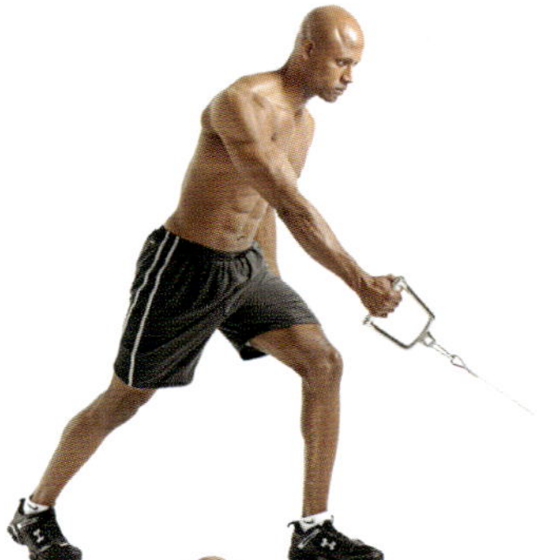

A

- Befestigen Sie einen Bügelgriff am unteren Kabelzug einer Kabelstation. Fassen Sie den Griff mit Ihrer rechten Hand und machen Sie mit dem linken Fuß einen Schritt nach vorn. Lehnen Sie sich in den Hüften vor, der Rücken ist gerade.

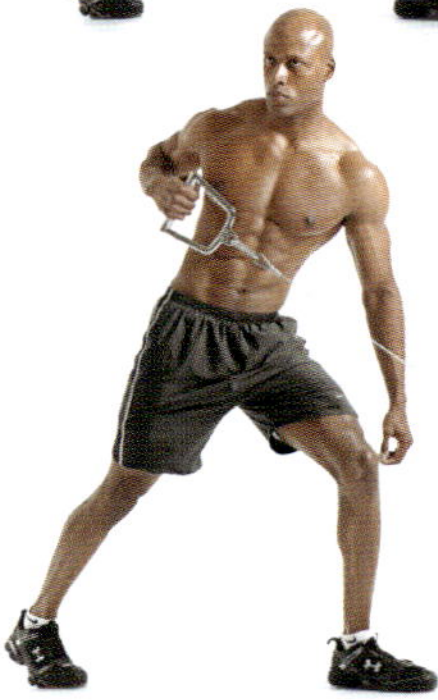

B

- Drehen Sie den Rumpf zur Seite, während Sie den Griff zum Körper ziehen.

GRUNDBEWEGUNG
Klimmzug im Untergriff

A

- Greifen Sie die Klimmzugstange in einem schulterbreiten Untergriff.
- Lassen Sie sich am langen Arm hängen. Zu dieser Position, die auch als Dead Hang bekannt ist, kehren Sie jedes Mal zurück, wenn Sie sich wieder abgesenkt haben.

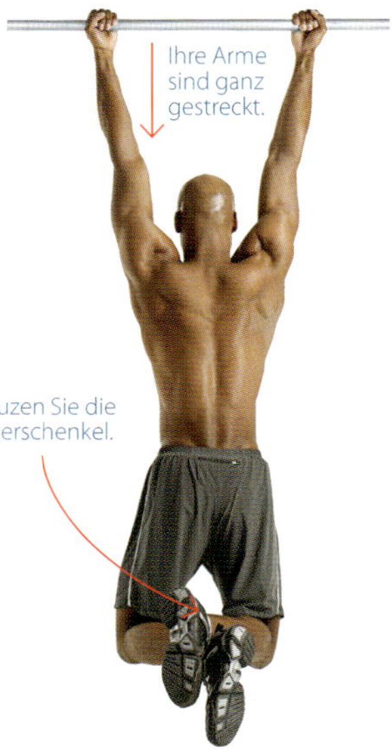
Ihre Arme sind ganz gestreckt.
Kreuzen Sie die Unterschenkel.

B

- Ziehen Sie Ihre Brust zur Stange.
- Sobald Ihre Brust die Stange berührt, halten Sie kurz inne und kommen dann langsam wieder in die Ausgangposition zurück.

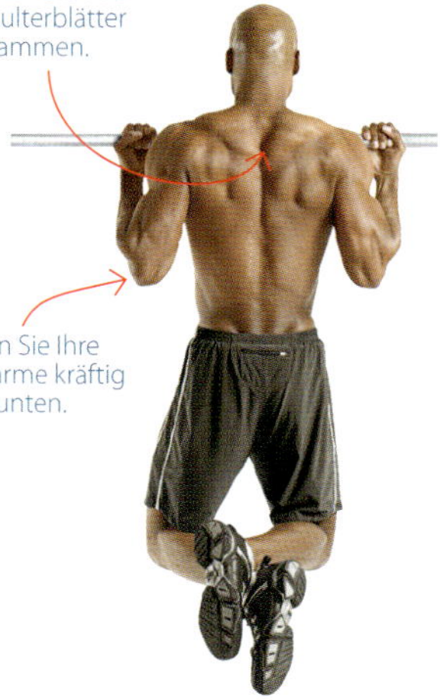
Ziehen Sie Ihre Schulterblätter zusammen.
Ziehen Sie Ihre Oberarme kräftig nach unten.

CHIN-UP VS. PULL-UP
Ein Pull-up ist der klassische Klimmzug im Obergriff (vgl. Variation 4, S. 82), der Chin-up hingegen die leichtere Variante im Untergriff. Warum? Weil der Chin-up durch den Untergriff den Bizeps mehr an der Übung beteiligt und dadurch mehr Muskelkraft zur Verfügung steht.

VARIATION 1

Umgekehrter Klimmzug im Untergriff

- Stellen Sie eine Bank unter eine Klimmzugstange, steigen Sie auf die Bank und fassen Sie die Stange in einem schulterbreiten Untergriff.
- Springen Sie von der Bank hoch, sodass Ihre Brust auf Höhe der Stange ist. Kreuzen Sie jetzt die Unterschenkel.
- Dann senken Sie langsam Ihren Körper ab. Versuchen Sie, für das Absenken des Körpers bis zur Streckung der Arme fünf Sekunden zu brauchen. Wenn das zu schwer ist, senken Sie sich so langsam ab, wie Sie können.
- Springen Sie von der Ausgangsposition wieder hoch und wiederholen Sie die Übung.

VARIATION 2

Klimmzug im Untergriff mit Bandunterstützung

A

- Legen Sie ein Fitnessband in einer Schlaufe über eine Klimmzugstange, führen Sie das andere Ende hindurch und ziehen Sie das Band an der Stange fest.
- Fassen Sie die Stange in einem schulterbreiten Untergriff, knien Sie sich in die herabhängende Schlaufe des Bandes und lassen Sie sich am langen Arm hängen.

B

- Führen Sie einen Klimmzug aus.
- Sobald Ihre Brust die Stange berührt, halten Sie kurz inne und senken Ihren Körper langsam wieder ab.

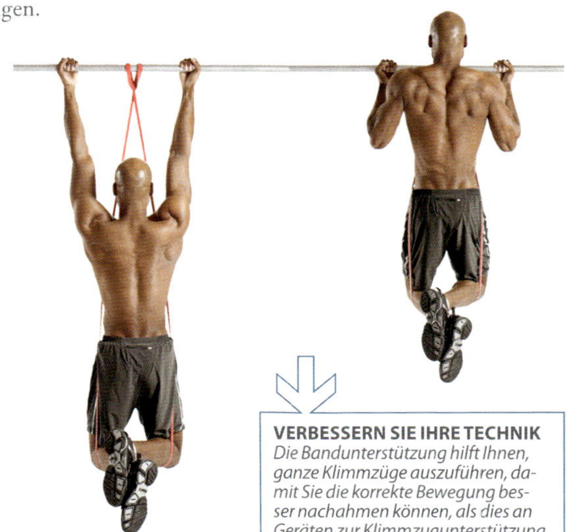

VERBESSERN SIE IHRE TECHNIK
Die Bandunterstützung hilft Ihnen, ganze Klimmzüge auszuführen, damit Sie die korrekte Bewegung besser nachahmen können, als dies an Geräten zur Klimmzugunterstützung in Fitnessstudios möglich ist.

VARIATION 3
Klimmzug im Hammergriff

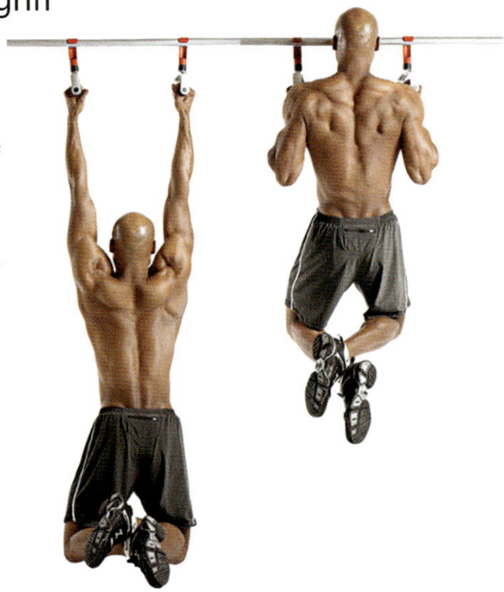

- Fassen Sie an einer Klimmzugstange befestigte Bügelgriffe (oder zwei parallele Stangen), sodass Ihre Handflächen zueinander zeigen. Ziehen Sie Ihre Brust so hoch wie möglich.

VARIATION 4
Klassischer Klimmzug (im Obergriff)

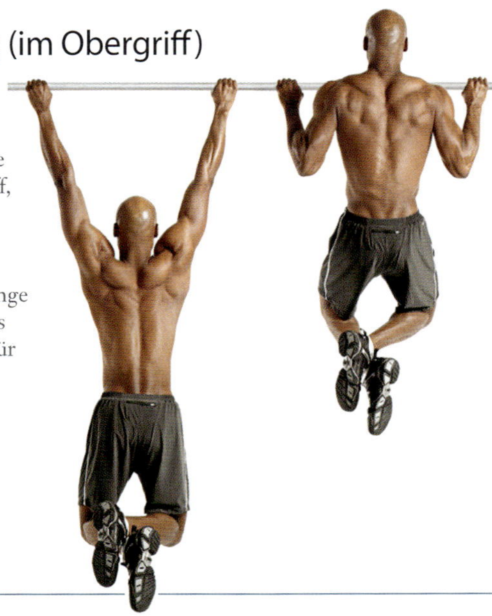

- Die Bewegung ist dieselbe wie beim Klimmzug im Untergriff, nur dass Sie jetzt die Stange etwas mehr als schulterbreit fassen.
- Warnung: Sie können die Stange auch noch breiter greifen. Das erhöht jedoch die Belastung für Ihre Schultergelenke.

VARIATION 5
Klimmzug im Kreuzgriff

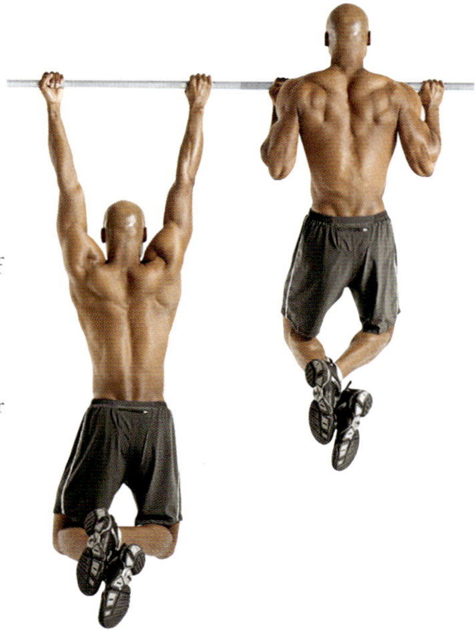

- Fassen Sie die Stange in einem schulterbreiten Kreuzgriff (eine Hand im Ober-, die andere im Untergriff).
- Um zu vermeiden, dass Ihr Rumpf bei der Ausführung dieses Klimmzugs rotiert, muss Ihre Rücken-, Schulter- und Rumpfmuskulatur härter arbeiten als bei herkömmlichen Klimmzügen im Ober- oder Untergriff.

VARIATION 6
Crossover-Klimmzug

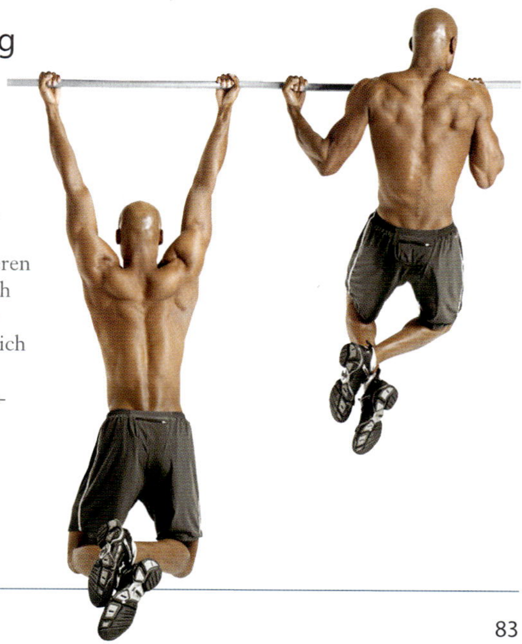

- Fassen Sie die Stange in einem etwas mehr als schulterbreiten Untergriff.
- Ziehen Sie sich dann zur rechten Hand hoch. Pausieren Sie kurz und senken Sie sich langsam wieder ab. Bei der Wiederholung ziehen Sie sich zur linken Hand. Danach wechseln Sie bei jeder Wiederholung.

VARIATION 7
Klimmzug mit Handtuchgriff

- Legen Sie jeweils ein Handtuch über die Stellen, an denen Sie beim Klimmzug die Stange greifen würden.
- Fassen Sie die Enden der Handtücher, sodass Ihre Handflächen zueinander zeigen. Kreuzen Sie die Unterschenkel und lassen Sie sich am langen Arm hängen.
- Ziehen Sie Ihre Brust so hoch Sie können.
- Halten Sie kurz inne und senken Sie sich langsam wieder ab.

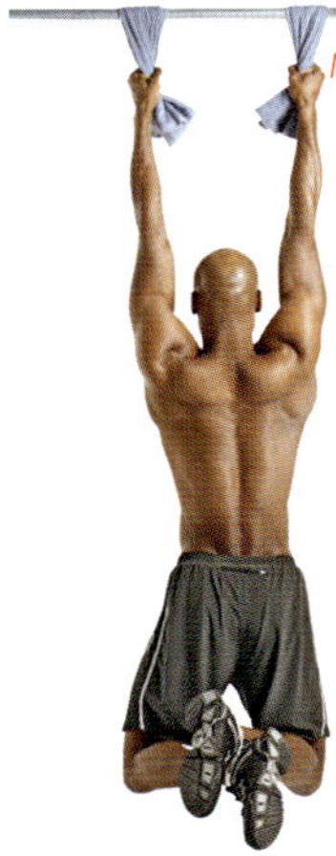

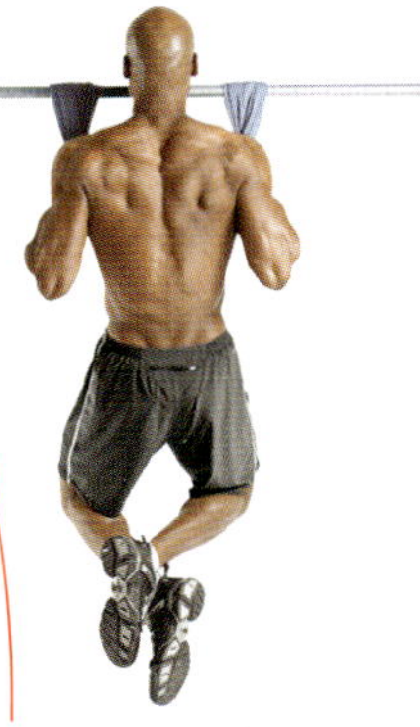

Das Fassen der Handtücher beansprucht Ihre Unterarmmuskeln besonders und stärkt Ihre Griffkraft sowie Ihr Durchhaltevermögen.

Zurückziehen der Schulterblätter

- Fassen Sie eine Klimmzugstange im Obergriff.
- Ohne die Arme zu bewegen, ziehen Sie Ihre Schulterblätter zusammen und nach unten.

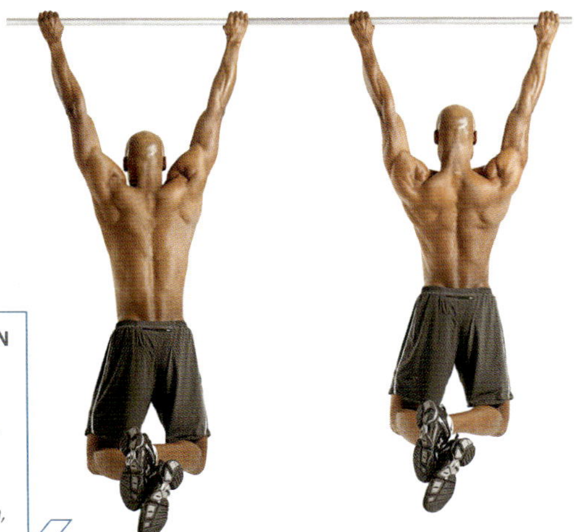

TESTEN SIE IHREN OBEREN RÜCKEN
Versuchen Sie, das Zurückziehen der Schulterblätter im Hang so lange wie möglich zu halten. Wenn Sie nicht wenigstens zehn Sekunden überstehen, haben Sie eine Muskelschwäche im oberen Rücken und diese Übung sollte augenblicklich Bestandteil Ihres Trainings werden. Die Bewegung hilft Ihnen, Ihre Schultern hinten und unten zu halten, was wiederum eine gute Körperhaltung fördert.

GRUNDBEWEGUNG
Latzug

A

- Setzen Sie sich an eine Latzug-Station und fassen Sie die Stange in einem etwas mehr als schulterbreiten Obergriff.

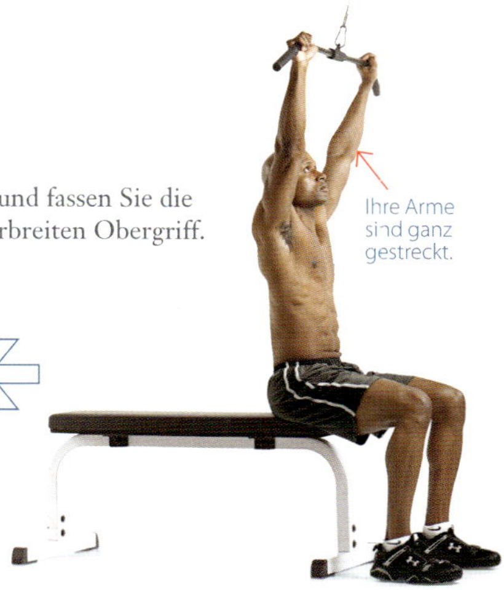
Ihre Arme sind ganz gestreckt.

DIE ALTERNATIVE ZUM KLIMMZUG
Wenn Sie sich einmal im Fitnessstudio umschauen, werden Sie feststellen, dass der Latzug von allen Übungen in diesem Kapitel wahrscheinlich die beliebteste ist. Das liegt daran, dass diese Übung der sinnvollste Ersatz für den Standardklimmzug im Untergriff ist (mit Ausnahme des umgekehrten Chin-ups und des Chin-ups mit Bandunterstützung).

B

- Beginnen Sie die Bewegung, indem Sie Ihre Schultern nach hinten und unten ziehen. Ziehen Sie die Stange zu Ihrer Brust, ohne dabei den Rumpf zu bewegen.
- Kurze Pause und dann kehren Sie langsam wieder in die Ausgangsposition zurück.

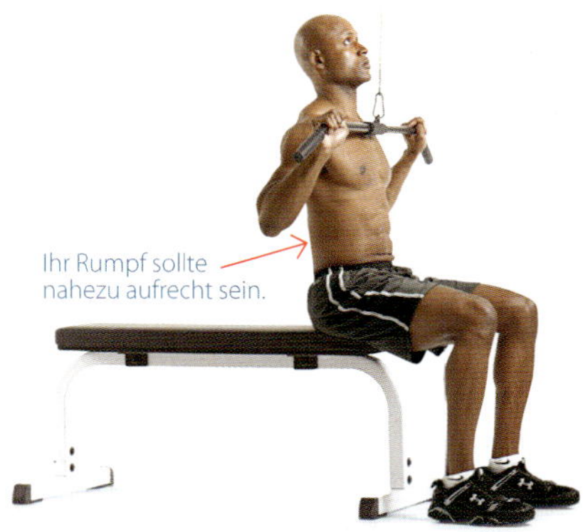
Ihr Rumpf sollte nahezu aufrecht sein.

VARIATION 1
Latzug im breiten Griff

- Fassen Sie die Stange in einem Obergriff, der anderthalbmal schulterbreit ist, und ziehen Sie die Stange zur oberen Brust.

VARIATION 2
Latzug im Untergriff

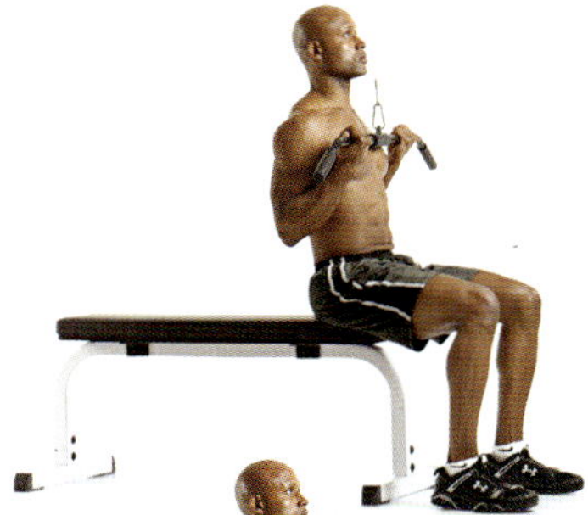

- Greifen Sie die Stange in einem schulterbreiten Untergriff und ziehen Sie sie zur oberen Brust. Halten Sie den Oberkörper aufrecht.

VARIATION 3
Latzug im engen Untergriff

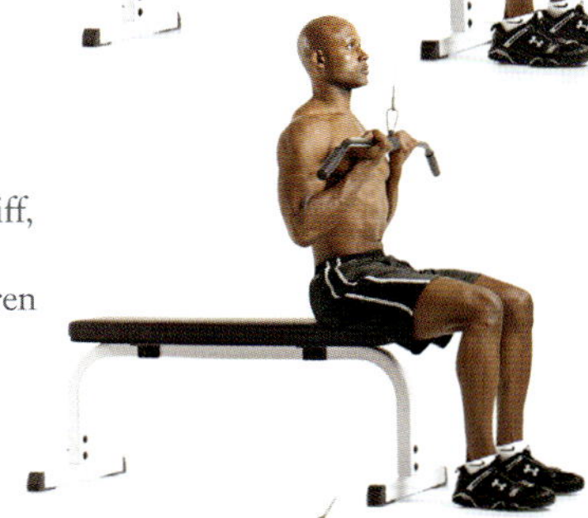

- Fassen Sie die Stange in einem engen Untergriff, sodass Ihre Hände etwa 15 bis 20 Zentimeter auseinander sind. Der enge Untergriff lässt Ihren Bizeps härter arbeiten.

VARIATION 4
Latzug mit 30°-Neigung

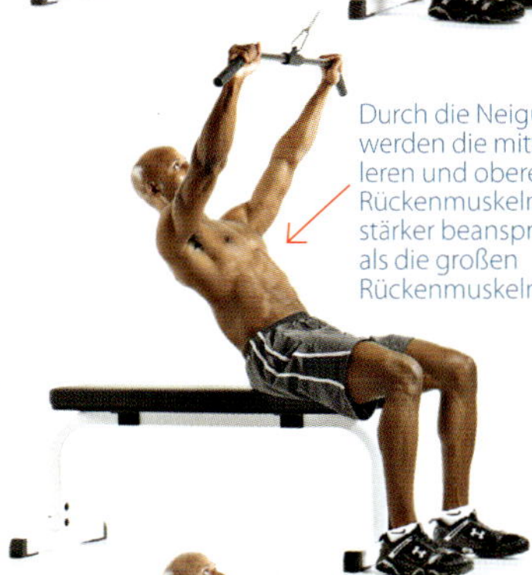

Durch die Neigung werden die mittleren und oberen Rückenmuskeln stärker beansprucht als die großen Rückenmuskeln.

A

- Setzen Sie sich an eine Latzug-Station und fassen Sie die Stange in einem etwas mehr als schulterbreiten Untergriff.
- Lehnen Sie sich so weit zurück, dass Ihr Oberkörper in einem 30°-Winkel zur Bank steht. Halten Sie diese Position während der gesamten Übung.

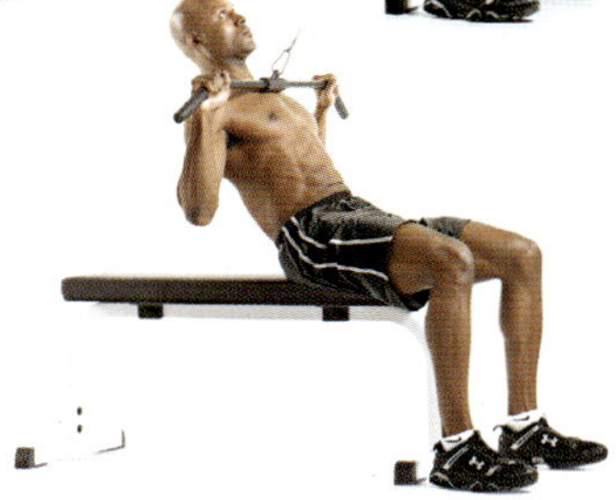

B

- Ziehen Sie die Stange zu Ihrer Brust.
- Kurze Pause und dann kehren Sie langsam wieder in die Ausgangsposition zurück.

VARIATION 5
Latzug im Knien

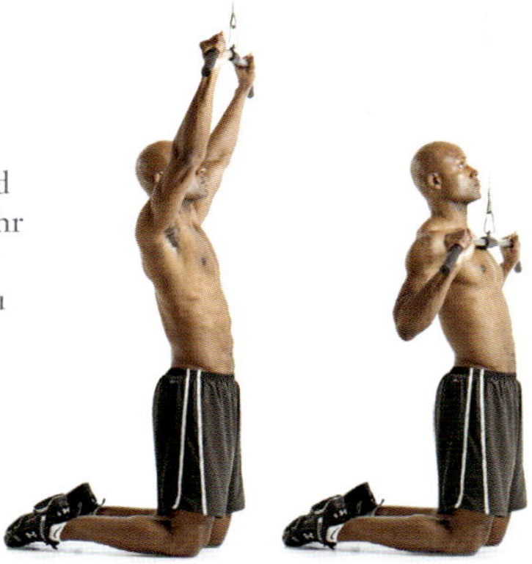

A

- Knien Sie sich vor die Latzug-Station und greifen Sie die Stange in einem etwas mehr als schulterbreiten Obergriff. Ihr Körper bildet eine Linie von den Schultern bis zu den Knien.

B

- Ziehen Sie die Stange zur oberen Brust, ohne Ihren Rumpf zu bewegen.

VARIATION 6
Untergriff-Latzug im Knien

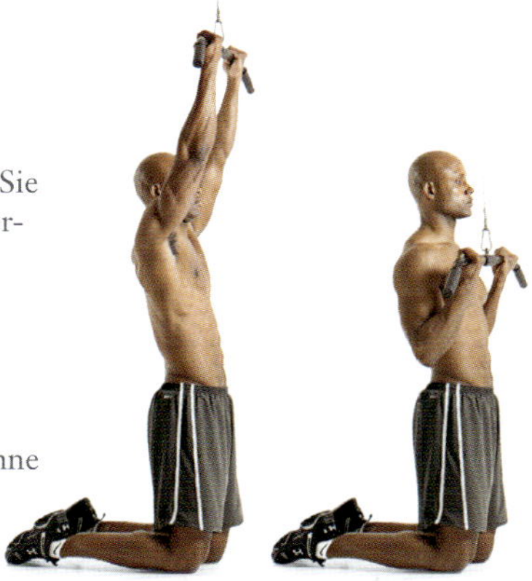

A

- Sie knien vor der Latzug-Station. Greifen Sie die Stange in einem etwas mehr als schulterbreiten Untergriff. Ihr Körper bildet eine Linie von den Schultern bis zu den Knien.

B

- Ziehen Sie die Stange zur oberen Brust, ohne Ihren Rumpf zu bewegen.

WARUM KNIEN?
Weil im wirklichen Leben Ihre großen Rückenmuskeln mit den großen Gesäßmuskeln zusammenarbeiten. Wenn Sie jedoch sitzen, sind die Pomuskeln „abgeschaltet". Im Knien hingegen werden sie beansprucht, genau so, als würden Sie gehen oder meinetwegen einen Klimmzug machen. In dieser Position können Sie nicht so schwere Gewichte verwenden, aber das heißt nicht, dass Ihre großen Rückenmuskeln nicht hart arbeiten.

GRUNDBEWEGUNG

Überzug mit SZ-Hantel

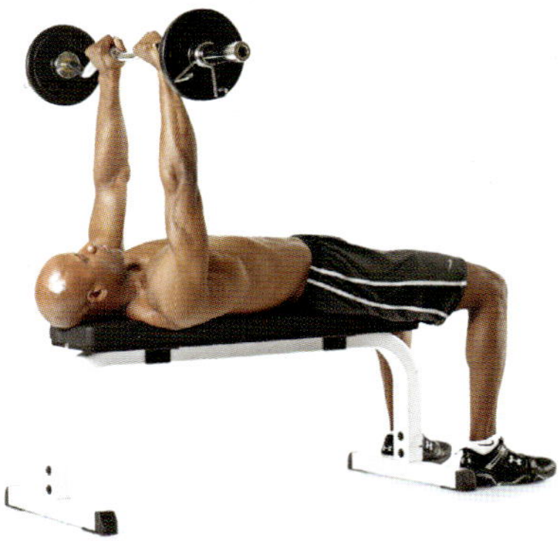

A

- Fassen Sie die SZ-Hantelstange im Obergriff. Ihre Hände sind etwas weniger als schulterbreit auseinander, die Arme sind ganz leicht gebeugt.
- Legen Sie sich mit dem Rücken auf eine Flachbank. Halten Sie die Hantel über Ihrem Kinn.

B

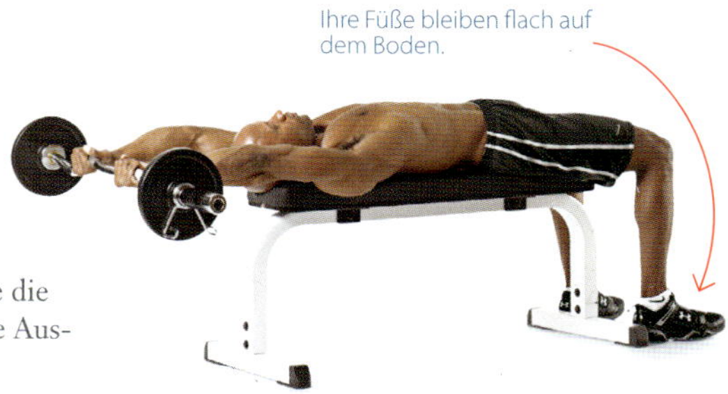

- Ohne die Ellbogenhaltung zu verändern, senken Sie die Hantel langsam hinter Ihren Kopf ab, bis Ihre Oberarme in einer Linie mit Ihrem Körper sind.
- Kurze Pause, dann heben Sie die Hantel langsam zurück in die Ausgangsposition.

VARIATION

Überzug mit SZ-Hantel auf dem Gymnastikball

- Fassen Sie die Hantel wie bei der Grundbewegung. Legen Sie sich mit mittlerem und oberem Rücken fest auf den Gymnastikball. Heben Sie die Hüften an, sodass Ihr Körper eine gerade Linie von den Schultern bis zu den Knien bildet.
- Senken Sie mit leicht gebeugten Ellbogen die Hantel langsam nach hinten ab, bis sie sich in einer Ebene mit Ihrem Körper befindet.

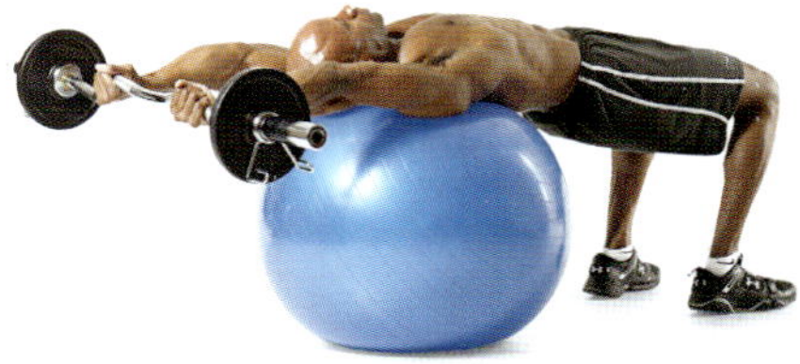

EINE GUTE ALTERNATIVE
Der Überzug ist ein guter Ersatz für Klimmzugstange und Latzug-Station. Denn obwohl Sie die Bewegung liegend ausführen, ziehen Sie Ihre Oberarme über den Kopf nach unten zum Rumpf und nutzen somit eine der Hauptfunktionen des M. latissimus dorsi.

Überzug im Stehen

A

- Sie stehen vor einem Latzug-Gerät und fassen die Stange in einem Obergriff, der etwas mehr als schulterbreit ist.

B

- Halten Sie den Rücken gerade und die Arme gestreckt und ziehen Sie die Stange in einer bogenförmigen Bewegung nach unten, bis sie Ihre Oberschenkel berührt.
- Kurze Pause, dann kehren Sie die Bewegung um und kehren zur Ausgangsposition zurück.

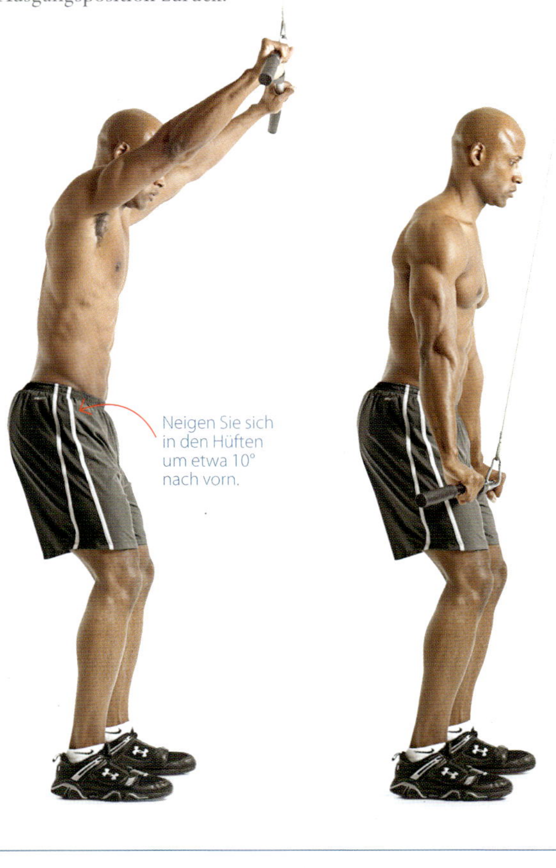
Neigen Sie sich in den Hüften um etwa 10° nach vorn.

ZIEHEN FÜR DIE BAUCHMUSKELN!
Finnischen Wissenschaftlern zufolge beansprucht der Überzug im Stehen Ihre Bauchmuskulatur mehr als der klassische Crunch.

DIE BESTE RÜCKENÜBUNG, DIE SIE NOCH NIE GEMACHT HABEN

Kabelziehen zum Gesicht mit Außenrotation der Schulter

A

- Befestigen Sie ein Seil am oberen Kabelzug einer Kabelstation (oder an einem Latzug-Gerät) und greifen Sie mit jeder Hand ein Seilende.
- Treten Sie einige Schritte nach hinten, bis Ihre Arme gestreckt sind.

B

- Ziehen Sie die Ellbogen gebeugt nach außen und die Mitte des Seils zu Ihren Augen, bis Ihre Hände auf Höhe Ihrer Ohren sind.
- Kurze Pause, dann kehren Sie die Bewegung um und strecken die Arme wieder.

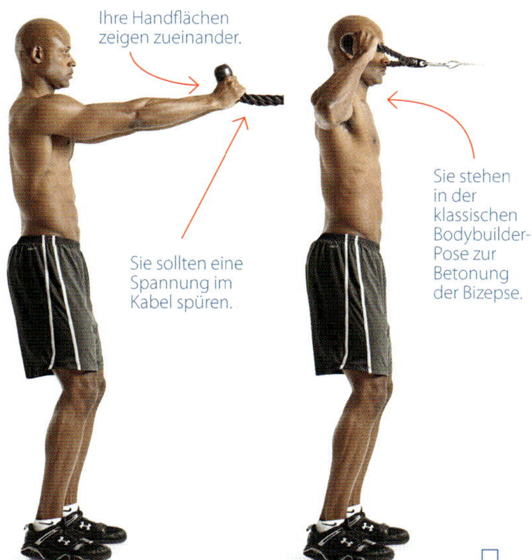
Ihre Handflächen zeigen zueinander.
Sie sollten eine Spannung im Kabel spüren.
Sie stehen in der klassischen Bodybuilder-Pose zur Betonung der Bizepse.

BONUSÜBUNG!

Kabelziehen zum Gesicht mit Außenrotation der Schulter im Liegen

Wenn Ihnen die stehende Haltung schwerfällt, versuchen Sie es auf einer Flachbank.

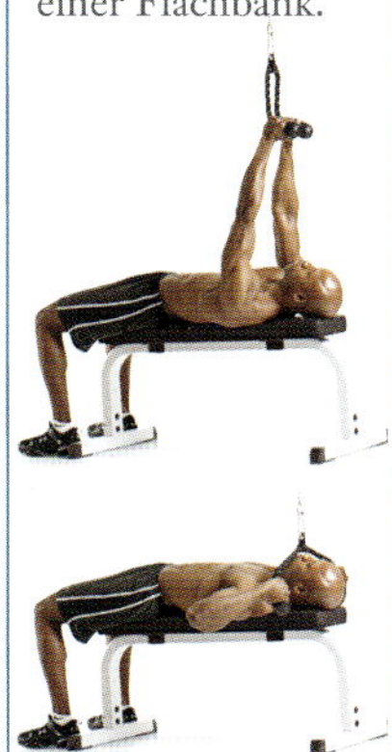

MEHR KRAFT IM OBERKÖRPER

Diese Übung zielt gleichzeitig auf die Muskeln an den Schulterblättern sowie auf die Rotatorenmanschetten ab, die bei den meisten Männern einen ausgesprochenen Schwachpunkt bilden. Sie sind der Schlüssel zu stabilen, gesunden Schultern. Daher ist diese Version des Kabelziehens ausgezeichnet, um Verletzungen vorzubeugen und die Kraft des Oberkörpers zu verbessern. Top-Fitnessberater von Men's Health haben die Übung zu einer der besten überhaupt gewählt.

DIE BESTE DEHNUNG FÜR IHREN RÜCKEN

Lat-Dehnung im Knien mit Gymnastikball

Warum sie gut ist:
Sie lockert die Mm. latissimi. Wenn diese Muskeln angespannt sind, drehen sie Ihre Oberarme nach innen, was zu einer schlechten Körperhaltung beiträgt.

Machen Sie das Beste daraus:
Halten Sie die Dehnung auf jeder Seite 30 Sekunden lang, dann machen Sie zwei Wiederholungen, sodass Sie insgesamt drei Sätze absolvieren. Machen Sie diese Übung jeden Tag, und das bis zu dreimal, wenn Ihre Muskeln richtig verspannt sind.

- Knien Sie sich auf den Boden, etwa 90 Zentimeter von einem Gymnastikball entfernt. Neigen Sie sich in den Hüften vor und platzieren Sie Ihre Unterarme in einem Abstand von ungefähr 15 Zentimetern auf dem Ball.
- Strecken Sie Ihren Rücken und drücken Sie die Schultern zum Boden.

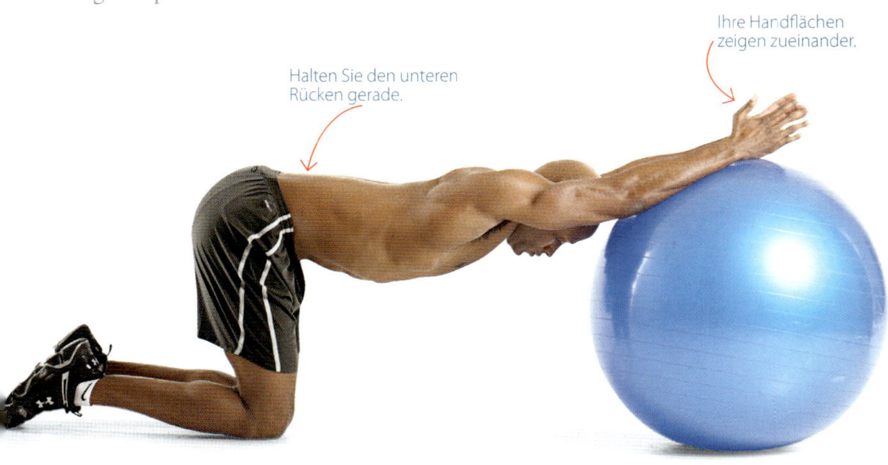
Ihre Handflächen zeigen zueinander.
Halten Sie den unteren Rücken gerade.

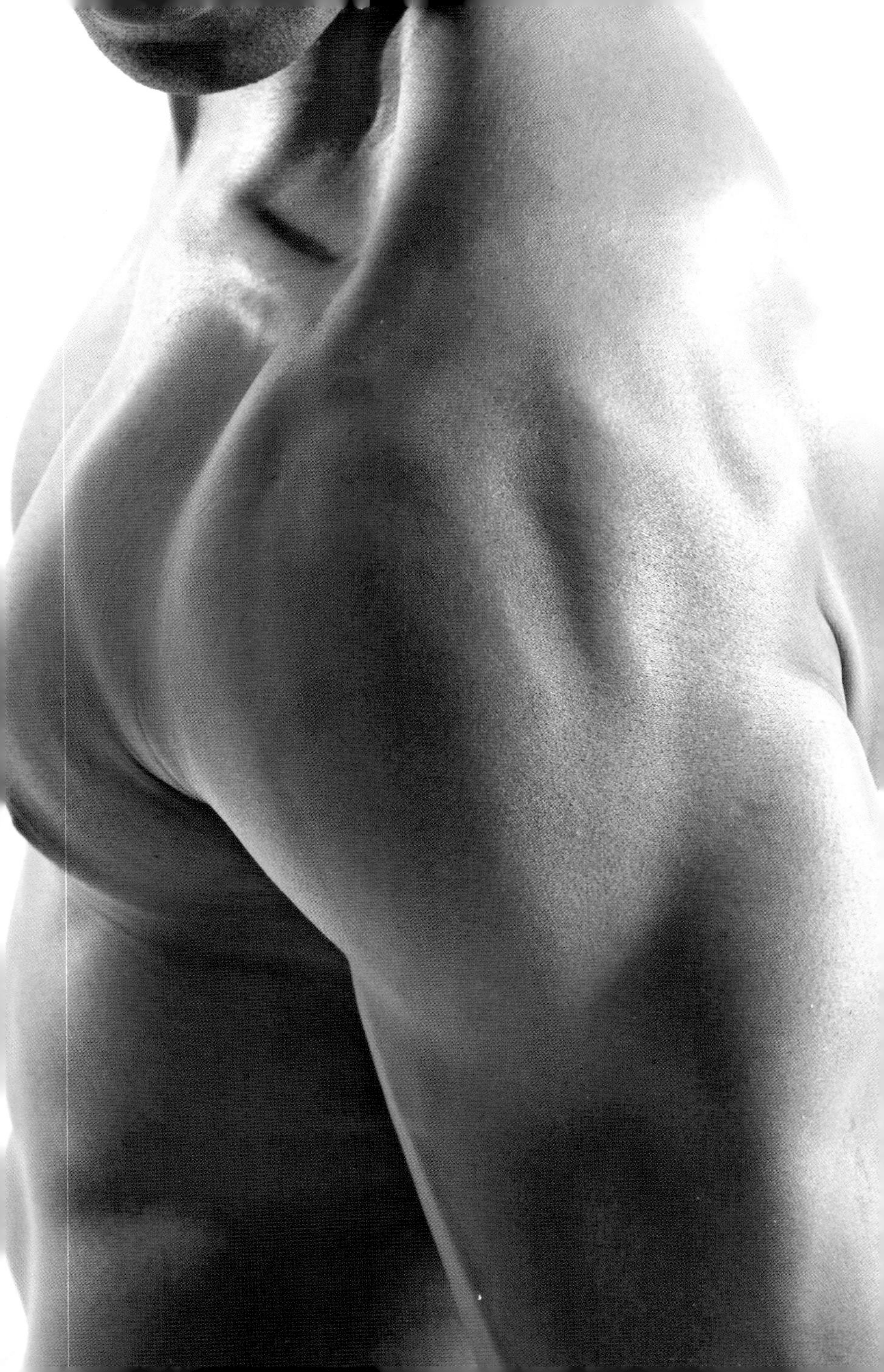

Kapitel 5: Schultern

JE KRÄFTIGER, DESTO BESSER

Beeindruckende Schultern lassen Ihren Bauch schlanker, Ihre Arme umfangreicher und Ihren Rücken breiter erscheinen. Außerdem lassen sich die Schultermuskeln am leichtesten definieren, denn dort lagert der Körper als Letztes Fett an. Mit starken Schultern sind Sie in der Lage, Ihr volles Potenzial an Kraft und Größe für andere Muskeln im Oberkörper abzurufen. Denn bei den meisten Übungen für Brust, Rücken, Trizeps und Bizeps werden Ihre Schultern gebraucht.

Eine aufrechtere Körperhaltung! Eine starke Rotatorenmanschette, das Muskelnetzwerk auf der Rückseite des Schultergelenks, verhindert, dass die Muskeln auf der Vorderseite des Gelenks die Schultern nach vorn ziehen. Aus einer zusammengesunkenen Körperhaltung wird wieder eine aufrechte.

Ein verletzungsresistenter Oberkörper! Wenn Sie die Muskulatur rund um die Schulterblätter ausgewogen trainieren, verringern Sie das Risiko eines Rotatorenmanschettenabrisses oder eines schmerzhaften Auskugelns des Arms.

Zusätzliche Kraft! Wann immer Sie etwas werfen oder den Arm schwingen, dreht sich Ihr Arm im Schultergelenk. Kräftige Schultermuskeln erleichtern kräftige Bewegungen mit den Armen.

Lernen Sie Ihre Muskeln kennen

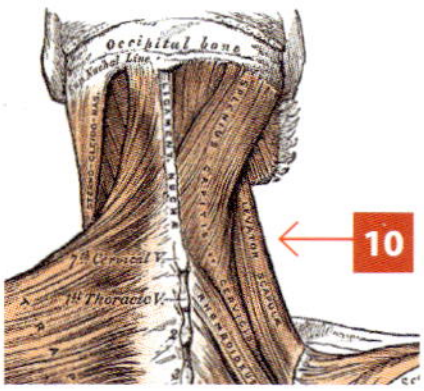

Musculus levator scapulae

Der M. levator scapulae [10], der Schulterblattheber, läuft am Nacken entlang und setzt am inneren Rand des Schulterblatts an. Seine Aufgabe ist es, den oberen Teil des Trapezmuskels beim Schulterheben zu unterstützen. Sie können ihn mit Lang- und Kurzhantel-Schulterheben stärken.

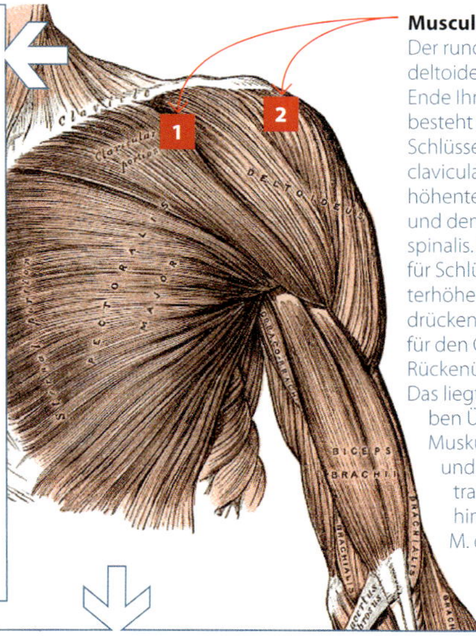

Musculus deltoideus

Der rundlich aussehende M. deltoideus bedeckt das obere Ende Ihres Oberarms. Er besteht aus drei Teilen: dem Schlüsselbeinteil [1], pars clavicularis, dem Schulterhöhenteil [2], pars acromialis, und dem Gräteteil [3], pars spinalis. Die besten Übungen für Schlüsselbein- und Schulterhöhenteil sind Schulterdrücken und Schulterheben, für den Gräteteil sind es Rückenübungen (Kapitel 4). Das liegt daran, dass dieselben Übungen, die die Muskulatur von mittlerem und oberem Rücken trainieren, auch den hinteren Teil des M. deltoideus aktivieren.

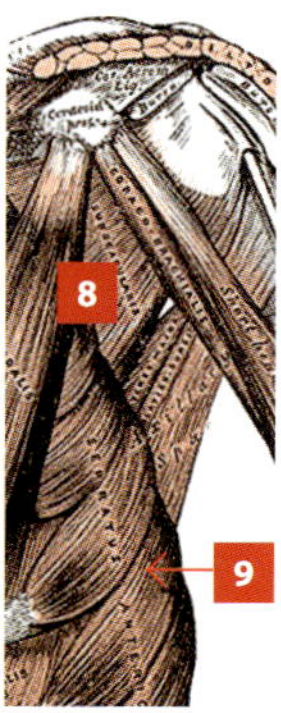

Musculus serratus anterior

Der M. serratus anterior [9], der vordere Sägezahnmuskel, hat nahe dem Außenrand der Brustmuskeln an den oberen neun Rippen seinen Ursprung. Er wickelt sich um den Brustkorb und setzt am inneren Rand des Schulterblatts an. Seine Aufgabe ist das Kippen des Schulterblatts. Außerdem trägt er zur Stabilität des Schulterblatts bei. Übungen: Serratus-Schulterheben und dessen Variante an der Bank.

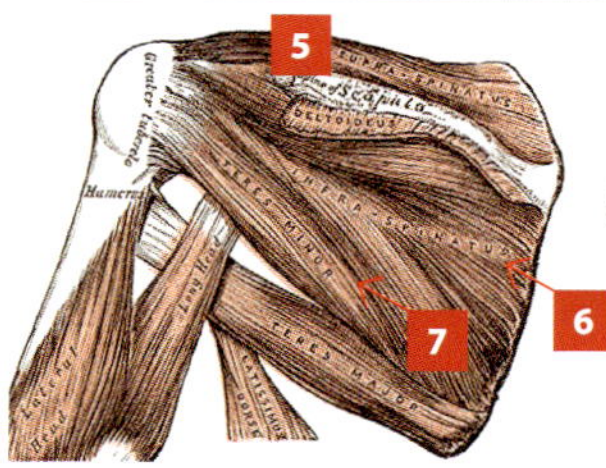

Rotatorenmanschette

Die Rotatorenmanschette besteht aus einem Netzwerk von vier Muskeln, die Ihr Schulterblatt mit dem Schultergelenk verbinden. Im Einzelnen sind dies M. supraspinatus [5], M. infraspinatus [6], M. teres minor [7] und M. subscapularis [8]. Da diese Muskeln bei nahezu jeder Oberkörperübung aktiviert werden – sie kontrahieren, um zur Schultergelenkstabilisierung beizutragen –, brauchen sie auch ein eigenes Training: Schulterrotationsübungen.

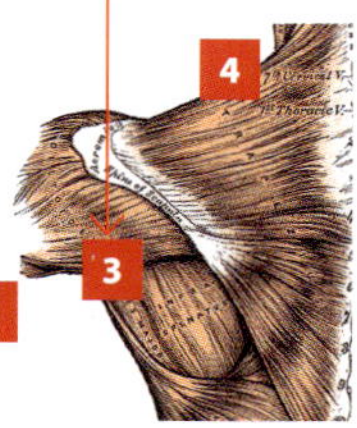

Musculus trapezius, pars descendens

Obwohl der Trapezmuskel als Ganzes zu den Rückenmuskeln zählt, kann man den oberen Teil [4] am besten mit Übungen wie dem Seit- oder Schulterheben aufbauen.

GRUNDBEWEGUNG
Schulterdrücken mit Langhantel

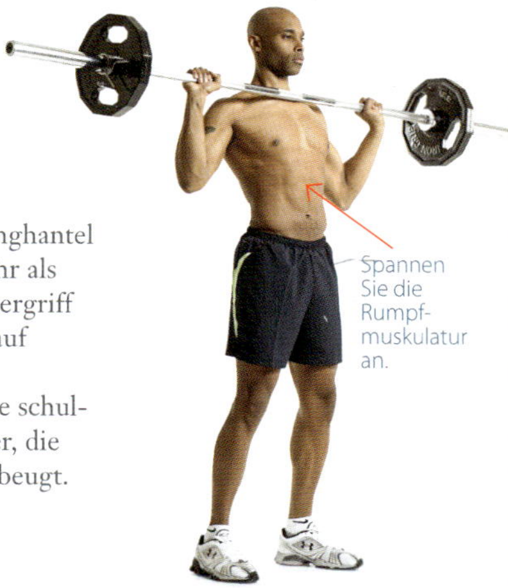
Spannen Sie die Rumpf-muskulatur an.

A

- Fassen Sie eine Langhantel in einem etwas mehr als schulterbreiten Obergriff und halten Sie sie auf Schulterhöhe.
- Stellen Sie die Füße schulterbreit auseinander, die Knie sind leicht gebeugt.

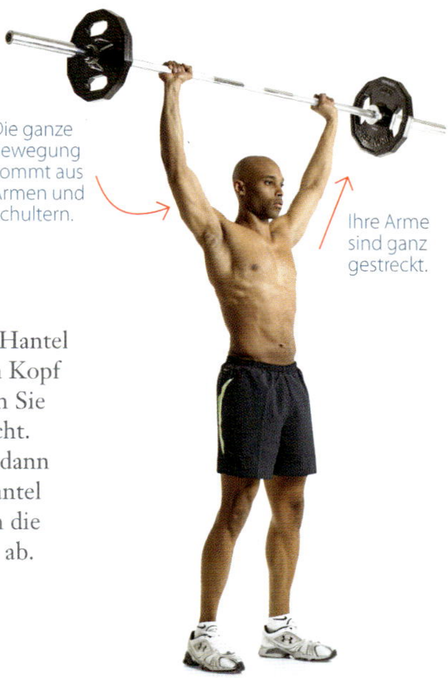
Die ganze Bewegung kommt aus Armen und Schultern.
Ihre Arme sind ganz gestreckt.

B

- Stemmen Sie die Hantel direkt über Ihrem Kopf nach oben. Halten Sie den Rumpf aufrecht.
- Kurze Pause und dann senken Sie die Hantel langsam wieder in die Ausgangsposition ab.

Rückenlehne ja oder nein?

Viele Leute führen das Schulterdrücken im Sitzen aus, den Rücken gegen eine Lehne gepresst. Dadurch erhalten sie eine stabile Ausgangsposition zum Stemmen, die ihnen den Einsatz schwererer Gewichte möglich macht. Allerdings bedeuten schwerere Gewichte auch eine höhere Belastung für die Schultergelenke in der Risikoposition, das heißt an dem Punkt, an dem die Ellbogen im rechten Winkel stehen. Bei genau diesem Teil der Bewegung ist die Wahrscheinlichkeit einer Schulterverletzung am größten. Verzichten Sie deshalb einfach auf die Rückenlehne.

VARIATION 1

Langhantel-Schulterdrücken mit Beinunterstützung

A

- Nehmen Sie die Ausgangsposition der Grundbewegung (S. 95) ein: Fassen Sie eine Langhantel in einem etwas mehr als schulterbreiten Obergriff und halten Sie sie auf Schulterhöhe.
- Dann beugen Sie die Knie.

B

- Schieben Sie sich mit Ihren Beinen explosionsartig hoch, während Sie die Hantel über Ihren Kopf drücken.

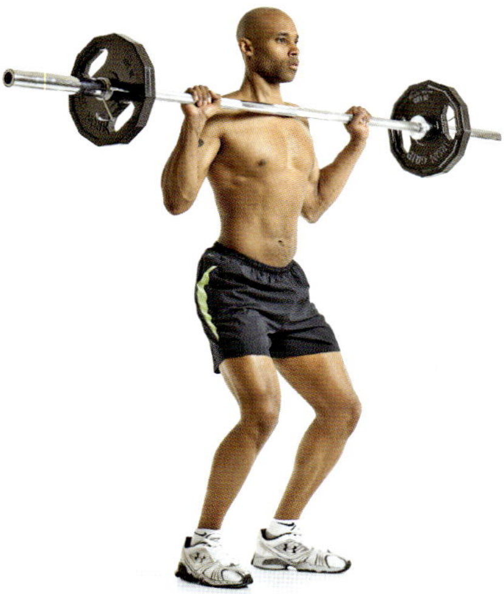

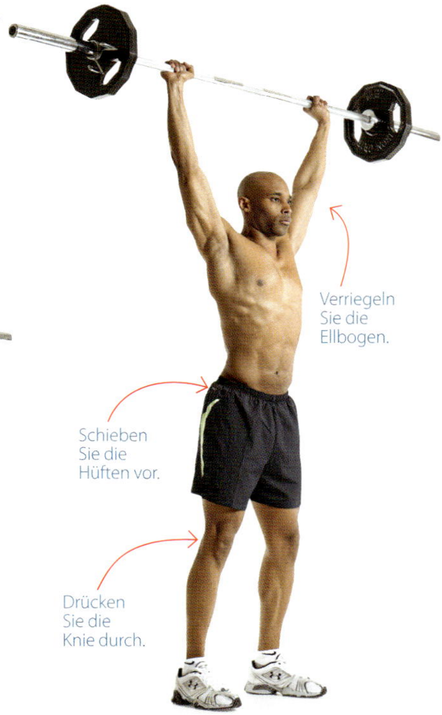
Verriegeln Sie die Ellbogen.
Schieben Sie die Hüften vor.
Drücken Sie die Knie durch.

MEHR GEWICHT, WENIGER RISIKO

Wenn Sie schwerere Gewichte stemmen möchten, versuchen Sie das Drücken mit Beinunterstützung. Es birgt nicht das gleiche Verletzungsrisiko wie das Schulterdrücken mit einer Rückenlehne. Das liegt daran, dass die Beine Sie gewissermaßen durch die Risikoposition hindurchschieben, indem sie die Belastung der Schultern reduzieren.

VARIATION 2
Langhantel-Schulterdrücken mit Ausfallschritt

A

- Nehmen Sie die Ausgangsposition der Grundbewegung (S. 95) ein: Fassen Sie eine Langhantel in einem etwas mehr als schulterbreiten Obergriff und halten Sie sie auf Schulterhöhe.
- Dann beugen Sie die Knie.

B

- Schieben Sie sich mit Ihren Beinen explosionsartig hoch, während Sie die Hantel über Ihren Kopf drücken.
- Mit dem Drücken der Hantel machen Sie einen Ausfallschritt (mit einem Fuß nach vorn oder mit dem anderen nach hinten).

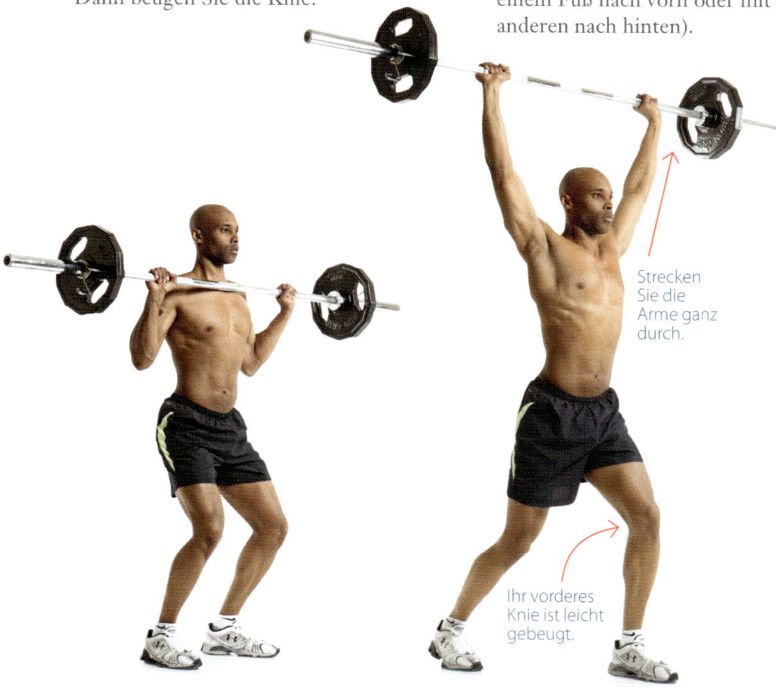
Strecken Sie die Arme ganz durch.
Ihr vorderes Knie ist leicht gebeugt.

KEINE GEWICHTE STEMMEN BEI SCHMERZEN
Wenn Sie Schmerzen in den Schultern haben, reicht es nicht, einfach nur die entsprechende Übung zu vermeiden. Wenn Sie wiederkehrende Schmerzen verspüren, suchen Sie einen Orthopäden oder Physiotherapeuten auf.

GRUNDBEWEGUNG
Schulterdrücken mit Kurzhanteln

A

- Stellen Sie sich aufrecht hin und halten Sie ein Paar Kurzhanteln mit gebeugten Armen neben Ihren Schultern. Ihre Handflächen zeigen zueinander.
- Stellen Sie Ihre Füße schulterbreit auseinander und beugen Sie die Knie leicht.

B

- Drücken Sie die Gewichte bis zur vollständigen Streckung der Arme nach oben, direkt über Ihre Schultern.
- Senken Sie die Hanteln langsam zum Ausgangspunkt zurück.

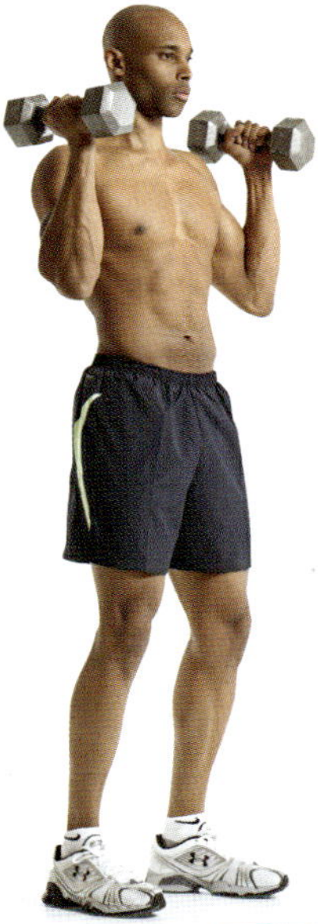

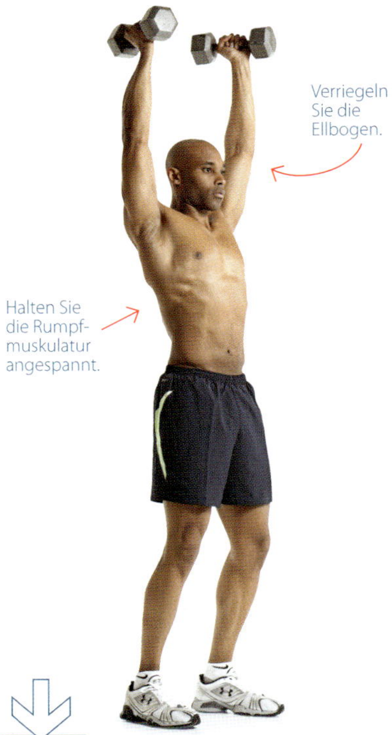
Verriegeln Sie die Ellbogen.
Halten Sie die Rumpf-muskulatur angespannt.

TIPP DES TRAINERS
Achten Sie darauf, dass Sie die Hanteln parallel zueinander hochdrücken und nicht aufeinander zu, wie dies viele Leute tun – eine Gewohnheit, die das Risiko von Schulterverletzungen erhöht.

VARIATION 1
Kurzhantel-Schulterdrücken mit Beinunterstützung

A

- Nehmen Sie die Position wie bei der Grundbewegung ein.
- Gehen Sie in die Knie.

B

- Schieben Sie sich mit Ihren Beinen explosionsartig hoch, während Sie die Hanteln bis zur vollständigen Streckung der Arme über Ihre Schultern drücken.

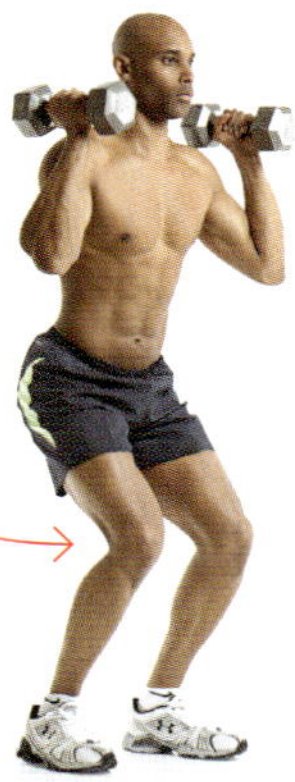

Mit gebeugten Knien können Sie beim Drücken der Hanteln mehr Kraft entwickeln.

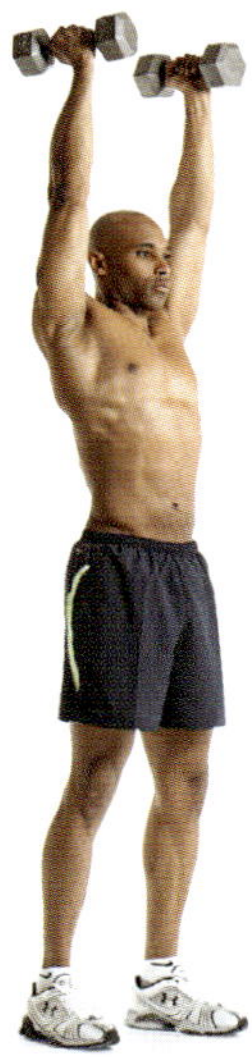

VARIATION 2
Alternierendes Kurzhantel-Schulterdrücken

- Nehmen Sie die Position wie bei der Grundbewegung ein.
- Statt beide Hanteln gleichzeitig zu stemmen, drücken Sie sie abwechselnd einzeln nach oben.

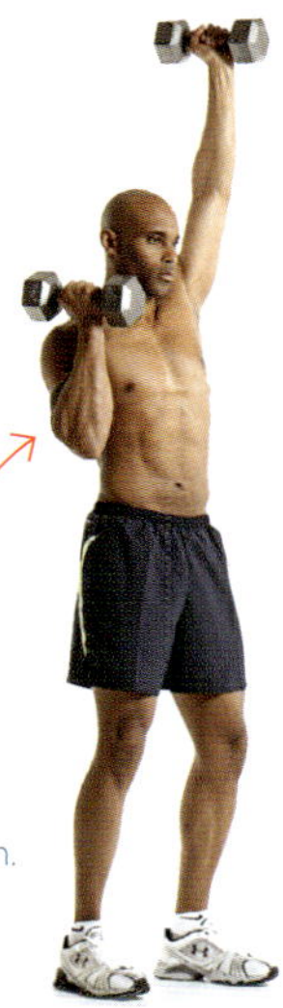

Wenn Sie eine Hantel absenken, drücken Sie die andere nach oben.

VARIATION 3
Einarmiges Kurzhantel-Schulterdrücken

- Nehmen Sie nur eine Hantel. Lassen Sie den freien Arm hängen oder legen Sie die Hand an die Hüfte.
- Führen Sie zuerst die vorgegebene Anzahl an Wiederholungen mit dem rechten Arm aus, dann wechseln Sie gleich zum linken.

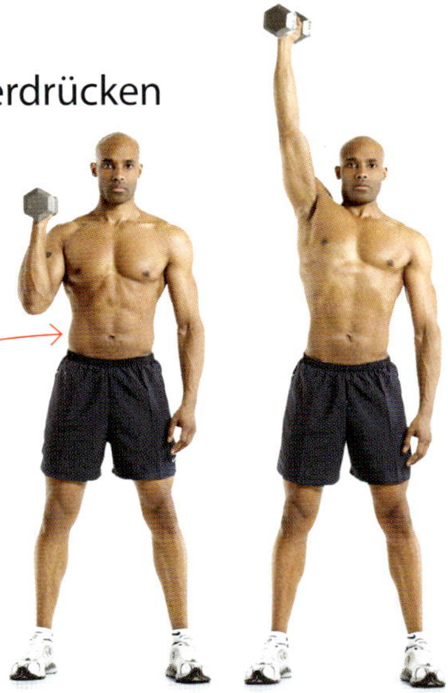
Durch die ungleiche Gewichtsverteilung mit nur einer Hantel wird Ihre Rumpfmuskulatur stärker beansprucht. Diese muss jetzt härter arbeiten, um Sie im Gleichgewicht zu halten.

VARIATION 4
Alternierendes Kurzhantel-Schulterdrücken mit Drehung

- Nehmen Sie die Ausgangsposition der Grundbewegung (S. 98) ein.
- Drehen Sie Ihren Rumpf nach rechts und drücken Sie gleichzeitig die Hantel in Ihrer linken Hand in einem leichten Winkel diagonal über Ihre Schulter.
- Kehren Sie die Bewegung um und kommen Sie zur Ausgangsposition zurück. Führen Sie jetzt die Bewegung mit rechts aus. Wechseln Sie bei jeder Wiederholung die Seite.

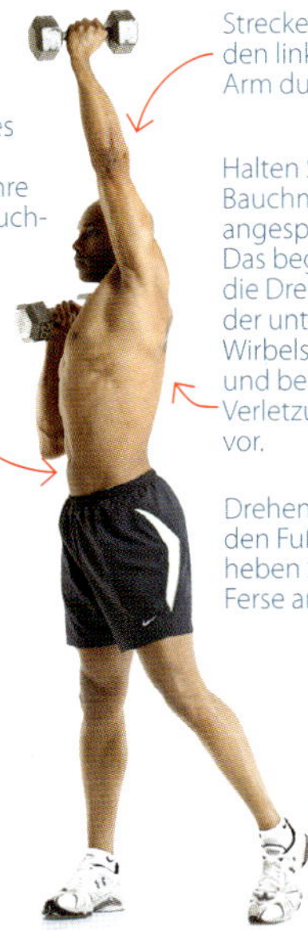
Das Drehen des Rumpfes aktiviert zusätzlich Ihre seitliche Bauchmuskulatur.
Strecken Sie den linken Arm durch.
Halten Sie die Bauchmuskeln angespannt. Das begrenzt die Drehung der unteren Wirbelsäule und beugt so Verletzungen vor.
Drehen Sie den Fuß und heben Sie die Ferse an.

Umgekehrtes Schulterdrücken auf dem Boden

A

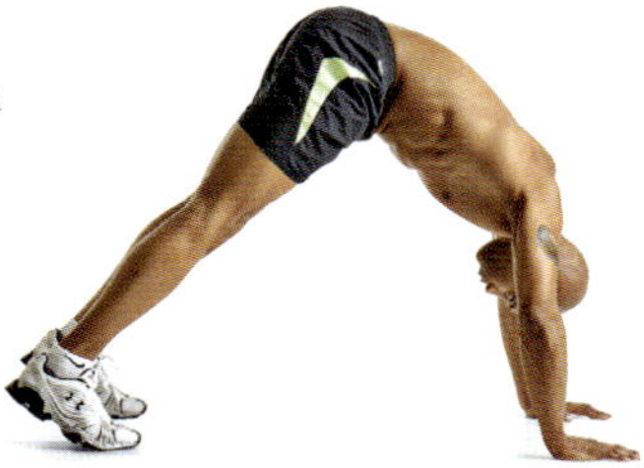

- Nehmen Sie eine Liegestützposition ein, aber machen Sie mit beiden Füßen einen Schritt nach vorn und schieben Sie Ihre Hüften nach oben, bis Ihr Rumpf nahezu senkrecht zum Boden steht.
- Ihre Hände sind schulterbreit geöffnet, die Arme gestreckt.

B

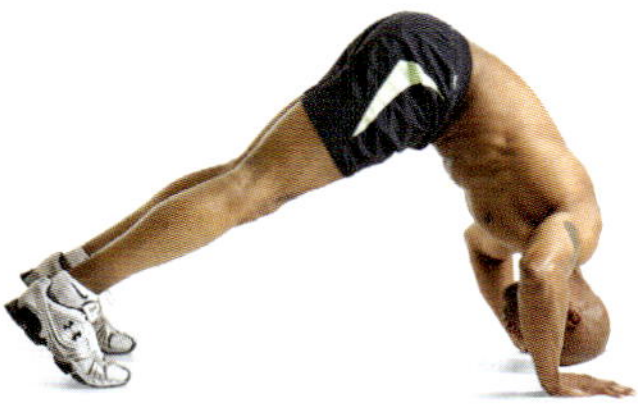

- Ohne Ihre Körperhaltung zu verändern, senken Sie sich langsam ab, bis Ihr Kopf fast den Boden berührt.
- Kurze Pause und dann kehren Sie wieder in die Ausgangsposition zurück, indem Sie Ihren Körper nach oben und hinten drücken, bis Ihre Arme gestreckt sind.

Umgekehrtes Schulterdrücken auf der Bank

A

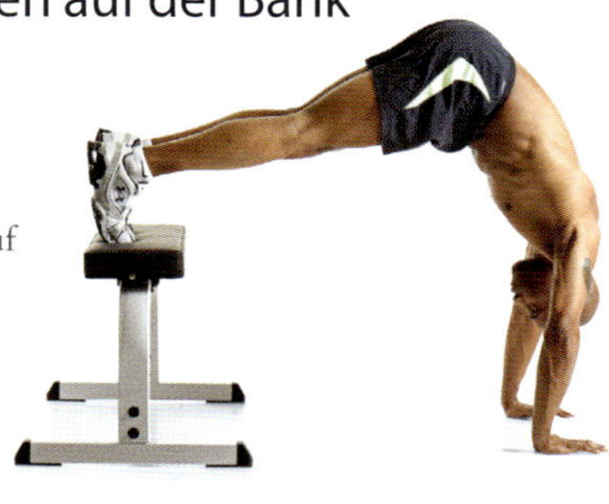

- Nehmen Sie die Position wie beim umgekehrten Schulterdrücken auf dem Boden ein, stellen Sie Ihre Füße dabei auf eine Bank.

> **VERLAGERUNG DER BELASTUNG**
> *Das umgekehrte Schulterdrücken ist technisch eigentlich ein Liegestütz, aber genau genommen wird hier die Hauptbelastung auf Trizeps und Schultern verlagert, während die Brust entlastet wird.*

B

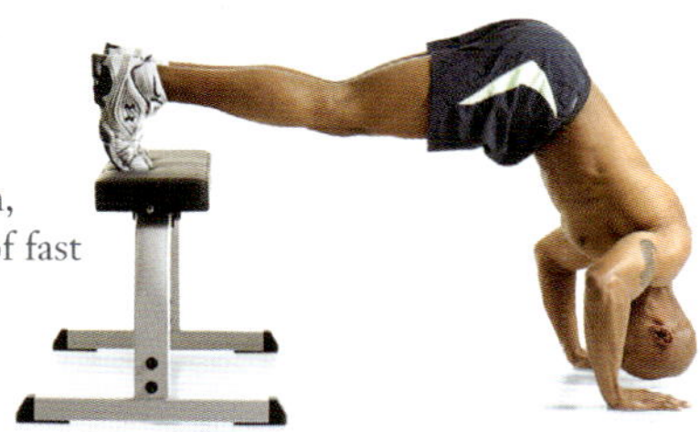

- Ohne Ihre Körperhaltung zu verändern, senken Sie sich langsam ab, bis Ihr Kopf fast den Boden berührt.
- Kurze Pause und dann kehren Sie wieder in die Ausgangsposition zurück.

GRUNDBEWEGUNG
Frontheben

A

- Nehmen Sie einen schulterbreiten, aufrechten Stand ein.
- Greifen Sie ein Paar Kurzhanteln und positionieren Sie sie mit leicht gebeugten Ellbogen neben Ihrem Körper. Ihre Handflächen zeigen zueinander.

B

- Heben Sie die Hanteln bis auf Schulterhöhe nach vorn an, sodass die Arme parallel zum Boden stehen.
- Kurze Pause und dann senken Sie die Hanteln langsam wieder in die Ausgangsposition ab.

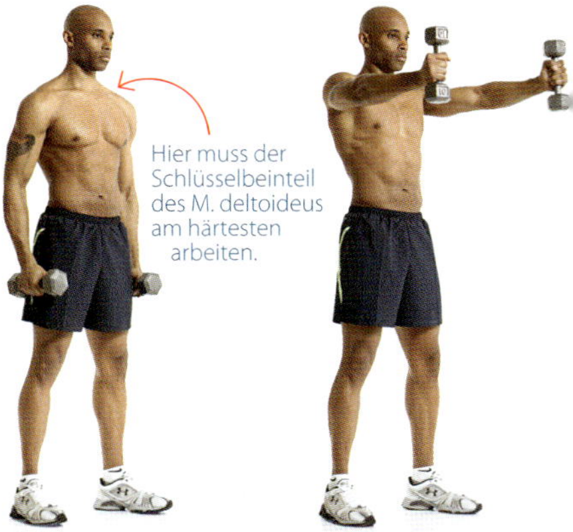
Hier muss der Schlüsselbeinteil des M. deltoideus am härtesten arbeiten.

VARIATION
Frontheben am Kabel

A

- Befestigen Sie einen Seilgriff am unteren Zug einer Kabelstation. Stellen Sie sich mit dem Rücken zu den Gewichten.
- Greifen Sie mit der rechten Hand das Seil, Ihre Handfläche zeigt zum Körper, der Arm ist leicht gebeugt.
- Lassen Sie Ihren linken Arm locker hängen.

B

- Ohne die Beugung im Ellbogen zu verändern, heben Sie Ihren Arm gerade vor sich in die Höhe, bis er parallel zum Boden steht.
- Kurze Pause, dann senken Sie den Arm langsam in die Ausgangsposition ab.
- Absolvieren Sie auf beiden Seiten dieselbe Anzahl an Wiederholungen.

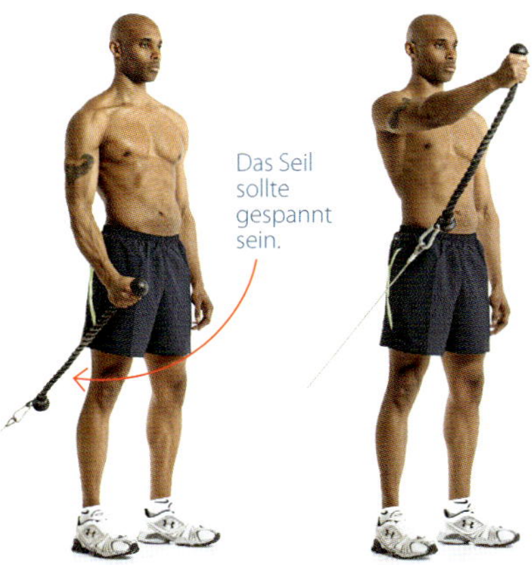
Das Seil sollte gespannt sein.

GRUNDBEWEGUNG
Seitheben

A

- Stellen Sie sich aufrecht hin, die Füße sind schulterbreit auseinander.
- Greifen Sie ein Paar Kurzhanteln und drehen Sie die Handflächen nach vorn. Beugen Sie die Ellbogen leicht.

B

- Heben Sie die gestreckten Arme seitlich bis auf Schulterhöhe an. Sie bilden mit Ihrem Körper jetzt ein T.
- Am höchsten Punkt der Bewegung halten Sie für eine Sekunde inne und senken die Hanteln langsam wieder in die Ausgangsposition ab.

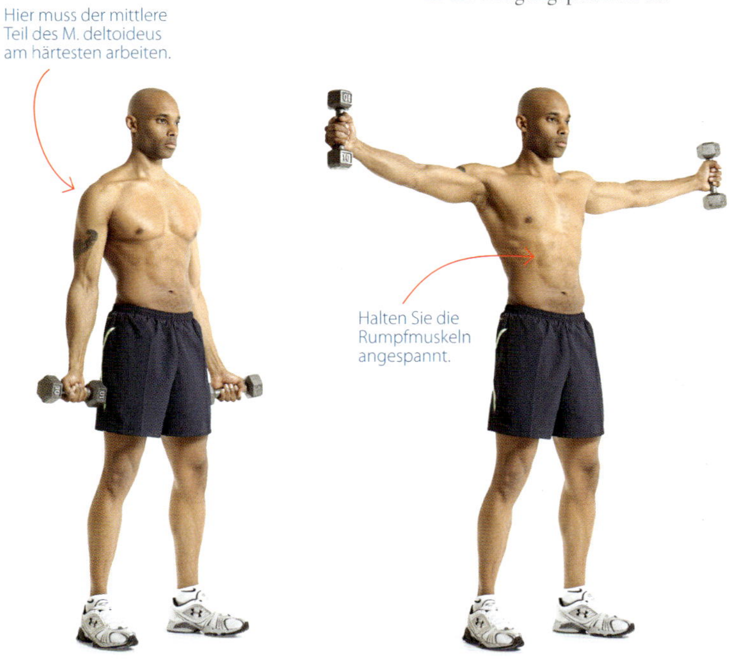
Hier muss der mittlere Teil des M. deltoideus am härtesten arbeiten.
Halten Sie die Rumpfmuskeln angespannt.

WAS SIE VERMEIDEN SOLLTEN
Drehen Sie in der höchsten Position die Oberarme nicht nach innen. (Stellen Sie sich die Bewegung vor, die Sie machen, wenn Sie Wasser aus einem Krug in ein Glas gießen.) Dies kann zum Impingement-syndrom (s. S. 105) der Schulter führen.

VARIATION
Seitheben mit gebeugten Armen und Außenrotation der Schulter

A

- Greifen Sie ein Paar Kurzhanteln, drehen Sie die Handflächen so, dass sie zueinander zeigen, und beugen Sie die Ellbogen im rechten Winkel.
- Ohne die Beugung in den Ellbogen zu verändern, heben Sie die Oberarme, bis sie parallel zum Boden stehen.

B

- Drehen Sie die Oberarme nach hinten, sodass Ihre Hände zur Decke zeigen.
- Kurze Pause. Kehren Sie dann die Bewegung um, zurück zur Ausgangsposition.

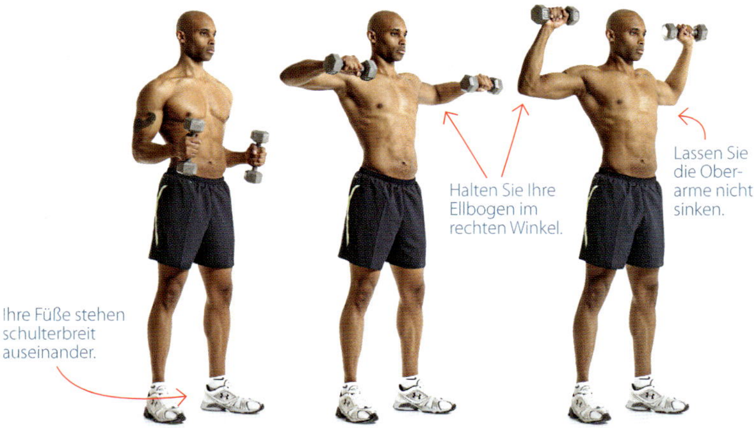
Ihre Füße stehen schulterbreit auseinander.
Halten Sie Ihre Ellbogen im rechten Winkel.
Lassen Sie die Oberarme nicht sinken.

45°-Heben

A

- Sie stehen schulterbreit und halten ein Paar Kurzhanteln am langen Arm neben dem Körper.
- Ihre Handflächen zeigen zueinander und Ihre Ellbogen sind leicht gebeugt.

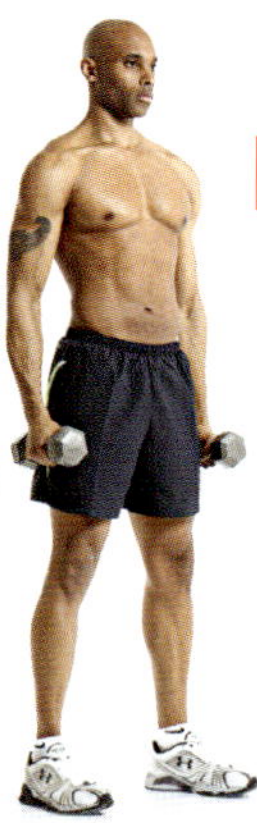

B

- Ohne die Beugung in den Ellbogen zu verändern, heben Sie Ihre Arme in einem 45°-Winkel zum Körper bis auf Schulterhöhe nach vorn an.
- Kurze Pause und dann senken Sie die Gewichte langsam wieder in die Ausgangsposition ab.

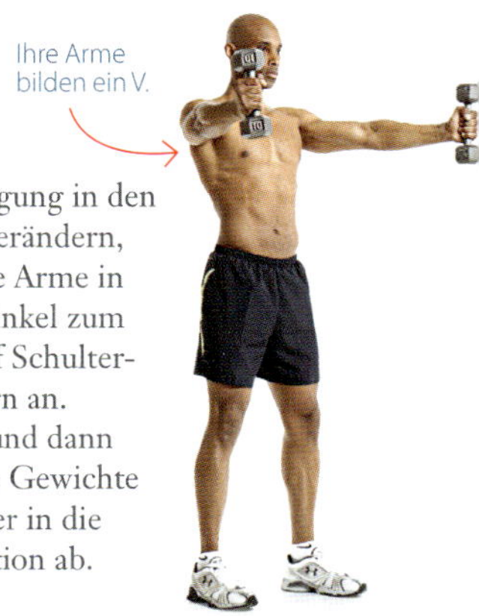
Ihre Arme bilden ein V.

GRUNDBEWEGUNG
Schulterheben mit Langhantel

A

- Fassen Sie die Hantel in einem etwas mehr als schulterbreiten Obergriff und halten Sie sie am langen Arm.
- Halten Sie Ihren unteren Rücken gerade und lehnen Sie sich in der Hüfte leicht um etwa 10° vor.

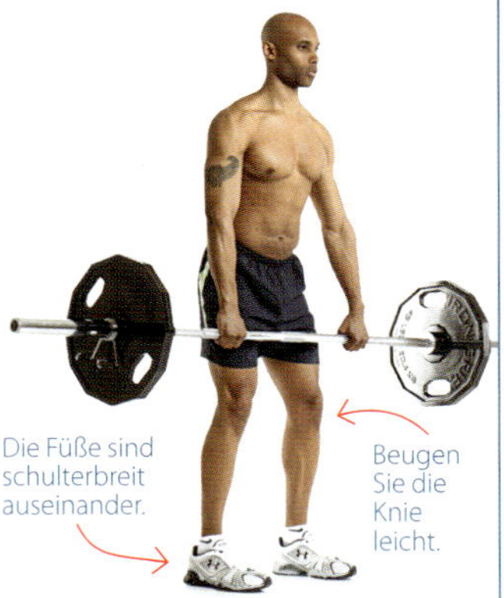
Die Füße sind schulterbreit auseinander.
Beugen Sie die Knie leicht.

B

- Ziehen Sie die Schultern so hoch zu den Ohren, wie Sie können.
- Kurze Pause, dann kehren Sie die Bewegung um und senken die Schultern ab.

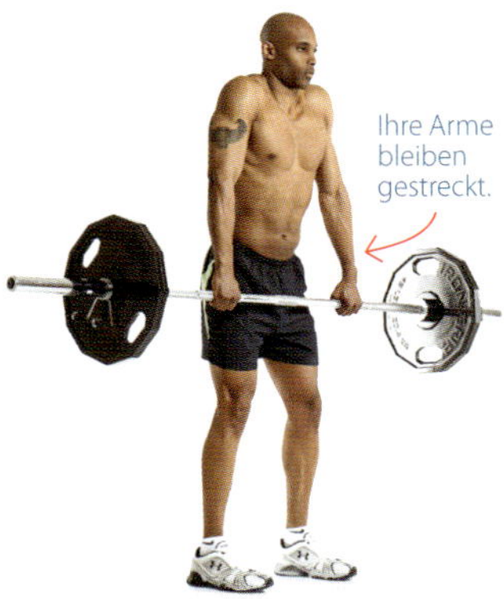
Ihre Arme bleiben gestreckt.

VARIATION 1
Schulterheben mit Langhantel im breiten Griff

- Nehmen Sie die Position wie bei der Grundbewegung ein und fassen Sie die Langhantel in einem etwa doppelt schulterbreiten Obergriff.
- Der breite Griff erhöht die Belastung für den mittleren Teil der Trapezmuskeln und für die Rautenmuskeln.

VORSICHT: FEHLER
Sie trainieren immer noch aufrechtes Rudern

Wie sich gezeigt hat, sind etwa zwei Drittel der Männer hochgradig gefährdet, sich ein Impingementsyndrom der Schulter zuzuziehen, wenn sie diese beliebte Übung für den oberen Teil der Trapezmuskeln ausführen. Dies ist ein schmerzhafter Zustand, bei dem Muskeln oder Sehnen der Rotatorenmanschette im Schultergelenk eingeklemmt werden. Das Syndrom tritt besonders häufig auf, wenn sich Ihre Oberarme auf Schulterhöhe oder höher befinden und gleichzeitig nach innen gedreht werden – und das ist genau die Position, die sie beim aufrechten Rudern einnehmen.

VARIATION 2
Schulterheben mit Langhantel über Kopf

A

- Halten Sie eine Langhantel in einem doppelt schulterbreiten Untergriff und mit gestreckten Armen über Ihrem Kopf.

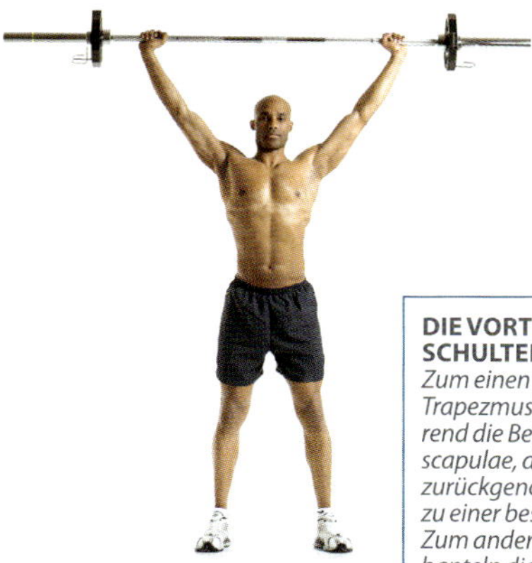

B

- Versuchen Sie, Ihre Schultern so weit zu den Ohren zu ziehen, wie es geht. Die tatsächliche Bewegung ist nur minimal. Sie spüren sie, aber sie ist kaum zu sehen.

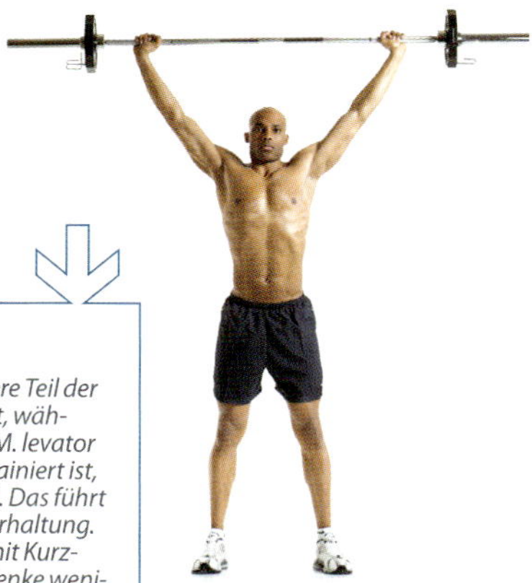

DIE VORTEILE DES SCHULTERHEBENS
Zum einen wird der obere Teil der Trapezmuskeln trainiert, während die Betonung des M. levator scapulae, der oft übertrainiert ist, zurückgenommen wird. Das führt zu einer besseren Körperhaltung. Zum anderen werden mit Kurzhanteln die Schultergelenke weniger belastet, da sie nicht rotieren müssen, um das Gewicht zu halten.

GRUNDBEWEGUNG
Schulterheben mit Kurzhanteln

- Nehmen Sie ein Paar Kurzhanteln und halten Sie sie am langen Arm neben dem Körper. Ihre Handflächen zeigen zueinander.
- Ziehen Sie die Schultern so hoch Sie können.
- Halten Sie in der höchsten Position kurz inne, dann senken Sie die Schultern langsam wieder ab.

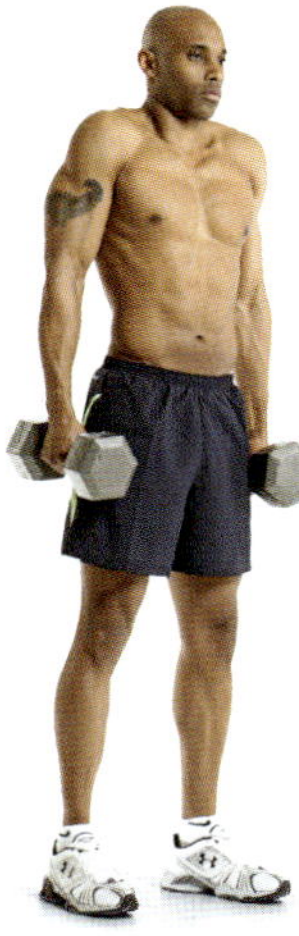

VARIATION
Schulterheben mit Kurzhanteln über Kopf

- Gehen Sie wie beim Schulterheben mit Langhantel über Kopf vor. Die Hanteln befinden sich direkt über Ihren Schultern.

GRUNDBEWEGUNG
Serratus-Schulterheben

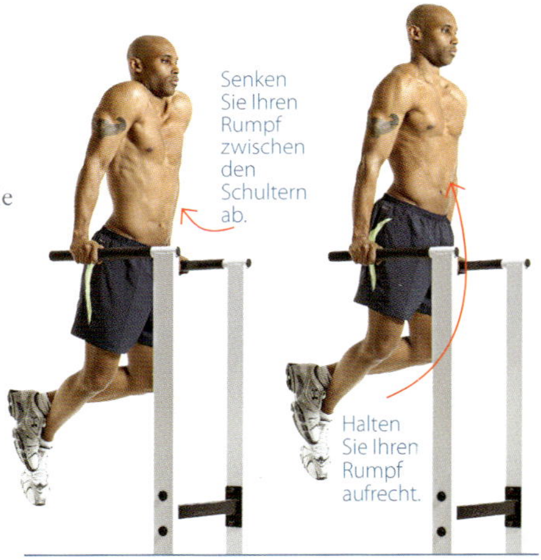
Senken Sie Ihren Rumpf zwischen den Schultern ab.
Halten Sie Ihren Rumpf aufrecht.

A

- Greifen Sie die Holme eines Dipbarrens und drücken Sie sich hoch, bis Ihre Arme ganz gestreckt sind.
- Beugen Sie die Knie und kreuzen Sie die Unterschenkel.

B

- Ohne Ihre Armposition zu verändern, drücken Sie die Schultern nach unten, während Sie den Oberkörper anheben.
- Halten Sie für fünf Sekunden inne, dann kehren Sie zur Ausgangsposition zurück. Das ist eine Wiederholung. Wenn Sie Trainingsfortschritte gemacht haben, versuchen Sie, die Zeitspanne für eine Wiederholung auszudehnen.

VARIATION
Serratus-Schulterheben an der Bank

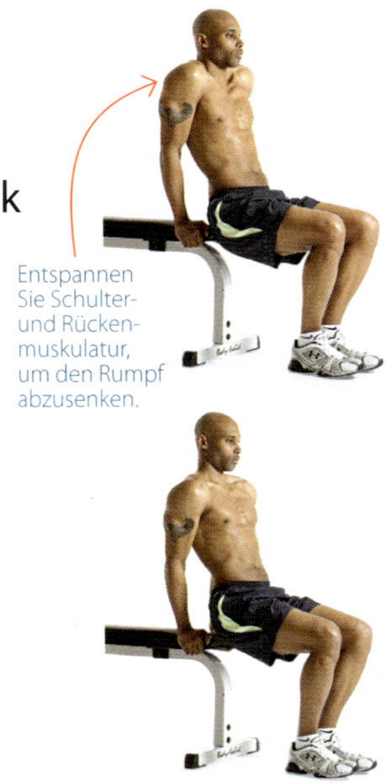
Entspannen Sie Schulter- und Rückenmuskulatur, um den Rumpf abzusenken.

A

- Umgreifen Sie mit den Händen die Kanten der Sitzfläche, Ihr Becken ist direkt vor der Bankkante, und strecken Sie die Arme durch. Die Füße stehen flach auf dem Boden.
- Halten Sie Ihren unteren Rücken gerade.

B

- Drücken Sie Ihre Schultern nach unten, während Sie Ihren Oberkörper anheben.
- Halten Sie für fünf Sekunden inne, dann senken Sie Ihren Körper wieder ab.

Warum Schulterrotation?

Stellen Sie sich vor, Sie würden zur Begrüßung jemanden abklatschen: Sie heben den Oberarm und dieser rotiert nach außen. Dabei werden die drei Muskeln der Rotatorenmanschette, M. supraspinatus, M. infraspinatus und M. teres minor, beansprucht, die an der Außenseite des Oberarms ansetzen. Sie tragen zum Gleichgewicht mit dem breiten Rückenmuskel und den beiden Brustmuskeln bei, die an der Innenseite des Oberarms ansetzen. Setzen diese Muskeln Ihre Rotatorenmanschette außer Kraft, rotieren Ihre Arme dauerhaft nach innen. Das würde Ihnen die Körperhaltung eines Affen bescheren.

GRUNDBEWEGUNG

Außenrotation der Schulter mit Kurzhantel im Sitzen

A

- Nehmen Sie eine Kurzhantel in die linke Hand und setzen Sie sich auf eine Bank.
- Stellen Sie den linken Fuß flach auf die Bank.
- Beugen Sie den linken Ellbogen im rechten Winkel und legen Sie ihn mit der Innenseite auf Ihr linkes Knie. Halten Sie das Handgelenk gerade.

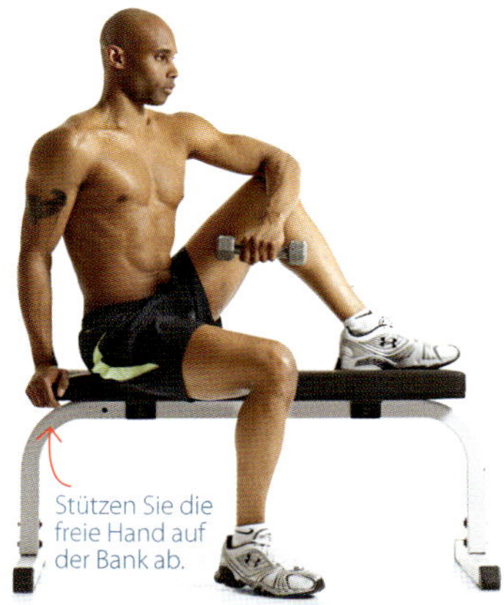
Stützen Sie die freie Hand auf der Bank ab.

B

- Ohne die Beugung im Ellbogen zu verändern, drehen Sie Ihren Unterarm nach oben und wieder zurück, jeweils so weit Sie können.
- Absolvieren Sie für jede Seite dieselbe Anzahl an Wiederholungen.

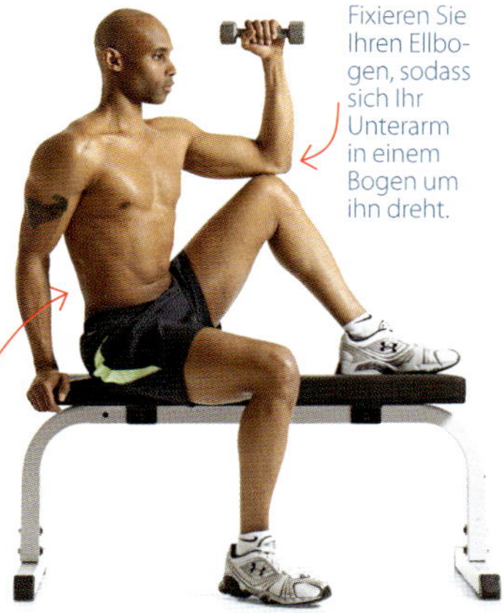
Fixieren Sie Ihren Ellbogen, sodass sich Ihr Unterarm in einem Bogen um ihn dreht.
Halten Sie Ihren Rumpf aufrecht.

Diagonales Heben am Kabel

A

- Befestigen Sie einen Bügelgriff am unteren Zug einer Kabelstation.
- Stellen Sie sich aufrecht und mit schulterbreitem Stand mit der linken Seite zu den Gewichten. Halten Sie den Bügelgriff mit der rechten Hand vor der linken Hüfte. Der Ellbogen ist leicht gebeugt.

B

- Ohne die Beugung im Ellbogen zu verändern, ziehen Sie den Bügelgriff diagonal vor Ihrem Körper entlang nach oben, bis sich Ihre Hand oberhalb Ihres Kopfes befindet. Die Handfläche zeigt jetzt nach vorn.
- Senken Sie den Bügelgriff zum Ausgangspunkt ab.
- Absolvieren Sie für jede Seite dieselbe Anzahl an Wiederholungen.

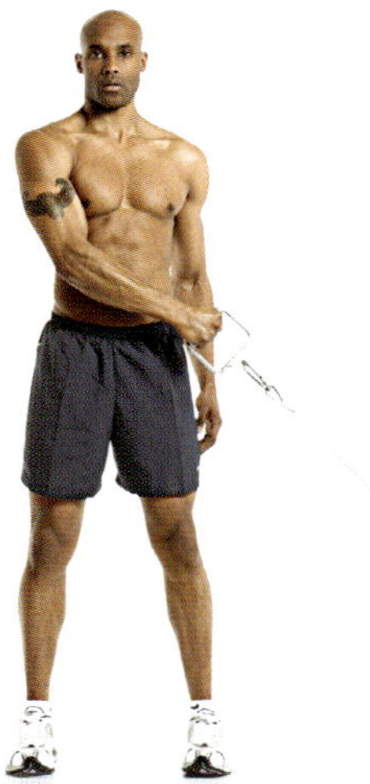

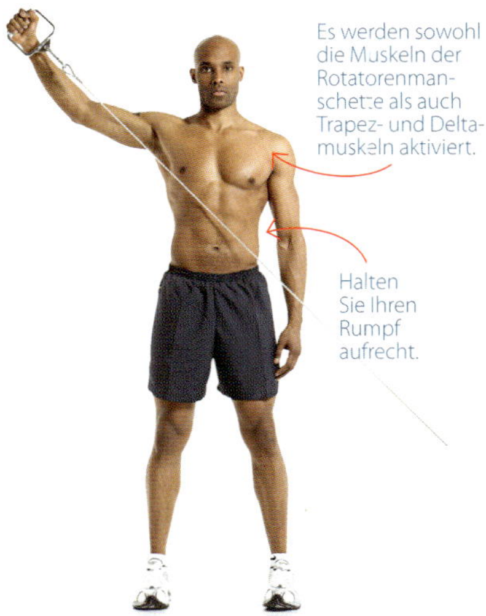
Es werden sowohl die Muskeln der Rotatorenmanschette als auch Trapez- und Deltamuskeln aktiviert.
Halten Sie Ihren Rumpf aufrecht.

Diagonales Kurzhantel-Heben

- Diese Version der Rotation führen Sie wie das diagonale Heben am Kabel aus. Sie fassen statt des Bügelgriffs eine Kurzhantel. Die Bewegungsausführung ist dieselbe.

DIE BESTE SCHULTERÜBUNG, DIE SIE NOCH NIE GEMACHT HABEN

45°-Heben mit Schulterheben

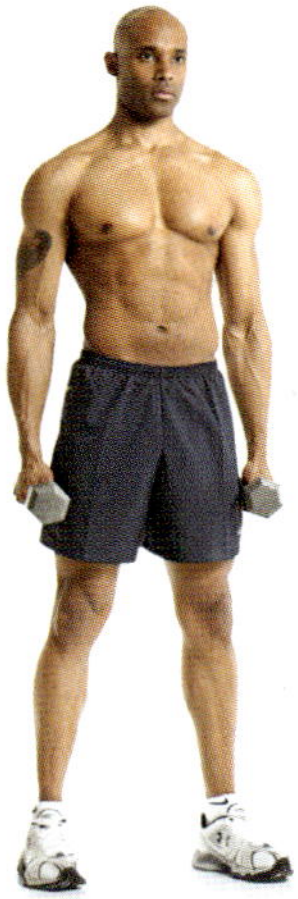

A

- Stellen Sie sich aufrecht hin und halten Sie ein Paar Kurzhanteln am langen Arm. Die Ellbogen sind leicht gebeugt.

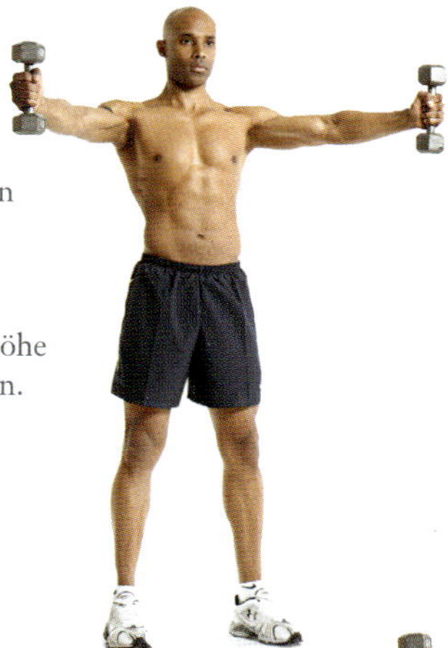

B

- Ohne die Beugung in den Ellbogen zu verändern, heben Sie Ihre Arme in einem 45°-Winkel zum Körper bis auf Schulterhöhe an, sodass sie ein V bilden.

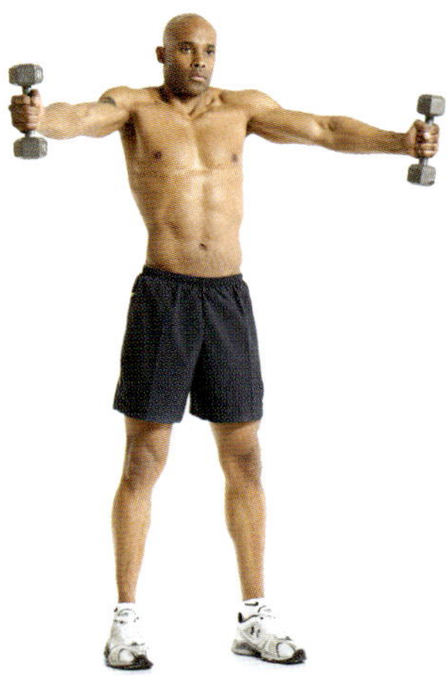

C

- Am oberen Ende der Armbewegung ziehen Sie die Schultern hoch.
- Kurze Pause, dann senken Sie Schultern und Arme wieder in die Ausgangsposition ab.

FÜR GESÜNDERE SCHULTERN UND EINE BESSER KÖRPERHALTUNG

Diese Übung trainiert den Schlüsselbeinteil des M. deltoideus, die Rotatorenmanschette und den M. serratus anterior, wenn Sie die Hanteln heben. Dazu kommt das Schulterheben, das den oberen Teil des Trapezmuskels anstelle des M. levator scapulae betont.

DIE BESTE DEHNUNG FÜR IHRE SCHULTERN
Der Schläfer

Warum sie gut ist:
Sie lockert Ihre Rotatorenmanschette. Eine verspannte Rotatorenmanschette kann zu einer Schulterzerrung führen.

Machen Sie das Beste daraus:
Halten Sie die Dehnung für 30 Sekunden, dann wiederholen Sie die Übung dreimal. Führen Sie diese Dehnung zwei- oder dreimal am Tag aus, um Ihre Beweglichkeit zu verbessern, oder dreimal in der Woche, um Ihre Beweglichkeit zu erhalten.

A

- Legen Sie sich auf die linke Seite. Der linke Oberarm liegt auf dem Boden, der Ellbogen ist im rechten Winkel gebeugt.
- Drehen Sie den Rumpf so, dass sich die rechte Schulter etwas hinter der linken und nicht direkt darüber befindet.

B

- Drücken Sie mit der rechten Hand Ihre linke sanft zum Boden, bis Sie an der Rückseite Ihrer linken Schulter eine angenehme Dehnung verspüren.
- Halten Sie die Position für eine vorgegebene Zeit, rollen Sie sich auf die andere Seite und wiederholen Sie die Dehnung.

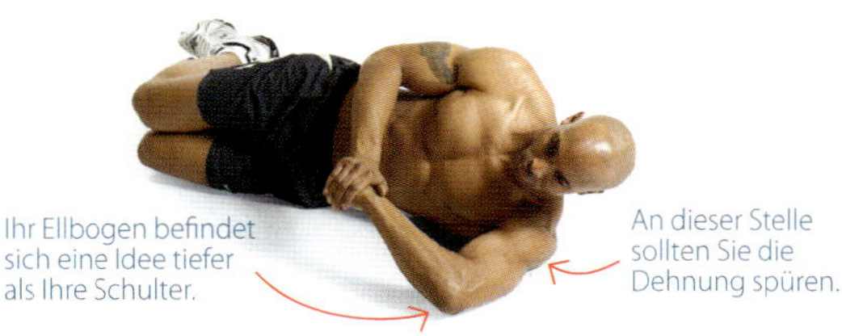
Ihr Ellbogen befindet sich eine Idee tiefer als Ihre Schulter.
An dieser Stelle sollten Sie die Dehnung spüren.

Ist eine Schulterverletzung im Anmarsch?

Machen Sie den Test: Halten Sie Ihren Arm rechtwinklig gebeugt auf Schulterhöhe, der Oberarm ist parallel zum Boden, der Unterarm steht senkrecht dazu. Ohne die Position Ihres Oberarms zu verändern oder die Schulter zu bewegen, drehen Sie den Unterarm so weit Sie können nach vorn unten und dann wieder nach oben. Ziel ist es, den Unterarm um 180° zu drehen. Wenn Sie weniger schaffen, üben Sie den Schläfer, um Ihre Dehnung zu verbessern.

Kapitel 6: Arme

MUSKELN, DIE AUFMERKSAMKEIT ERREGEN

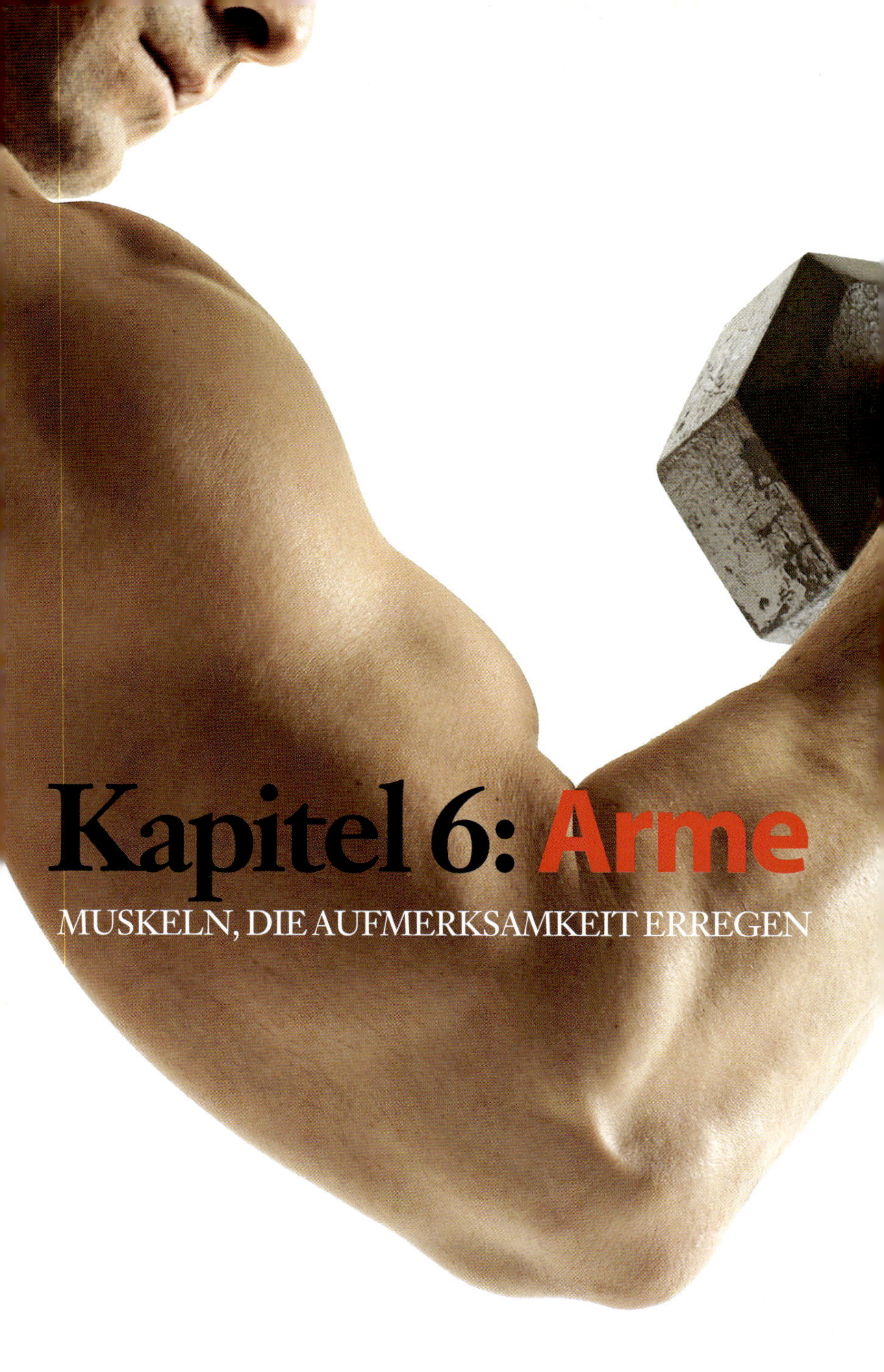

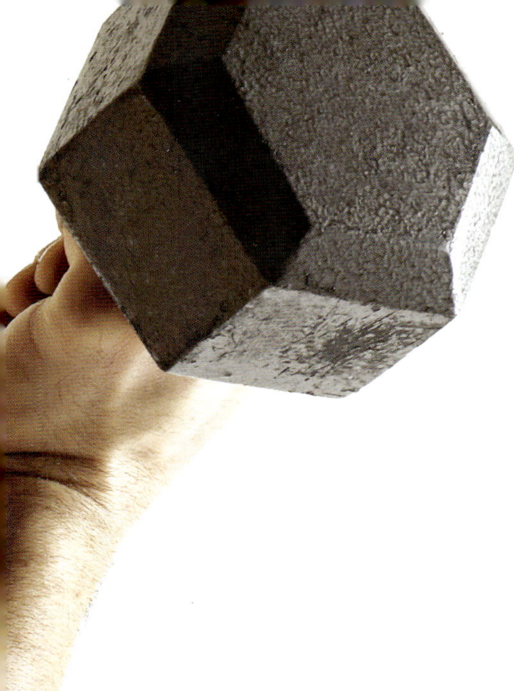

Ihre Arme weisen die einzigen großen Muskeln auf, die Sie fast überall und zu jeder Zeit zeigen können. Sie zu trainieren, ist relativ einfach, denn nahezu jede Übung für den Oberkörper – ob für Brust, Rücken oder Schultern – bezieht Ihre Arme mit ein. Um Gewichte zu bewegen, müssen Sie nämlich Ihre Arme benutzen. Die eigentlichen Übungen für Bizeps, Trizeps und Unterarm sind die Extraportion Aufmerksamkeit.

Das Leben ist leichter! Ein kräftigerer Bizeps macht es Ihnen möglich, nahezu jeden Gegenstand mit weniger Anstrengung zu tragen – ob Sie Einkaufstüten schleppen oder ein Baby auf dem Arm tragen.

Schadensregulierung! Ihr Trizeps schützt das Ellbogengelenk, indem er wie ein Stoßdämpfer wirkt. So mindert er die Belastung, wann immer Ihre Ellbogen sich plötzlich beugen müssen, beispielsweise um Ihren Körper beim Mountainbiking abzustützen.

Mehr Muskeln, und zwar überall! Ihre Arme assistieren bei allen Übungen für alle Muskeln Ihres Oberkörpers. Wenn also die kleineren Muskeln Ihrer Arme zu früh versagen, betrügen Sie damit die großen Muskeln von Brust, Rücken und Schultern. Stellen Sie sicher, dass Ihre Arme stark sind, und Sie werden davon profitieren.

Lernen Sie Ihre Muskeln kennen

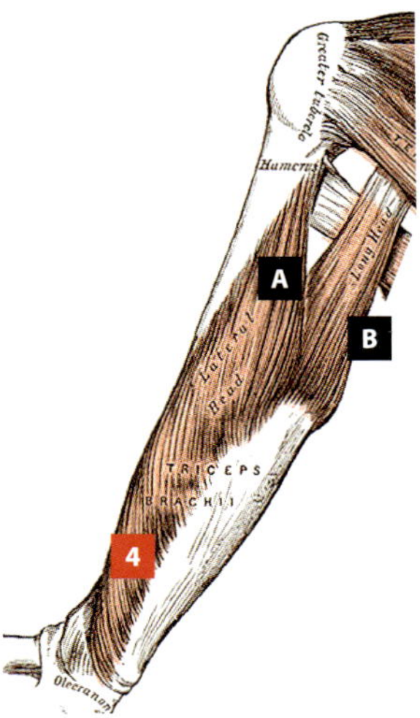

Musculus triceps brachii

Ist der M. triceps brachii [4], der dreiköpfige Oberarmmuskel, ordentlich definiert, hat er eine hufeisenähnliche Form. Seine drei Köpfe haben ihren Ursprung entweder am Schulterblatt oder an der Rückseite des Oberarmknochens, vereinigen sich dann und haben ihren gemeinsamen Ansatz im Unterarm. Die Hauptaufgabe des Trizepses ist es, den Arm zu strecken. Daher ist dieser Muskel an jeder Übung beteiligt, bei der Sie Ihren Arm gegen einen Widerstand strecken: Trizepsstrecken, Trizepsdrücken und natürlich Brust- und Schulterdrücken. Der äußere Teil des Trizepses heißt Caput laterale [A], der mittlere Teil Caput mediale (nicht abgebildet, wird vom Caput longum verdeckt) und der innere Teil Caput longum [B].

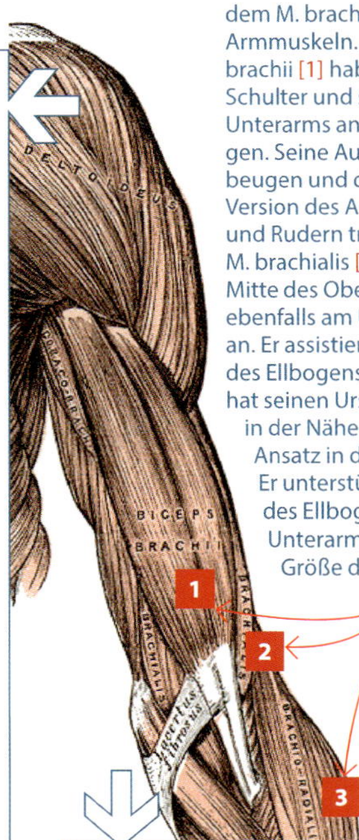

Musculus biceps brachii

Die Vorderseite des Oberarms besteht aus dem M. biceps brachii, dem zweiköpfigen Oberarmmuskel, dem M. brachialis und dem M. brachioradialis, zwei weiteren Armmuskeln. Die zwei Köpfe des M. biceps brachii [1] haben ihren Ursprung an der Schulter und setzen an der Speiche des Unterarms an, kurz bevor sie sich vereinigen. Seine Aufgabe ist es, den Ellbogen zu beugen und den Unterarm zu drehen. Jede Version des Arm-Curls sowie Klimmzüge und Rudern trainieren diesen Muskel. Der M. brachialis [2] hat seinen Ursprung in der Mitte des Oberarmknochens und setzt ebenfalls am Unterarm, und zwar der Elle, an. Er assistiert dem Bizeps beim Beugen des Ellbogens. Der M. brachioradialis [3] hat seinen Ursprung am Oberarmknochen in der Nähe des Ellbogens und seinen Ansatz in der Nähe des Handgelenks. Er unterstützt den Bizeps beim Beugen des Ellbogens und beim Drehen des Unterarms, trägt aber wenig zur Größe des Bizeps bei.

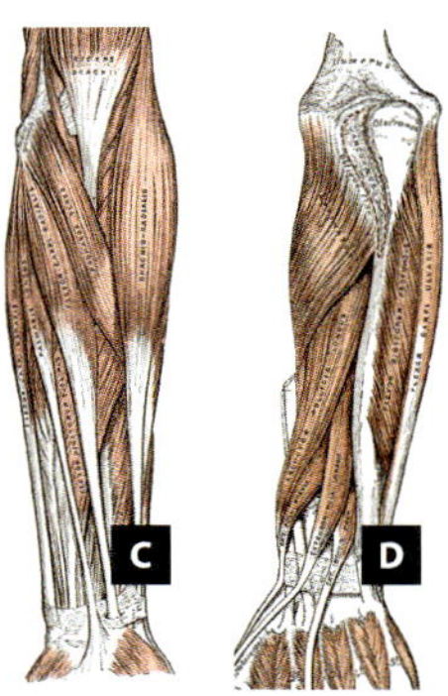

Unterarm

Die Beugemuskeln von Handgelenk und Fingern [C] befinden sich an der Innenseite des Unterarms. Sie können mit Übungen wie dem Handgelenk-Curl trainiert werden. Die Streckmuskeln Ihres Handgelenks [D] liegen an der Außenseite Ihres Unterarms oder »oben«. Sie ermöglichen es, das Handgelenk nach hinten zu beugen, und können mit Übungen wie der Handgelenksdehnung trainiert werden.

GRUNDBEWEGUNG
Langhantel-Curl

A

- Fassen Sie eine Langhantel in einem schulterbreiten Untergriff. Halten Sie die Hantel mit gestreckten Armen vor Ihrem Körper.
- Stehen Sie aufrecht. Ihre Füße sind schulterbreit auseinander.

B

- Ohne die Oberarme zu bewegen, beugen Sie die Ellbogen und ziehen die Hantel so nah wie möglich zu den Schultern.
- Kurze Pause und dann lassen Sie das Gewicht langsam wieder in die Ausgangsposition ab.
- Jedes Mal, wenn Sie zur Ausgangsposition zurückkehren, strecken Sie die Arme ganz.

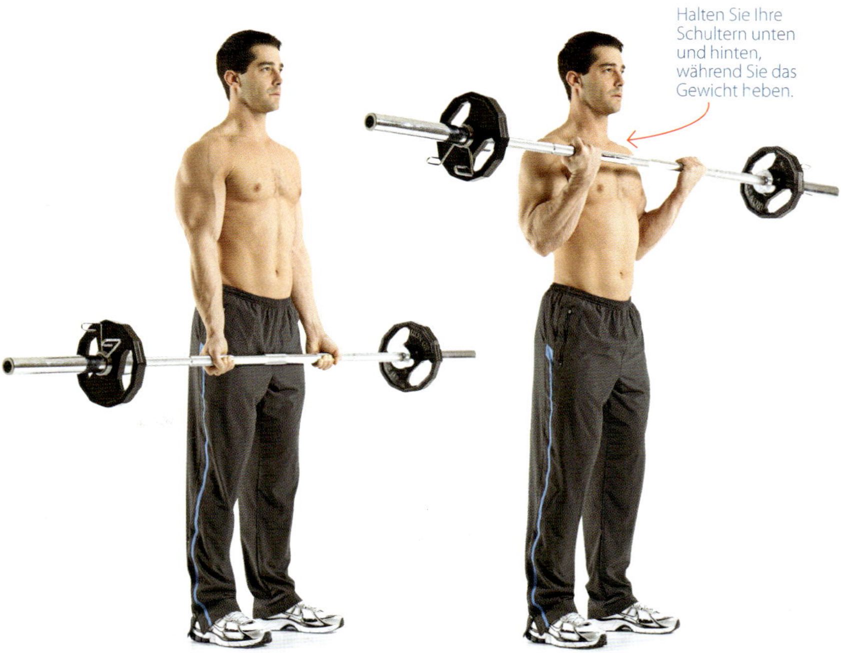
Halten Sie Ihre Schultern unten und hinten, während Sie das Gewicht heben.

VORSICHT: FEHLER

Sie schwanken vor und zurück

Das ist auch als Mogeln bekannt. Selbst wenn Sie damit schwerere Gewichte heben können, nutzt es Ihrem Bizeps gar nichts. Sie belasten lediglich Ihre Schultern mehr, um den Langhantel-Curl zu vollenden. Außerdem kann ein Hoch-und-runter-Schaukeln der Gewichte die Muskeln, Gelenke und Bänder Ihres Rückens schädigen.

VARIATION

Langhantel-Curl im breiten Griff

A

- Fassen Sie die Stange in einem Untergriff, der anderthalbmal schulterbreit ist.

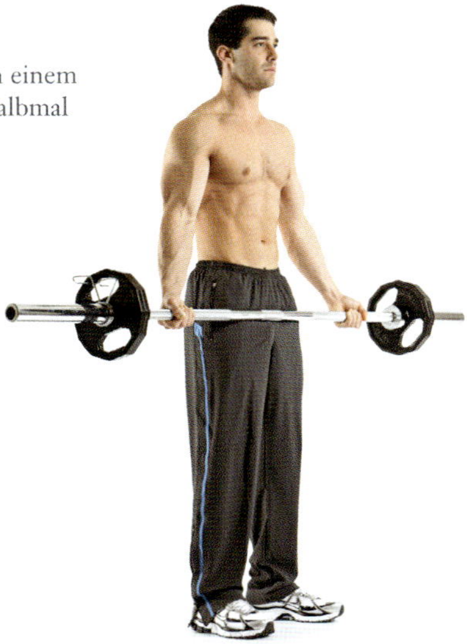

B

- Heben Sie die Hantel zu Ihren Schultern.

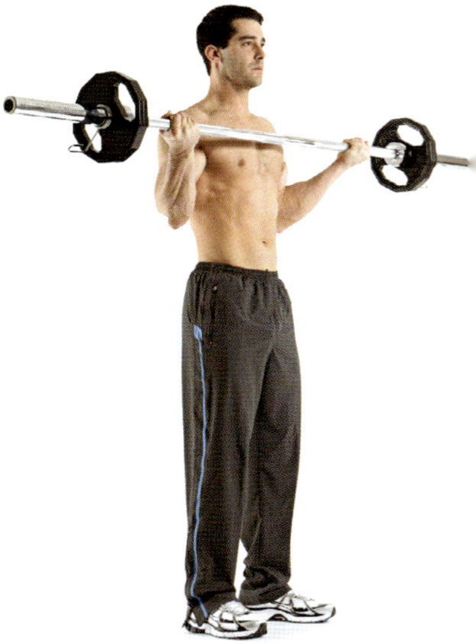

GRUNDBEWEGUNG
Kurzhantel-Curl im Stehen

A

- Stellen Sie sich mit hüftbreit geöffneten Füßen aufrecht hin und greifen Sie ein Paar Kurzhanteln. Die Arme sind gestreckt.
- Drehen Sie Ihre Arme, sodass Ihre Handflächen nach vorn zeigen.

B

- Ohne die Oberarme zu bewegen, beugen Sie die Ellbogen und führen die Hanteln in einem Bogen so dicht zu den Schultern, wie Sie können.
- Kurze Pause und dann lassen Sie die Gewichte langsam wieder in die Ausgangsposition zurück.

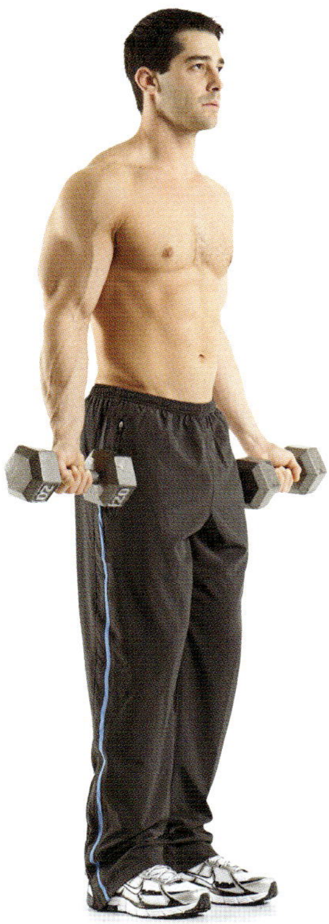

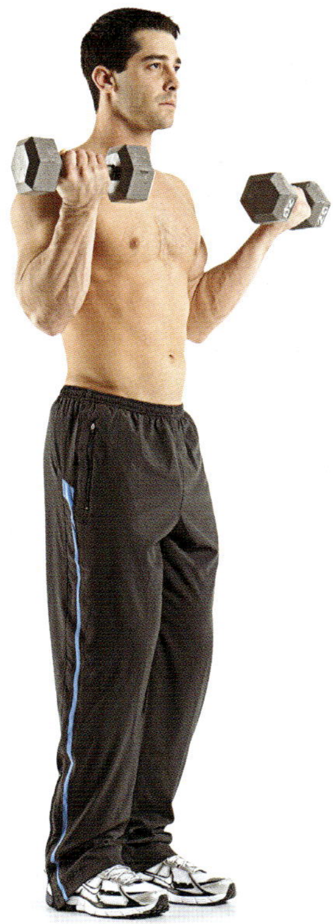

KOMBINIEREN SIE FÜNF GRIFFVARIATIONEN MIT UNTERSCHIEDLICHEN KÖRPERPOSITIONEN

Kombinieren Sie diese fünf Griffe mit unterschiedlichen Körperpositionen, zum Beispiel auf der nächsten Seite. Das ergibt zehn Möglichkeiten. Sie können die Curls ebenfalls sitzend auf einer Bank, auf einem Gymnastikball oder mit versetztem Stand, das heißt mit einem Fuß auf einer Bank, ausführen. Beachten Sie, dass im Stand die Rumpfmuskeln stärker beansprucht werden als im Sitzen. Um die besten Resultate zu erzielen, sollten Sie die Kombinationen ständig variieren.
Noch mehr Curls: Heben und senken Sie die Hantel zuerst mit einem Arm, dann mit dem anderen. Heben Sie eine Hantel gleichzeitig mit dem Absenken der anderen. Oder beginnen Sie im Hammergriff und drehen Sie dann beim Heben die Handflächen nach oben.

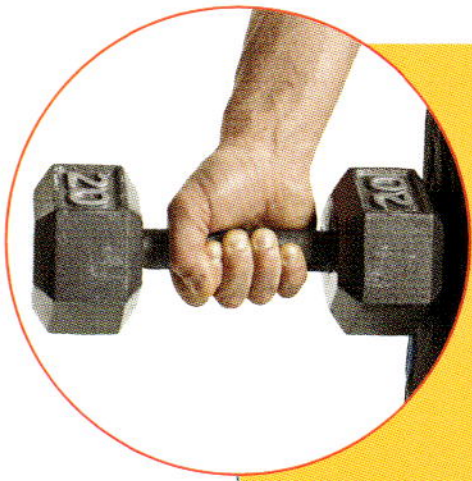

Standardgriff
Ihre Handflächen zeigen nach vorn und Sie fassen den Hantelgriff in der Mitte.
Das ist der übliche Kurzhantel-Curl-Griff.

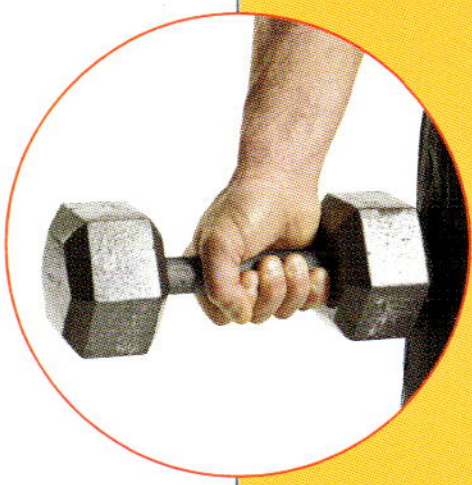

Kleiner-Finger-Offset-Griff
Ihre Handflächen zeigen nach vorn und die kleinen Finger berühren den inneren Hantelkopf.
Das verändert die Gewichtsverteilung und sorgt für mehr Abwechslung.

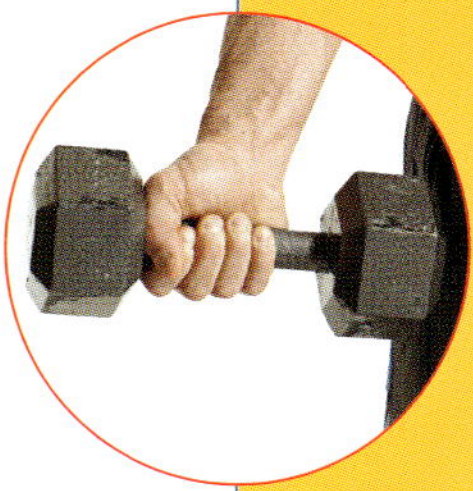

Daumen-Offset-Griff
Ihre Handflächen zeigen nach vorn und die Daumen berühren den äußeren Hantelkopf.
Das bringt Ihren Bizeps dazu, härter zu arbeiten, damit Ihr Unterarm beim Curl nach außen gedreht bleibt.

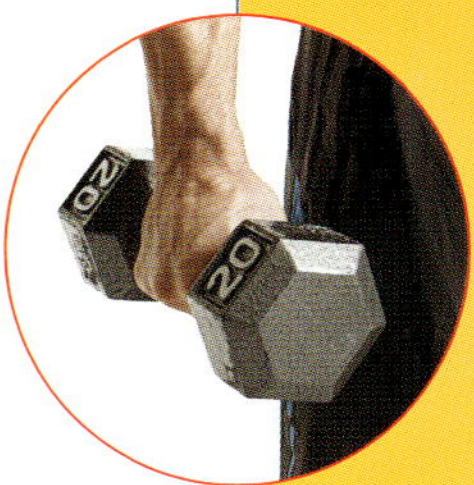

Hammergriff
Ihre Handflächen zeigen zueinander. Das lässt Ihren M. brachialis während der gesamten Bewegung härter arbeiten.

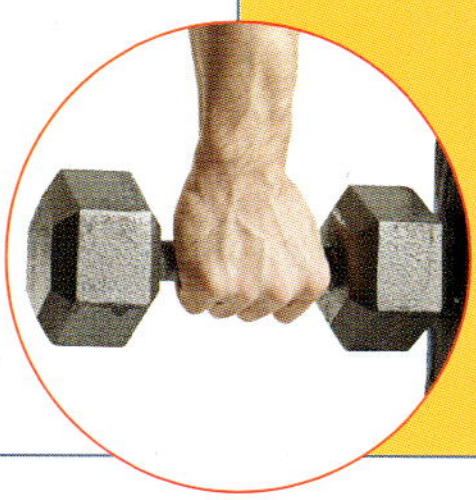

Umgekehrter Griff
Ihre Handflächen zeigen nach hinten.
Diese Übung zielt auf Ihren M. brachioradialis ab, verringert aber die Aktivität des Bizepses. Sie werden das in Ihren Unterarmen richtig spüren.

KÖRPERPOSITION 1: SCHRÄGLAGE

Daumen-Offset-Curl in Schräglage

- Legen Sie sich auf eine Bank mit einer 30°-Neigung.
- Bei der schrägen Rückenlage hängen die Arme hinter Ihrem Körper. Das beansprucht den langen Kopf des M. biceps brachii mehr.

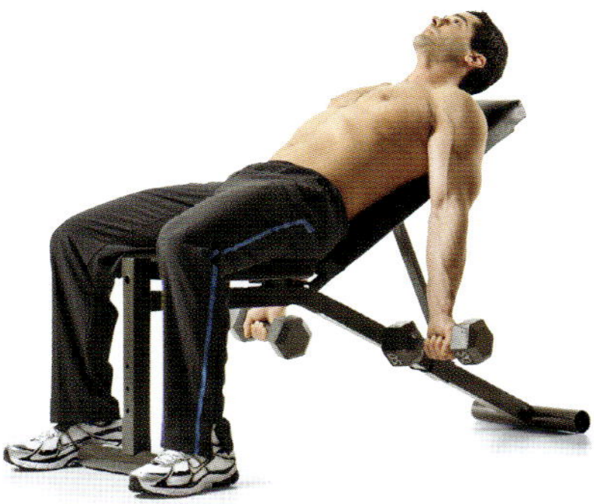

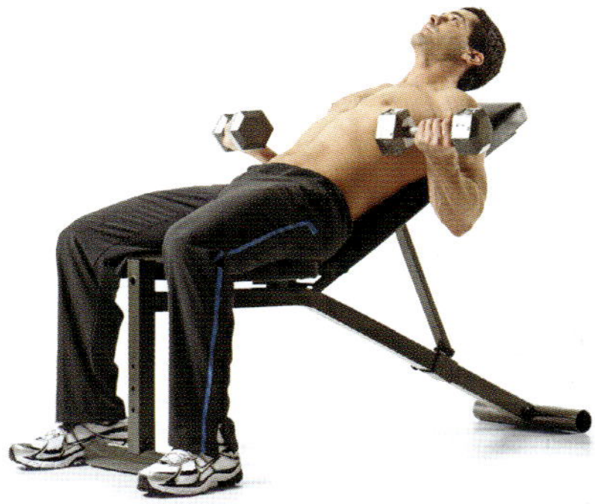

KÖRPERPOSITION 2: NEGATIV

Negativ-Hammer-Curl

- Bei der schrägen Bauchlage hängen die Arme vor Ihrem Körper. Das beansprucht den M. brachialis mehr.

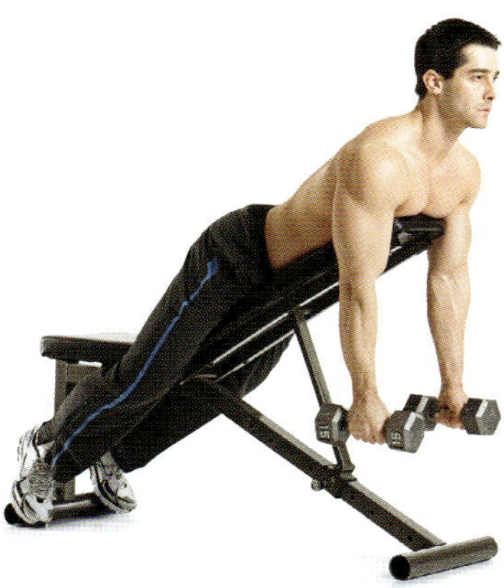

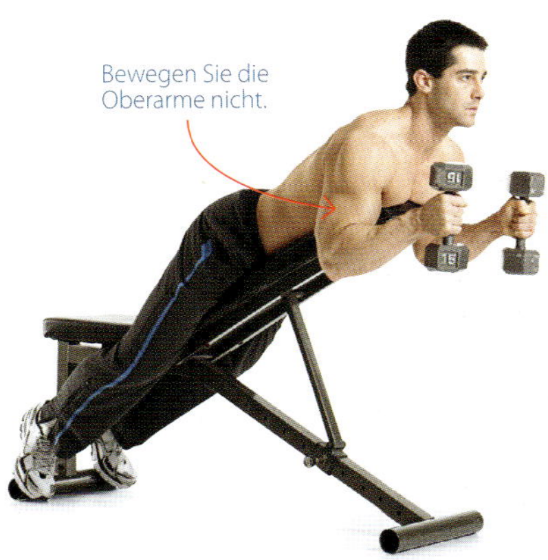

GRUNDBEWEGUNG

Trizeps-Strecken mit SZ-Hantel im Liegen

A

- Fassen Sie eine SZ-Hantel im Obergriff. Ihre Hände sind dabei etwas weniger als schulterbreit auseinander.
- Legen Sie sich auf eine Flachbank und halten Sie die Hantel mit gestreckten Armen über Ihrer Stirn, sodass Ihre Arme nach hinten geneigt sind.

MEHR TRIZEPS
Da der Trizeps annähernd 60 Prozent des gesamten Oberarms ausmacht, sollten Sie ihm genauso viel Aufmerksamkeit schenken wie dem Bizeps.

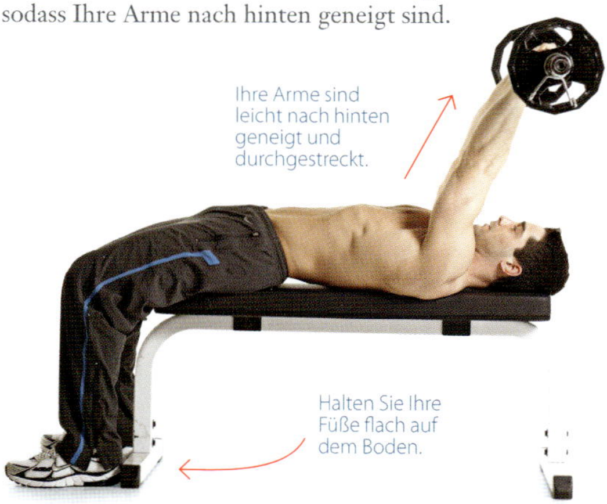
Ihre Arme sind leicht nach hinten geneigt und durchgestreckt.
Halten Sie Ihre Füße flach auf dem Boden.

B

- Ohne die Oberarme zu bewegen, beugen Sie die Ellbogen und senken die Hantel bis auf Stirnhöhe ab.
- Kurze Pause, dann heben Sie das Gewicht wieder in die Ausgangsposition, indem Sie Ihre Arme strecken.

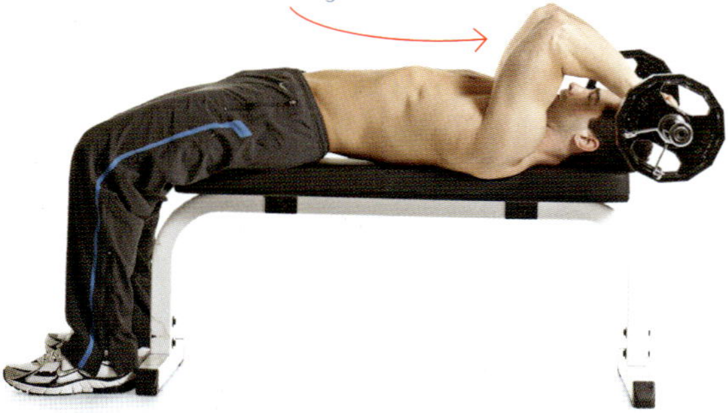
Halten Sie die Oberarme ruhig.

VARIATION 1
Trizeps-Strecken mit SZ-Hantel im Liegen auf dem Gymnastikball

- Statt auf einer Flachbank führen Sie die Übung auf einem Gymnastikball aus, auf dem Sie mit mittlerem und oberem Rücken stabil liegen. Heben Sie die Hüften an, sodass Ihr Körper eine gerade Linie von den Knien bis zu den Schultern bildet.

TRIZEPS-STRECKEN MIT LANGHANTEL UND KURZHANTELN
Sämtliche Übungen, die auf den folgenden Seiten mit der SZ-Hantel vorgestellt werden, können Sie auch mit einer Langhantel oder Kurzhanteln ausführen. Greifen Sie die Langhantel in einem schulterbreiten Griff. Bei den Kurzhanteln zeigen die Handflächen während der Übung zueinander. Die Arme sind schulterbreit geöffnet.

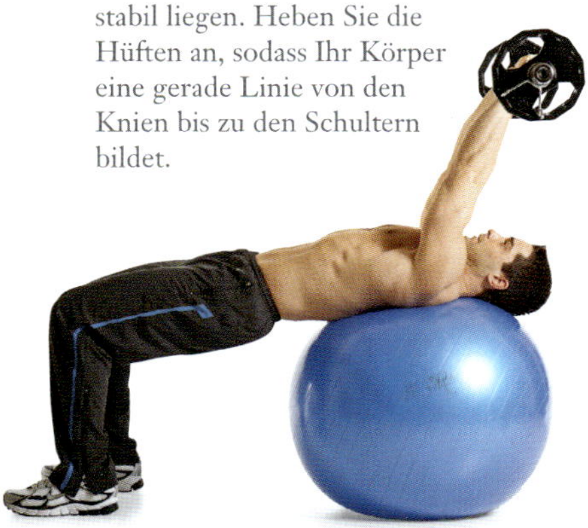

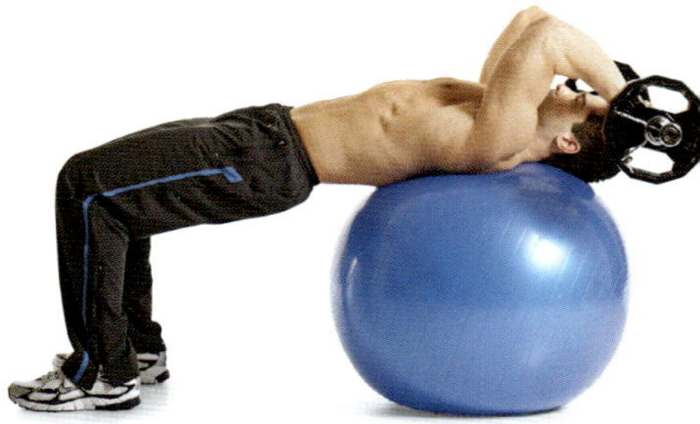

VARIATION 2
Trizeps-Strecken mit SZ-Hantel im Liegen und Bankdrücken im engen Griff

- Beginnen Sie mit dem Trizeps-Strecken im Liegen, von dem Sie so viele Wiederholungen ausführen, wie Sie können, ohne sich zu quälen. Dann wechseln Sie sofort zum Bankdrücken, ohne die Position Ihrer Hände zu verändern. Machen Sie so viele Wiederholungen, wie Sie in korrekter Form schaffen.

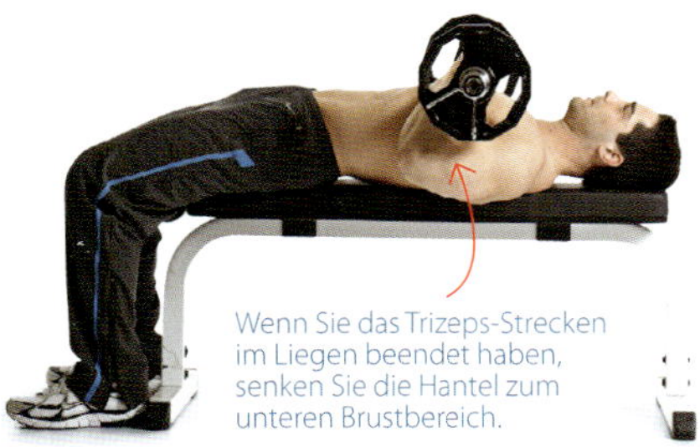

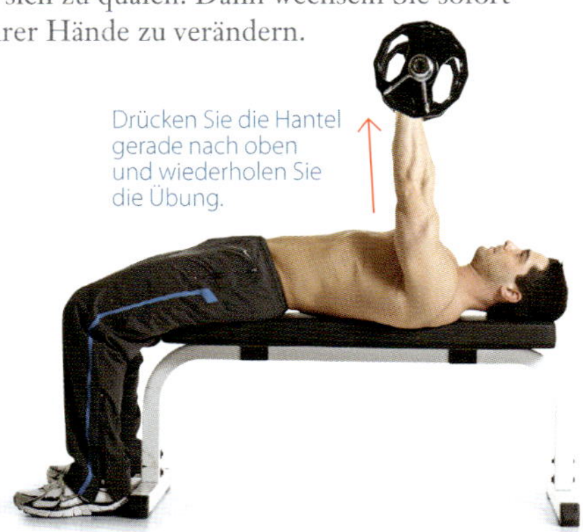
Drücken Sie die Hantel gerade nach oben und wiederholen Sie die Übung.

GRUNDBEWEGUNG
Trizeps-Strecken mit SZ-Hantel über Kopf

A

- Stellen Sie sich mit schulterbreit geöffneten Füßen aufrecht hin.
- Fassen Sie eine SZ-Hantel in einem schulterbreiten Obergriff.
- Halten Sie die Hantel mit gestreckten Armen über Ihrem Kopf.

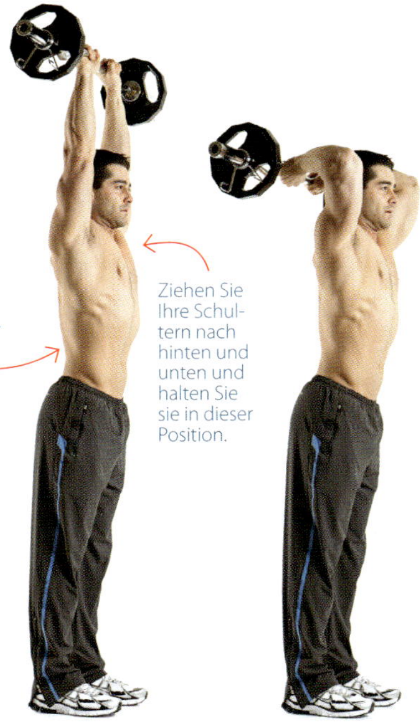
Spannen Sie die Rumpfmuskulatur an.
Ziehen Sie Ihre Schultern nach hinten und unten und halten Sie sie in dieser Position.

B

- Ohne die Oberarme zu bewegen, beugen Sie die Ellbogen und senken die Hantel hinter Ihrem Kopf ab, bis sich Ihre Unterarme mindestens parallel zum Boden befinden.
- Kurze Pause und dann heben Sie die Hantel wieder in die Ausgangsposition, indem Sie die Arme strecken.

VARIATION
Trizeps-Strecken mit SZ-Hantel über Kopf auf dem Gymnastikball

- Setzen Sie sich aufrecht auf einen Gymnastikball und heben Sie die Hantel mit gestreckten Armen über Ihren Kopf.
- Halten Sie die Oberarme ruhig, beugen Sie die Ellbogen und senken Sie die Hantel ab, bis sich Ihre Unterarme mindestens parallel zum Boden befinden.

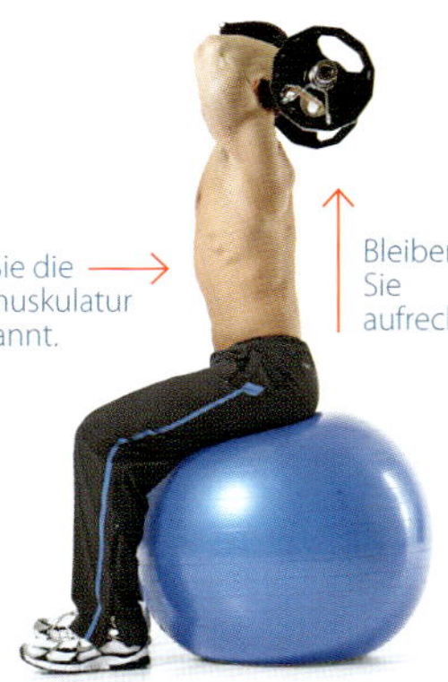
Halten Sie die Rumpfmuskulatur angespannt.
Bleiben Sie aufrecht.

Handgelenk-Curl

A

- Knien Sie sich vor eine Bank und halten Sie mit abgestützten Unterarmen eine Hantelstange im schulterbreiten Untergriff so, dass die Hände über die Bank hinausragen.

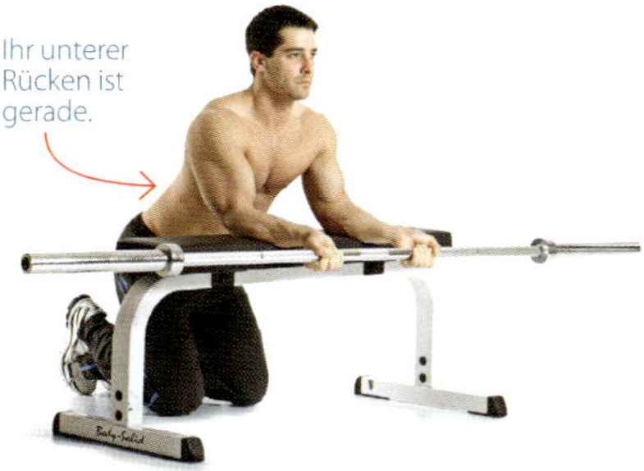
Ihr unterer Rücken ist gerade.

B

- Rollen Sie die Handgelenke nach oben, indem Sie die Handflächen zu Ihrem Körper ziehen. Senken Sie die Stange wieder ab.

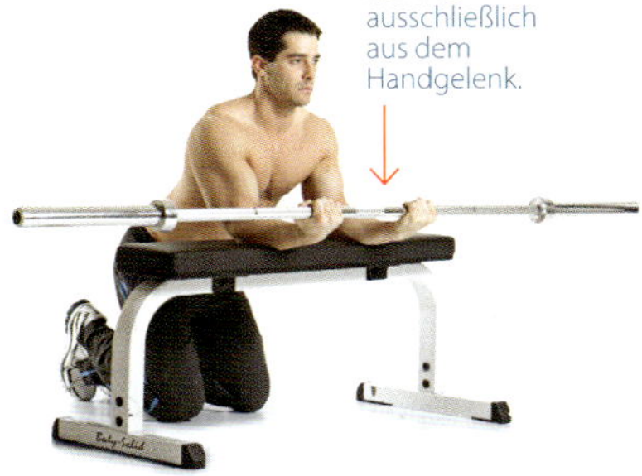
Die Bewegung kommt ausschließlich aus dem Handgelenk.

EIN STARKER GRIFF
Übungen für die Handgelenkbeuger oder -strecker, Unterarmmuskeln also, tragen zur Griffkraft bei. Dabei werden sämtliche Muskeln der Hand mittrainiert, die ebenfalls für einen starken Griff sorgen.

Handgelenk-Strecken

A

- Nehmen Sie die Position wie oben ein, aber fassen Sie die Stange im Obergriff.

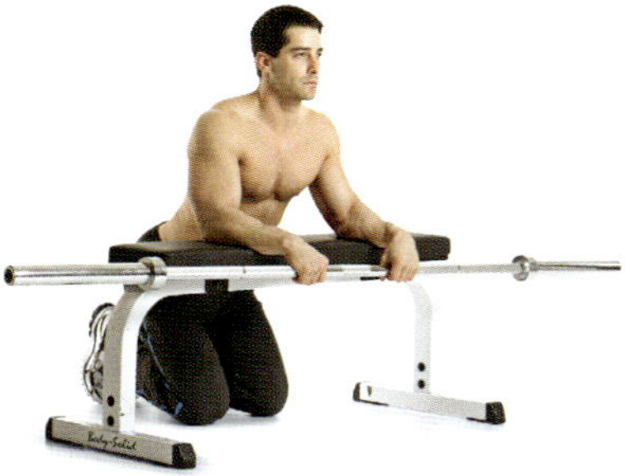

B

- Strecken Sie die Handgelenke nach oben, indem Sie die Handrücken zu Ihrem Körper ziehen. Senken Sie die Stange wieder ab.

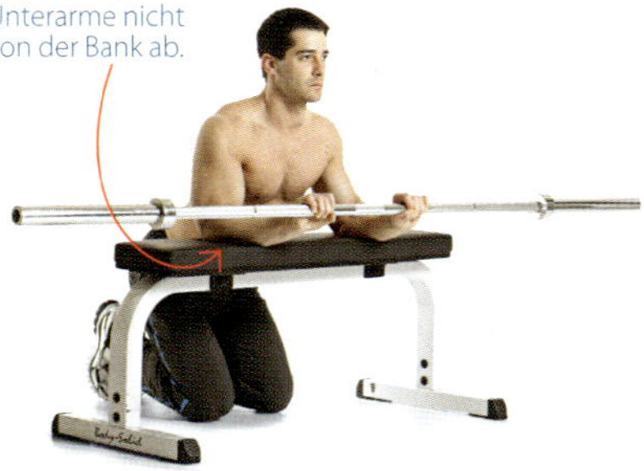
Heben Sie die Unterarme nicht von der Bank ab.

Hexa-Kurzhantelhalten

- Stellen Sie sich mit hüftbreit geöffneten Füßen aufrecht hin.
- Greifen Sie mit jeder Hand den Kopf einer Hexa-Kurzhantel. (Sie können auch jede Hand einzeln trainieren.) Halten Sie die Hanteln so lange, wie es zu Ihrem Trainingsziel passt.
- Für die maximale Kraft wählen Sie das schwerste Gewicht, das Sie etwa 20 Sekunden lang halten können, für mehr Muskelmasse das schwerste Gewicht, das Sie ungefähr 60 Sekunden lang halten können.

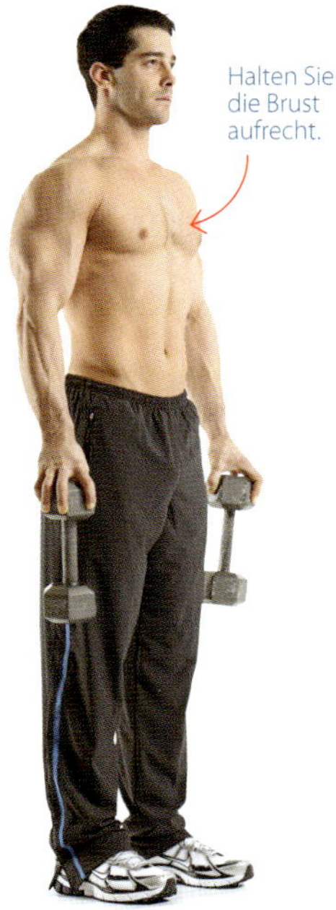

MIT ARM-CURL
Um die Übung zu erschweren, versuchen Sie doch einmal, mit diesem Griff einen Arm-Curl auszuführen. Oder fassen Sie zwei Hantelscheiben mit einer Hand und drücken Sie sie während des Haltens fest zusammen.

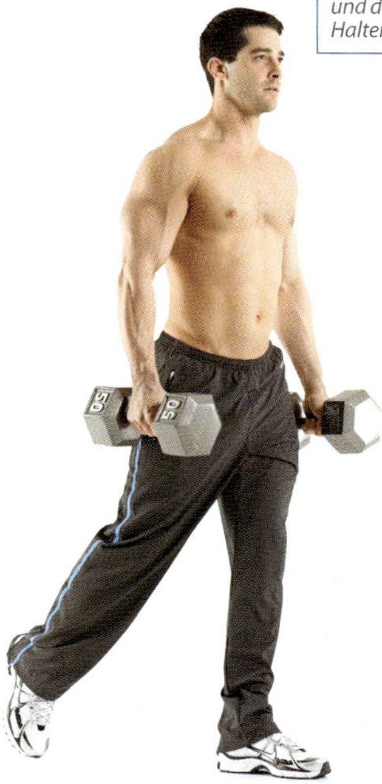

Farmer's Walk

- Nehmen Sie ein Paar schwere Kurzhanteln und lassen Sie sie neben dem Körper am langen Arm hängen.
- Gehen Sie vorwärts, solange Sie das mit den Hanteln können.
- Wenn Sie länger als 60 Sekunden gehen können, wählen Sie ein schwereres Gewicht.

Bei den folgenden beiden Übungen ist in drei Positionen ein Stopp von zehn Sekunden erforderlich. Das erhöht die Kraft in der jeweiligen Gelenkstellung sowie bei einem 10° größeren oder kleineren Winkel. Die Muskelspannung von mehr als 30 Sekunden in jedem Satz ist entscheidend für den Muskelaufbau und beugt Schwachstellen vor. Sie können diese Technik bei fast jeder Variation des Arm-Curls oder des Armstreckens anwenden.

DIE BESTEN ARMÜBUNGEN, DIE SIE NOCH NIE GEMACHT HABEN

SZ-Hantel-Curl mit Dreifachstopp

A

- Machen Sie einen SZ-Hantel-Curl. Allerdings stoppen Sie die Bewegung zehn Sekunden lang in jeder der drei abgebildeten Positionen. Eine vollständige Wiederholung ist ein Satz.

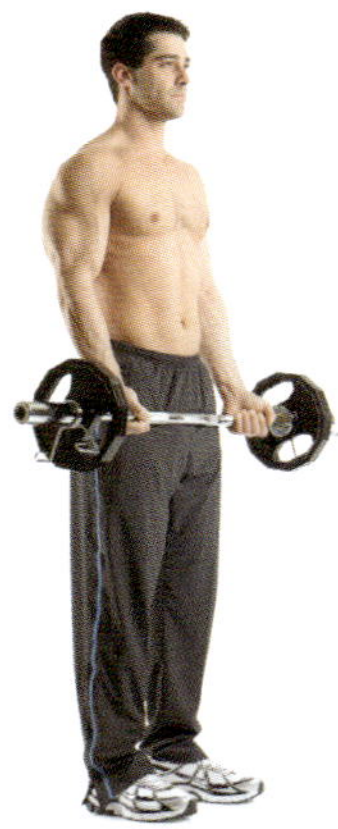

B

- Erster Stopp: Sie haben das Gewicht um etwa zehn Zentimeter abgesenkt.

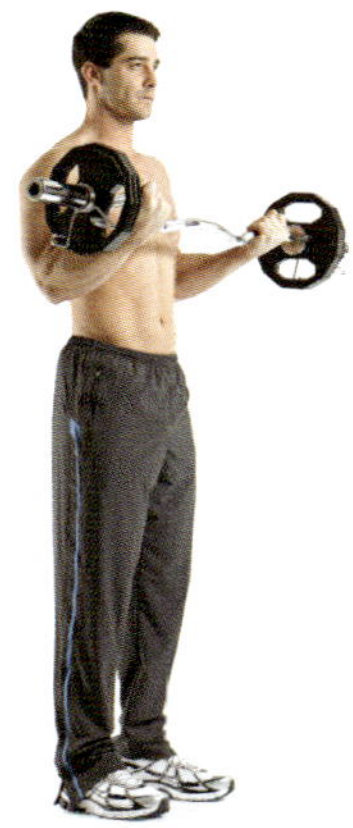

C

- Zweiter Stopp: Ihre Ellbogen sind ungefähr im rechten Winkel gebeugt.

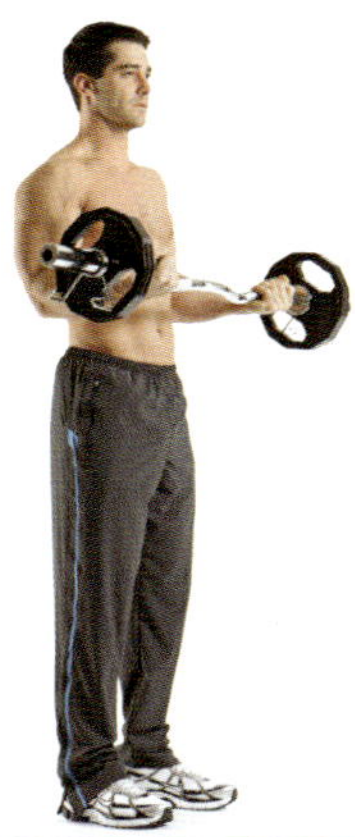

D

- Dritter Stopp: einige Zentimeter bevor Ihre Arme gestreckt sind.

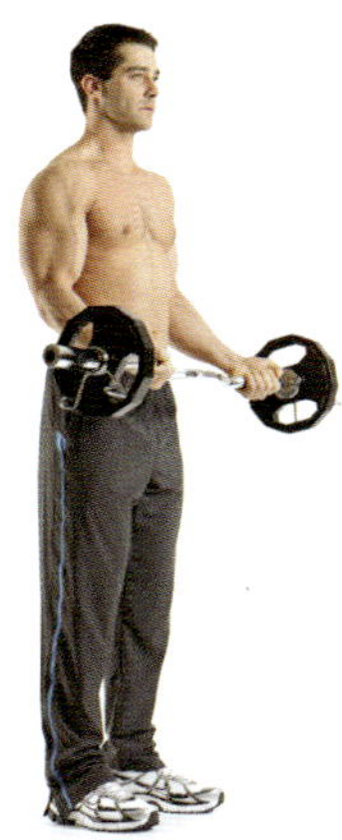

Kurzhantel-Trizeps-Strecken im Liegen mit Dreifachstopp

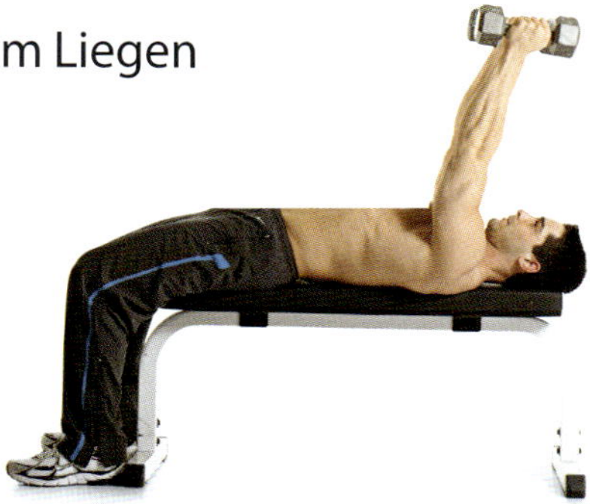

A

- Führen Sie das Trizeps-Strecken mit Kurzhanteln im Liegen aus. Allerdings stoppen Sie die Bewegung in jeder der drei abgebildeten Positionen zehn Sekunden lang. Eine vollständige Wiederholung ist ein Satz.

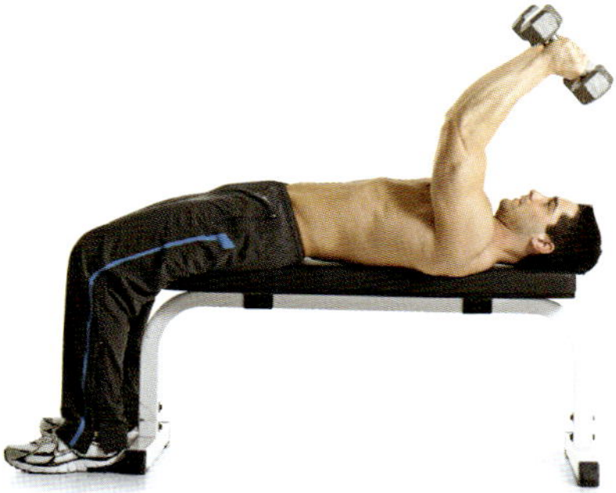

B

- Erster Stopp: Sie haben die Gewichte um etwa zehn Zentimeter abgesenkt.

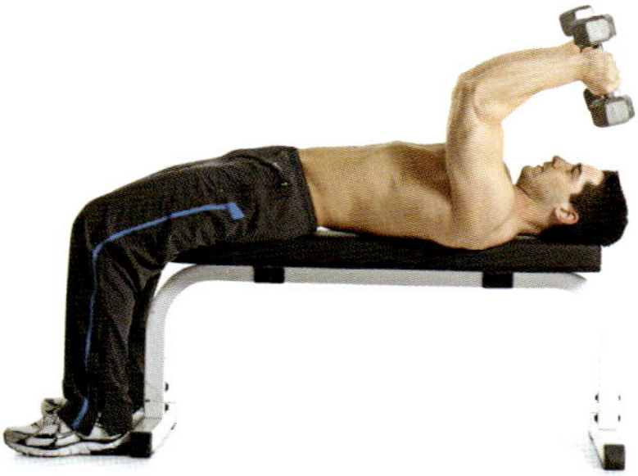

C

- Zweiter Stopp: Ihre Ellbogen sind ungefähr im rechten Winkel gebeugt.

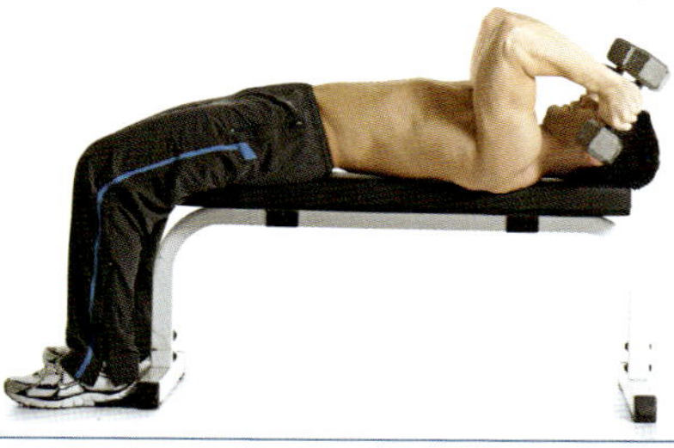

D

- Senken Sie die Gewichte zur unteren Position der Übung ab.

DIE BESTE DEHNUNG FÜR IHREN BIZEPS

Bizeps-Dehnung

Warum sie gut ist:
Die Dehnung lockert Ihren Bizeps. Wenn diese Muskeln versteift sind, sieht Ihr Arm aus, als sei er dauerhaft gebeugt. Eine Steifheit des Bizepses schränkt den Bewegungsumfang Ihrer Schultern ein.

Machen Sie das Beste daraus:
Halten Sie diese Dehnung bei jedem Arm 30 Sekunden lang, dann wiederholen Sie sie zweimal zu einem Dreiersatz. Führen Sie diese Übung täglich aus.

- Greifen Sie mit gestrecktem Arm nach einer Stange hinter Ihrem Rücken, die niedriger ist als Ihre Schulter. Fassen Sie die Stange im Untergriff; Ihre Handfläche zeigt nach oben.
- Verlagern Sie Ihr Gewicht nach vorn, bis Sie eine angenehme Dehnung im Bizeps verspüren. Halten Sie diese Position. Dann wiederholen Sie die Übung mit Ihrem linken Arm.

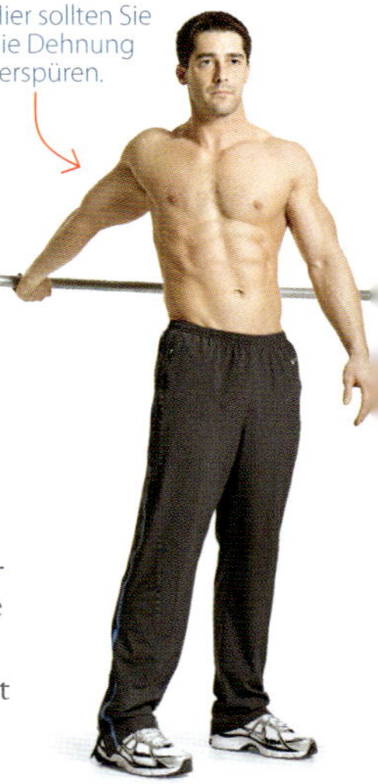

DIE BESTE DEHNUNG FÜR IHREN TRIZEPS

Trizeps-Dehnung über Kopf

Warum sie gut ist:
Die Dehnung lockert Ihren Trizeps. Wenn dieser Muskel verspannt ist, haben Sie wahrscheinlich Probleme damit, hinter Ihren Kopf zu fassen. Das liegt daran, dass eine Verspannung des Trizepses den Bewegungsumfang Ihrer Schulter beeinträchtigt.

Machen Sie das Beste daraus:
Halten Sie diese Dehnung bei jedem Arm 30 Sekunden lang, dann wiederholen Sie sie zweimal zu einem Dreiersatz. Führen Sie diese Übung täglich aus.

- Greifen Sie mit dem rechten Arm über Ihren Kopf. Dann beugen Sie den Ellbogen, sodass Ihre Hand hinter dem Kopf zwischen den Schulterblättern platziert ist.
- Fassen Sie mit der linken Hand den rechten Ellbogen und ziehen Sie den rechten Arm sanft weiter hinter den Kopf. Wenn Sie an der Rückseite Ihres Oberarms eine Dehnung verspüren, halten Sie diese Position für die vorgegebene Zeit. Dann wechseln Sie zum anderen Arm und wiederholen die Übung.

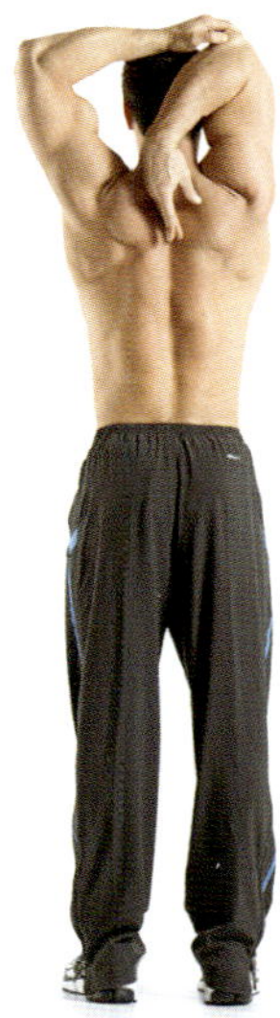

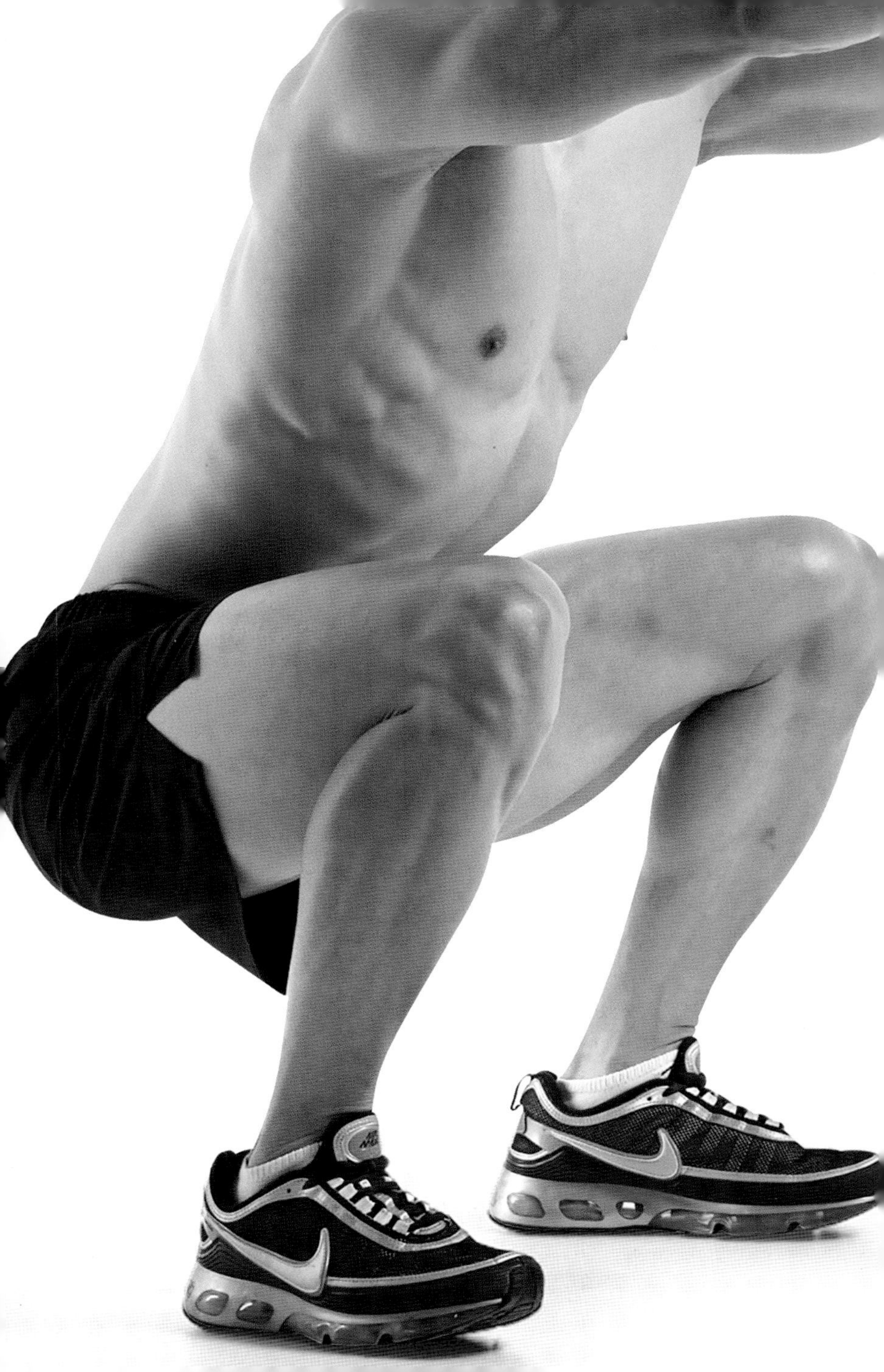

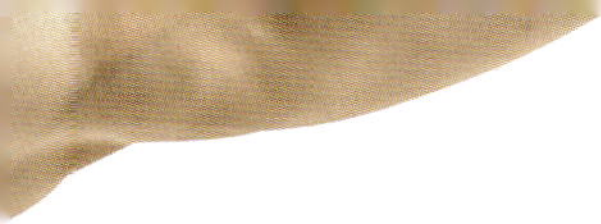

Kapitel 7: Quadrizeps & Waden

STARKE BEINE, STARKER KÖRPER

Übungen für den Quadrizeps, wie Kniebeugen und Ausfallschritte, sind ziemlich anstrengend. Aber genau das macht sie so wertvoll. Die Kniebeuge beispielsweise verbrennt mehr Kalorien pro Wiederholung als fast jede andere Übung. Und neben einer Beanspruchung des Quadrizepses aktiviert sie praktisch alle Muskeln im Unterkörper, einschließlich der Muskulatur von Gesäß, Wade und hinterem Oberschenkel. Die Belohnung: muskulösere Beine und eine schlankere Bauchregion.

Tolle Bauchmuskeln! Kniebeugen helfen Ihnen nicht nur, Bauchspeck schmelzen zu lassen, sondern sie trainieren vor allem die Rumpfmuskulatur mehr als viele Bauchübungen.

Ein kräftigerer Rücken! Mit Übungen für den Unterkörper entwickeln Sie auch mehr Kraft für den Oberkörper.

Bessere Balance! Ein Training für den Quadrizeps kräftigt auch die Bänder und Sehnen im Bein. Das trägt wiederum dazu bei, dass Ihre Knie stabiler und weniger verletzungsanfällig sind.

Lernen Sie Ihre Muskeln kennen

Musculus gastrocnemius

Ihre Wade besteht aus zwei verschiedenen Muskeln. Der Muskel, der am nächsten zur Haut gelegen ist, heißt M. gastrocnemius [3] und besitzt zwei Muskelköpfe: einen an der Innen- und einen an der Außenseite des Beins. Beide Köpfe haben ihren Ursprung direkt über dem Knie und vereinigen sich an der Achillessehne [4], die an der Ferse ansetzt.

Musculus quadriceps femoris

Der M. quadriceps femoris ist der Hauptmuskel auf der Oberschenkelvorderseite [1] und besteht aus vier Köpfen: M. rectus femoris [A], M. vastus lateralis [B], M. vastus medialis [C] und M. vastus intermedius [nicht zu sehen, da unter dem M. rectus femoris gelegen]. Diese Muskelgruppe hat eine gemeinsame Endsehne [D] und setzt direkt unterhalb des Kniegelenks an. Die Hauptfunktion des Quadrizepses ist es, das Knie zu strecken. Daher sind Kniebeugen und Ausfallschritte besonders effektiv, da die Beine gegen einen Widerstand gestreckt werden, auch wenn es nur Ihr Körpergewicht ist.

Musculus soleus

Ihr anderer Wadenmuskel, der M. soleus [5], liegt unter dem M. gastrocnemius. Er entspringt direkt unterhalb des Knies und vereinigt sich mit dem M. gastrocnemius an der Achillessehne. Die Hauptaufgabe beider Wadenmuskeln ist das Abwinkeln des Fußes nach unten, wie das beim Wadenheben der Fall ist. Die Ferse wird angehoben. Alle Übungen, die dieses Abwinkeln des Fußes in irgendeiner Form enthalten, wie Kniebeugen oder Sprünge, trainieren die Waden.

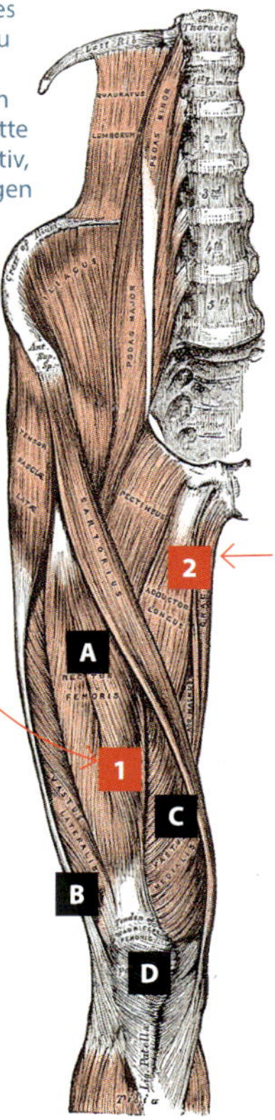

Hüftadduktoren

Diese Adduktoren [2] bilden die innere Oberschenkelmuskulatur und liegen in der Leistengegend. Wenn Ihr Bein gerade zur Seite gestreckt ist, ermöglichen es Ihnen die Adduktoren, das Bein wieder zum Körper heranzuziehen, eine Bewegung, die als Hüftadduktion bekannt ist. Diese Muskeln sind an Kniebeugen und Ausfallschritten stark beteiligt.

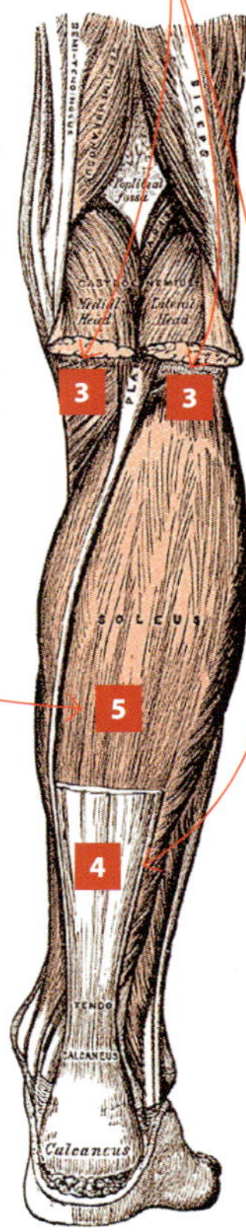

Quadrizeps & Waden

GRUNDBEWEGUNG
Eigengewicht-Kniebeuge

A

- Stellen Sie sich mit schulterbreit geöffneten Füßen aufrecht hin und strecken Sie die Arme auf Schulterhöhe nach vorn aus. Bis auf unterschiedliche Armvariationen ist das die Ausgangsposition für nahezu alle Kniebeugen.

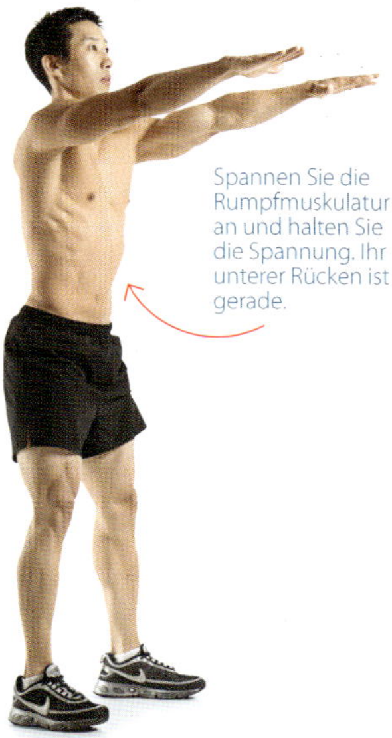

Spannen Sie die Rumpfmuskulatur an und halten Sie die Spannung. Ihr unterer Rücken ist gerade.

B

- Senken Sie Ihren Körper so weit wie möglich ab, indem Sie die Hüften nach hinten schieben und die Knie beugen.
- Kurze Pause, dann drücken Sie sich langsam in die Ausgangsposition zurück.

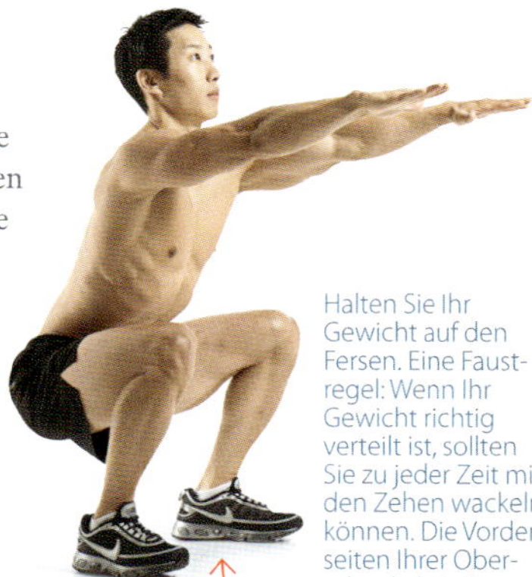

Halten Sie Ihr Gewicht auf den Fersen. Eine Faustregel: Wenn Ihr Gewicht richtig verteilt ist, sollten Sie zu jeder Zeit mit den Zehen wackeln können. Die Vorderseiten Ihrer Oberschenkel sind mindestens parallel zum Boden. Die Knie sind über dem Mittelfuß.

Die perfekte Kniebeuge

Verbessern Sie Ihre Technik mit diesem Trick der Muskelerinnerung: Vor Ihrem ersten Satz Kniebeugen setzen Sie sich mit geradem Rücken und zurückgezogenen Schultern auf eine Bank. Die Unterschenkel stehen senkrecht zum Boden und sind schulterbreit auseinander, die Arme auf Schulterhöhe nach vorn gestreckt. Neigen Sie sich in den Hüften nach vorn, ohne den Rücken rund zu machen, und ziehen Sie die Füße zu sich heran, sodass Sie aufstehen können, ohne die Körperhaltung zu verändern. Das ist genau die Kniebeugenposition! Sobald Sie stehen, kehren Sie die Bewegung um und setzen sich langsam wieder hin. Machen Sie ein paar Wiederholungen.

VARIATION 1
Eigengewicht-Kniebeuge mit Gymnastikball an der Wand

A

- Klemmen Sie einen Gymnastikball zwischen Ihrem Rücken und einer Wand ein.
- Stellen Sie sich mit leicht gebeugten Knien so auf, dass der Mittelpunkt des Gymnastikballs an Ihren unteren Rücken stößt.

B

- Halten Sie mit dem Rücken Kontakt zum Ball und senken Sie Ihren Körper so tief ab, dass Ihre Oberschenkel mindestens parallel zum Boden stehen.

ANFÄNGERKNIEBEUGE
Wenn Sie Schwierigkeiten mit einer normalen Eigengewicht-Kniebeuge haben, versuchen Sie die Gymnastikballvariante. Sie erfordert weniger Kraft im Rumpf, was die Übung leichter macht, und unterstützt die korrekte Körperhaltung.

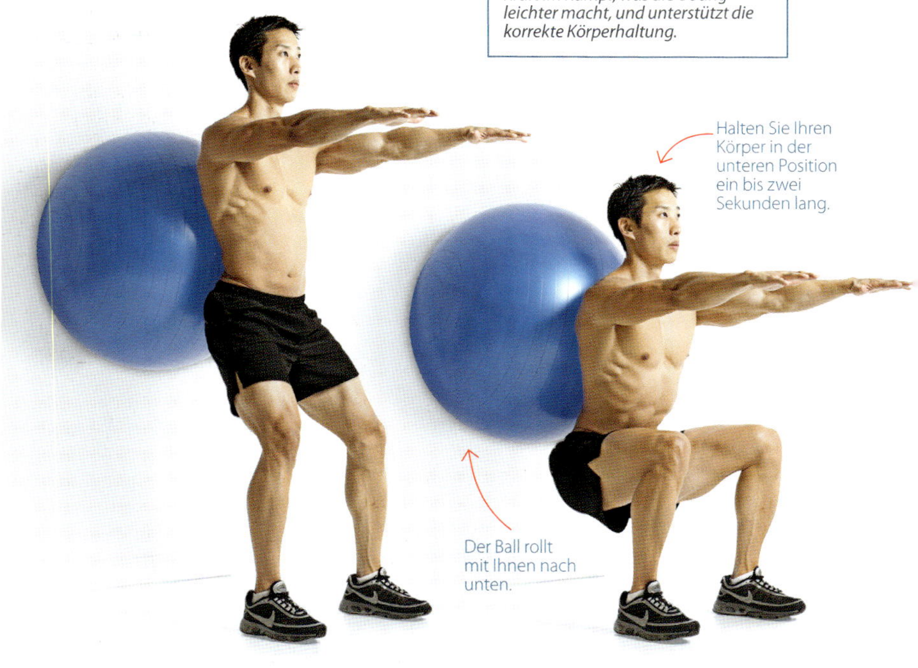
Halten Sie Ihren Körper in der unteren Position ein bis zwei Sekunden lang.
Der Ball rollt mit Ihnen nach unten.

Quadrizeps & Waden

ARMVARIATIONEN OHNE GEWICHT

Sie können fast jede Kniebeuge, Split-Kniebeuge (ab S. 146) oder den Ausfallschritt (ab S. 150) ohne Gewichte ausführen. Dazu kreuzen Sie entweder die Arme vor der Brust, legen die Hände an den Hinterkopf oder auf die Hüften. Die Eigengewichtvariationen sind ideale Aufwärmübungen, aber auch sinnvoll, wenn die Variationen mit Gewicht zu schwer sind oder Ihnen gerade keine Gewichte zur Verfügung stehen.

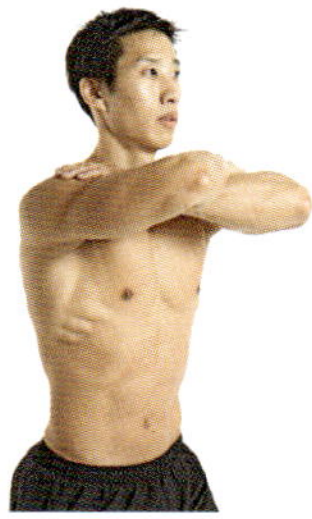

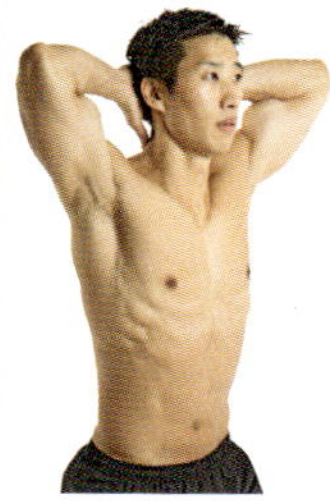

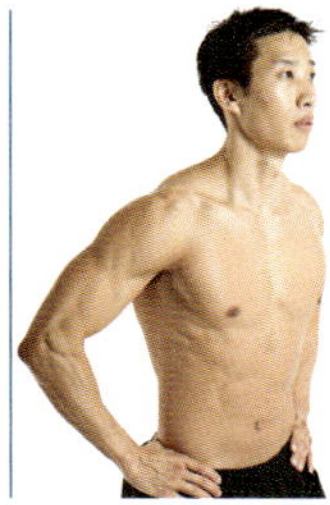

VARIATION 2

Eigengewicht-Kniebeuge mit Kniepresse nach außen

- Stellen Sie sich mit beiden Beinen in ein ringförmig geschlossenes Thera-Band von einem Meter Länge. Das Band sollte sich direkt unterhalb Ihrer Knie befinden.
- Bei Ihrer Kniebeuge konzentrieren Sie sich darauf, die Knie nach außen zu drücken.

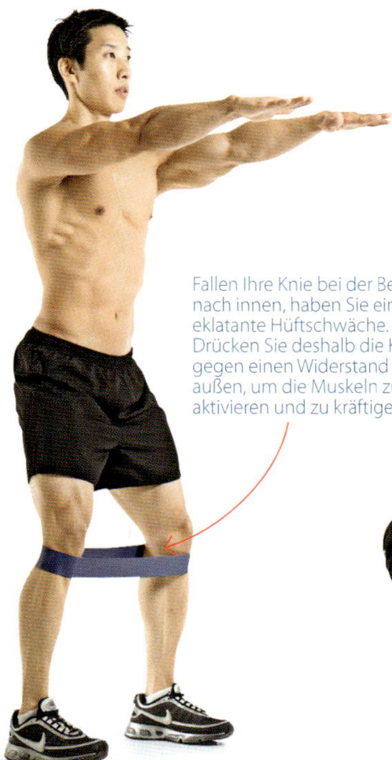

Fallen Ihre Knie bei der Beuge nach innen, haben Sie eine eklatante Hüftschwäche. Drücken Sie deshalb die Knie gegen einen Widerstand nach außen, um die Muskeln zu aktivieren und zu kräftigen.

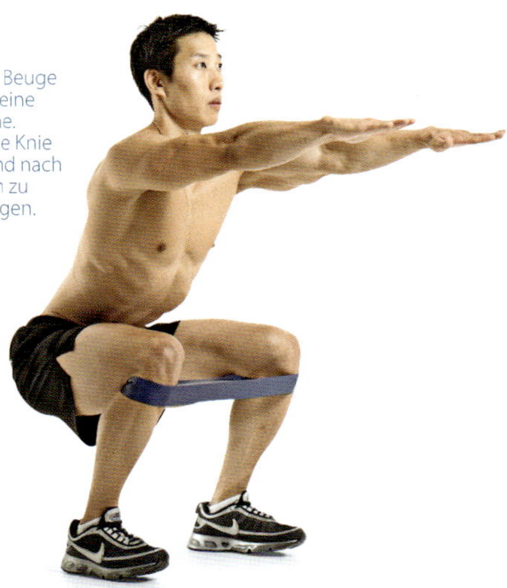

VARIATION 3
Eigengewicht-Kniebeuge an der Wand

A

- Lehnen Sie sich mit dem Rücken gegen eine Wand. Ihre Füße stehen einen guten halben Meter vor Ihrem Körper.

B

- Halten Sie mit dem Rücken Kontakt zur Wand und beugen Sie die Knie leicht, sodass Sie einige Zentimeter nach unten rutschen. Halten Sie diese Position für fünf bis zehn Sekunden.

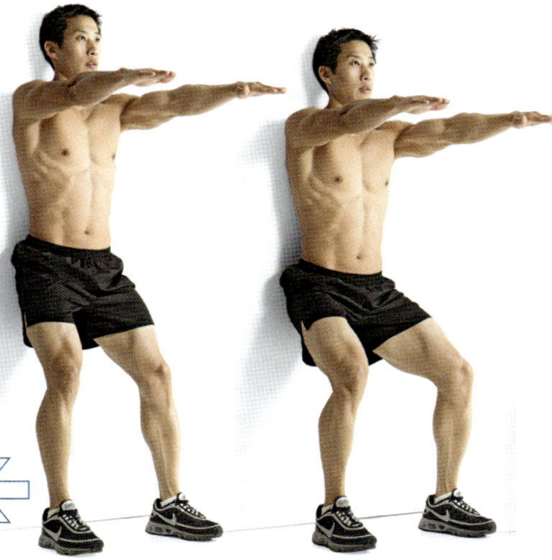

PAUSIEREN FÜR KRAFT
Die Pausentechnik trägt dazu bei, Schwachpunkte im gesamten Bewegungsumfang der Kniebeuge zu beseitigen.

C **D**

- Setzen Sie das Absenken um jeweils einige Zentimeter vier weitere Mal fort.

E

- Sobald Sie fünf verschiedene Positionen gehalten haben, stehen Sie auf und ruhen sich aus. Das ist ein Satz.

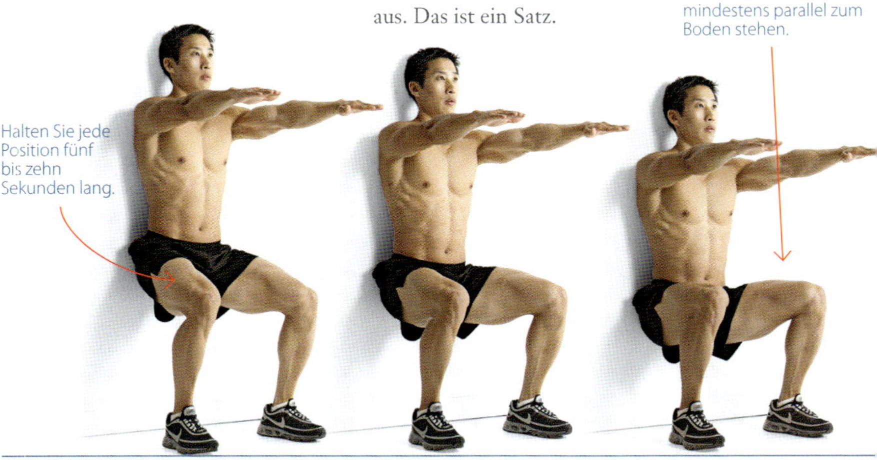
Halten Sie jede Position fünf bis zehn Sekunden lang.
In der tiefsten Position sollten Ihre Oberschenkel mindestens parallel zum Boden stehen.

VARIATION 4
Sprung-Kniebeuge

A

- Nehmen Sie die Ausgangsposition der Grundbewegung ein und legen Sie die Hände an den Hinterkopf.
- Gehen Sie in die Knie, um den Sprung vorzubereiten.

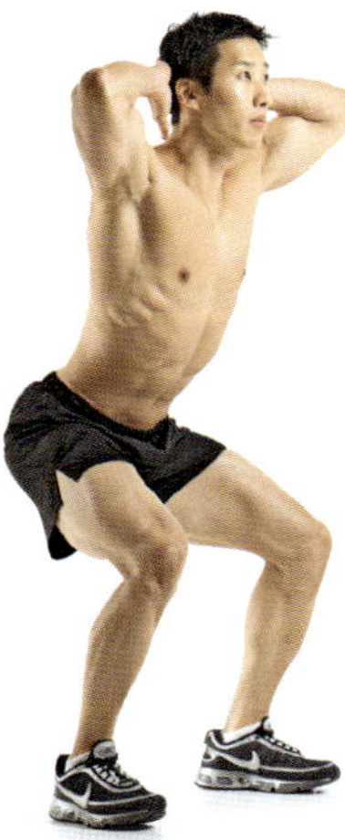

B

- Springen Sie explosionsartig so hoch Sie können. Stellen Sie sich vor, dass Sie beim Absprung den Boden von sich wegstoßen.
- Wenn Sie wieder aufkommen, gehen Sie sofort in die Kniebeuge und springen erneut.

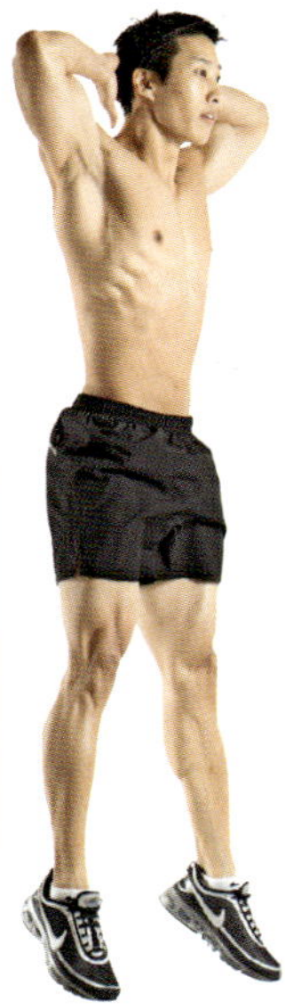

BEUGEN GEGEN FETT
Diese Sprung-Kniebeuge ist hervorragend, wenn es um sportliche Leistung geht. Wenn Sie aber Fett verlieren wollen, machen Sie eine tiefere Kniebeuge. Ihre Oberschenkel sollten mindestens parallel zum Boden stehen.

VARIATION 5
Iso-Plyo-Kniebeuge

- Gehen Sie wie bei der Sprung-Kniebeuge beschrieben vor, jedoch mit einem Unterschied: Am tiefsten Punkt sind Ihre Oberschenkel parallel zum Boden und Sie halten diese Position jeweils für fünf Sekunden. Das steigert die Elastizität Ihrer Muskeln und aktiviert die schnell kontrahierenden Muskelfasern.

BAUEN SIE AUCH DEN BIZEPS AUF
Wenn Sie mit gestreckten Armen eine Gewichtsscheibe vor sich halten, verbessert das Kraft, Stabilität und Ausführung. Durch die Ermüdung der Schultern ist das Gewicht, das Sie verwenden können, jedoch begrenzt. Zusätzlich können Sie Ihre Arme mit einem Curl trainieren. Halten Sie eine Gewichtsscheibe mit gestreckten Armen auf Schulterhöhe, dann beugen Sie die Unterarme. Während Sie den Körper absenken, strecken Sie die Arme wieder.

Tiefensprung

A

- Stellen Sie sich an den Rand einer 40 Zentimeter hohen Bank.

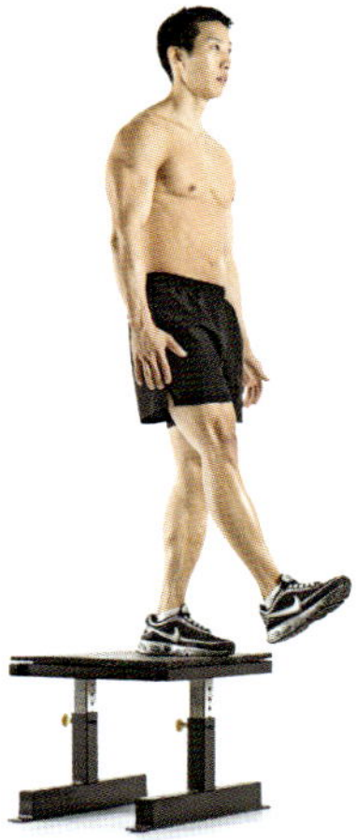

EINIGE ZENTIMETER HÖHER SPRINGEN
Der Tiefensprung ist eine der besten Übungen, um Ihre Sprungkraft zu verbessern. Versuchen Sie ihn zweimal in der Woche und machen Sie vier oder fünf Sätze mit je drei Wiederholungen zu Beginn Ihres Workouts. Pausieren Sie zwischen den Sätzen 60 bis 90 Sekunden.

B

- Machen Sie einfach einen Schritt von der Bank, sodass Sie mit beiden Füßen gleichzeitig landen (Fußballen zuerst und dann die Fersen).

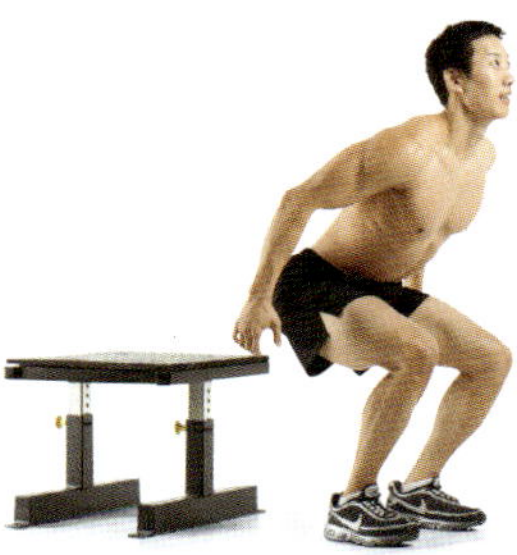

C

- Sobald Sie Kontakt mit dem Boden haben, springen Sie so hoch Sie können. Das ist eine Wiederholung.

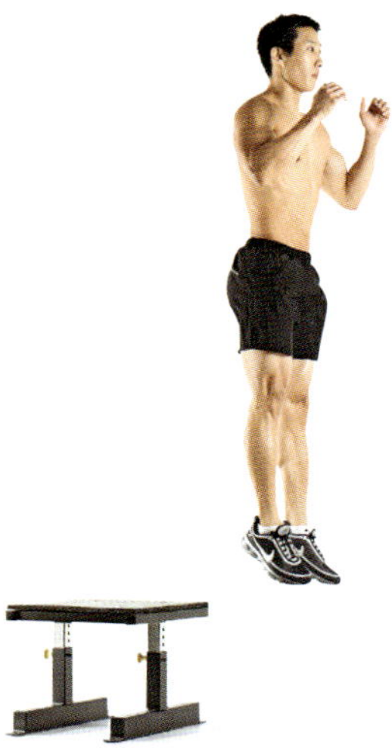

GRUNDBEWEGUNG
Einbeinige Kniebeuge

A

- Stellen Sie sich mit dem linken Bein auf eine kniehohe Bank oder Box.
- Halten Sie die Arme gestreckt auf Schulterhöhe und den Rumpf so aufrecht wie möglich.

B

- Beugen Sie das linke Knie und senken Sie den Körper langsam ab, bis Ihre rechte Ferse den Boden leicht berührt.
- Kurze Pause, dann drücken Sie sich wieder hoch.
- Absolvieren Sie die Wiederholungen zuerst mit einem Bein, dann mit dem anderen.

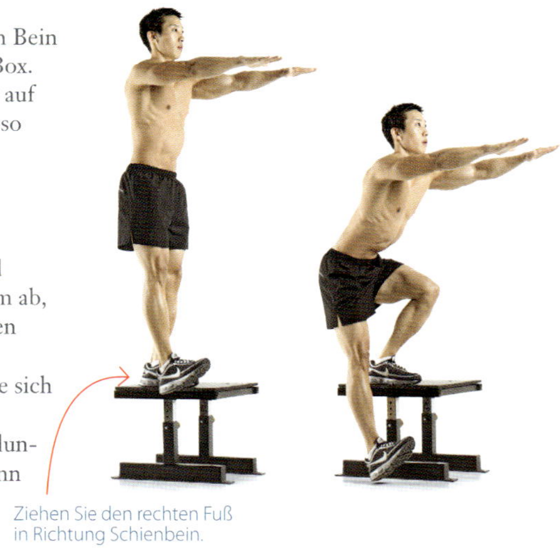
Ziehen Sie den rechten Fuß
in Richtung Schienbein.

VARIATION
Pistole

A

- Strecken Sie die Arme auf Schulterhöhe nach vorn aus. Ihr Rumpf ist aufrecht und angespannt.
- Strecken Sie das rechte Bein so weit nach vorn, dass die Ferse nicht mehr den Boden berührt.

B

- Schieben Sie Ihre Hüften nach hinten und senken Sie den Körper so weit wie möglich ab.
- Kurze Pause und dann drücken Sie sich zurück in die Ausgangsposition.

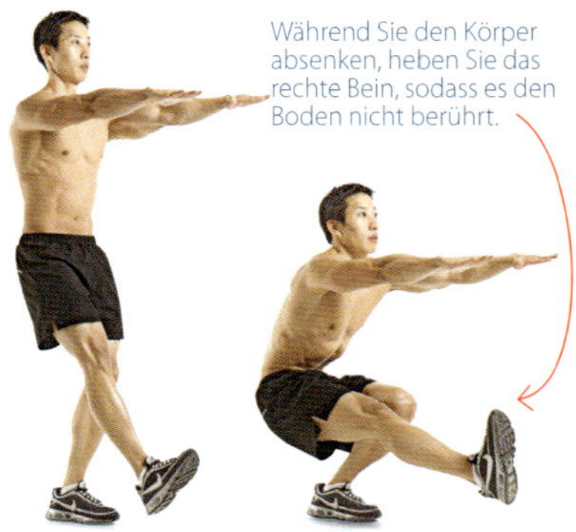
Während Sie den Körper
absenken, heben Sie das
rechte Bein, sodass es den
Boden nicht berührt.

GRUNDBEWEGUNG
Langhantel-Kniebeuge

A

- Stehen Sie hüftbreit.
- Fassen Sie die Stange etwas mehr als schulterbreit und heben Sie sie auf den oberen Rücken. Ziehen Sie die Schulterblätter zurück und legen Sie die Stange auf den Muskeln des Schultergürtels ab.

B

- Halten Sie den unteren Rücken gerade und senken Sie Ihren Körper so tief wie möglich ab.
- Starten Sie die Bewegung, indem Sie zuerst Ihre Hüften nach hinten schieben und dann die Knie beugen.
- Kurze Pause. Dann kehren Sie die Bewegung um, zurück zum Ausgangspunkt.

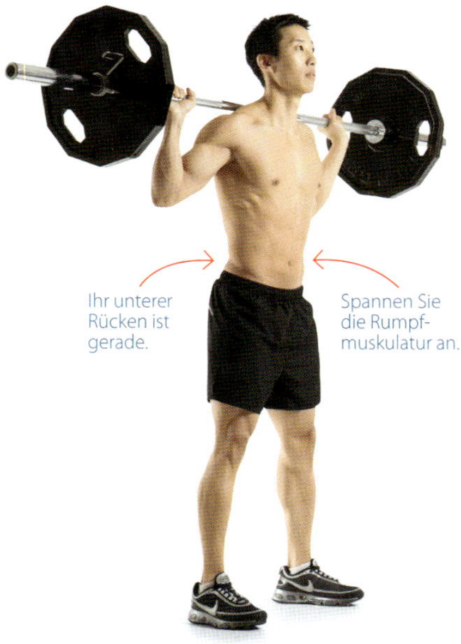
Ihr unterer Rücken ist gerade.
Spannen Sie die Rumpfmuskulatur an.

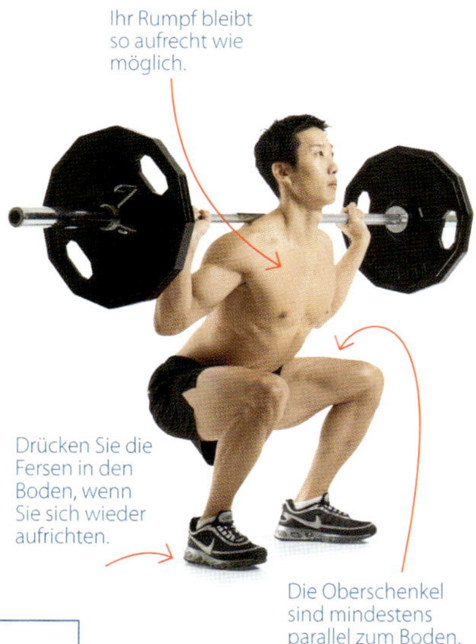
Ihr Rumpf bleibt so aufrecht wie möglich.
Drücken Sie die Fersen in den Boden, wenn Sie sich wieder aufrichten.
Die Oberschenkel sind mindestens parallel zum Boden.

SCHNELLE WIEDERHOLUNGEN – SCHNELLE RESULTATE

Eine schnelle Version dieser Übung – bekannt als Speed-Kniebeuge – kann zur Verbesserung Ihrer Kraft beitragen, da sie auf die schnell kontrahierenden Muskelfasern abzielt. Wählen Sie ein Gewicht, das 50 bis 70 Prozent Ihrer Obergrenze für eine Wiederholung beträgt. Dann machen Sie die Wiederholungen so schnell Sie können, und zwar von Anfang bis Ende. Ihr Ziel: jede Sekunde eine Wiederholung.

VARIATION 1

Langhantel-Kniebeuge im breiten Stand

- Machen Sie eine Kniebeuge, bei der Sie doppelt schulterbreit stehen.

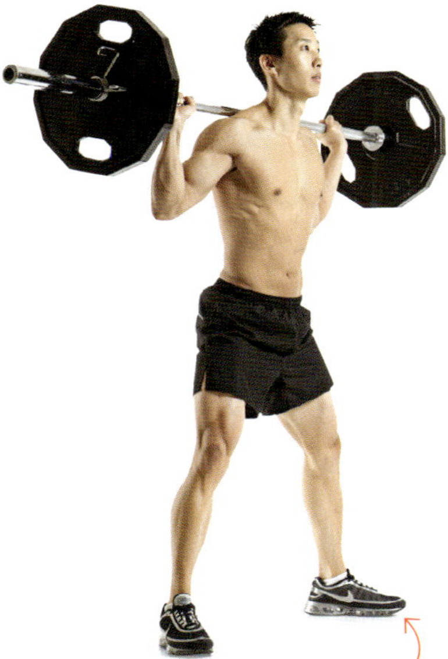

Ihre Füße zeigen leicht nach außen.

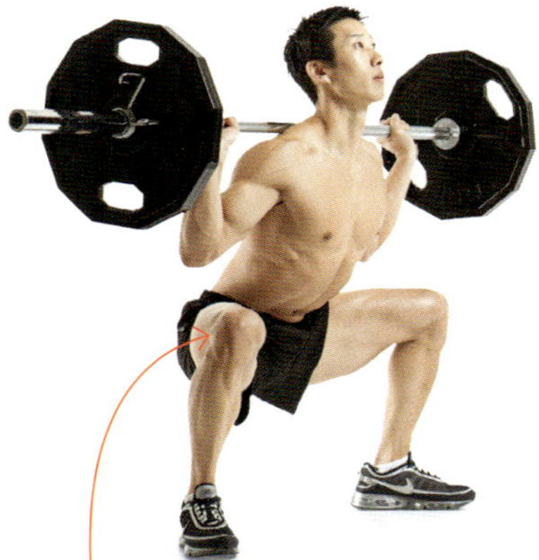

Achten Sie darauf, dass Ihre Knie über Ihren Zehen stehen, während Sie Ihren Körper absenken.

WARUM BREIT STEHEN?
Heben Ihre Fersen bei der Grundbewegung vom Boden ab, haben Sie steife Hüften. Zum einen kann der breite Stand helfen, die Dehnung zu verbessern. Halten Sie die tiefste Position zwei Sekunden lang, ohne die Fersen zu heben. Gehen Sie bei jedem Workout tiefer. Wenn Sie eine Besserung spüren, stellen Sie die Füße wieder enger. Zum anderen zwingt er Ihre Hüftadduktoren, härter zu arbeiten. Das kräftigt Ihre Leistenregion.

VARIATION 2
Langhantel-Kniebeuge mit Sprung

A

- Stellen Sie die Füße schulterbreit auf. Halten Sie die Hantelstange im Obergriff am oberen Rücken.

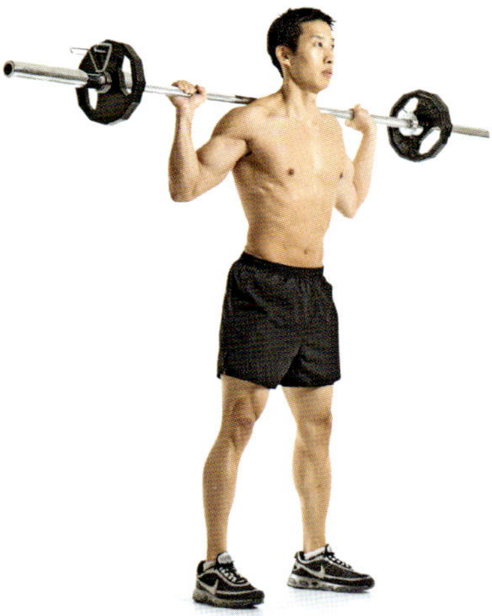

B

- Gehen Sie zur Vorbereitung des Sprungs in die Knie.

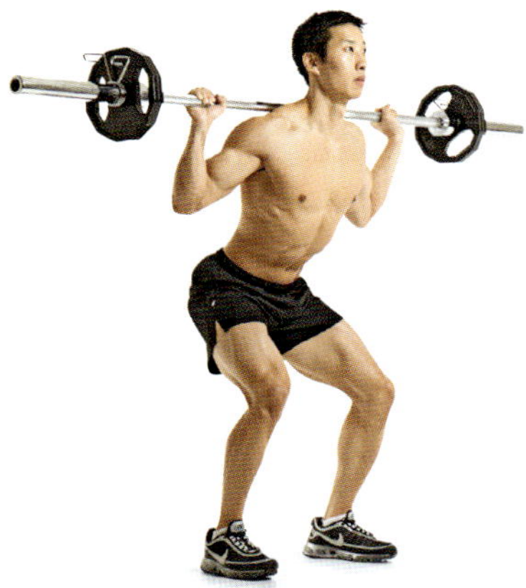

C

- Drücken Sie sich zur Streckung des Körpers so explosiv aus den Waden ab, dass Ihre Füße vom Boden abheben.
- Landen Sie so weich wie möglich auf den Fußballen. Verlagern Sie dann das Gewicht sofort auf Ihre Fersen und wiederholen Sie die Übung.

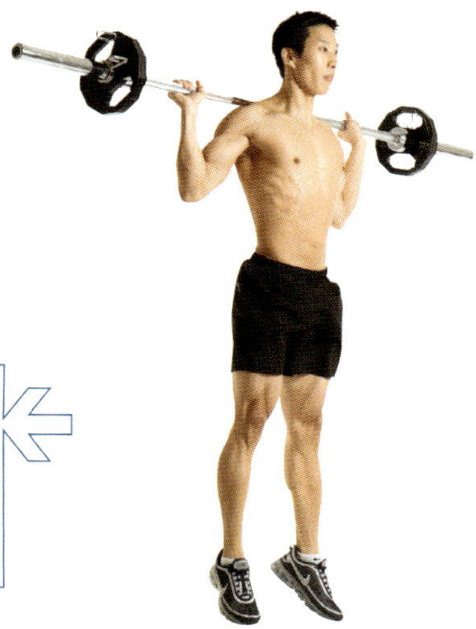

17 KILO MEHR STEMMEN
konnten Probanden im Durchschnitt zu ihrem Trainingsgewicht, wenn sie bei ihrem Workout für den Unterkörper fünf Wochen lang zusätzlich Langhantel-Kniebeugen mit Sprung absolvierten – im Gegensatz zur Vergleichsgruppe, die das gleiche Workout ohne diese Übung machte, so das Ergebnis einer Studie am College of New Jersey.

VARIATION 3

Kniebeuge mit Langhantel über Kopf

A

- Halten Sie eine Langhantel in einem doppelt schulterbreiten Obergriff über Ihrem Kopf. Stellen Sie die Füße schulterbreit auseinander. Ihre Arme sind ganz durchgestreckt.

B

- Achten Sie darauf, die Hantel mit gestreckten Armen über dem Kopf zu halten, während Sie in die Kniebeuge gehen. Der untere Rücken bleibt gerade.

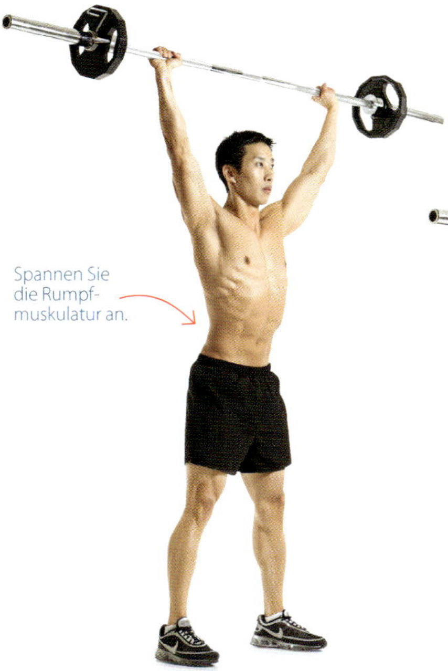
Spannen Sie die Rumpf-muskulatur an.

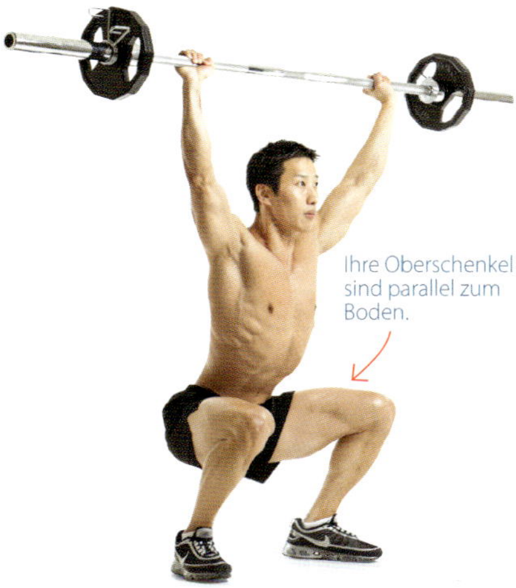
Ihre Oberschenkel sind parallel zum Boden.

FORMEN SIE IHREN BAUCH
Wenn Sie eine Hantel über Ihrem Kopf halten, erhöht das die Beanspruchung Ihres Rumpfes. Gleichzeitig wird die Beweglichkeit von Schultern und Hüften auf die Probe gestellt.

GRUNDBEWEGUNG
Kniebeuge mit Kurzhanteln

A

- Nehmen Sie ein Paar Kurzhanteln und halten Sie sie am langen Arm neben dem Körper. Ihre Handflächen zeigen zueinander.

B

- Spannen Sie die Bauchmuskeln an und beugen Sie mit möglichst aufrechtem Oberkörper die Knie so weit, dass Ihre Oberschenkel mindestens parallel zum Boden sind.
- Kurze Pause, dann drücken Sie sich langsam wieder nach oben.

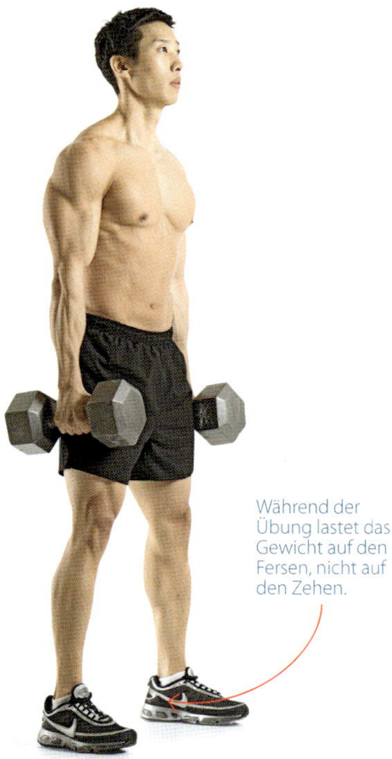
Während der Übung lastet das Gewicht auf den Fersen, nicht auf den Zehen.

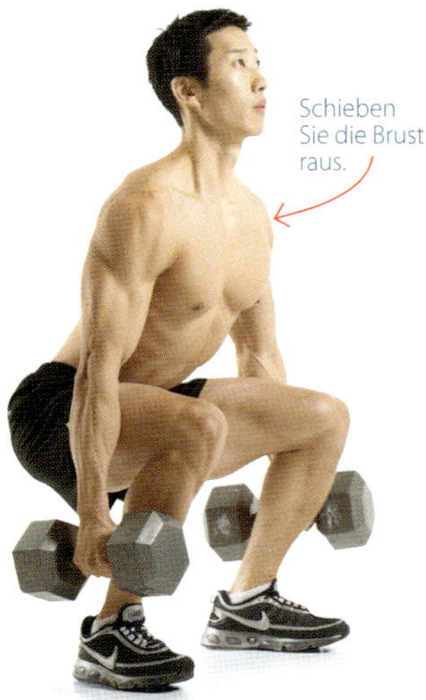
Schieben Sie die Brust raus.

HALTEN SIE DEN KOPF OBEN
Wissenschaftlern der Miami University of Ohio zufolge setzen Sie sich einem größeren Verletzungsrisiko aus, wenn Sie bei einer Kniebeuge nach unten schauen. Die Forscher haben herausgefunden, dass der Blick nach unten Ihren Körper dazu bringt, sich um 4° bis 5° nach vorn zu lehnen. Das erhöht die Belastung Ihres unteren Rückens. Sich selbst in einem Spiegel anzuschauen kann ebenfalls zu einem Vorlehnen führen. Die beste Methode für Sie: Suchen Sie sich einen festen Punkt etwas über Augenhöhe und fixieren Sie ihn während der Übung.

VARIATION 1
Kniebeuge mit Pokal

- Halten Sie eine schwere Kurzhantel senkrecht vor Ihrer Brust. Fassen Sie dabei den Hantelkopf mit beiden Händen, sodass die Ellbogen zum Boden zeigen. Gehen Sie so tief wie möglich.
- Kurze Pause, dann drücken Sie sich zurück in die Ausgangsposition.

JE TIEFER, DESTO BESSER
Haben Sie keine Angst, Ihren Körper so tief wie möglich abzusenken. Die Forschung hat gezeigt, dass bei der Kniebeuge der instabilste Beugungswinkel des Knies bei 90° liegt, ein paar Zentimeter also oberhalb der Position, in der die Oberschenkel parallel zum Boden stehen.

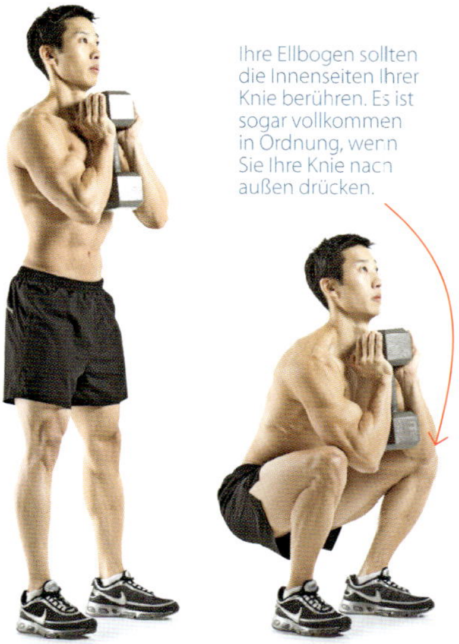
Ihre Ellbogen sollten die Innenseiten Ihrer Knie berühren. Es ist sogar vollkommen in Ordnung, wenn Sie Ihre Knie nach außen drücken.

VARIATION 2
Kniebeuge mit Pokal im breiten Stand

- Gehen Sie wie in Variation 1 beschrieben vor. Ihre Füße sind jedoch im breiten Stand, etwa doppelt schulterbreit geöffnet, die Zehen zeigen leicht nach außen.

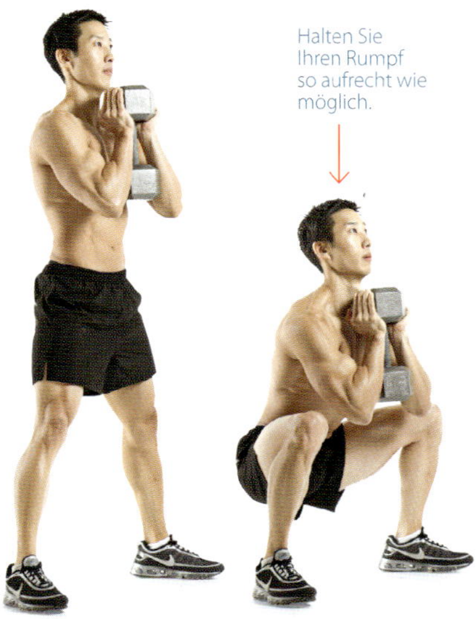
Halten Sie Ihren Rumpf so aufrecht wie möglich.

VARIATION 3
Sumo-Kniebeuge

- Stellen Sie Ihre Füße doppelt schulterbreit auseinander. Ihre Zehen zeigen leicht nach außen.
- Greifen Sie mit beiden Händen die Köpfe einer schweren Kurzhantel. Halten Sie die Hantel am langen Arm vor dem Körper.

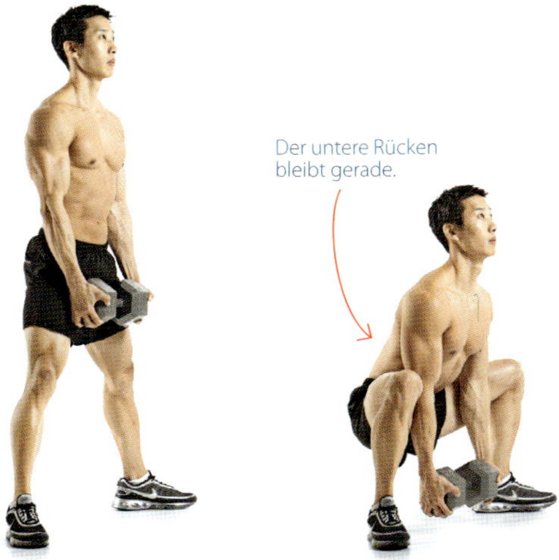
Der untere Rücken bleibt gerade.

VARIATION 4
Kniebeuge mit Kurzhanteln über Kopf

A

- Stellen Sie Ihre Füße hüftbreit auseinander. Halten Sie ein Paar Kurzhanteln gerade über Ihren Schultern. Ihre Arme sind vollständig gestreckt.

B

- Gehen Sie so tief, dass Ihre Oberschenkel mindestens parallel zum Boden sind. Ihr Oberkörper bleibt möglichst aufrecht, der untere Rücken gerade.

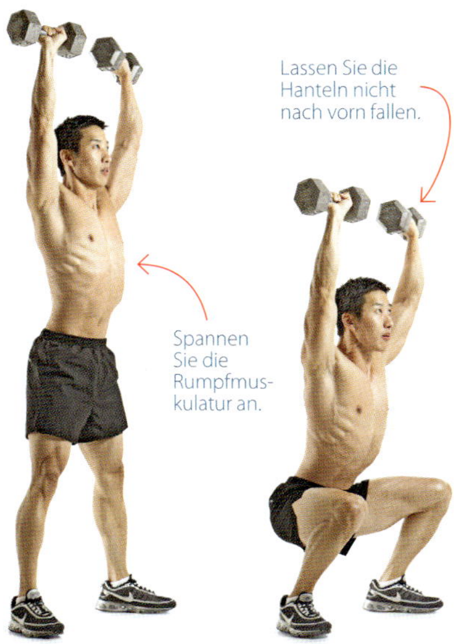
Lassen Sie die Hanteln nicht nach vorn fallen.
Spannen Sie die Rumpfmuskulatur an.

VARIATION 5
Kurzhantel-Kniebeuge mit Sprung

A

- Halten Sie ein Paar Kurzhanteln am langen Arm neben dem Körper. Ihre Handflächen zeigen zueinander.
- Gehen Sie zur Vorbereitung des Sprungs in die Knie.

B

- Springen Sie explosionsartig so hoch Sie können.
- Wenn Sie wieder auf dem Boden aufgekommen sind, pausieren Sie kurz vor dem nächsten Sprung.

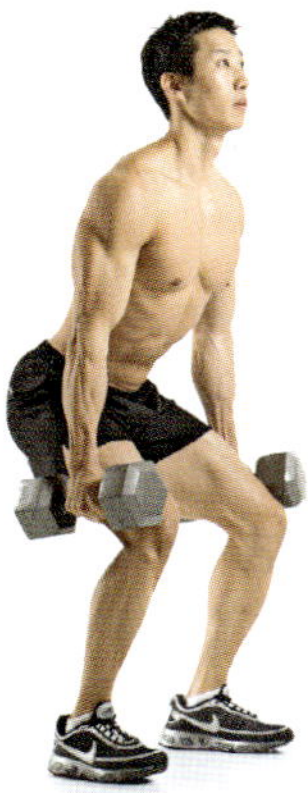

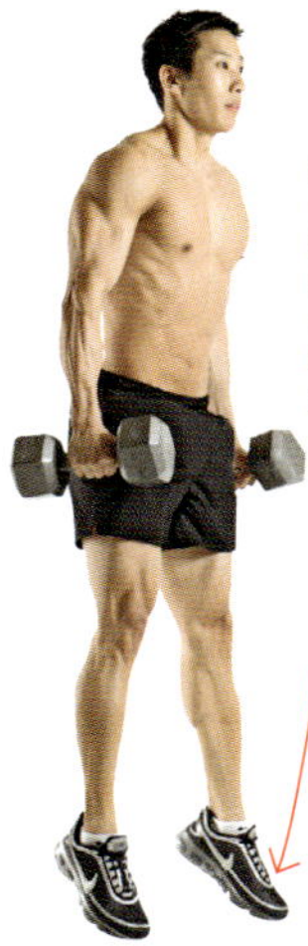

Landen Sie so weich wie möglich auf den Fußballen. Dann senken Sie die Fersen sofort zum Boden ab.

HÖHER SPRINGEN, SCHNELLER RENNEN
Mit einem einfachen Training der Kniebeuge mit Sprung können Sie sowohl Ihre Sprungkraft als auch Ihre Schnelligkeit verbessern – das ist das Ergebnis einer achtwöchigen Studie im Journal of Strength and Conditioning. *Bei dieser Untersuchung haben die Probanden ein Gewicht eingesetzt, das 30 Prozent dessen betrug, was sie normalerweise bei Kniebeugen verwendeten. Versuchen Sie es selbst: Machen Sie zweimal in der Woche fünf Sätze mit je sechs Wiederholungen und drei Minuten Pause nach jedem Satz.*

VORSICHT: FEHLER
Sie denken, Kniebeugen an der Multipresse sind besser

Obwohl die Multipresse – eine Art Power Rack, bei dem die Gewichte in einer Führung bewegt werden – vielleicht wie eine idiotensichere Methode zum Kniebeugen aussieht, hat sie jedoch eine gravierende Schwachstelle. Die Hantel bewegt sich zwangsweise gerade nach oben und unten statt in einem Bogen, wie es bei einer freien Langhantel-Kniebeuge der Fall ist. Dadurch wird Ihr unterer Rücken mehr belastet. Außerdem haben kanadische Wissenschaftler herausgefunden, dass Kniebeugen mit freien Gewichten den Quadrizeps um 50 Prozent mehr beanspruchen als Kniebeugen an der Multipresse.

GRUNDBEWEGUNG
Split-Kniebeuge mit Langhantel

A

- Halten Sie die Hantelstange im Obergriff am oberen Rücken.
- Machen Sie aus dem hüftbreiten Stand mit dem rechten Fuß einen großen Schritt nach hinten. Die rechte Ferse ist angehoben.

167 PROZENT MEHR AKTIVITÄT DER RUMPFMUSKULATUR
kann man bei einer Kniebeuge erreichen, wenn man zuvor dazu angehalten wurde, die Bauchmuskeln anzuspannen, als ob man einen Faustschlag in den Bauch bekommen sollte, so eine Studie der Utah State University. Wenn man diesen Hinweis hört, hat man nach Ansicht der Wissenschaftler das Gefühl, die Muskeln möglicherweise nicht genug angespannt zu haben. Außerdem könnte der Hinweis im Unterbewusstsein weiterwirken, denn die Probanden mussten nur ein einziges Mal erinnert werden. Dies ist jetzt Ihre Erinnerung.

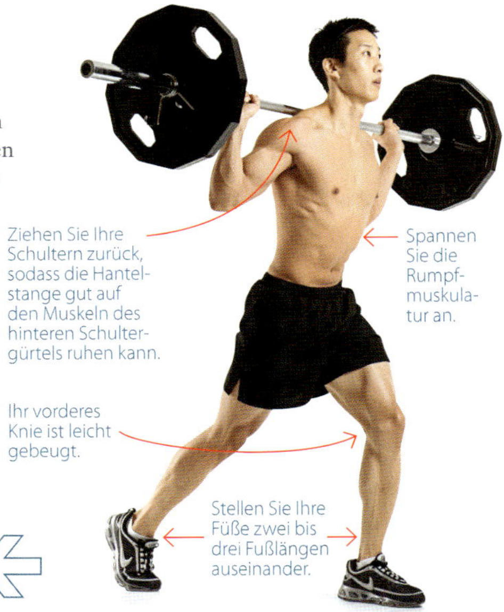
Ziehen Sie Ihre Schultern zurück, sodass die Hantelstange gut auf den Muskeln des hinteren Schultergürtels ruhen kann.
Spannen Sie die Rumpfmuskulatur an.
Ihr vorderes Knie ist leicht gebeugt.
Stellen Sie Ihre Füße zwei bis drei Fußlängen auseinander.

B

- Senken Sie Ihren Körper langsam ab, so tief Sie können. Beide Knie sind rechtwinklig gebeugt.
- Bleiben Sie kurz in der tiefsten Stellung und drücken Sie sich dann so schnell wie möglich zurück in die Ausgangsposition.
- Absolvieren Sie die Wiederholungen zuerst in dieser Schrittstellung, dann wechseln Sie.

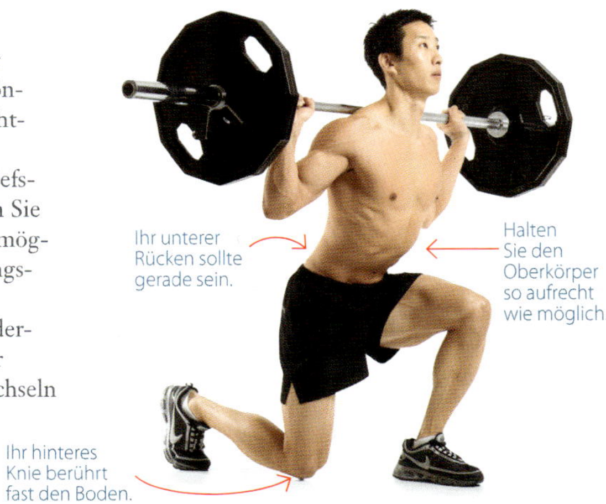
Ihr unterer Rücken sollte gerade sein.
Halten Sie den Oberkörper so aufrecht wie möglich.
Ihr hinteres Knie berührt fast den Boden.

Quadrizeps & Waden

VARIATION 1

Split-Kniebeuge mit Langhantel und erhöhtem Fuß

- Stellen Sie Ihren vorderen Fuß (wie abgebildet) oder Ihren hinteren auf ein 15 Zentimeter hohes Steppbrett. Senken Sie Ihren Körper so tief wie möglich ab.
- Den Fuß hochzustellen erhöht den Bewegungsumfang und die Herausforderung.

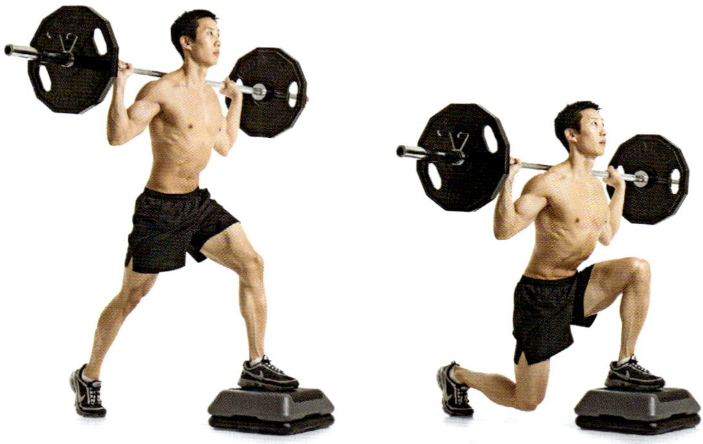

VARIATION 2

Bulgarische Kniebeuge mit Langhantel

- Legen Sie Ihren hinteren Fuß mit dem Spann auf einer Bank ab.

Je höher der hintere Fuß bei den Split-Kniebeugen ist, desto schwerer wird die Übung. Die bulgarische Kniebeuge ist daher eine der anspruchsvollsten Übungen, die Sie jemals machen werden.

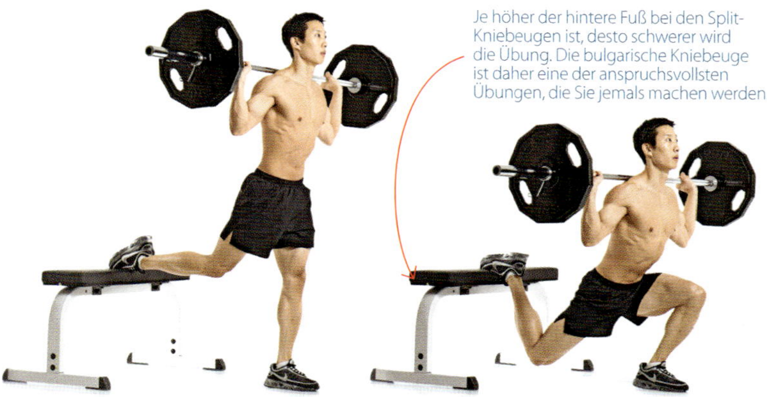

GRUNDBEWEGUNG
Split-Kniebeuge mit Kurzhanteln

A

- Halten Sie ein Paar Kurzhanteln am langen Arm neben dem Körper. Ihre Handflächen zeigen zueinander.
- Stehen Sie in Schrittstellung, der linke Fuß ist vor dem rechten.

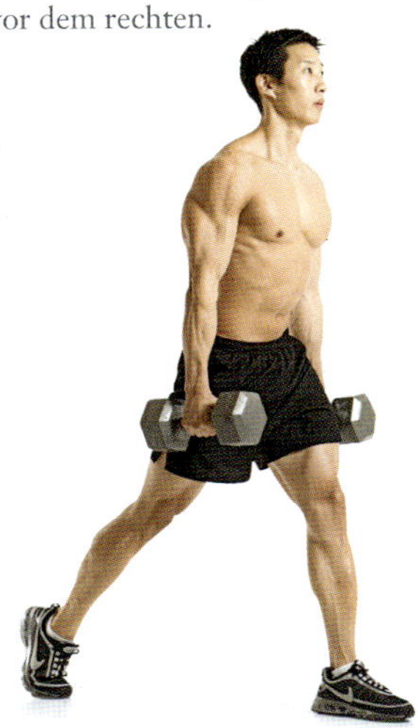

B

- Gehen Sie so tief, dass das hintere Knie fast den Boden berührt.
- Halten Sie kurz inne und kommen Sie so schnell wie möglich wieder zurück in die Ausgangsposition.
- Absolvieren Sie die Wiederholungen zuerst mit einem Bein, dann mit dem anderen.

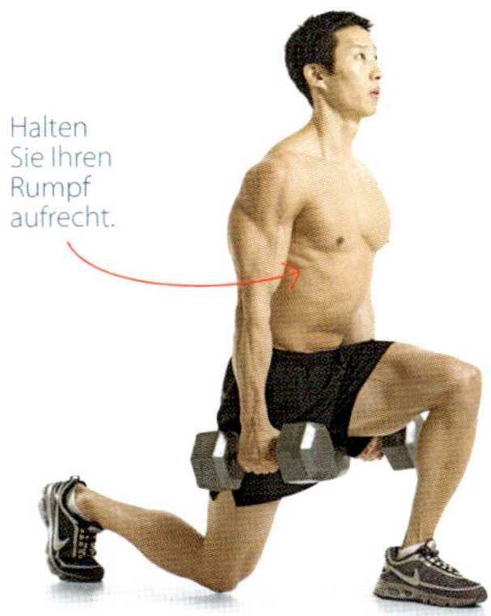

VARIATION 1
Split-Kniebeuge mit Kurzhanteln über Kopf

- Führen Sie die Split-Kniebeuge aus, indem Sie die Hanteln senkrecht über Ihren Schultern halten, die Arme sind vollständig gestreckt. Halten Sie die Rumpfmuskulatur angespannt.

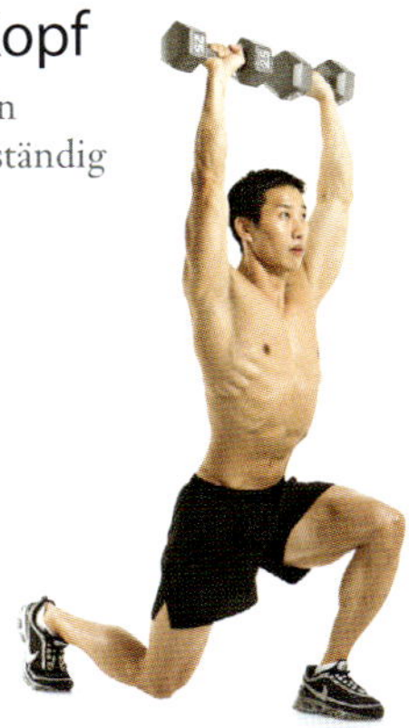

NOCH MEHR SPLIT-KNIEBEUGEN MIT KURZHANTELN
Sie können alle Möglichkeiten der Split-Kniebeuge mit Langhantel auch bei der Split-Kniebeuge mit Kurzhanteln ausprobieren: Stellen Sie den vorderen oder hinteren Fuß auf ein Steppbrett oder führen Sie die bulgarische Kniebeuge (S. 147) aus.

VARIATION 2
Scherenschlag mit Kurzhanteln

A

- Aus dem Stand senken Sie Ihren Körper in eine Split-Kniebeuge ab.

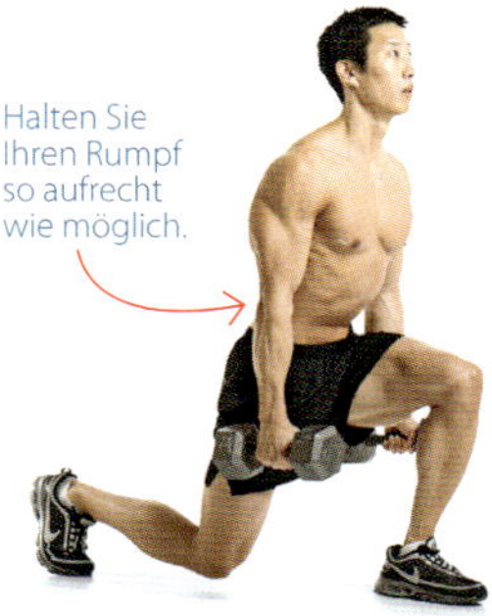
Halten Sie Ihren Rumpf so aufrecht wie möglich.

B

- Von dort springen Sie sofort mit so viel Kraft ab, dass beide Füße vom Boden abheben.

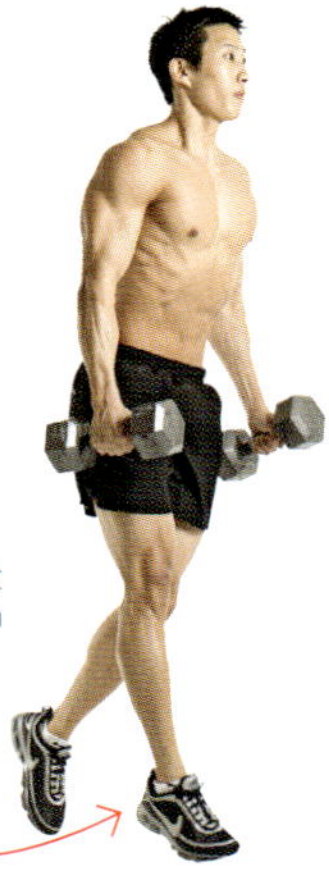
Machen Sie in der Luft einen Scherenschlag mit den Beinen, sodass beim Aufkommen auf den Boden das andere Bein vorn ist.

C

- Wiederholen Sie die Übung. Bei jeder Wiederholung wechseln Sie die Schrittstellung.

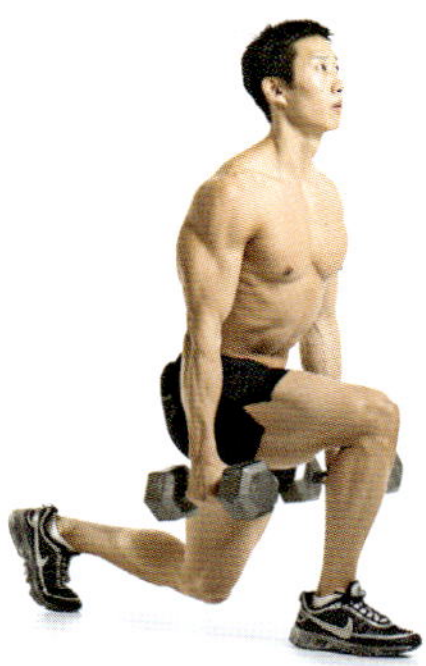

VORSICHT: FEHLER
Immer noch Beinstrecken

Obwohl das Beinstrecken an der Maschine wie eine sichere Alternative zu Kniebeugen und sogar zu Ausfallschritten wirkt, ist das genaue Gegenteil der Fall. Physiologen der amerikanischen Mayo Clinic haben ermittelt, dass dieses Beinstrecken die Knie wesentlich mehr belastet, als es Kniebeugen mit freien Gewichten tun. Warum? Weil sich der Widerstand in der Nähe der Fußgelenke befindet und dadurch jedes Mal, wenn man das Gewicht absenkt, eine große Hebelkraft auf den Kniegelenken lastet.

GRUNDBEWEGUNG
Ausfallschritt mit Langhantel

A

- Stellen Sie die Füße schulterbreit auseinander, die Fußspitzen zeigen gerade nach vorn. Halten Sie die Hantelstange im Obergriff am oberen Rücken.

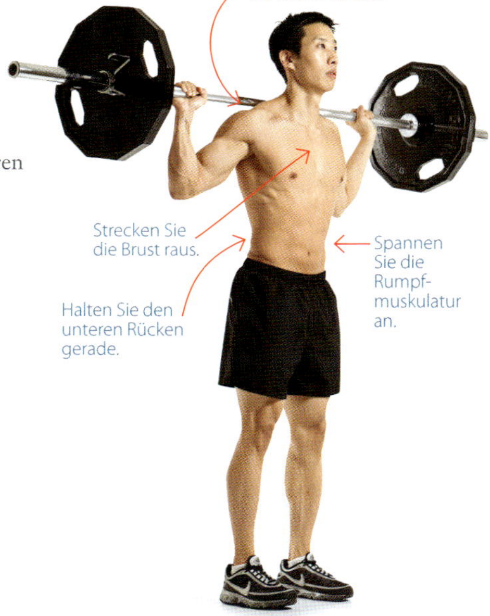

Ziehen Sie die Schultern zurück.
Strecken Sie die Brust raus.
Spannen Sie die Rumpf-muskulatur an.
Halten Sie den unteren Rücken gerade.

TIPP DES TRAINERS
Beim Ausfallschritt mit Langhantel sollten Sie sich vorstellen, dass Sie Ihren Körper gerade nach unten absenken, nicht jedoch nach unten und vorn.

B

- Machen Sie mit dem linken Bein einen Schritt nach vorn. Senken Sie Ihren Körper langsam ab, bis das vordere Bein mindestens im rechten Winkel gebeugt ist.
- Halten Sie den Körper kurz in der tiefsten Stellung und drücken Sie sich dann so schnell wie möglich zurück in die Ausgangsposition.
- Absolvieren Sie die Wiederholungen zuerst mit einem Bein, dann mit dem anderen.

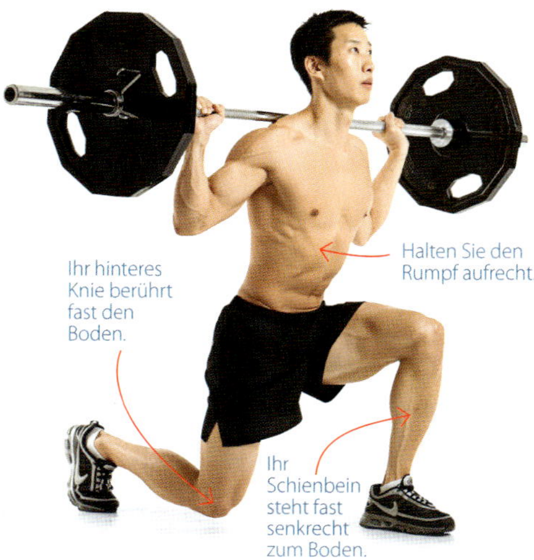

Halten Sie den Rumpf aufrecht.
Ihr hinteres Knie berührt fast den Boden.
Ihr Schienbein steht fast senkrecht zum Boden.

Quadrizeps & Waden

VARIATION 1
Ausfallschritt mit Langhantel über Kreuz

- Nehmen Sie die Ausgangsposition wie bei der Grundbewegung ein.
- Statt eines geraden Ausfallschritts machen Sie einen diagonalen und kreuzen dabei das hintere Standbein.
- Senken Sie Ihren Körper ab, bis Ihr hinteres Knie fast den Boden berührt.
- Anstatt nach vorn zu kreuzen, können Sie auch einen Schritt nach hinten machen und kreuzen so das vordere Bein.

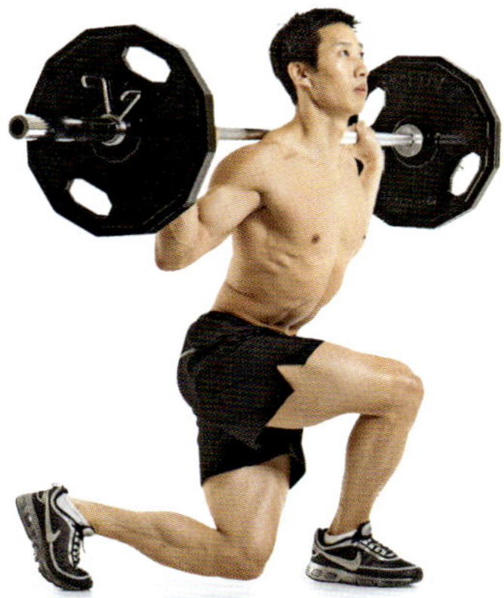

NOCH MEHR AUSFALLSCHRITTE
Führen Sie die Ausfallschritte auch im Wechsel, mit erhöhtem vorderen oder hinteren Fuß auf einem 15 Zentimeter hohen Steppbrett oder im Gehen aus, indem Sie das hintere Bein wieder heranziehen. Alle Variationen mit der Langhantel können Sie auch mit Kurzhanteln ausführen. Halten Sie die Kurzhanteln wie bei der Grundbewegung auf S. 152.

VARIATION 2
Seitlicher Ausfallschritt mit Langhantel

- Nehmen Sie die Ausgangsposition wie bei der Grundbewegung ein.
- Machen Sie mit dem linken Fuß einen großen Schritt zur Seite. Dabei schieben Sie das Gesäß nach hinten und senken Ihren Körper ab, indem Sie das linke Knie beugen.
- Drücken Sie sich so schnell wie möglich zurück in die Ausgangsposition.

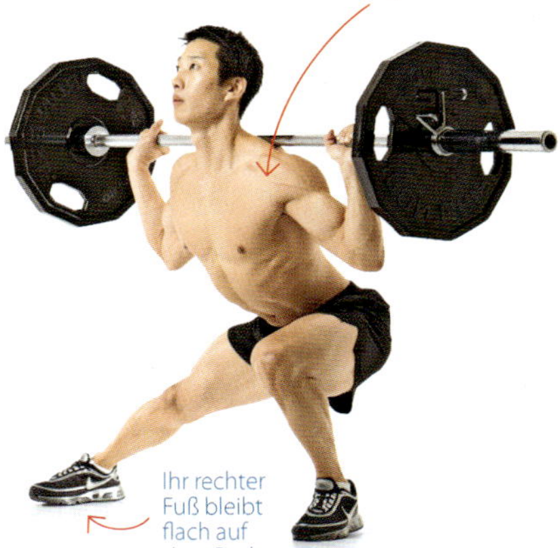
Sie müssen sich zwar in der Hüfte vorbeugen, aber halten Sie dabei Oberkörper und unteren Rücken so gerade wie möglich.
Ihr rechter Fuß bleibt flach auf dem Boden.

GRUNDBEWEGUNG
Ausfallschritt mit Kurzhanteln

A

- Stellen Sie sich mit hüftbreit geöffneten Füßen aufrecht hin. Richten Sie die Brust auf und ziehen Sie die Schultern zurück.
- Greifen Sie ein Paar Kurzhanteln und lassen Sie sie am langen Arm seitlich hängen. Ihre Handflächen zeigen zueinander.

B

- Machen Sie mit dem linken Bein einen Schritt nach vorn. Senken Sie Ihren Körper langsam ab, bis das vordere Bein mindestens im rechten Winkel gebeugt ist.
- Halten Sie den Körper kurz in der tiefsten Stellung und drücken Sie sich dann so schnell wie möglich zurück in die Ausgangsposition.
- Führen Sie die Wiederholungen zuerst mit dem einen, dann mit dem anderen Bein aus.

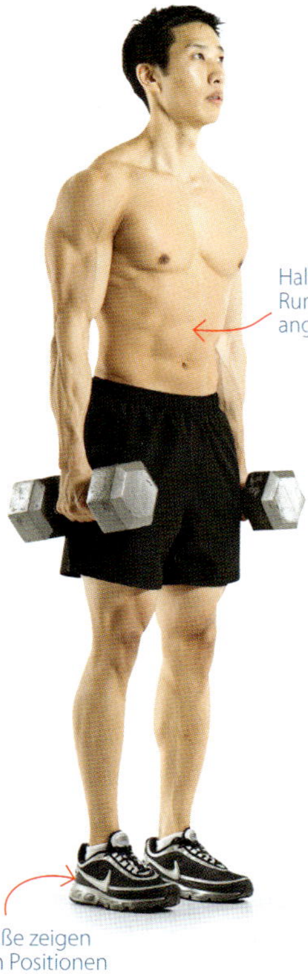
Halten Sie die Rumpfmuskulatur angespannt.
Ihre Füße zeigen in allen Positionen gerade nach vorn.

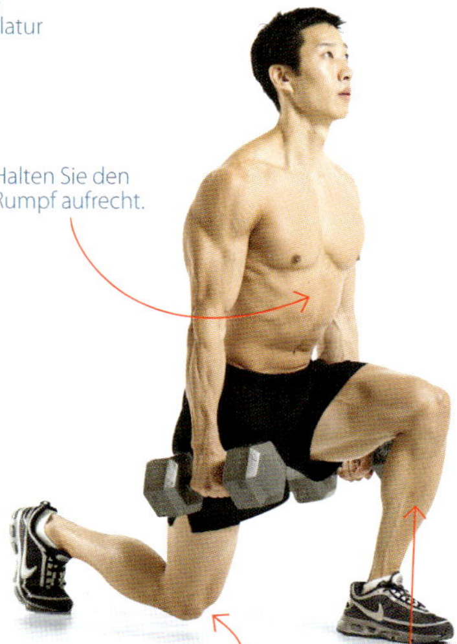
Halten Sie den Rumpf aufrecht.
Ihr hinteres Knie berührt fast den Boden.
Das Schienbein steht fast senkrecht zum Boden.

Quadrizeps & Waden

VARIATION 1
Ausfallschritt mit Kurzhantel und Drehung

- Halten Sie eine Kurzhantel an den Köpfen direkt unterhalb Ihres Kinns.
- Machen Sie einen Ausfallschritt. Dabei drehen Sie den Oberkörper zum vorderen Bein.

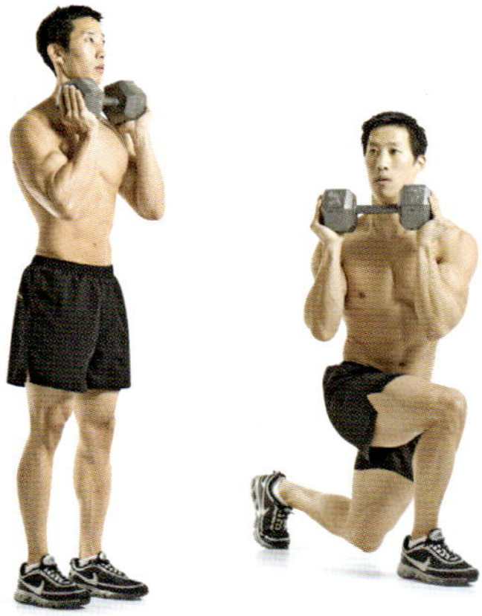

VARIATION 2
Ausfallschritt mit Kurzhanteln über Kopf

- Halten Sie ein Paar Kurzhanteln mit gestreckten Armen über Ihren Schultern.
- Machen Sie mit dem linken Bein einen Schritt nach vorn.

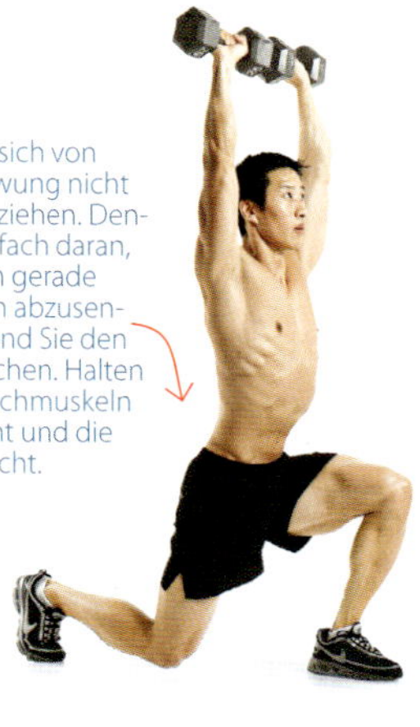
Lassen Sie sich von Ihrem Schwung nicht nach vorn ziehen. Denken Sie einfach daran, Ihre Hüften gerade nach unten abzusenken, während Sie den Schritt machen. Halten Sie die Bauchmuskeln angespannt und die Brust aufrecht.

VARIATION 3
Einarmiger Ausfallschritt mit einer Kurzhantel

- Halten Sie mit der rechten Hand eine Kurzhantel an der Schulter.
- Machen Sie mit dem rechten Bein einen Ausfallschritt nach vorn.

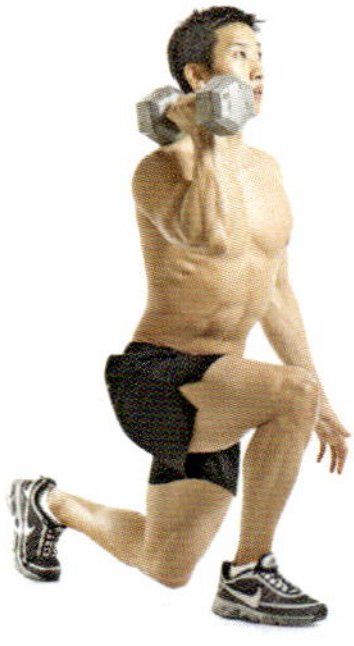

Beugen für mehr Muskeln

Von den beiden Wadenmuskeln ist der M. soleus mehr an der Streckung des Fußgelenks bei gebeugtem Knie beteiligt. Bei gestrecktem Knie fällt die Hauptlast auf den M. gastrocnemius. Daher trainiert das Wadenheben mit gebeugten Knien vor allem Ihren M. soleus, während das Wadenheben im Stehen (mit gestreckten Beinen) eher Ihren M. gastrocnemius aktiviert. Wenn Ihre Waden nicht an Umfang zunehmen, empfehlen viele Experten daher, beide Versionen zu trainieren.

GRUNDBEWEGUNG

Wadenheben mit Langhantel im Stehen

A

- Fassen Sie eine Langhantel im Obergriff und halten Sie sie in einer angenehmen Position am oberen Rücken.
- Stellen Sie die Fußballen auf je eine 10-Kilo-Gewichtsscheibe.

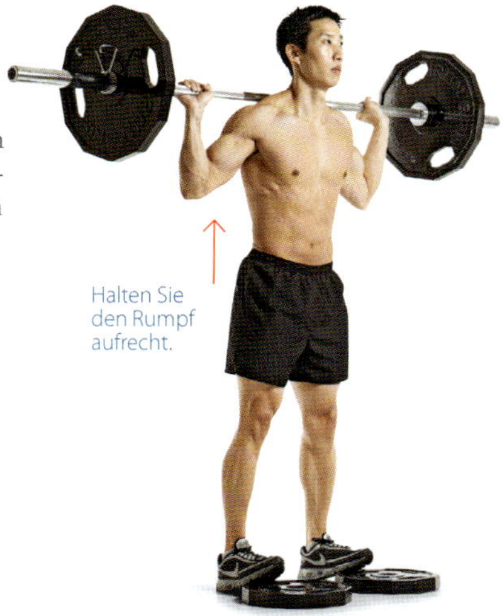
Halten Sie
den Rumpf
aufrecht.

B

- Kommen Sie so hoch wie möglich auf die Zehenspitzen.
- Kurze Pause, dann senken Sie sich langsam in die Ausgangsposition ab.

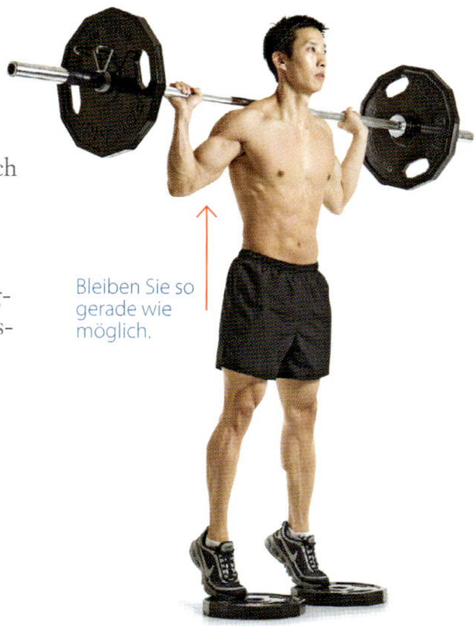
Bleiben Sie so
gerade wie
möglich.

VARIATION 1
Einbeiniges Wadenheben mit Kurzhantel

A

- Fassen Sie eine Kurzhantel mit der rechten Hand und stellen Sie den rechten Fußballen auf eine 10-Kilo-Gewichtsscheibe (oder ein Steppbrett).
- Legen Sie den linken Fuß mit dem Spann an den rechten Unterschenkel. Ihre rechte Ferse steht auf dem Boden (oder ragt über den Rand des Steppers in die Luft).

B

- Heben Sie die rechte Ferse so hoch Sie können. Kurze Pause, dann senken Sie sie wieder ab.
- Absolvieren Sie die Wiederholungen zuerst mit dem rechten Bein, dann mit dem linken (und der Hantel in der linken Hand).

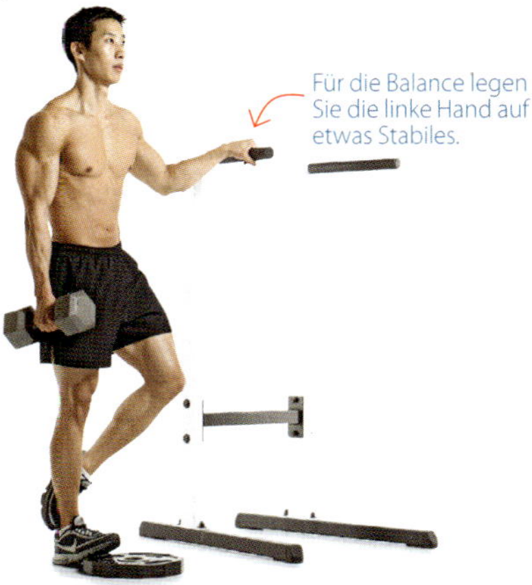
Für die Balance legen Sie die linke Hand auf etwas Stabiles.

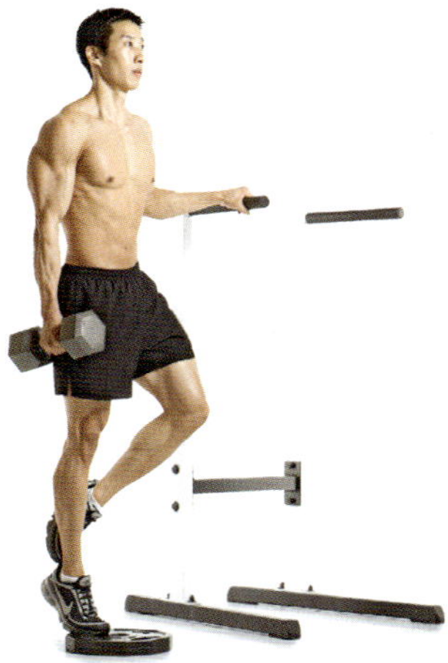

VARIATION 2
Einbeiniges Wadenheben mit gebeugtem Knie und Kurzhantel

- Halten Sie Ihr Knie während der Ausführung gebeugt.

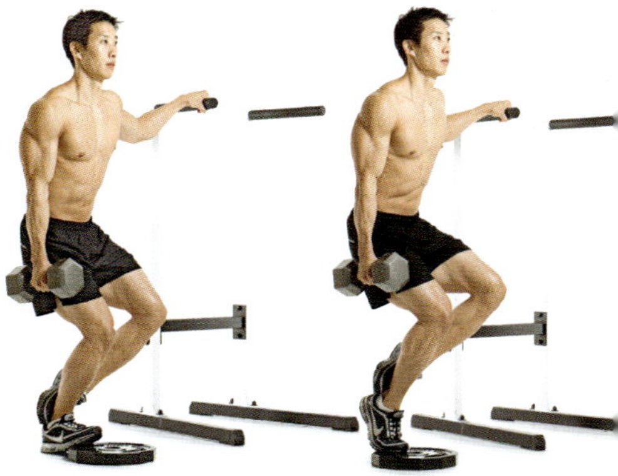

DIE BESTE QUADRIZEPS-ÜBUNG, DIE SIE NOCH NIE GEMACHT HABEN

Split-Kniebeuge mit Langhantel über Kopf im breiten Griff

A

- Halten Sie mit gestreckten Armen eine Langhantel in einem doppelt schulterbreiten Obergriff über Ihrem Kopf.
- Stellen Sie Ihre Füße in Schrittstellung zwei bis drei Fußlängen auseinander.

B

- Senken Sie Ihren Körper langsam so weit ab, wie Sie können.
- Kurze Pause, dann drücken Sie sich so schnell wie möglich zurück in die Ausgangsposition.
- Führen Sie zuerst die Wiederholungen für ein Bein, dann für das andere aus.

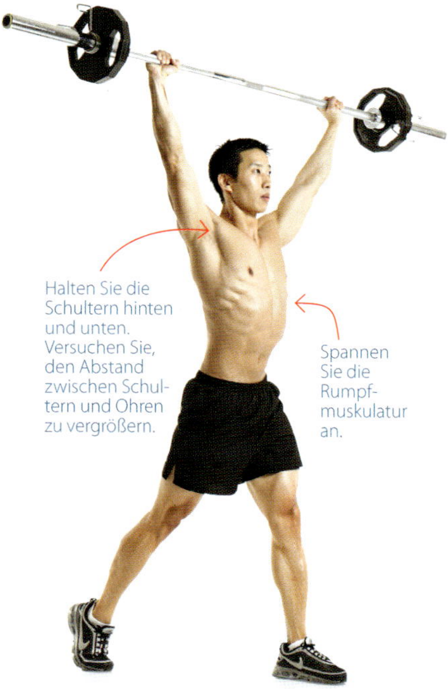
Halten Sie die Schultern hinten und unten. Versuchen Sie, den Abstand zwischen Schultern und Ohren zu vergrößern.
Spannen Sie die Rumpfmuskulatur an.

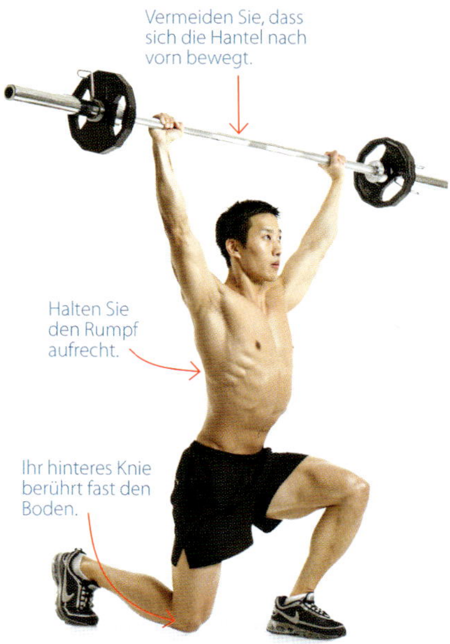
Vermeiden Sie, dass sich die Hantel nach vorn bewegt.
Halten Sie den Rumpf aufrecht.
Ihr hinteres Knie berührt fast den Boden.

EINE BIG-BANG-ÜBUNG

Hier werden mehrere Muskeln gleichzeitig trainiert: die Beinmuskeln bei der Kniebeuge sowie die Muskeln von Armen, Schultern, oberem Rücken und Rumpf durch das Gewicht über dem Kopf. Diese Übung ist großartig für Kraft- und Muskelaufbau, verbrennt aber gleichzeitig Tonnen von Kalorien. Falls Sie von der Hantel über Ihrem Kopf eingeschüchtert werden, beginnen Sie mit einem Besenstiel oder irgendeiner Stange.

Quadrizeps & Waden

DIE BESTE DEHNUNG FÜR DEN QUADRIZEPS

Dehnung des Hüftbeugers im Knien

Warum sie gut ist: Die Dehnung lockert die Muskulatur am oberen Ende des Oberschenkels. Wenn diese Muskeln verspannt sind, ziehen sie Ihr Becken nach vorn, was die Belastung des unteren Rückens erhöht und den Bewegungsumfang der Hüften einschränkt.

Machen Sie das Beste daraus: Halten Sie diese Dehnung 30 Sekunden lang auf jeder Seite, dann wiederholen Sie zweimal, sodass Sie insgesamt drei Sätze absolvieren. Machen Sie diese Übung bis zu dreimal täglich, wenn Ihre Muskeln richtig verspannt sind.

A

- Knien Sie sich auf Ihr linkes Knie. Der rechte Fuß steht flach auf dem Boden, das rechte Knie ist im rechten Winkel gebeugt.
- Reichen Sie mit der rechten Hand so weit wie möglich nach oben.

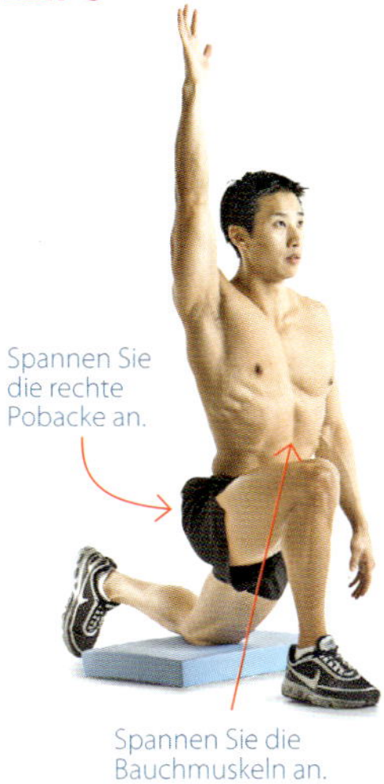

B

- Beugen Sie den Rumpf nach rechts.

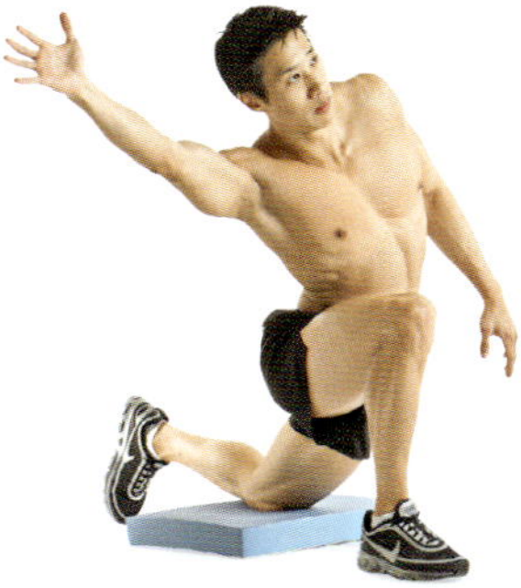

C

- Drehen Sie den Rumpf nach rechts, während Sie mit der rechten Hand so weit wie möglich nach hinten greifen. Halten Sie diese Position für eine vorgegebene Zeitspanne.
- Knien Sie sich auf Ihr rechtes Knie und wiederholen Sie die Übung mit dem linken Arm.

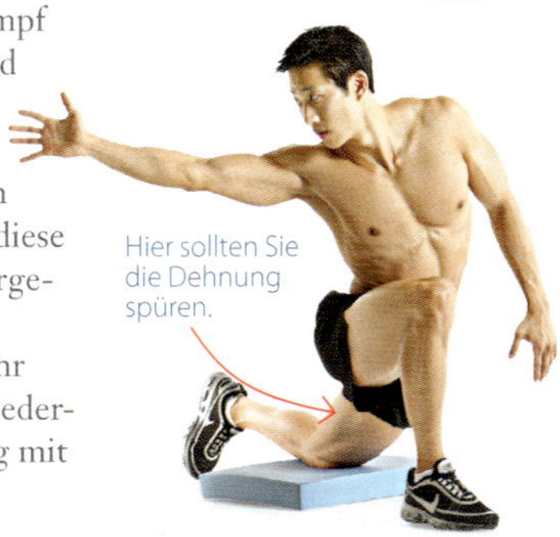

DIE BESTE WADENÜBUNG, DIE SIE NOCH NIE GEMACHT HABEN

Farmer's Walk auf Zehenspitzen

A

- Nehmen Sie ein Paar schwere Kurzhanteln und lassen Sie sie neben dem Körper am langen Arm hängen.

B

- Heben Sie die Fersen an und gehen Sie 60 Sekunden lang vorwärts (oder im Kreis).

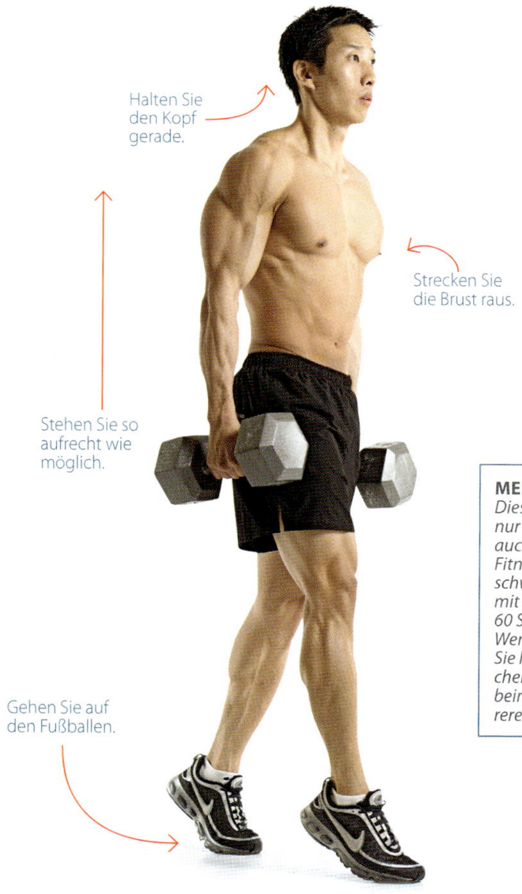

Halten Sie den Kopf gerade.
Strecken Sie die Brust raus.
Stehen Sie so aufrecht wie möglich.
Gehen Sie auf den Fußballen.

MEHR GEWICHT
Diese Übung trainiert nicht nur Ihre Waden, sondern auch Ihre kardiovaskuläre Fitness. Wählen Sie das schwerste Paar Kurzhanteln, mit dem Sie die Übung für 60 Sekunden durchhalten. Wenn Sie das Gefühl haben, Sie hätten noch weitermachen können, nehmen Sie beim nächsten Satz schwerere Gewichte.

Quadrizeps & Waden

DIE BESTEN DEHNUNGEN FÜR IHRE WADEN

Wadendehnung mit gestrecktem Bein

Warum diese Übungen gut sind: Die Dehnung mit gestrecktem Bein betont den M. gastrocnemius, die Dehnung mit gebeugtem Bein den M. soleus. *Machen Sie das Beste daraus:* Halten Sie die Dehnung 30 Sekunden lang auf jeder Seite, dann wiederholen Sie zweimal, sodass Sie insgesamt drei Sätze absolvieren. Machen Sie die Übung jeden Tag bis zu dreimal, wenn Ihre Muskeln richtig verspannt sind. Absolvieren Sie zuerst eine Dehnung mit allen Wiederholungen, dann die andere.

- Stellen Sie sich etwa einen halben Meter entfernt in Schrittstellung vor eine Wand.
- Lehnen Sie sich mit den Händen gegen die Wand. Ihre Arme sind gestreckt.
- Verlagern Sie Ihr Gewicht auf den hinteren Fuß, bis Sie die Dehnung in der Wade spüren. Halten Sie diese Position für eine vorgegebene Zeitspanne.
- Wiederholen Sie die Übung mit dem anderen Bein.

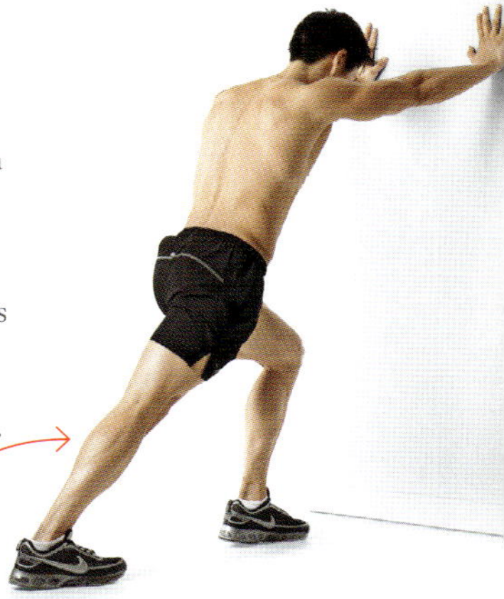

Wadendehnung mit gebeugtem Bein

- Führen Sie diese Übung wie die Wadendehnung mit gestrecktem Bein aus. Ziehen Sie lediglich den hinteren Fuß etwas vor, sodass die Zehen auf Höhe der Ferse des vorderen Fußes stehen.
- Beugen Sie beide Knie, bis Sie im hinteren Bein direkt über dem Fußgelenk eine angenehme Dehnung verspüren.

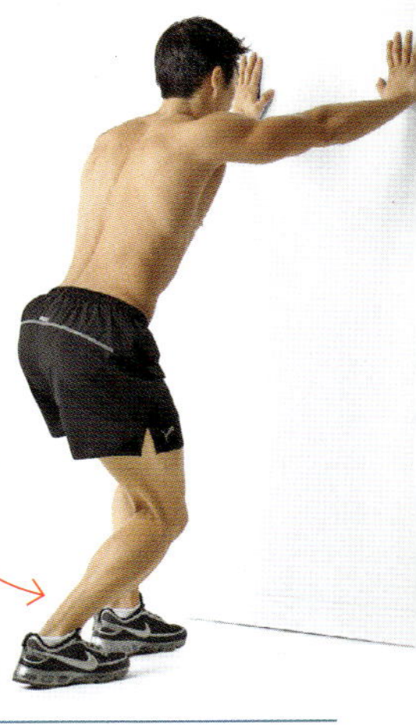

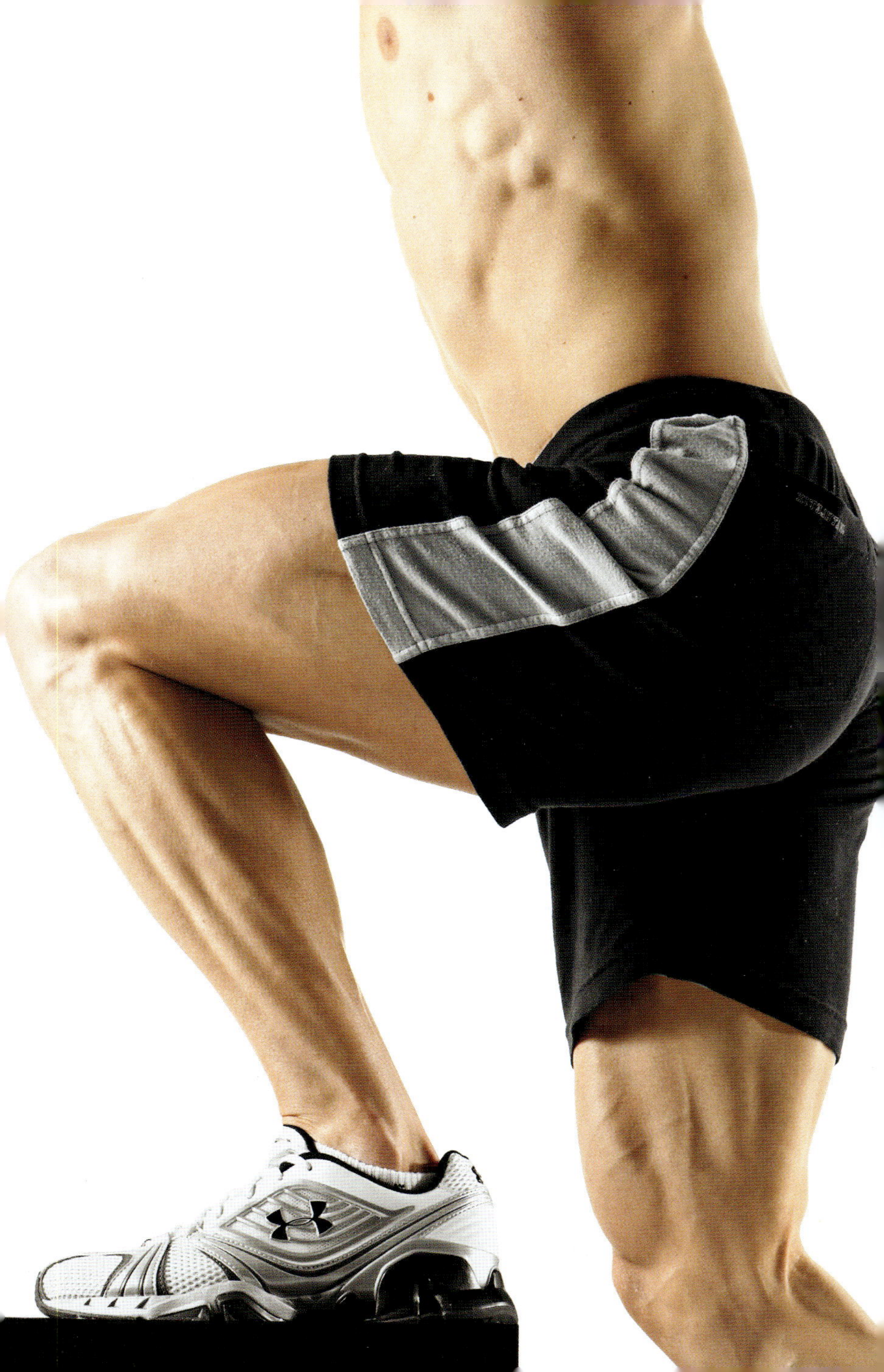

Kapitel 8: Gesäß & hintere Oberschenkel

DIE MUSKELN, DIE SIE NICHT IGNORIEREN KÖNNEN

Immer wenn Sie stehen, arbeiten die Muskeln von Gesäß und hinteren Oberschenkeln. Heute verbringen wir jedoch viel zu viel Zeit im Sitzen. Die Folge: Unsere Muskeln werden nicht nur schwach, sondern vergessen, wie sie kontrahieren können. Das betrifft vor allem Ihr Gesäß, die größte und vielleicht auch kräftigste Muskelgruppe des ganzen Körpers. Außerdem wird das muskuläre Gleichgewicht massiv gestört. Schmerzen und Verletzungen in den Knien, in den Hüften oder im unteren Rücken können die Folge sein. Die Lösung? Geben Sie dem Training von Gesäß und hinteren Oberschenkeln oberste Priorität.

Ein höherer Kalorienbedarf! Da die Gesäßmuskulatur eine der größten Muskelgruppen bildet, gehört sie zu den besten Kalorienverbrennern.

Eine bessere Körperhaltung! Starke Gesäßmuskeln verhindern ein Vorkippen der Hüfte und somit eine Belastung der Wirbelsäule und eine Vorwölbung des Bauches.

Gesündere Knie! Ihre vorderen Kreuzbänder brauchen die hintere Oberschenkelmuskulatur, um die Knie zu stabilisieren. Sind diese Muskeln ausgebildet, unterstützen sie die vorderen Kreuzbänder bei ihrem Job und minimieren das Verletzungsrisiko.

Lernen Sie Ihre Muskeln kennen

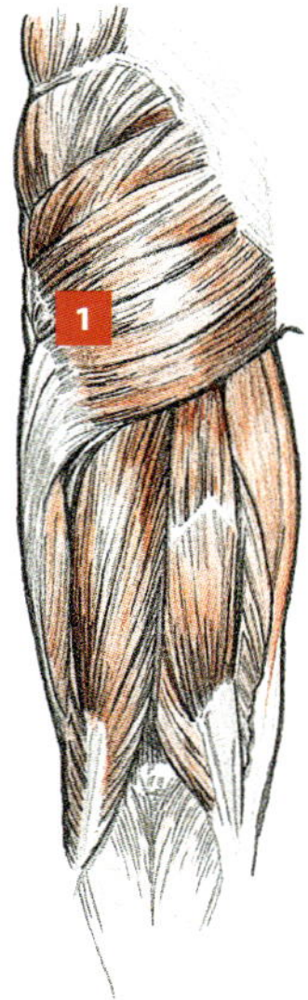

Musculus glutaeus maximus

Der M. glutaeus maximus [1], der große Gesäßmuskel, arbeitet immer dann, wenn Sie Ihren Oberschenkel zur Seite heben, das Bein drehen, sodass Ihr Fuß nach außen zeigt, oder das Becken vorschieben. Wenn Sie also sitzen oder in der Hocke sind, hilft Ihnen dieser Muskel beim Aufstehen, indem er die Hüfte streckt. Demzufolge ist er an den meisten Unterkörperübungen beteiligt, vor allem beim Kreuzheben, Beckenheben und umgekehrten Beckenheben.

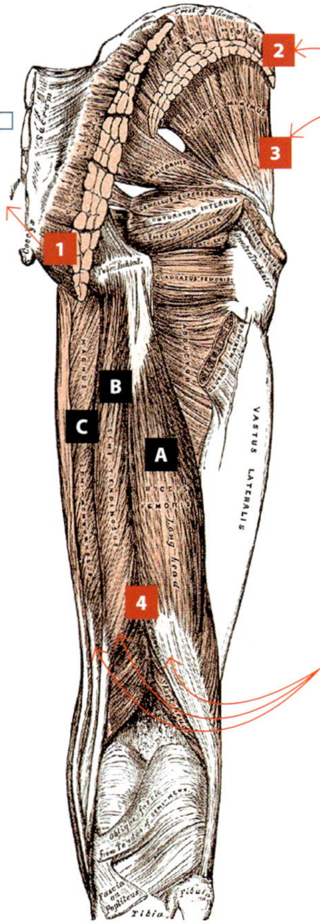

Musculus glutaeus medius und minimus

Sie haben noch zwei weitere Gesäßmuskeln: den M. glutaeus medius [2] und minimus [3], den mittleren und kleinen Gesäßmuskel. Beide unterstützen den M. glutaeus maximus, wenn Sie Ihren Oberschenkel zur Seite heben wollen. Sie drehen außerdem Ihren Oberschenkel nach außen, wenn Ihr Bein gestreckt ist, und nach innen, wenn Ihre Hüfte gebeugt ist.

Hinterer Oberschenkel

Die Muskulatur Ihres hinteren Oberschenkels [4], auch ischiokrurale Muskulatur genannt, besteht aus drei verschiedenen Muskeln: dem M. biceps femoris [A], dem M. semitendinosus [B] und dem M. semimembranosus [C]. Sie beugen das Knie und unterstützen den M. glutaeus maximus beim Strecken der Hüfte. Der M. biceps femoris trägt außerdem dazu bei, dass sich Ihr Oberschenkel nach außen drehen kann, wenn Ihr Bein gestreckt ist. M. semimembranosus und M. semitendinosus unterstützen die Drehung nach innen.

GRUNDBEWEGUNG
Beckenheben

A

- Sie liegen auf dem Rücken. Ihre Knie sind gebeugt, Ihre Füße stehen flach auf dem Boden.

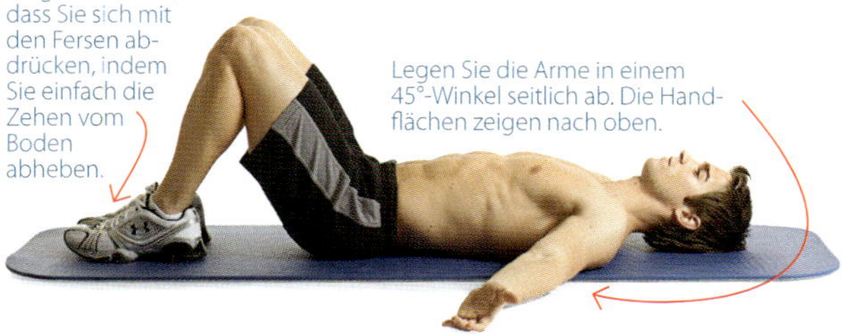
Sorgen Sie dafür, dass Sie sich mit den Fersen abdrücken, indem Sie einfach die Zehen vom Boden abheben.
Legen Sie die Arme in einem 45°-Winkel seitlich ab. Die Handflächen zeigen nach oben.

B

- Heben Sie Ihr Becken so an, dass Ihr Körper eine gerade Linie vom Kopf bis zu den Knien bildet.
- Halten Sie diese Position für fünf Sekunden, dann senken Sie Ihren Körper wieder in die Ausgangsposition ab.

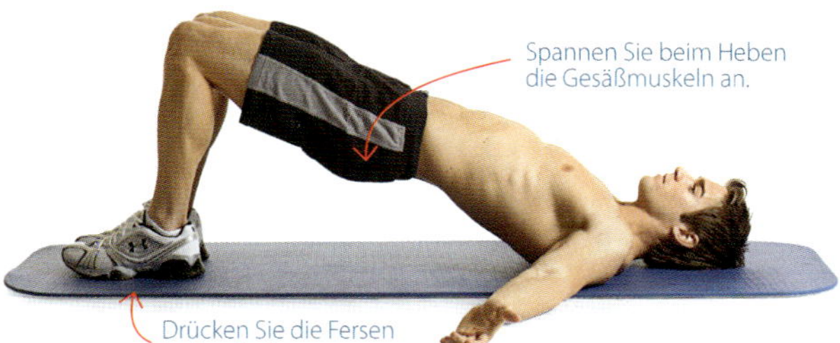
Spannen Sie beim Heben die Gesäßmuskeln an.
Drücken Sie die Fersen in den Boden.

BRINGEN SIE IHR GESÄSS AUF TRAB
Wenn sich Ihre hinteren Oberschenkel krampfen, ist die Gesäßmuskulatur meist zu schwach. In diesem Fall müssen die hinteren Oberschenkelmuskeln nämlich besonders hart arbeiten, um Ihr Becken oben zu halten. Die besten Resultate erzielen Sie, wenn Sie das Becken bei jeder Wiederholung drei bis fünf Sekunden oben halten. Machen Sie zweimal wöchentlich zwei oder drei Sätze mit je zehn bis zwölf Wiederholungen.

VORSICHT: FEHLER
Sie trainieren den Quadrizeps härter als den hinteren Oberschenkel

Eine Studie im *American Journal of Sports Medicine* belegt, dass 70 Prozent der Sportler mit wiederkehrenden Verletzungen des hinteren Oberschenkels an einer muskulären Unausgewogenheit zwischen Quadrizeps und hinterem Oberschenkel litten. Nachdem die zuvor vernachlässigten hinteren Oberschenkel gekräftigt worden waren, war jeder der Probanden während der gesamten zwölfmonatigen Nachuntersuchungszeit verletzungsfrei. Das ist echt starke Medizin.

VARIATION 1
Beckenheben mit Kniepresse nach außen

A

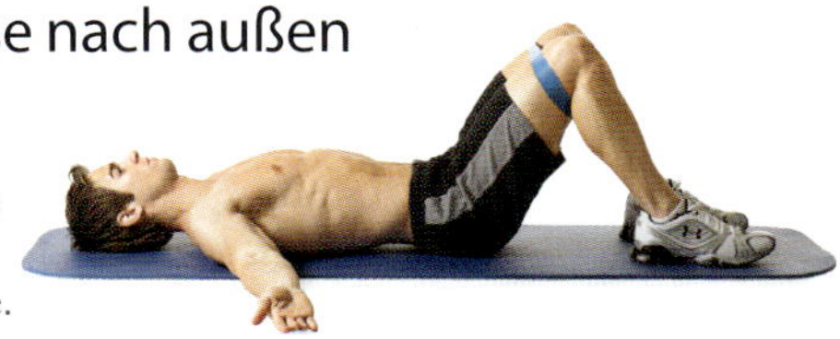

- Legen Sie ein ringförmig geschlossenes Thera-Band von einem Meter Länge direkt oberhalb der Knie um Ihre Beine.

B

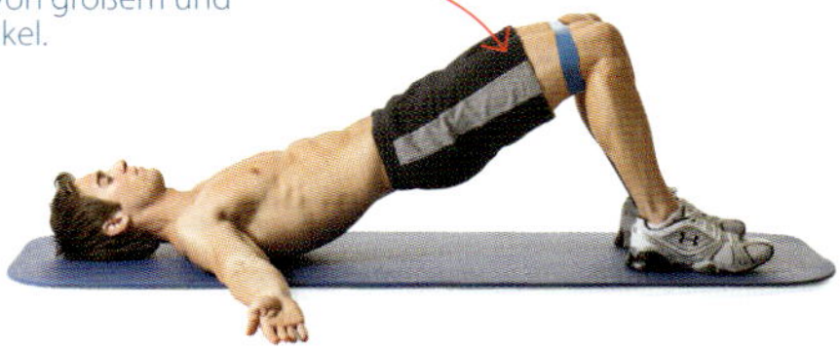

- Heben und senken Sie das Becken. Während der Übung sollten sich die Knie nicht berühren.

VARIATION 2
Beckenheben mit Kniepresse

A

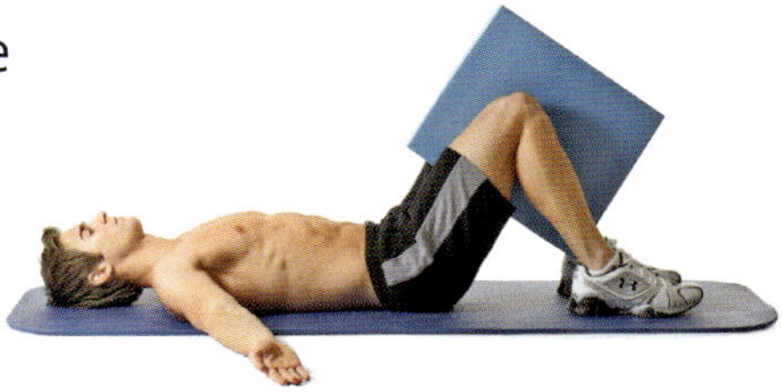

- Klemmen Sie sich ein zusammengerolltes Handtuch oder ein Airex Pad zwischen Ihre Knie und halten Sie es dort während der Übung.

B

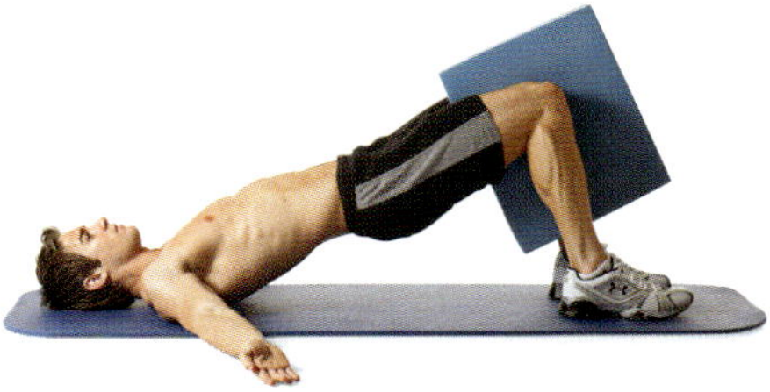

- Heben Sie das Becken so weit an, dass Ihr Körper eine gerade Linie von den Schultern bis zu den Knien bildet. Halten Sie das Polster gut fest.

TIPP DES TRAINERS
Passen Sie auf, wenn Sie das Becken anheben: Wenn Ihre Knie dazu neigen, während der Übung nach außen wegzukippen, haben Sie wahrscheinlich schwache Hüftadduktoren. Das gehaltene Polster zwischen den Knien hilft, die Oberschenkelinnenseiten zu kräftigen.

VARIATION 3

Beckenheben mit den Füßen auf einem Gymnastikball

- Legen Sie Ihre Unterschenkel auf einen Gymnastikball und führen Sie dann die Übung aus.

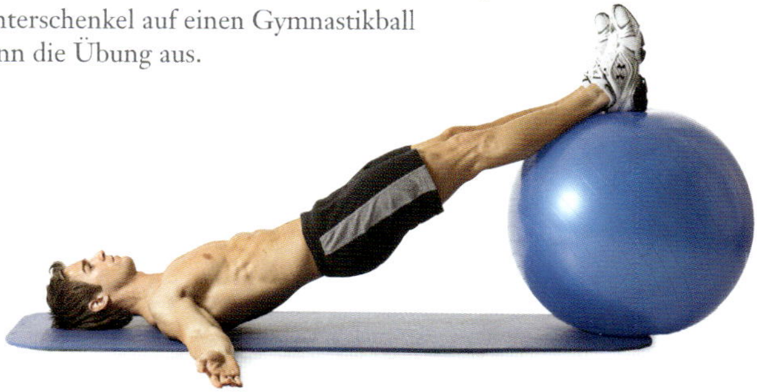

VARIATION 4

Beckenheben mit den Füßen auf einem Gymnastikball und Marschieren

A

- Stellen Sie die Fußsohlen auf einen Gymnastikball und heben Sie das Becken an.

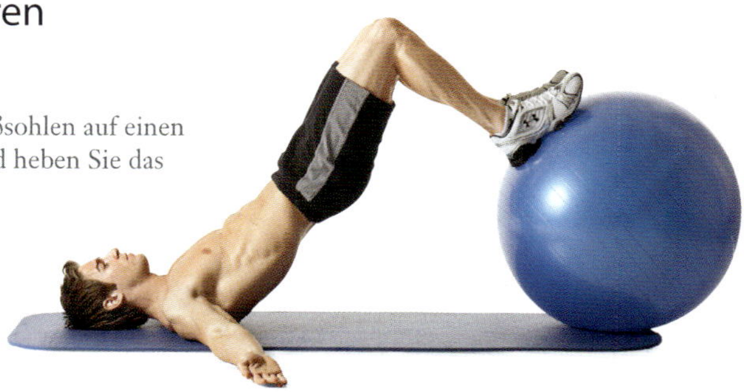

B

- Ziehen Sie ein Knie zur Brust, senken Sie es dann wieder ab und ziehen Sie das andere Knie zur Brust. Machen Sie damit abwechselnd weiter. Falls das zu schwierig ist, marschieren Sie ohne Ball auf dem Boden.

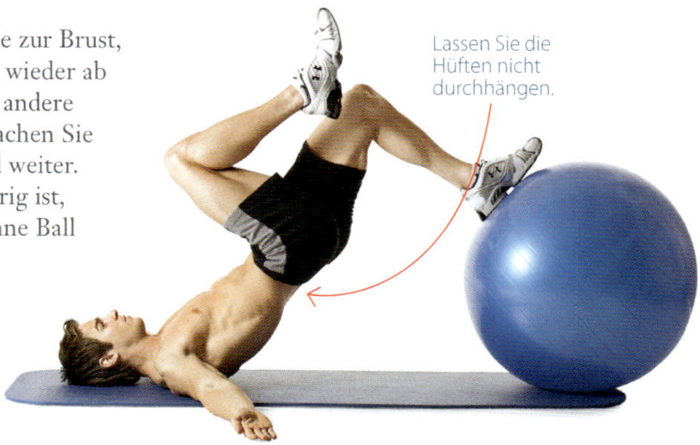

GRUNDBEWEGUNG
Einbeiniges Beckenheben

A

- Legen Sie sich mit dem Rücken auf den Boden. Ihr linkes Knie ist gebeugt, das rechte gestreckt.
- Heben Sie das rechte Bein so weit an, bis es in einer Linie mit dem linken Oberschenkel steht.

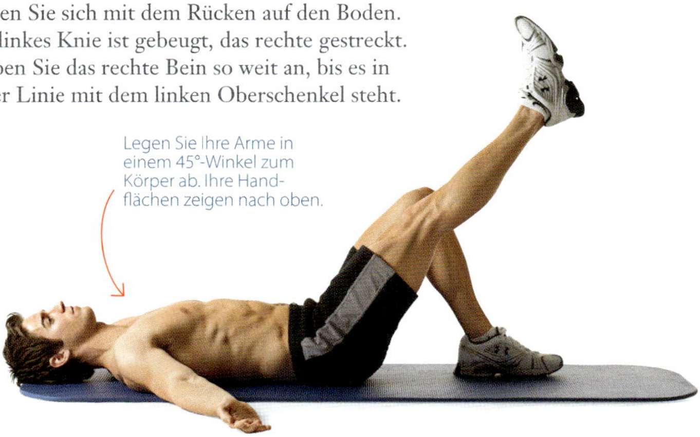
Legen Sie Ihre Arme in einem 45°-Winkel zum Körper ab. Ihre Handflächen zeigen nach oben.

B

- Schieben Sie das Becken nach oben und halten Sie das rechte Bein in der Luft.
- Kurze Pause, dann senken Sie Ihren Körper (und auch das rechte Bein) langsam wieder in die Ausgangsposition ab.
- Absolvieren Sie die vorgegebene Anzahl an Wiederholungen mit dem linken Bein, dann wechseln Sie und machen die gleiche Anzahl mit dem rechten.

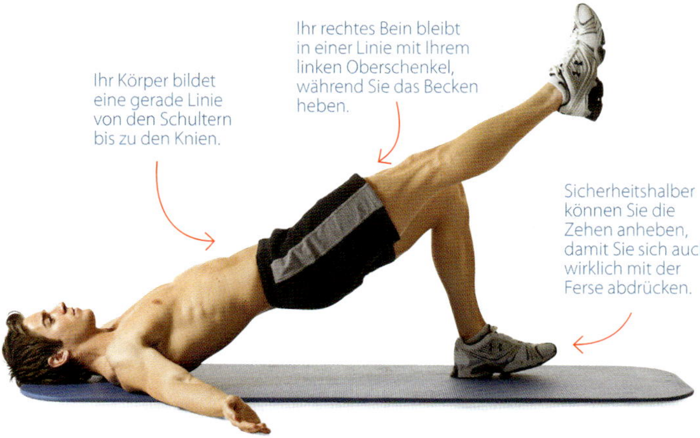
Ihr Körper bildet eine gerade Linie von den Schultern bis zu den Knien.
Ihr rechtes Bein bleibt in einer Linie mit Ihrem linken Oberschenkel, während Sie das Becken heben.
Sicherheitshalber können Sie die Zehen anheben, damit Sie sich auch wirklich mit der Ferse abdrücken.

Gesäß & Oberschenkel

VARIATION 1
Einbeiniges Beckenheben mit Kniehalten

A

- Legen Sie sich auf den Rücken und stellen Sie die Füße auf. Umfassen Sie mit beiden Händen ein Knie und ziehen Sie es so weit zur Brust, dass Ihre Arme noch gestreckt bleiben.

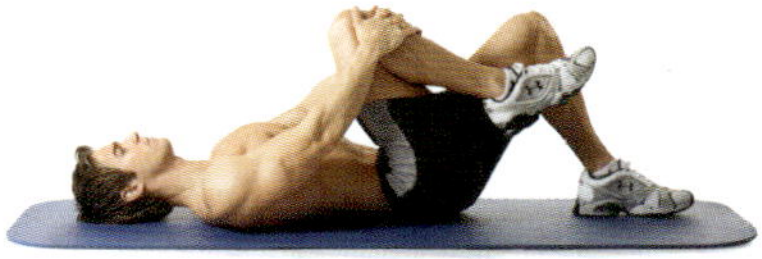

B

- Halten Sie das Knie, während Sie das Becken heben und senken.

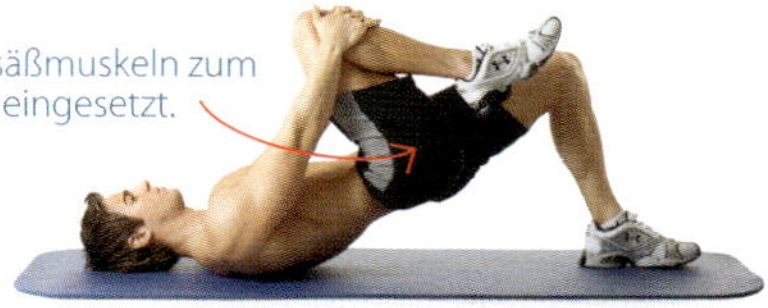
Hier werden die Gesäßmuskeln zum Heben des Beckens eingesetzt.

VARIATION 2
Einbeiniges Beckenheben mit dem Fuß auf einer Bank

- Stellen Sie die linke Ferse auf eine Bank, der Po liegt auf dem Boden.
- Becken heben, absenken, wiederholen.

UNTERSCHIEDLICHE SCHWIERIGKEITSSTUFEN
Sie können auch einfacher beginnen und sich von niedrig zu hoch oder von stabil zu instabil vorarbeiten: vom 15 Zentimeter hohen Steppbrett bis zu einer Flachbank, vom Bosu-Ball über eine Schaumstoffrolle bis zum Medizinball und Gymnastikball.

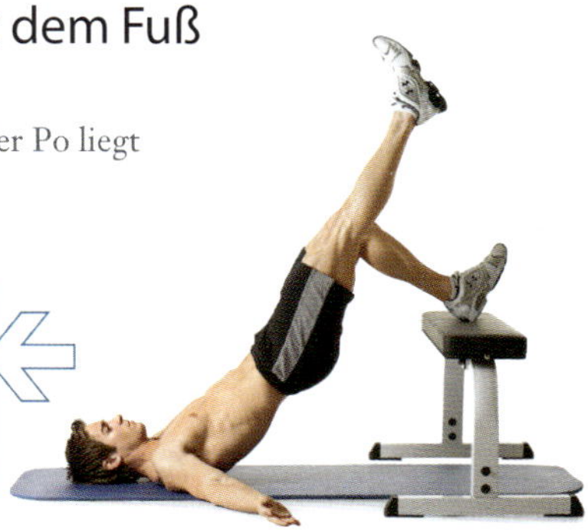

VARIATION 3
Einbeiniges Beckenheben mit dem Fuß auf einem Medizinball

- Stellen Sie den linken Fuß auf einen Medizinball.
- Becken heben, absenken, wiederholen.

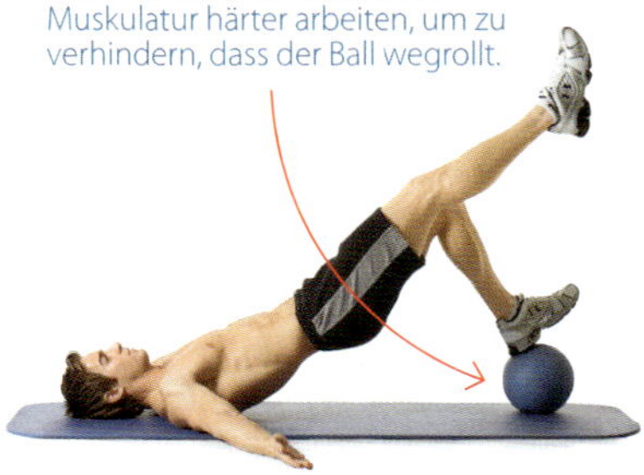
Hier muss Ihre stabilisierende Muskulatur härter arbeiten, um zu verhindern, dass der Ball wegrollt.

VARIATION 4
Einbeiniges Beckenheben mit dem Kopf auf einem Bosu-Ball

A

- Legen Sie den Kopf und den oberen Rücken auf einen Bosu-Ball. Heben Sie das rechte Bein so weit an, dass es sich in einer Ebene mit dem linken Oberschenkel befindet. Strecken Sie die Arme seitlich aus.

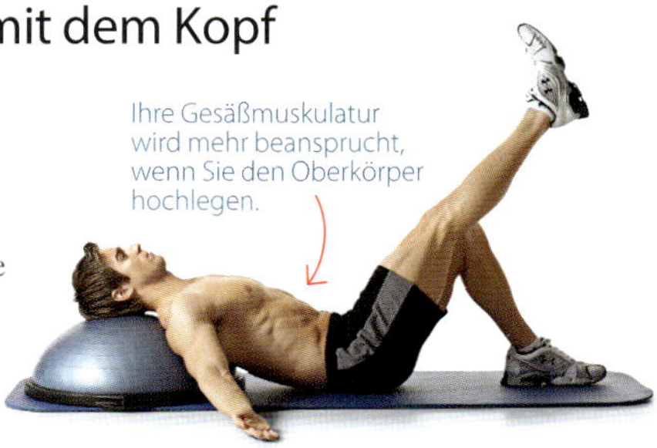
Ihre Gesäßmuskulatur wird mehr beansprucht, wenn Sie den Oberkörper hochlegen.

B

- Heben und senken Sie das Becken mit gestrecktem Bein.
- Fällt Ihnen die Variation zu schwer, lassen Sie beide Füße auf dem Boden.

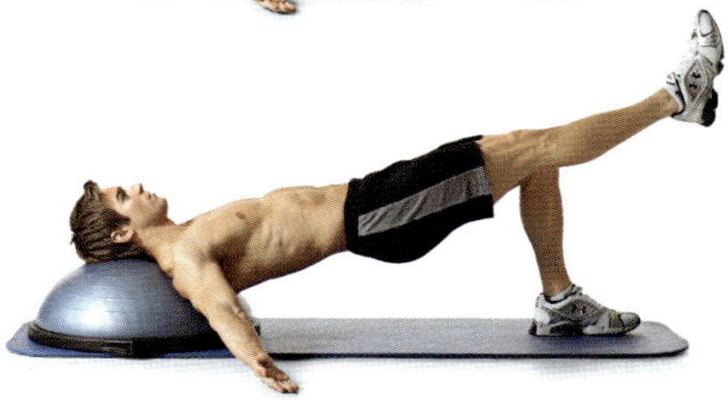

VARIATION 5
Einbeiniges Beckenheben mit dem Kopf auf einem Gymnastikball

A

- Legen Sie den Kopf und den oberen Rücken auf einen Gymnastikball. Heben Sie das rechte Bein so weit an, dass es sich in einer Ebene mit dem linken Oberschenkel befindet.

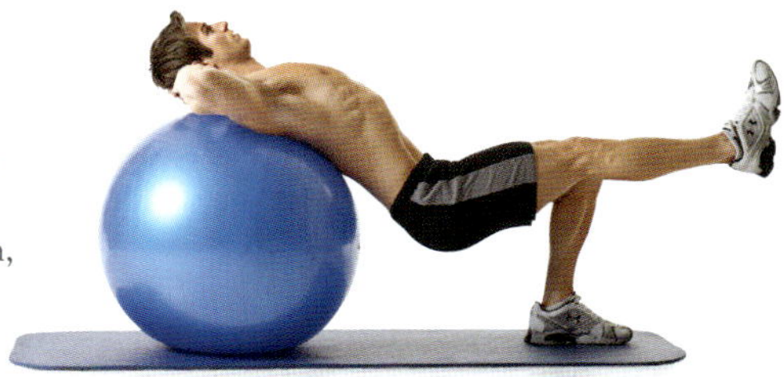

B

- Heben und senken Sie das Becken mit gestrecktem Bein.
- Fällt Ihnen die Variation zu schwer, lassen Sie beide Füße auf dem Boden.

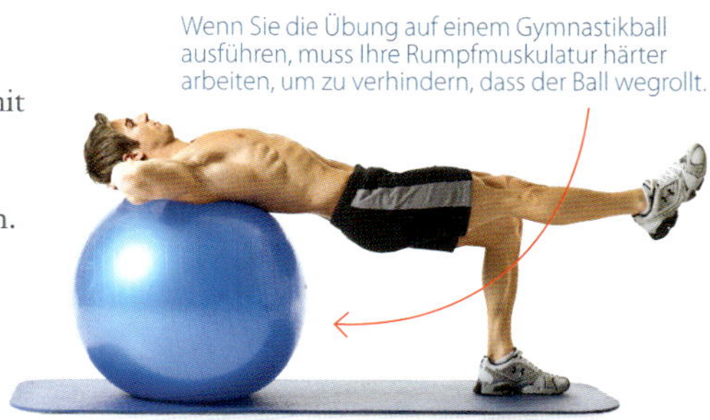
Wenn Sie die Übung auf einem Gymnastikball ausführen, muss Ihre Rumpfmuskulatur härter arbeiten, um zu verhindern, dass der Ball wegrollt.

Gesäß & Oberschenkel

GRUNDBEWEGUNG
Beckenheben und Bein-Curl mit Gymnastikball

A

- Legen Sie sich auf den Rücken und platzieren Sie die Unterschenkel auf einem Gymnastikball.

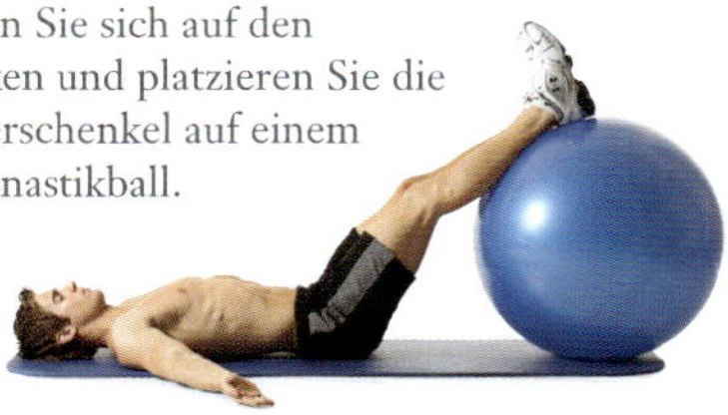

B

- Schieben Sie das Becken hoch, sodass Ihr Körper eine gerade Linie von den Schultern bis zu den Knien bildet.

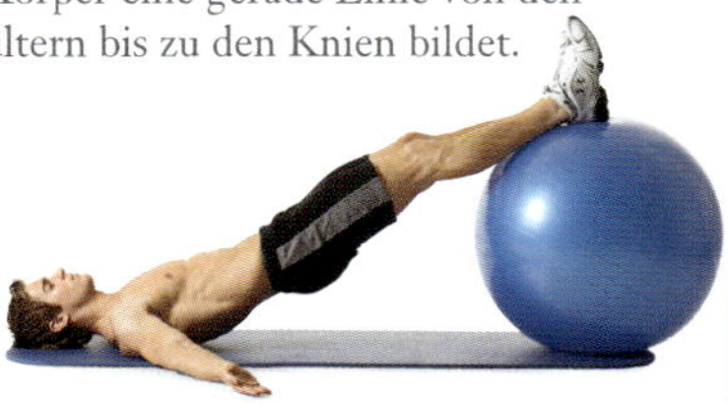

C

- Ohne abzustoppen, ziehen Sie Ihre Fersen zu sich heran und rollen den Ball so nah wie möglich zum Gesäß.
- Halten Sie die Position für ein bis zwei Sekunden. Dann rollen Sie den Ball wieder zurück, bis Ihr Körper eine gerade Linie bildet. Senken Sie das Becken wieder zum Boden ab.
- Die Übung wird anspruchsvoller, wenn Sie sie einbeinig ausführen.

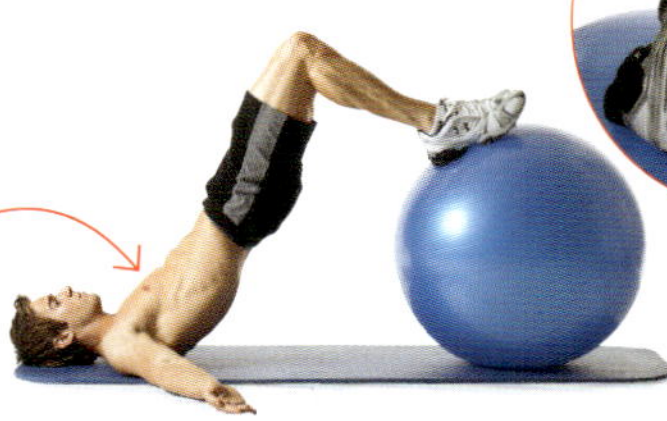

Gezieltes Training

Wenn Sie die Standardversion dieser Übung ausführen, zeigen Ihre Füße gerade nach oben. Wenn Sie sie aber nach innen oder außen drehen, können Sie jeweils einen anderen Teil der hinteren Oberschenkelmuskulatur ansprechen.

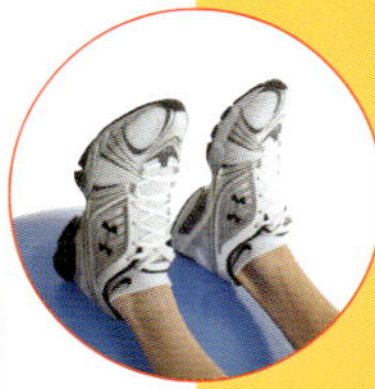

VARIATION 1

Legen Sie die Füße so auf den Ball, dass sich die Fersen berühren und die Zehen nach außen zeigen.

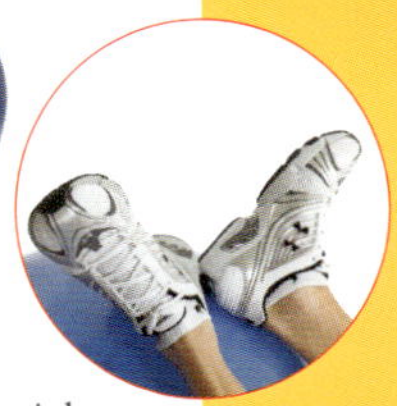

So wird der äußere Teil der hinteren Oberschenkelmuskulatur besonders angesprochen.

VARIATION 2

Legen Sie die Füße schulterbreit auf den Ball. Die Zehen zeigen zueinander.

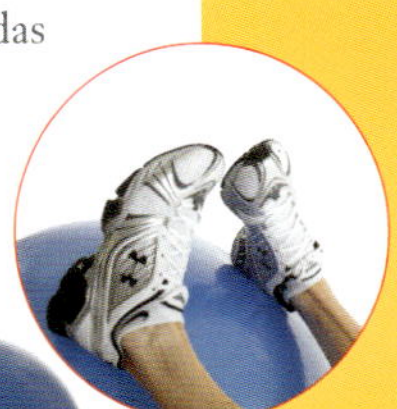

So wird der innere Teil der hinteren Oberschenkelmuskulatur besonders angesprochen.

GRUNDBEWEGUNG
Umgekehrtes Beckenheben

A

- Legen Sie sich bäuchlings auf die Kante einer Bank (oder auf einen Roman Chair), sodass Ihr Rumpf auf der Bank ist, nicht aber Ihr Becken.

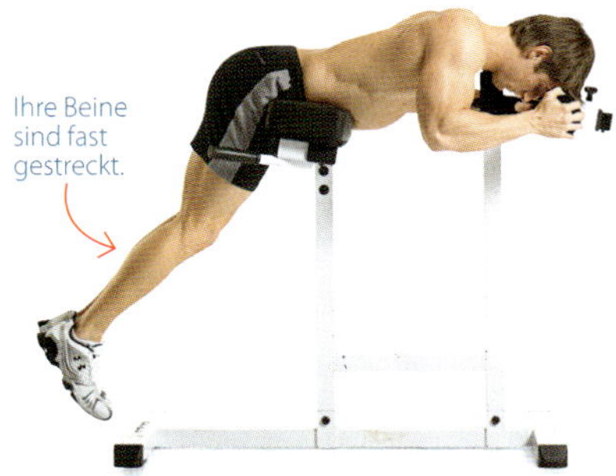
Ihre Beine sind fast gestreckt.

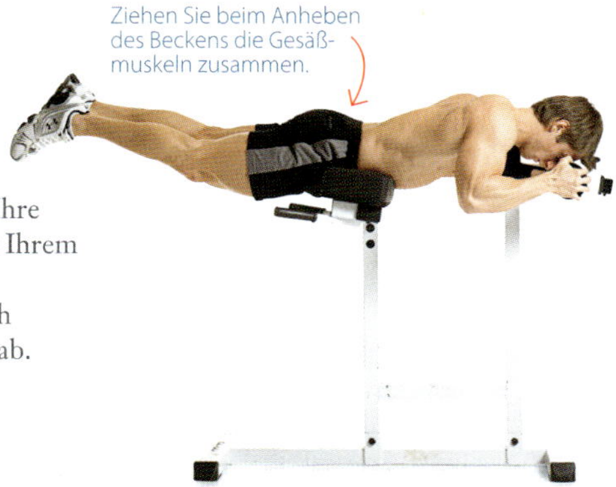
Ziehen Sie beim Anheben des Beckens die Gesäß-muskeln zusammen.

B

- Heben Sie die Beine an, bis sich Ihre Oberschenkel auf einer Linie mit Ihrem Rumpf befinden.
- Kurze Pause, dann senken Sie sich langsam in die Ausgangsposition ab.

VARIATION
Umgekehrtes Beckenheben auf dem Gymnastikball

- Statt auf eine Bank legen Sie sich auf einen Gymnastikball. Platzieren Sie die Hände flach auf dem Boden.

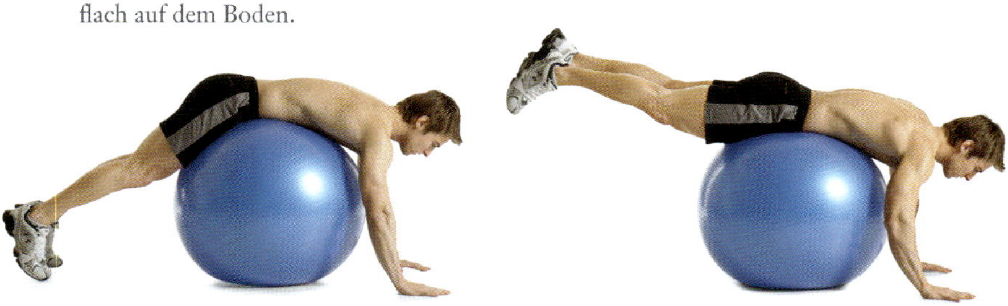

Gesäß & Oberschenkel

GRUNDBEWEGUNG
Kreuzheben mit Langhantel

A

- Ziehen Sie die Hantel zu sich, sodass Ihre Schienbeine die Hantelstange berühren.
- Beugen Sie Hüften und Knie und fassen Sie die Hantelstange in einem etwas mehr als schulterbreiten Obergriff.

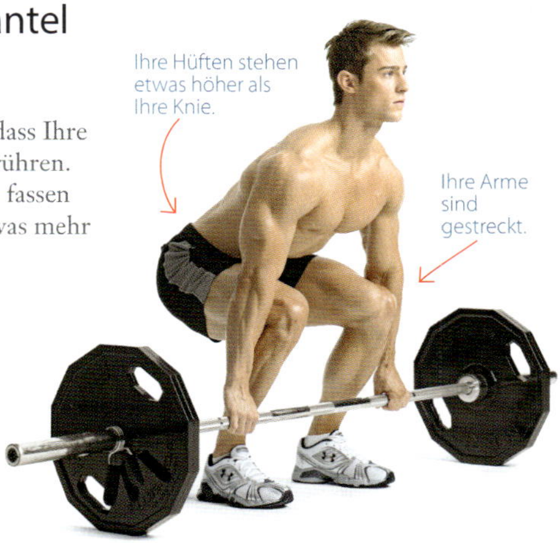
Ihre Hüften stehen etwas höher als Ihre Knie.
Ihre Arme sind gestreckt.

TIPP DES TRAINERS
Diese Übungen trainieren nicht nur die Muskulatur von Gesäß und hinteren Oberschenkeln, sondern auch den Quadrizeps und die Muskulatur von Rumpf, Rücken und Schultern. Deshalb gehört das Kreuzheben zu den besten Ganzkörperübungen, die Sie machen können.

B

- Schieben Sie Ihren Rumpf nach hinten und oben und Ihre Hüften nach vorn und richten Sie sich mit der Hantel auf. Lassen Sie dabei den unteren Rücken gerade.
- Ziehen Sie die Gesäßmuskeln zusammen, während Sie diese Bewegung ausführen.
- Sobald Sie aufrecht stehen, kehren Sie die Bewegung um und lassen die Hantel langsam zum Boden ab.

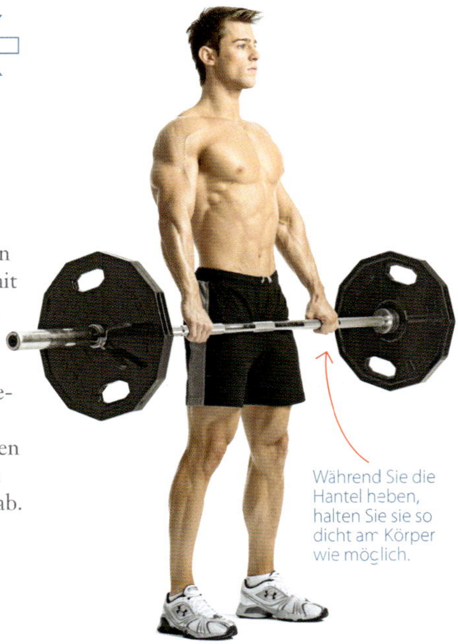
Während Sie die Hantel heben, halten Sie sie so dicht am Körper wie möglich.

VARIATION 1
Kreuzheben mit Langhantel im breiten Griff

A

- Wenden Sie einen doppelt schulterbreiten Obergriff an.

B

- Sobald Sie aufrecht stehen, kehren Sie die Bewegung um und senken die Hantel langsam zum Boden.

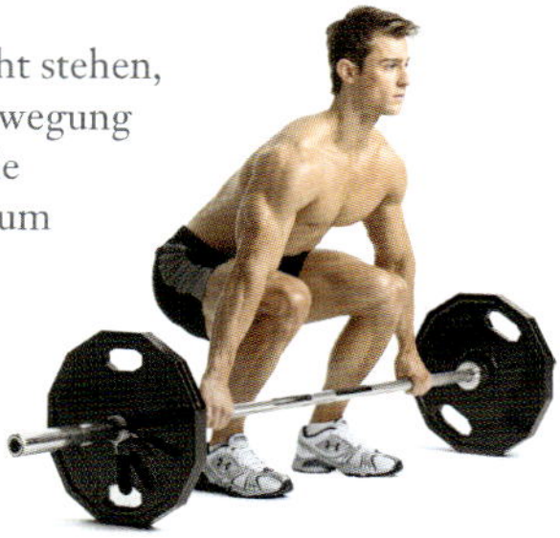

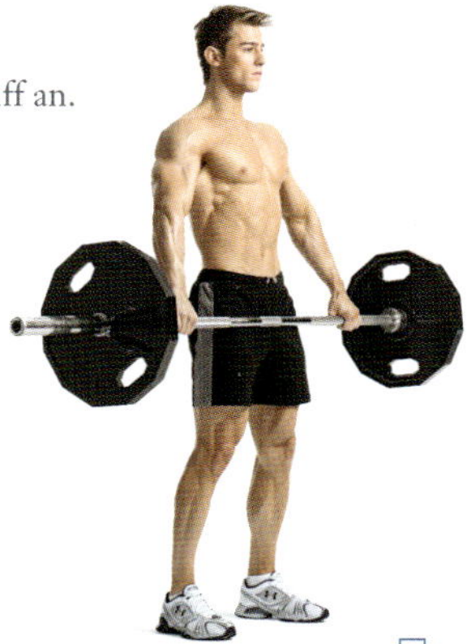

DAS ULTIMATIVE KREUZHEBEN?
Ein breiter Griff bietet drei zusätzliche Vorteile: Er erhöht erstens die Beanspruchung der oberen Rückenmuskulatur, bringt zweitens die Unterarm- und Handmuskeln dazu, härter zu arbeiten, und vergrößert drittens Ihren Bewegungsumfang.

VARIATION 2
Sumo-Kreuzheben

A

- Stehen Sie doppelt schulterbreit. Ihre Zehen zeigen im 45°-Winkel nach außen.
- Fassen Sie die Hantelstange in der Mitte. Ihre Hände sind etwa 30 Zentimeter voneinander entfernt.

B

- Sobald Sie aufrecht stehen, kehren Sie die Bewegung um und senken die Hantel langsam zum Boden.

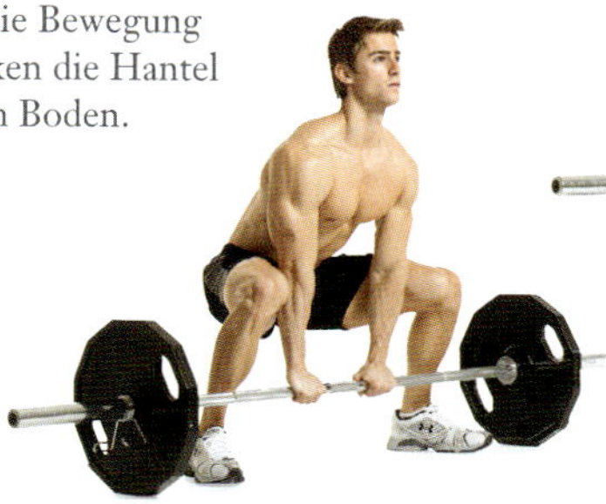

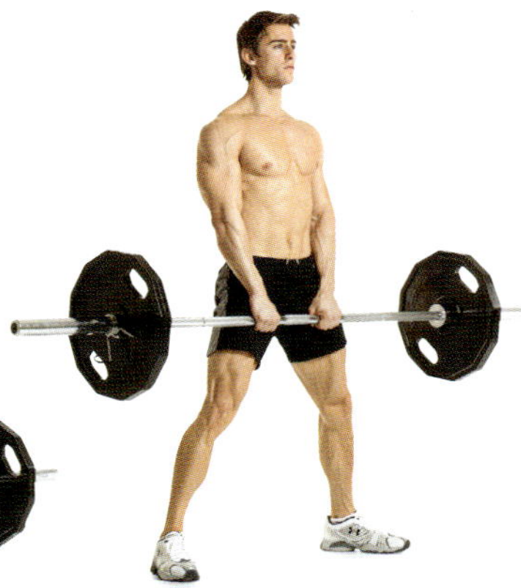

GRUNDBEWEGUNG
Kreuzheben mit Kurzhanteln

A

- Legen Sie ein Paar Kurzhanteln vor sich auf den Boden.
- Beugen Sie Hüften und Knie und greifen Sie die Hanteln im Obergriff.

B

- Richten Sie sich mit geradem Rücken auf und schieben Sie Ihre Hüften nach vorn.
- Lassen Sie die Hanteln zum Boden ab. (Wenn Sie diese Bewegung nicht ganz mit einem geraden unteren Rücken schaffen, dann stoppen Sie, sobald er rund wird.)

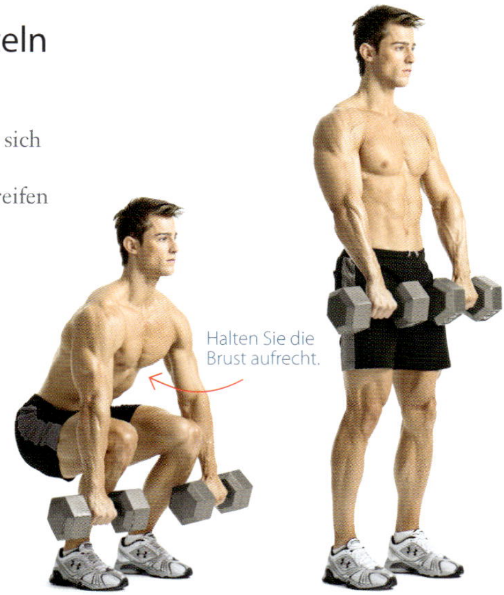
Halten Sie die Brust aufrecht.

VARIATION
Einbeiniges Kreuzheben mit Kurzhanteln

A

- Fassen Sie ein Paar leichtere Kurzhanteln. Verlagern Sie das Gewicht auf Ihren linken Fuß, heben Sie den rechten Fuß und beugen Sie das Knie rechtwinklig nach hinten an.

B

- Beugen Sie sich in den Hüften vor und senken Sie Ihren Körper langsam so tief Sie können oder bis der rechte Fuß fast den Boden berührt.
- Kurze Pause. Drücken Sie Ihren Körper zurück in die Ausgangsposition.
- Absolvieren Sie die Wiederholungen zuerst auf dem linken Bein, dann auf dem rechten.

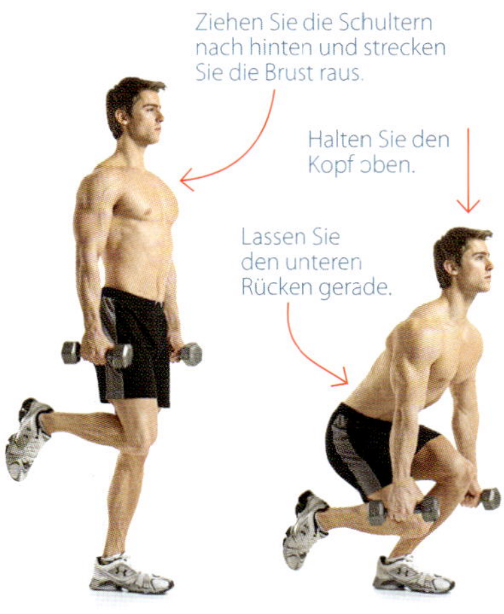
Ziehen Sie die Schultern nach hinten und strecken Sie die Brust raus.
Halten Sie den Kopf oben.
Lassen Sie den unteren Rücken gerade.

GRUNDBEWEGUNG

Langhantel-Kreuzheben mit gestreckten Beinen

A

- Fassen Sie die Hantel in einem Obergriff, der etwas mehr als schulterbreit ist, und halten Sie sie mit ausgestreckten Armen vor dem Körper.

B

- Ohne die Beugung der Beine zu verändern, neigen Sie sich in den Hüften vor und senken Ihren Rumpf so weit ab, bis er fast parallel zum Boden steht.
- Kurze Pause, dann heben Sie den Rumpf wieder an, zurück in die Ausgangsposition.

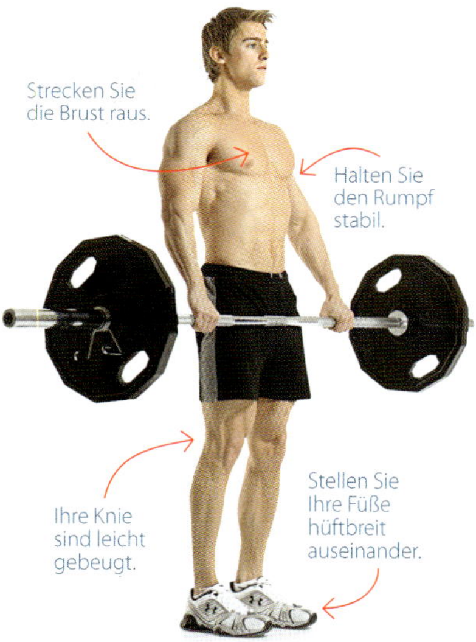
Strecken Sie die Brust raus.
Halten Sie den Rumpf stabil.
Ihre Knie sind leicht gebeugt.
Stellen Sie Ihre Füße hüftbreit auseinander.

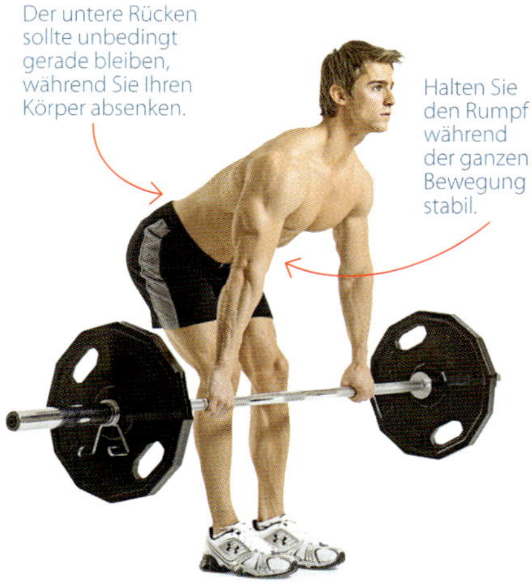
Der untere Rücken sollte unbedingt gerade bleiben, während Sie Ihren Körper absenken.
Halten Sie den Rumpf während der ganzen Bewegung stabil.

TIPP DES TRAINERS

Um den Rumpf wieder in die Ausgangsposition zu heben, ziehen Sie die Gesäßmuskeln zusammen und schieben die Hüften vor. Das stellt sicher, dass Sie Ihre Hüftmuskeln benutzen, anstatt sich mehr auf den unteren Rücken zu verlassen.

Gesäß & Oberschenkel

VARIATION 1
Einbeiniges gestrecktes Kreuzheben

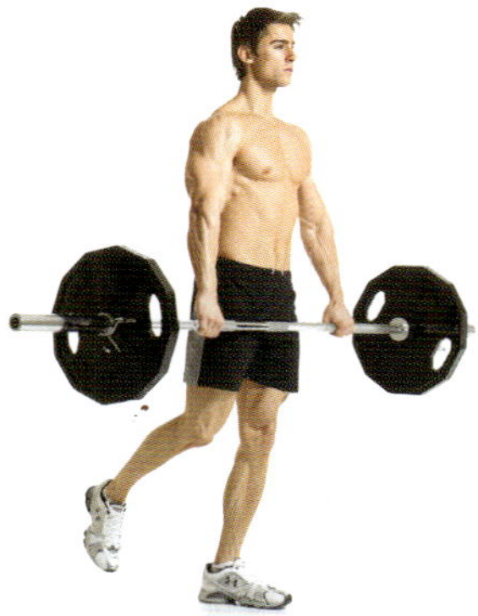

A

- Nehmen Sie die Ausgangsposition wie bei der Grundbewegung ein. Verlagern Sie das Gewicht auf Ihr linkes Bein und heben Sie den rechten Fuß nach hinten an.

B

- Beugen Sie sich in den Hüften vor und strecken Sie gleichzeitig das rechte Bein nach hinten oben. Führen Sie die Übung auf einem Bein aus.
- Absolvieren Sie zuerst die Wiederholungen mit einem Bein, dann mit dem anderen.

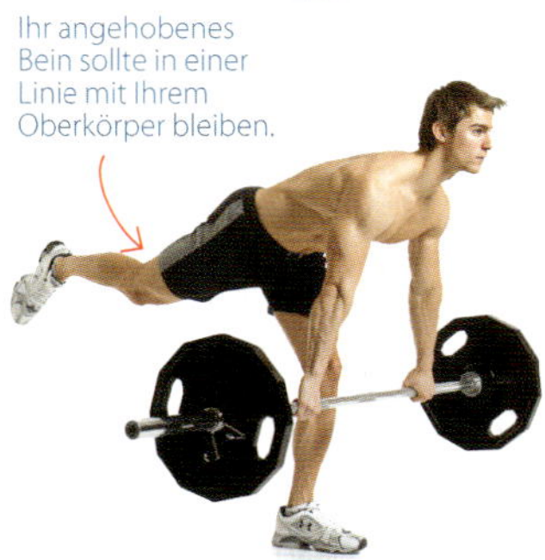
Ihr angehobenes Bein sollte in einer Linie mit Ihrem Oberkörper bleiben.

VARIATION 2
Good Morning

A

- Halten Sie die Hantelstange im Obergriff am oberen Rücken.

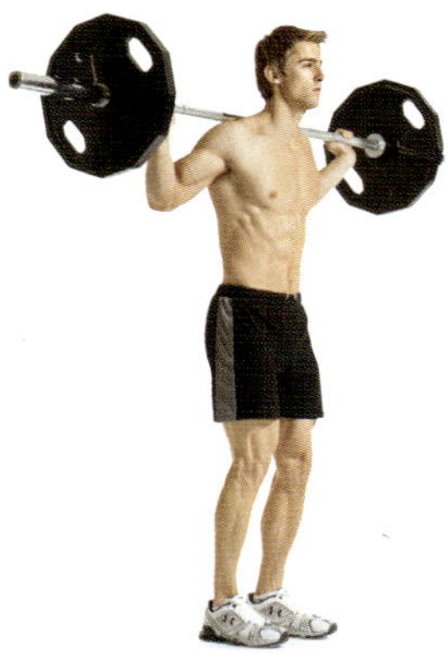

B

- Neigen Sie Ihren Oberkörper mit geradem Rücken so weit nach vorn, wie Sie können.

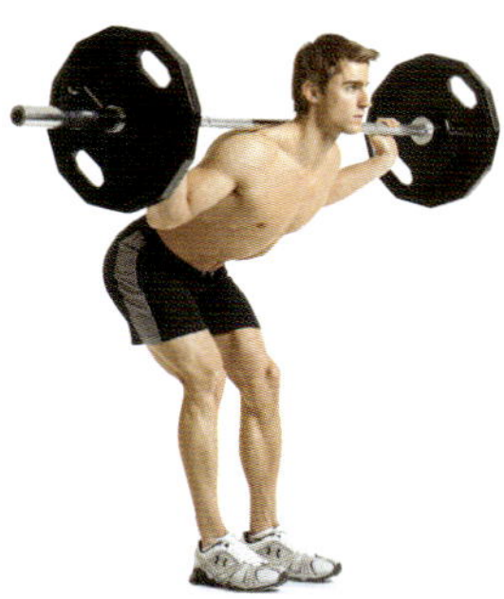

VARIATION 3

Split Good Morning

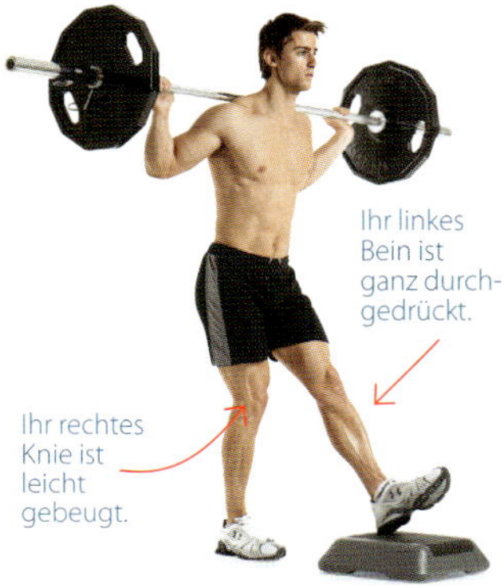
Ihr linkes Bein ist ganz durchgedrückt.
Ihr rechtes Knie ist leicht gebeugt.

A

- Halten Sie die Hantelstange am oberen Rücken im Obergriff.
- Stehen Sie eine Fußlänge entfernt vor einem 15 Zentimeter hohen Steppbrett. Stellen Sie Ihre linke Ferse darauf.

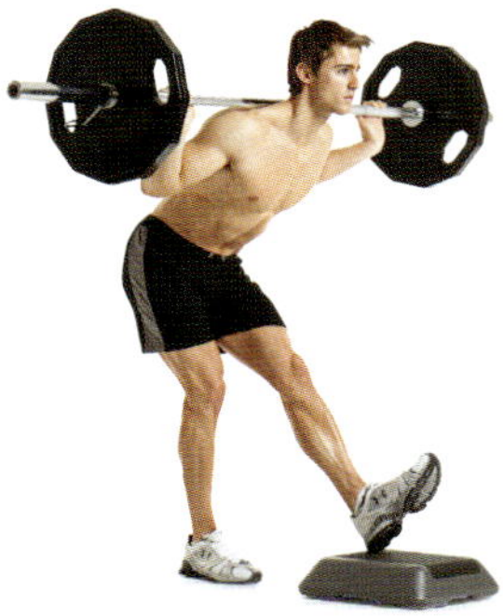

B

- Halten Sie den unteren Rücken gerade und den Rumpf stabil. Beugen Sie sich in den Hüften so weit vor, wie Sie das ohne Schwierigkeiten schaffen.
- Kurze Pause, dann heben Sie Ihren Rumpf wieder in die Ausgangsposition.

VARIATION 4

Good Morning auf einem Bein

A

- Halten Sie die Stange am oberen Rücken im Obergriff. Verlagern Sie das Gewicht auf Ihr linkes Bein und heben Sie den rechten Fuß nach hinten an.

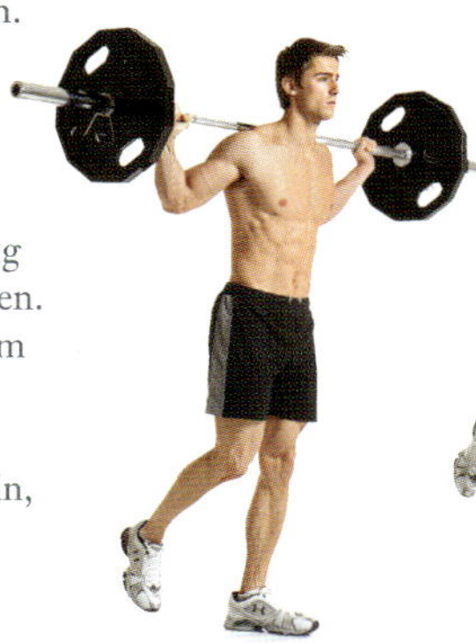

B

- Beugen Sie sich in den Hüften vor und strecken Sie gleichzeitig das rechte Bein nach hinten oben. Führen Sie die Übung auf einem Bein aus.
- Absolvieren Sie zuerst die Wiederholungen auf einem Bein, dann auf dem anderen.

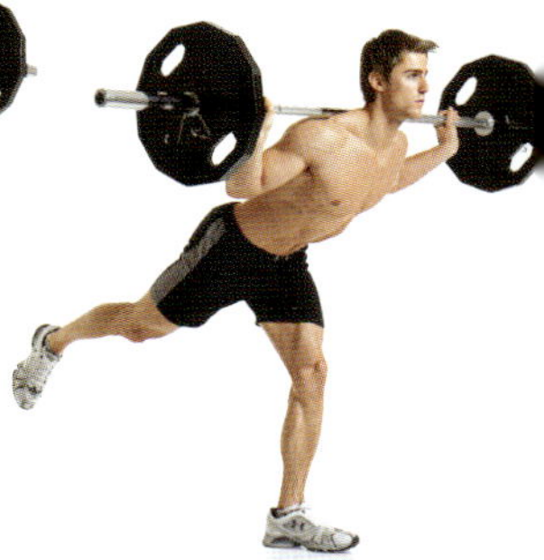

GRUNDBEWEGUNG
Kurzhantel-Kreuzheben mit gestreckten Beinen

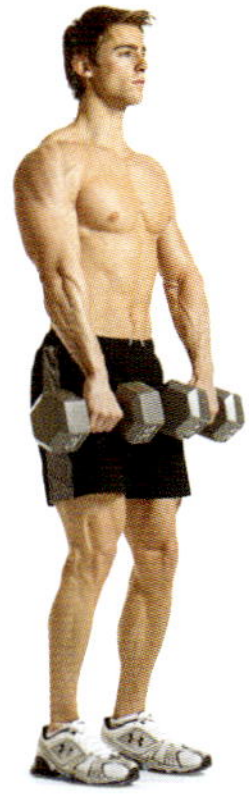

A

- Fassen Sie ein Paar Kurzhanteln im Obergriff und halten Sie sie mit ausgestreckten Armen vor den Oberschenkeln.
- Stehen Sie mit leicht gebeugten Knien hüftbreit.

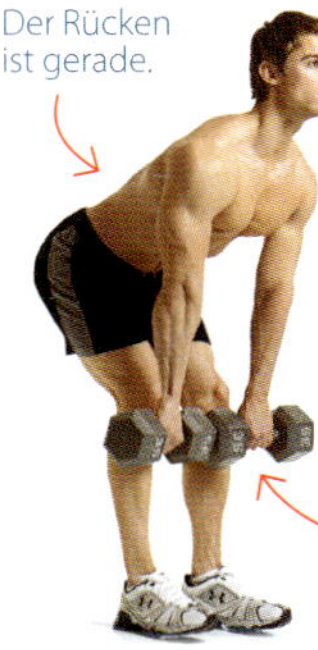

B

- Ohne die Beugung der Knie zu verändern, neigen Sie sich in den Hüften vor und senken den Rumpf ab, bis er nahezu parallel zum Boden steht.
- Kurze Pause, dann heben Sie den Rumpf wieder in die Ausgangsposition zurück.

VARIATION
Kurzhantel-Kreuzheben mit Drehung

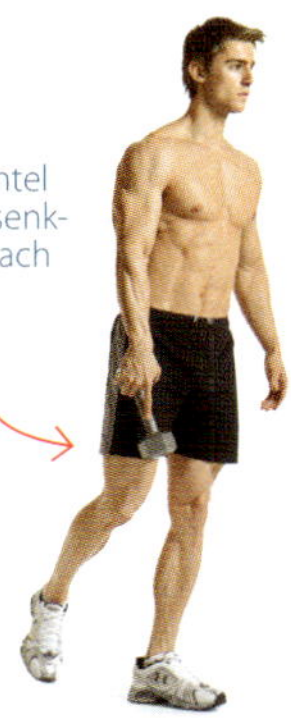

A

- Greifen Sie eine Kurzhantel mit der rechten Hand. Stehen Sie mit leicht gebeugtem Knie auf Ihrem linken Bein.
- Heben Sie den rechten Fuß und beugen Sie das Knie leicht.

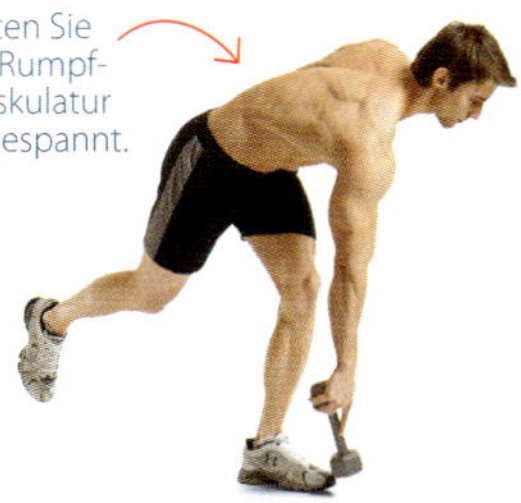

B

- Ohne die Beugung des linken Knies zu verändern, neigen Sie sich in den Hüften vor, senken den Rumpf ab und drehen ihn gleichzeitig nach links. Berühren Sie Ihren linken Fuß mit der Hantel.
- Kurze Pause, dann kommen Sie zurück in die Ausgangsposition.
- Absolvieren Sie zuerst die Wiederholungen auf der einen Seite, dann auf der anderen.

GRUNDBEWEGUNG
Rückenstrecken

A

- Legen Sie sich in Beckenlage auf eine Rückenstreckbank und fixieren Sie Ihre Füße unter den Halterollen.
- Halten Sie den Rücken gerade und senken Sie den Oberkörper so weit ab, wie Sie das ohne Schwierigkeiten können.

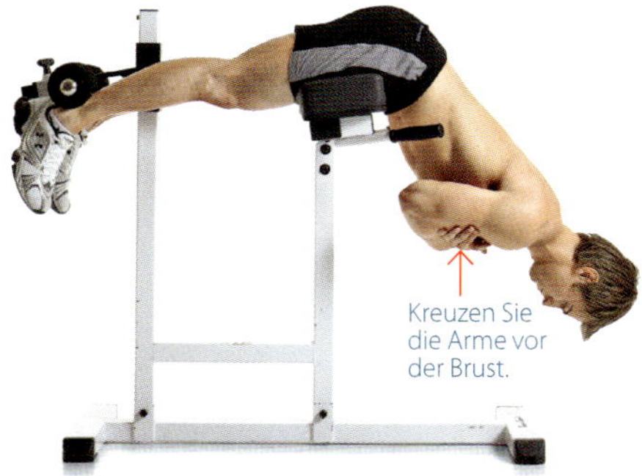

B

- Ziehen Sie die Gesäßmuskeln zusammen und heben Sie Ihren Rumpf, bis sich der ganze Körper auf einer Linie befindet.
- Kurze Pause, dann senken Sie den Rumpf langsam ab, zurück in die Ausgangsposition.

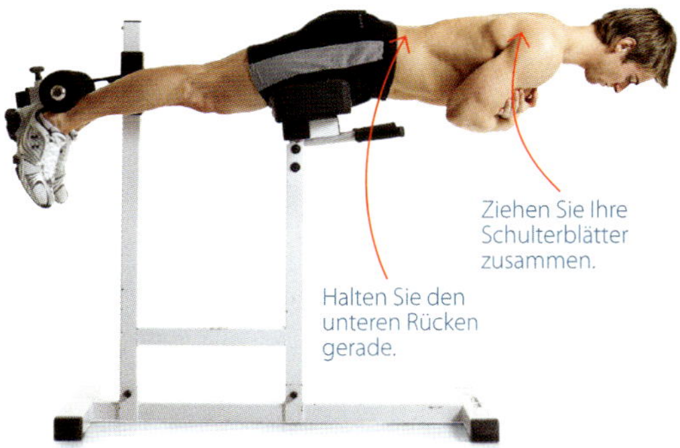

VARIATION
Einbeiniges Rückenstrecken

A

- Legen Sie sich in Beckenlage auf eine Rückenstreckbank und fixieren Sie einen Fuß unter der Halterolle. Senken Sie den Oberkörper ab.

B

- Heben Sie Ihren Körper wieder an, bis er eine gerade Linie bildet.

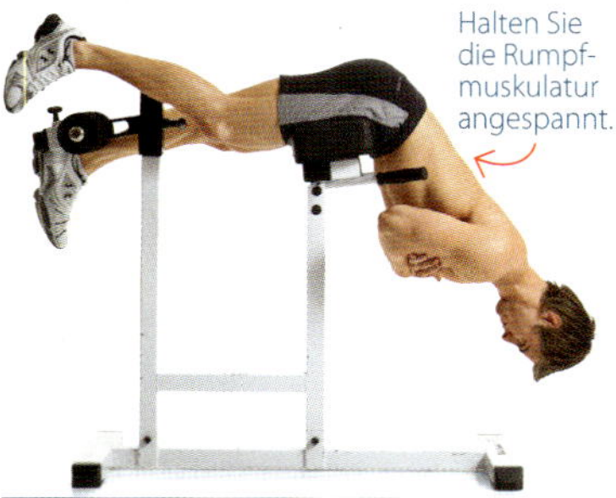

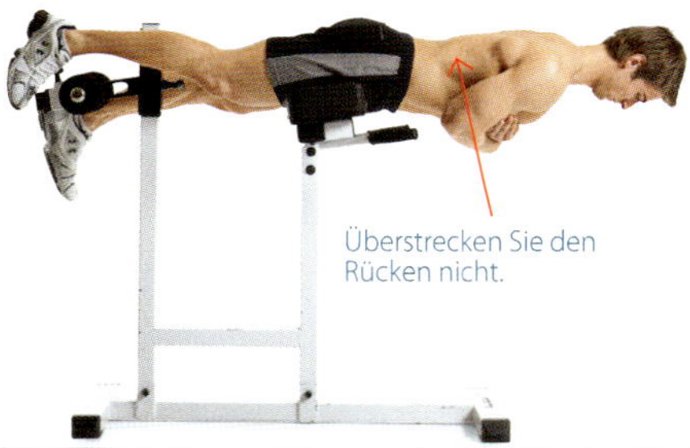

Gesäß & Oberschenkel

GRUNDBEWEGUNG
Step-up mit Langhantel

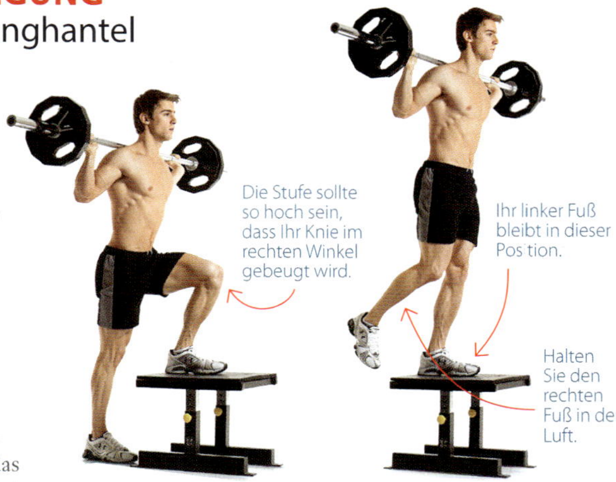
Die Stufe sollte so hoch sein, dass Ihr Knie im rechten Winkel gebeugt wird.
Ihr linker Fuß bleibt in dieser Position.
Halten Sie den rechten Fuß in der Luft.

A

- Stellen Sie sich vor eine Bank oder Box. Setzen Sie den linken Fuß fest auf die Bank.

B

- Drücken Sie Ihre linke Ferse in die Bank und schieben Sie sich hoch, bis das linke Bein gestreckt ist.
- Dann senken Sie Ihren Körper wieder ab, bis Ihr rechter Fuß den Boden berührt. Wiederholen Sie die Übung.
- Absolvieren Sie zuerst die Wiederholungen mit dem linken Bein, dann mit dem rechten.

STEP-UP MIT KURZHANTELN
Halten Sie jeweils eine Kurzhantel am langen Arm neben dem Körper. Die Handflächen zeigen zum Körper.

VARIATION
Seitlicher Step-up mit Langhantel

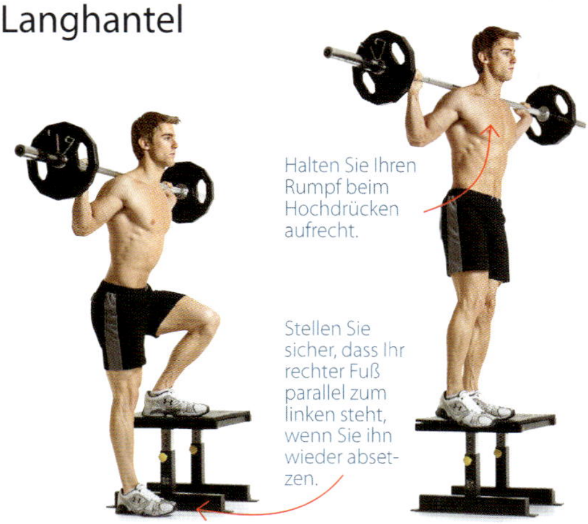
Halten Sie Ihren Rumpf beim Hochdrücken aufrecht.
Stellen Sie sicher, dass Ihr rechter Fuß parallel zum linken steht, wenn Sie ihn wieder absetzen.

A

- Sie stehen rechts neben einem Tritt (zum Beispiel einer Bank), auf den Sie den linken Fuß stellen.

B

- Drücken Sie Ihren Körper wie bei einem Standard-Step-up hoch. Absolvieren Sie zuerst die Wiederholungen mit dem linken Bein, dann mit dem rechten.

GRUNDBEWEGUNG
Hüftabduktion im Stehen am Kabel

A

- Legen Sie eine Fußmanschette um Ihr rechtes Fußgelenk und befestigen Sie sie am unteren Kabelzug einer Kabelstation.
- Stellen Sie sich mit Ihrer rechten Seite zum Gewichtsblock.
- Überkreuzen Sie die Beine, das linke Bein ist vorn. (Sie sollten so weit von der Kabelstation entfernt stehen, dass das Kabel gespannt bleibt.)

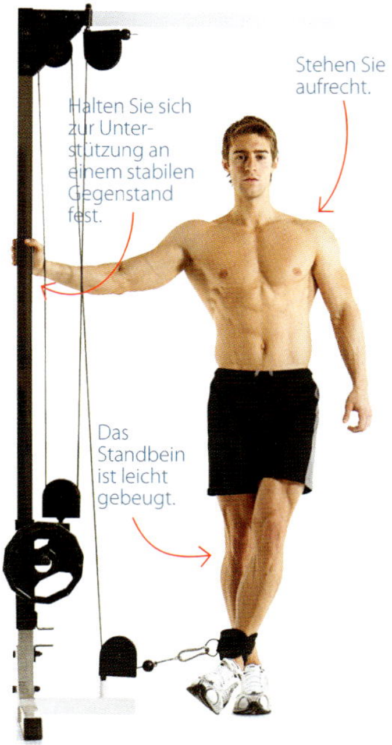
Stehen Sie aufrecht.
Halten Sie sich zur Unterstützung an einem stabilen Gegenstand fest.
Das Standbein ist leicht gebeugt.

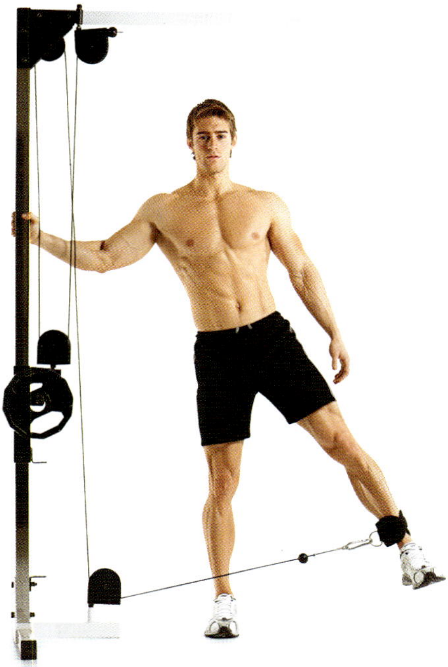

B

- Ohne die leichte Beugung des Standbeins zu verändern, heben Sie das gestreckte linke Bein zur Seite.
- Kurze Pause und dann kehren Sie langsam wieder in die Ausgangsposition zurück. Absolvieren Sie die Wiederholungen zuerst mit dem linken Bein, dann mit dem rechten.

VARIATION ZUR HÜFTABDUKTION AM KABEL
Hüftabduktion im Stehen mit Thera-Band

A

- Statt einer Kabelstation verwenden Sie ein ringförmig geschlossenes Thera-Band, das Sie an einem stabilen Gegenstand befestigen. Stellen Sie sich mit dem linken Bein in das Band, halten Sie sich mit der rechten Hand fest.

B

- Heben Sie das linke Bein gerade zur Seite, so weit Sie können.

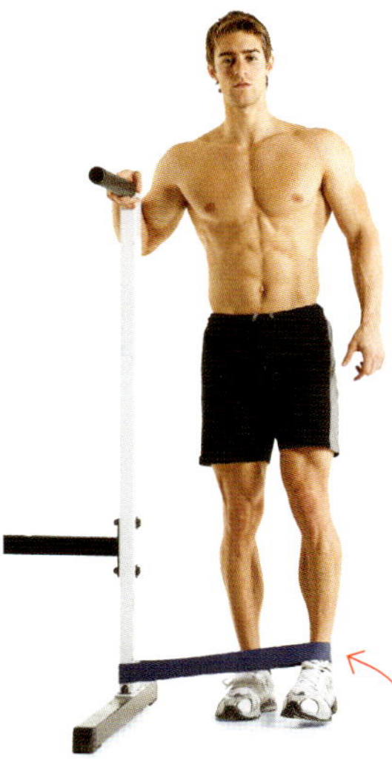

Anders als bei der Kabelzugversion dieser Übung werden Sie nicht in der Lage sein, die Beine zu überkreuzen und gleichzeitig das Band straff zu halten. Beginnen Sie also mit den Beinen dicht nebeneinander. Wichtig ist, dass Sie am arbeitenden Bein immer den Widerstand des Bandes spüren.

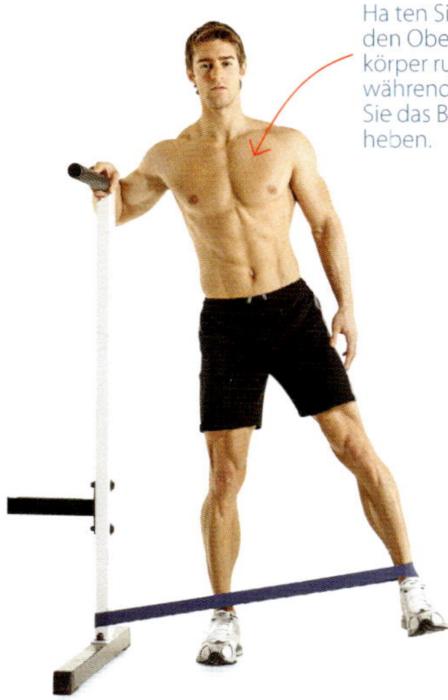

Ha ten Sie den Oberkörper ruhig, während Sie das Bein heben.

Beinheben in Seitlage mit Thera-Band

A

- Legen Sie sich auf Ihre linke Seite.
- Stecken Sie die Fußgelenke in ein geschlossenes Thera-Band.
- Legen Sie den Kopf auf Ihrem linken Arm ab.
- Stützen Sie die rechte Hand vor der Brust auf dem Boden ab.

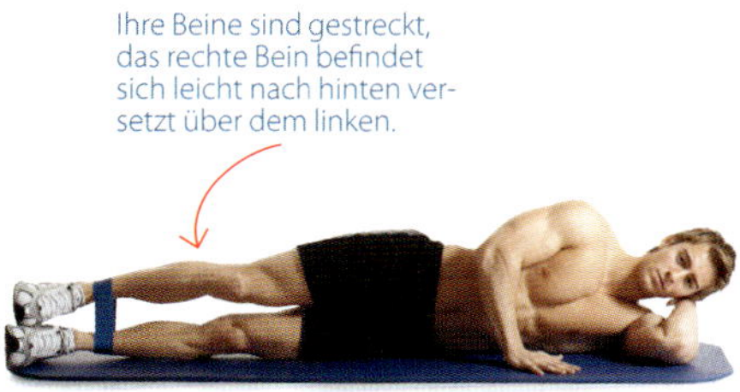
Ihre Beine sind gestreckt, das rechte Bein befindet sich leicht nach hinten versetzt über dem linken.

B

- Ohne einen anderen Körperteil zu bewegen, heben Sie das rechte Bein so hoch Sie können.
- Kurze Pause, dann kehren Sie zur Ausgangsposition zurück.

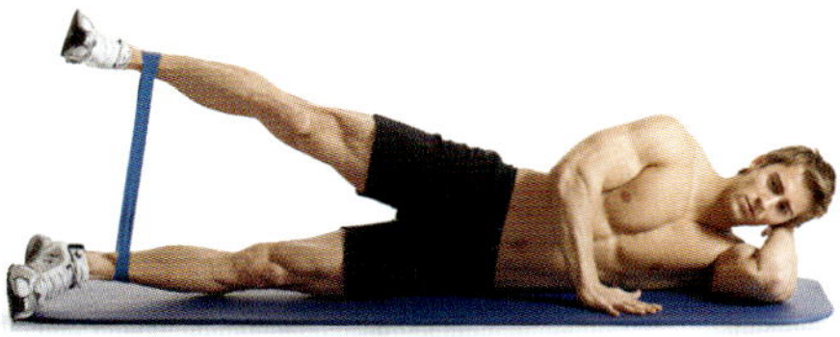

Seitgehen mit Thera-Band

A

- Stellen Sie sich mit beiden Beinen in ein geschlossenes Thera-Band. Ziehen Sie das Band bis kurz unter Ihre Knie.

B

- Machen Sie 20 kleine Schritte nach rechts, dann 20 Schritte zurück nach links. Das ist ein Satz.

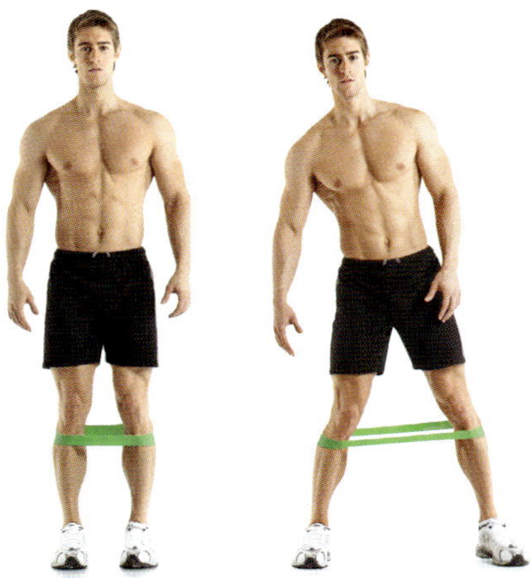

TIPP DES TRAINERS
Diese Übung ist ideal zum Aufwärmen vor jeder Unterkörperübung. Geeignet ist sie auch für praktisch jede Sportart, die seitliche Bewegungen erfordert, also Tennis, Basketball oder Handball. Machen Sie einfach einen Satz vor dem Spiel.

DIE BESTE ÜBUNG, DIE SIE NOCH NIE GEMACHT HABEN
Einarmiger Kurzhantel-Swing

A

- Greifen Sie eine Kurzhantel im Obergriff und halten Sie sie am langen Arm vor dem Körper. (Sie können die Übung auch beidhändig ausführen.)
- Gehen Sie in die Kniebeuge und senken Sie Ihren Rumpf etwa im 45°-Winkel ab.
- Schwingen Sie die Hantel zwischen Ihren Beinen.

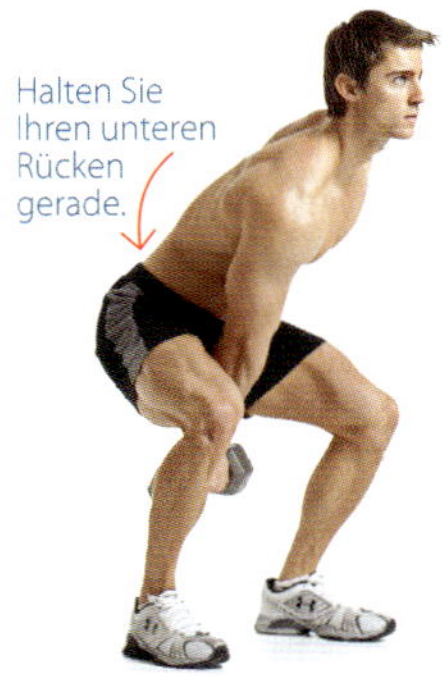
Halten Sie Ihren unteren Rücken gerade.

B

- Halten Sie den Arm gerade, schieben Sie die Hüften vor, strecken Sie die Beine und schwingen Sie die Hantel bis Brusthöhe, während Sie sich ganz aufrichten.
- Gehen Sie wieder in die Kniebeuge, wenn Sie die Hantel zwischen Ihre Beine zurückschwingen lassen.
- Schwingen Sie das Gewicht kraftvoll vor und zurück.

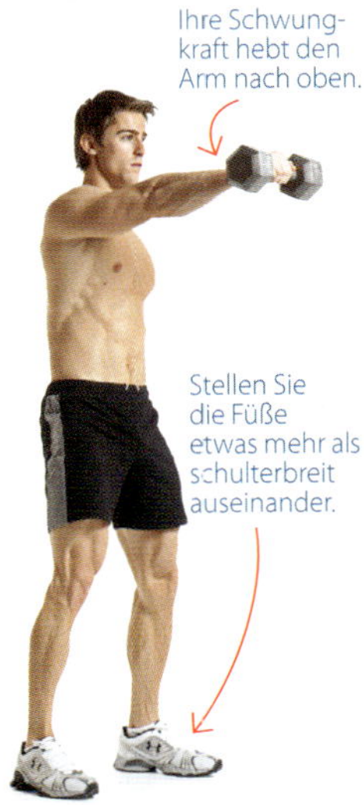
Ihre Schwungkraft hebt den Arm nach oben.
Stellen Sie die Füße etwas mehr als schulterbreit auseinander.

BONUSÜBUNG!
Kugelhantel-Swing

- Führen Sie die gleiche Bewegung mit einer Kugelhantel aus.

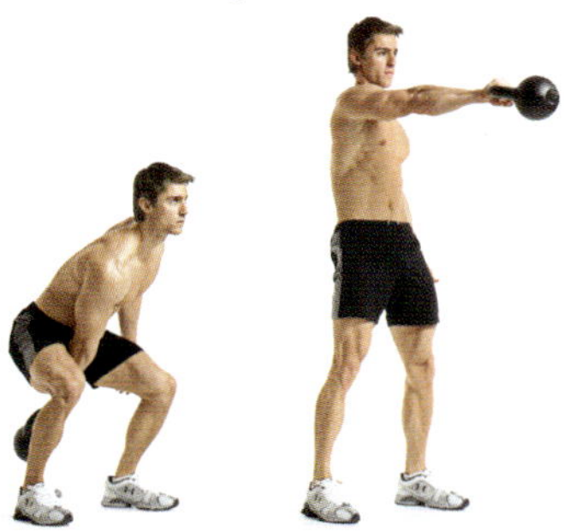

FIT IM ALTER

Diese explosionsartige Bewegung trainiert Ihren hinteren Oberschenkel und die Gesäßmuskulatur, und zwar wichtige, schnell kontrahierende Muskelfasern. Diese verkümmern mit zunehmendem Alter am schnellsten, werden aber bei fast jeder körperlichen Betätigung aktiviert – und wenn Sie nur aus einem Sessel aufstehen. Zusätzlich werden Quadrizeps, Rumpf- und Schultermuskulatur beansprucht.

DIE BESTE DEHNUNG FÜR IHREN HINTEREN OBERSCHENKEL

Dehnung des hinteren Oberschenkels im Stehen

Warum sie gut ist: Sie dehnt Ihren hinteren Oberschenkel von der Hüfte und vom Knie aus. Wenn Sie das Knie beugen, wird die Dehnung an der Hüfte verstärkt; wenn Sie das Bein gerade halten, wird die Dehnung am Knie verstärkt.

Machen Sie das Beste daraus: Halten Sie diese Dehnung für 30 Sekunden auf jeder Seite, dann wiederholen Sie sie zweimal, sodass Sie insgesamt drei Sätze absolvieren. Machen Sie diese Übung jeden Tag, und das bis zu dreimal, wenn Ihre Muskeln richtig verspannt sind.

A

- Stellen Sie Ihren linken Fuß mit der Ferse auf eine Bank (oder einen stabilen Stuhl).
- Ihr linkes Bein ist ganz gestreckt. Ihr rechtes Bein ist leicht gebeugt. Stehen Sie aufrecht, mit geradem Rücken.
- Legen Sie die Hände auf die Hüften.
- Ohne den Rücken rund zu machen, beugen Sie sich in der Hüfte vor und senken Ihren Rumpf, bis Sie eine Dehnung spüren. Halten Sie diese Position für eine vorgegebene Zeitspanne.

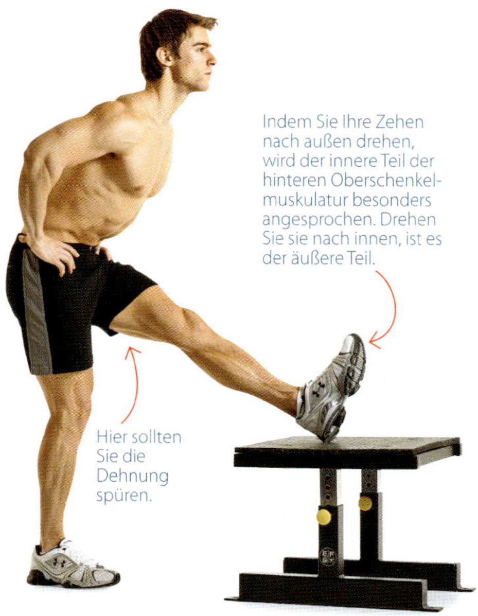
Indem Sie Ihre Zehen nach außen drehen, wird der innere Teil der hinteren Oberschenkelmuskulatur besonders angesprochen. Drehen Sie sie nach innen, ist es der äußere Teil.
Hier sollten Sie die Dehnung spüren.

DIE BESTE DEHNUNG FÜR DAS GESÄSS

Gesäßdehnung im Liegen

Warum sie gut ist: Sie lockert Ihre Gesäßmuskulatur. Wenn diese Muskeln verspannt sind, ist es nicht unwahrscheinlich, dass Sie Schmerzen im unteren Rücken bekommen.

Machen Sie das Beste daraus: Halten Sie diese Dehnung 30 Sekunden lang auf jeder Seite, dann wiederholen Sie sie zweimal, sodass Sie insgesamt drei Sätze absolvieren. Machen Sie diese Übung jeden Tag, und das bis zu dreimal, wenn Ihre Muskeln richtig verspannt sind.

A

- Legen Sie sich auf den Rücken. Hüften und Knie sind gebeugt.
- Schlagen Sie die Beine übereinander, sodass der linke Knöchel auf dem rechten Oberschenkel liegt.
- Greifen Sie das linke Knie mit beiden Händen und ziehen Sie es zur Mitte der Brust, bis Sie im Gesäß eine Dehnung spüren.

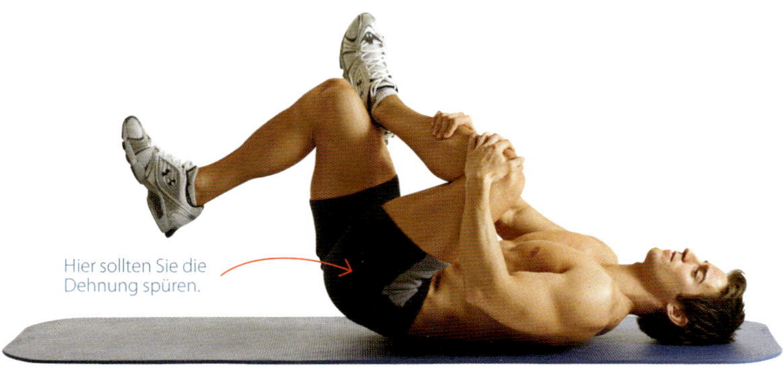

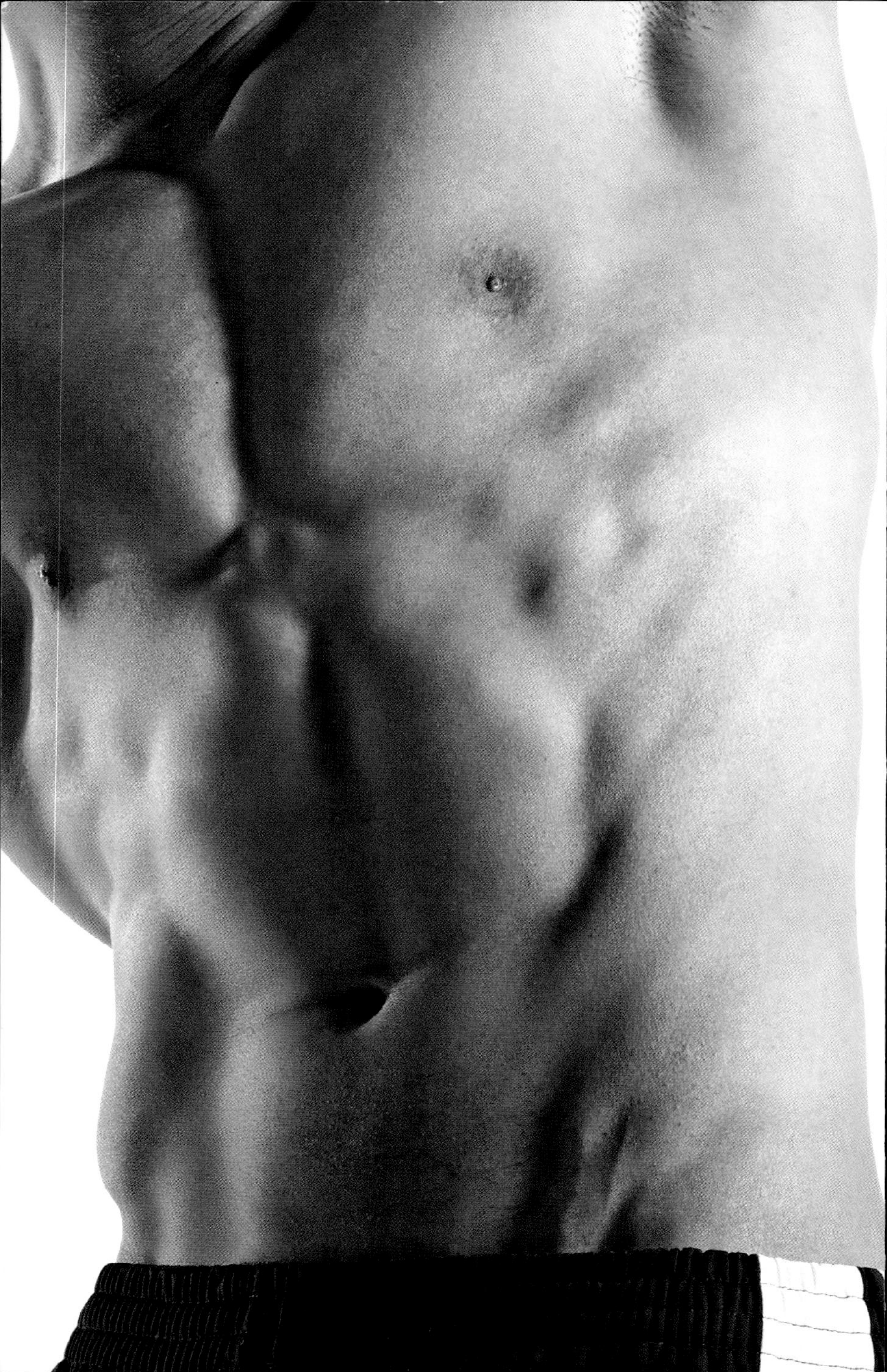

Kapitel 9: Körperzentrum

DER MITTELPUNKT IHRER ANZIEHUNGSKRAFT

Die Rumpfmuskulatur bildet Ihr Körperzentrum. Dazu gehören die Bauchmuskeln sowie die Muskeln von unterem Rücken und Hüftgelenken. Diese Muskeln sind an praktisch jeder Bewegung beteiligt, und das nicht nur beim Sport. Ohne Rumpfmuskulatur könnten Sie noch nicht einmal aufrecht sitzen oder stehen. Die meisten Männer wünschen sich in Wirklichkeit ein sichtbares Sixpack, um dem anderen Geschlecht zu imponieren. Das liegt vielleicht daran, dass definierte Bauchmuskeln ein äußeres Anzeichen für einen gesunden und leistungsfähigen Körper sind.

Leben Sie länger! Einer kanadischen Studie zufolge hatten diejenigen mit den schwächsten Bauchmuskeln eine doppelt so hohe Sterblichkeitsrate wie diejenigen mit den kräftigsten Bauchmuskeln.

Heben Sie mehr! Ein starkes Körperzentrum stützt Ihre Wirbelsäule und gibt dem Körper eine solide Grundstruktur. Deshalb können Sie bei den Übungen auch schwerere Gewichte verwenden.

Ein schmerzfreier Rücken! Forscher der California State University haben herausgefunden, dass Männer, die ein zehnwöchiges Workout-Programm für das Körperzentrum absolvierten, 30 Prozent weniger an Rückenschmerzen litten.

Lernen Sie Ihre Muskeln kennen

Bauchmuskeln

Der gerade Bauchmuskel, verantwortlich für das Sixpack, ist der M. rectus abdominis [1]. Er besteht in Wirklichkeit aus acht Segmenten, die durch Zwischensehnen [A] unterteilt werden. Er schafft einen Ausgleich zum Zug der Muskeln, die den unteren Rücken strecken, und trägt somit zur Stabilität der Wirbelsäule bei. Außerdem zieht er den Rumpf zu den Hüften. Daher kann man diesen Muskel mit Sit-ups und Crunches trainieren. Die besten Übungen sind allerdings diejenigen, die zur Stabilisierung der Wirbelsäule dienen. Die seitlichen Bauchmuskeln sind der M. obliquus externus abdominis [2] und internus abdominis [3]. Diese Muskeln unterstützen sowohl das seitliche Beugen als auch das Drehen des Rumpfes nach links und rechts und, was vielleicht das Wichtigste ist, genau diese Drehung zu verhindern. Darum trainiert man diese Muskeln mit Drehübungen und Antirotationsübungen.

Die senkrechte Bindegewebsnaht Linea alba trennt den linken und rechten M. rectus abdominis. Sie trägt dazu bei, dass die Bauchmuskulatur nicht durch die schrägen Bauchmuskeln auseinandergerissen wird.

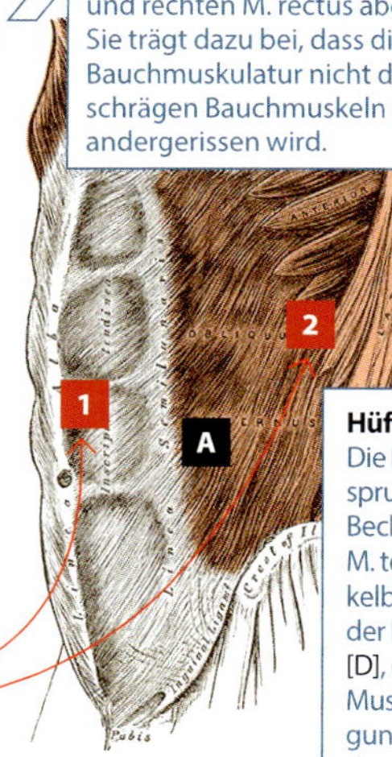

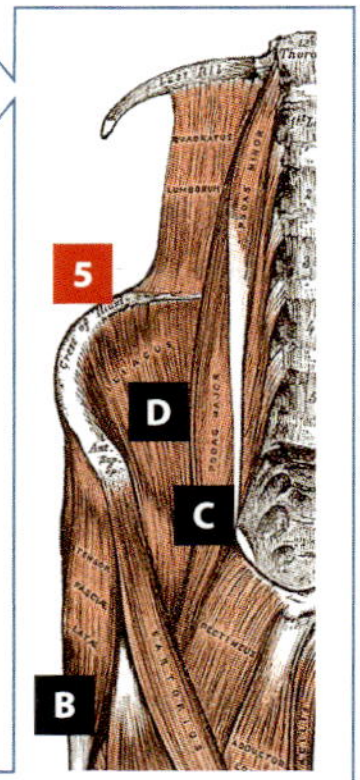

Hüfte

Die Hüftbeuger [5] haben ihren Ursprung an der Wirbelsäule oder am Becken. Die wichtigsten sind der M. tensor fasciae latae [B], der Schenkelbindenspanner, der M. psoas [C], der Lendenmuskel, und der M. iliacus [D], der Darmbeinmuskel. Diese Muskeln ermöglichen die Hüftbeugung. Sie können diese Muskeln mit dem umgekehrten Crunch oder dem Beinheben im Hang erreichen.

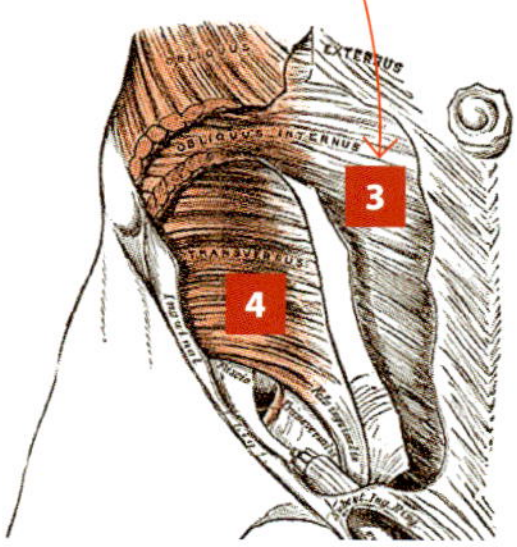

Der M. transversus abdominis [4], der quer verlaufende Bauchmuskel, liegt unter dem geraden und dem inneren und äußeren schrägen Bauchmuskel. Er ist für das Einziehen des Bauches verantwortlich.

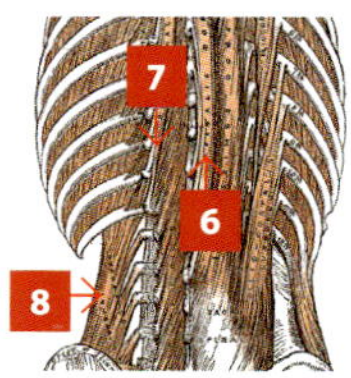

Unterer Rücken

Viele Muskeln des unteren Rückens tragen zur Stärke Ihres Körperzentrums bei. Die wichtigsten sind: M. erector spinae, der die Wirbelsäule aufrichtet [6], M. multifidus [7], ein strangförmiger Muskel, und M. quadratus lumborum [8], der quadratische Lendenmuskel. Sie halten die Wirbelsäule stabil und ermöglichen es, sie nach hinten und zur Seite zu beugen. Sehr gut sind Stabilitätsübungen wie der Unterarmstütz und jede Übung, bei der Sie ziehen oder sich beugen müssen. Wichtig ist noch der M. glutaeus maximus, weil er durch Bindegewebe mit dem unteren Rücken verbunden ist und deshalb mit den anderen Muskeln des Körperzentrums zusammenarbeitet.

GRUNDBEWEGUNG
Unterarmstütz

- Nehmen Sie eine Liegestützposition ein und gehen Sie in den Unterarmstütz. Ihr Körper bildet eine gerade Linie von den Schultern bis zu den Fersen.
- Spannen Sie die Bauchmuskeln an, als ob Sie einen Faustschlag bekommen sollten.
- Halten Sie diese Position für 30 Sekunden – oder nach Anleitung –, während Sie tief atmen.

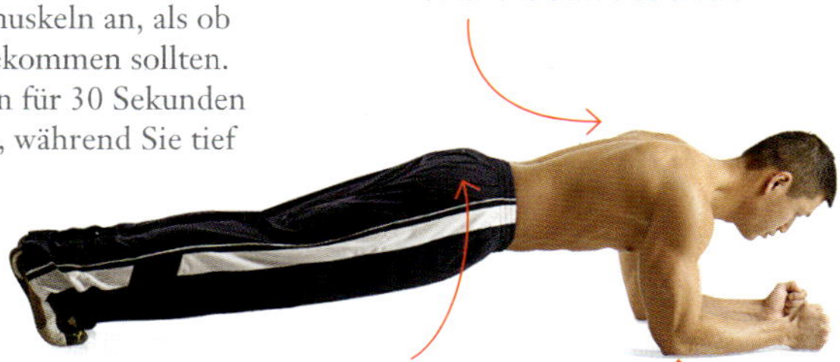

FALLS SIE DEN UNTERARMSTÜTZ NICHT 30 SEKUNDEN LANG HALTEN KÖNNEN, *halten Sie ihn für fünf bis zehn Sekunden, pausieren für fünf Sekunden und wiederholen das Ganze so oft, bis Sie die 30 Sekunden geschafft haben. Mit jedem Mal versuchen Sie, die Position etwas länger zu halten, sodass Sie das Ziel von 30 Sekunden mit weniger Wiederholungen erreichen. Arbeiten Sie sich hoch: vom Vierfüßerstand über den Unterarmstütz im Knien bis zum 45°-Unterarmstütz.*

VARIATION 1
45°-Unterarmstütz

- Ihre Unterarme sind auf der Bank.

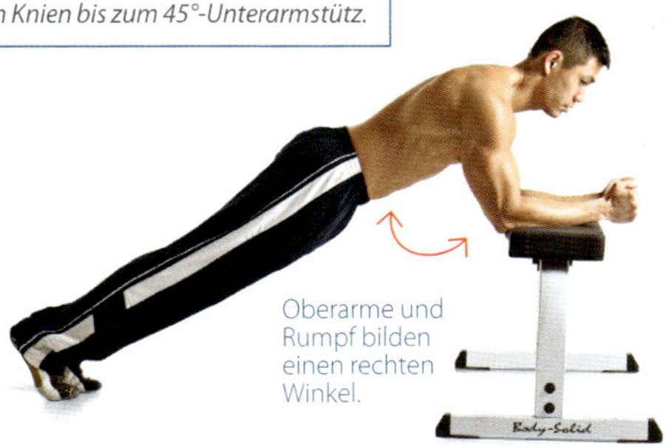

VARIATION 2
Unterarmstütz im Knien

- Beugen Sie Ihre Knie, sodass Sie mit den Armen nicht Ihr ganzes Körpergewicht halten müssen.

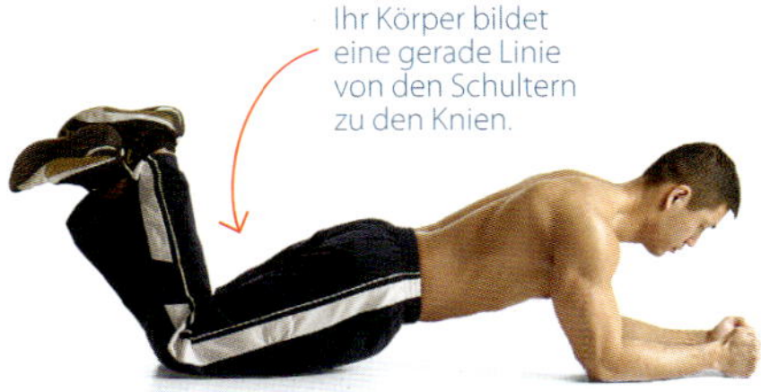

VORSICHT: FEHLER
Sie denken, Crunches machen Sie dünn

Forscher an der University of Virginia haben herausgefunden, dass man 250.000 Crunches machen muss, um 450 Gramm Fett zu verbrennen – das heißt 100 Crunches am Tag und das sieben Jahre lang. Einfach die Muskeln zu trainieren, die unter Ihrem Bauchspeck liegen, bringt Ihnen also kein Sixpack. Die beste Methode zum Fettabbau ist, alle Muskeln Ihres Körpers zu trainieren und dabei den großen Muskeln von Unterkörper und Rücken die meiste Zeit zu widmen. Denn je mehr Muskeln Sie trainieren, desto mehr Kalorien verbrennen Sie.

VARIATION 3
Unterarmstütz mit erhöhten Füßen

- Stellen Sie beide Füße auf eine Bank. Noch schwerer wird es, wenn Sie ein Bein anheben wie bei Variation 5.

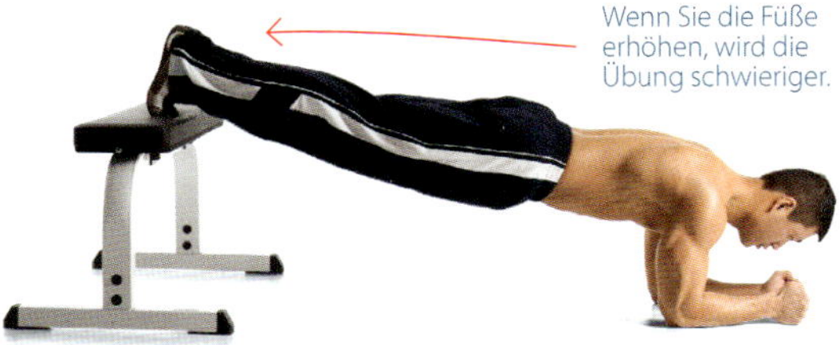

Wenn Sie die Füße erhöhen, wird die Übung schwieriger.

VARIATION 4
Verlängerter Stütz

- Platzieren Sie Ihre Hände 15 bis 20 Zentimeter vor Ihren Schultern.

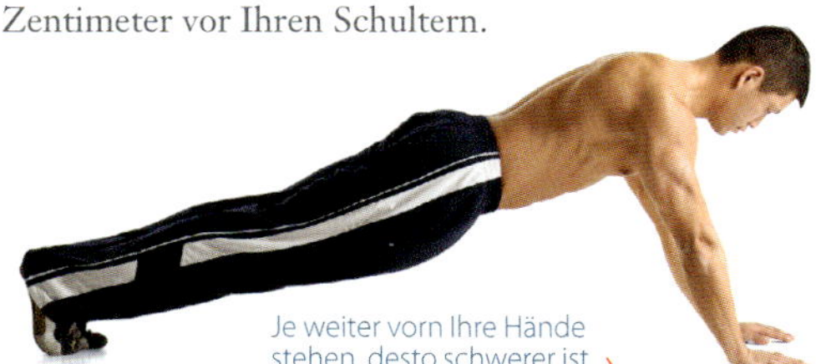

Je weiter vorn Ihre Hände stehen, desto schwerer ist diese Position zu halten.

VARIATION 5
Unterarmstütz mit breiter Fußstellung und Beinheben

- Stellen Sie Ihre Füße mehr als schulterbreit auseinander. Halten Sie einen Fuß einige Zentimeter über dem Boden. Wechseln Sie nach jedem Satz das Bein. Um es schwieriger zu machen, führen Sie die Übung mit den Füßen auf einer Bank aus.

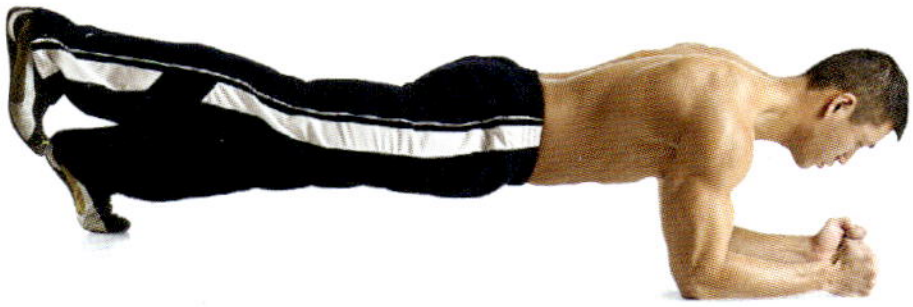

VARIATION 6
Unterarmstütz mit breiter Fußstellung und Arm- und Beinheben

- Stellen Sie Ihre Füße mehr als schulterbreit auseinander.
- Heben Sie den rechten Arm und das linke Bein an und halten Sie sie für fünf bis zehn Sekunden, dann wechseln Sie die Seite. Das ist eine Wiederholung.
- Falls das zu schwierig ist, lassen Sie beide Füße auf dem Boden.

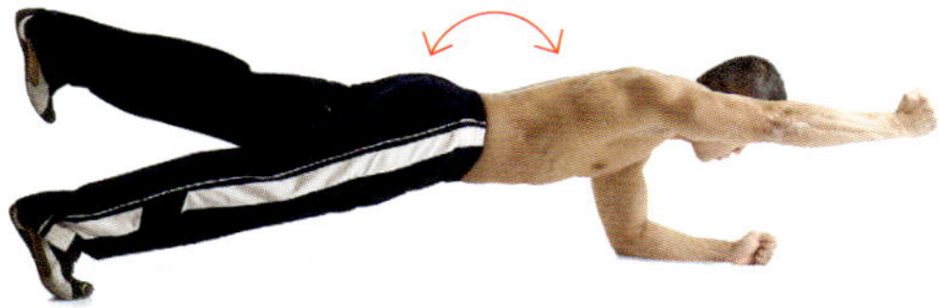

VARIATION 7
Unterarmstütz mit Gymnastikball

- Platzieren Sie Ihre Unterarme auf einem Gymnastikball.

DOPPELTES BAUCHMUSKELTRAINING
Kanadische Forscher haben entdeckt, dass Ihre Bauchmuskeln fast doppelt so hart arbeiten, wenn man den Unterarmstütz auf einem Gymnastikball statt auf dem Boden ausführt.

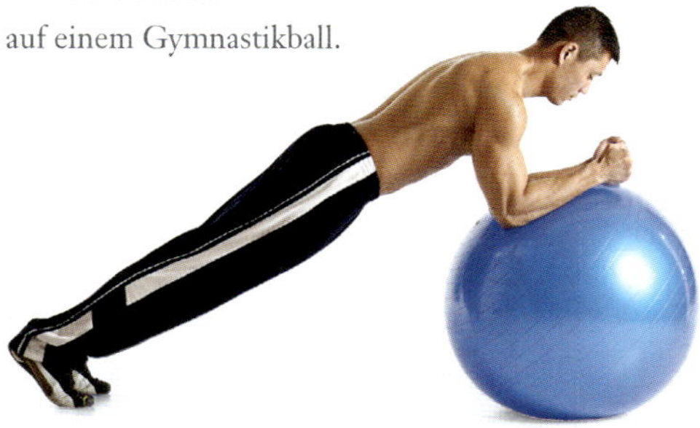

VARIATION 8
Unterarmstütz mit Gymnastikball und Bank

- Platzieren Sie Ihre Unterarme auf einem Gymnastikball und Ihre Füße auf einer Bank.

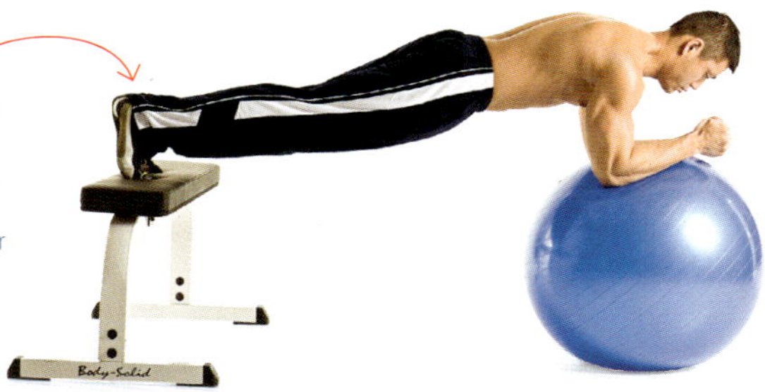
Wenn Sie die Füße auf eine Bank stellen, sind Füße und Unterarme auf derselben Höhe, also wie bei der Übung auf dem Boden, allerdings mit dem gravierenden Unterschied, dass die Instabilität des Balls es für Sie viel schwieriger macht, Ihre Position zu halten.
Body-Solid

GRUNDBEWEGUNG
Vierfüßerstand

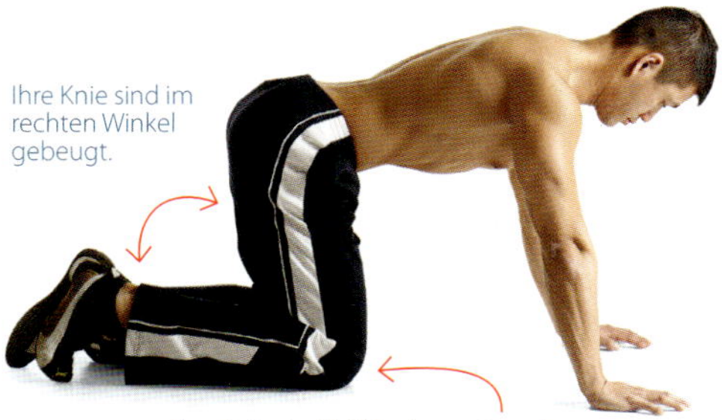
Ihre Knie sind im rechten Winkel gebeugt.
Ihre Knie sind hüftbreit auseinander.

A

- Nehmen Sie den Vierfüßerstand mit schulterbreit geöffneten Händen ein.
- Entspannen Sie Ihren Rumpf. Bauch und unterer Rücken nehmen eine natürliche Position ein.

B

- Ohne den unteren Rücken zu heben oder zu runden, spannen Sie den Bauch an, als ob Sie einen Faustschlag bekommen sollten. Halten Sie die Spannung für fünf bis zehn Sekunden. Atmen Sie dabei tief ein und aus. Das ist eine Wiederholung.

VARIATION 1
Hydrant

A

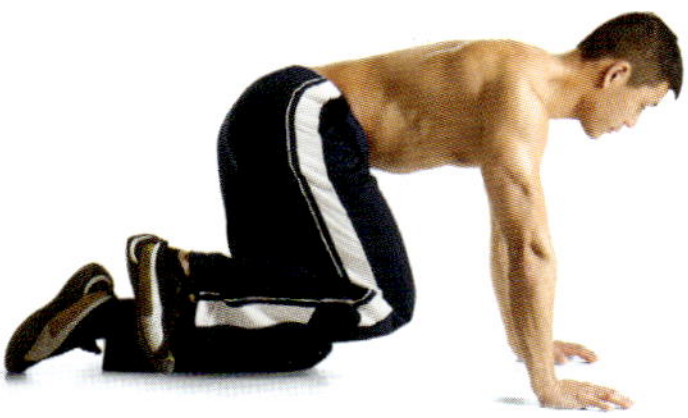

- Ohne die Haltung des unteren Rückens zu verändern, heben Sie das rechte Knie zur Brust, so weit es geht.

B

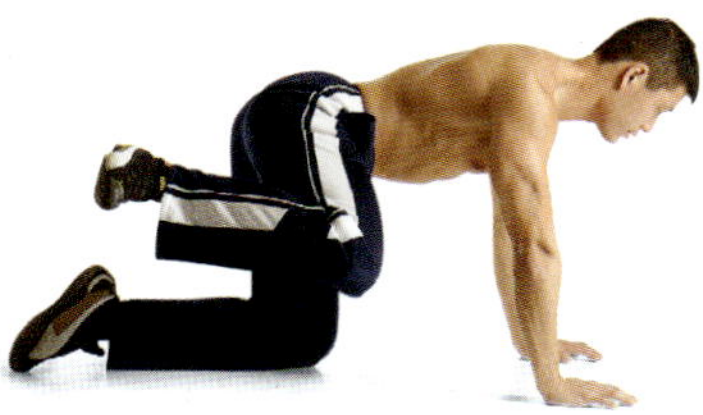

- Halten Sie das rechte Knie gebeugt und heben Sie den Oberschenkel zur Seite an, ohne die Hüfte zu bewegen.

C

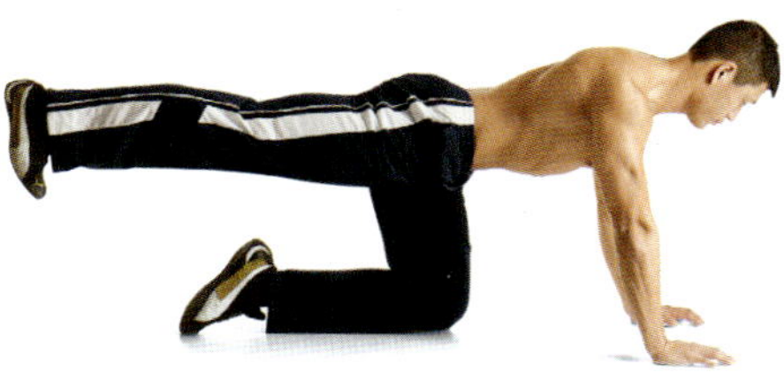

- Strecken Sie das rechte Bein, bis es mit dem Rumpf eine Linie bildet. Das ist eine Wiederholung.

VARIATION 2

Hund & Vogel

- Spannen Sie die Bauchmuskeln an und heben Sie den rechten Arm und das linke Bein, bis sie auf einer Linie mit Ihrem Rumpf sind. Halten Sie die Position für fünf bis zehn Sekunden.
- Kehren Sie zur Ausgangsposition zurück. Wiederholen Sie das Ganze mit linkem Arm und rechtem Bein. Wechseln Sie hin und her.
- Falls das zu schwierig ist, strecken Sie nur das Bein aus.

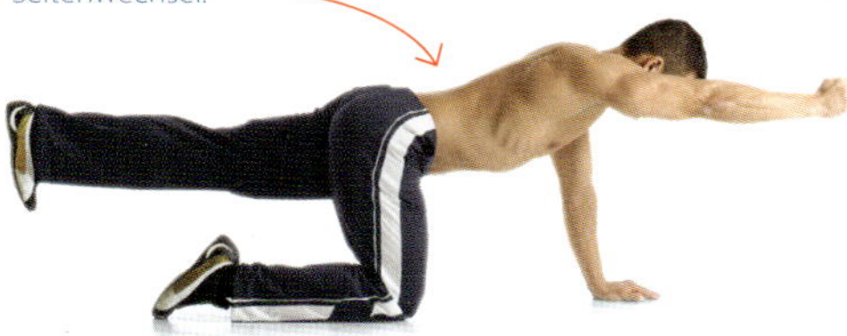
Halten Sie die Hüften und den unteren Rücken ruhig, auch beim Seitenwechsel.

Katzenbuckel

- Gehen Sie in den Vierfüßerstand und machen Sie ein Hohlkreuz.
- Runden Sie vom Becken ausgehend Wirbel für Wirbel den Rücken. Lassen Sie dabei den Kopf zwischen die Schultern sinken. Das ist eine Wiederholung.
- Kommen Sie ebenso langsam wieder ins Hohlkreuz.

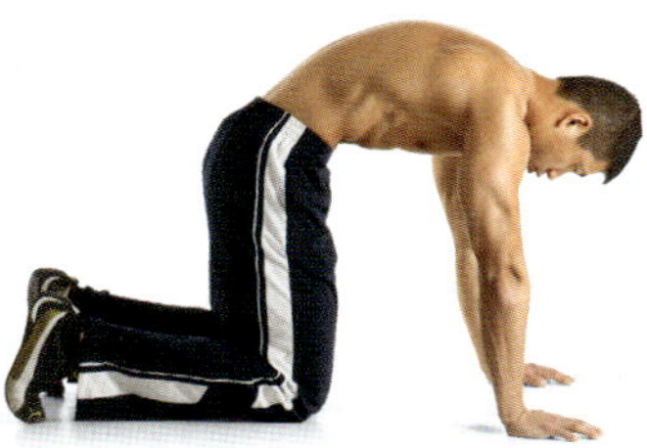

Rückenschmerzen ade

Das langsame Beugen und Strecken der Wirbelsäule beim Katzenbuckel bereitet Ihren Rumpf hervorragend auf jede Art von Aktivität vor und hilft, Rückenschmerzen zu vermeiden. Der Abstand der Dornfortsätze der Wirbelsäule wird nämlich dadurch vergrößert und nimmt bestehenden Druck von den Nerven an der Stelle, an der sie den Rückenmarkskanal verlassen. So wird ein Einklemmen der Nerven vermieden oder ein bereits eingeklemmter sogar befreit. Ein guter Ansatz: Machen Sie fünf bis zehn Wiederholungen.

GRUNDBEWEGUNG
Seitstütz

A

- Legen Sie sich mit gestreckten Beinen auf die linke Seite.
- Stützen Sie den Oberkörper auf den linken Unterarm.

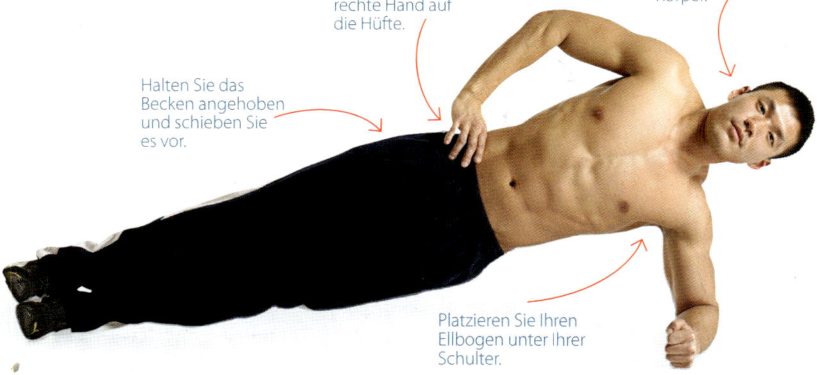
Ihr Kopf bleibt auf einer Linie mit Ihrem Körper.
Legen Sie die rechte Hand auf die Hüfte.
Halten Sie das Becken angehoben und schieben Sie es vor.
Platzieren Sie Ihren Ellbogen unter Ihrer Schulter.

B

- Halten Sie den Rumpf stabil, indem Sie Ihre Bauchmuskeln so fest anspannen, als ob Sie einen Faustschlag bekommen sollten.
- Heben Sie das Becken an, bis Ihr Körper eine gerade Linie von den Fußgelenken bis zu den Schultern bildet.
- Atmen Sie während der Übung tief ein und aus.
- Halten Sie diese Position für 30 Sekunden (oder wie vorgegeben). Das ist ein Satz.
- Drehen Sie sich auf die rechte Seite und wiederholen Sie die Übung.

FALLS SIE DEN SEITSTÜTZ NICHT 30 SEKUNDEN LANG HALTEN KÖNNEN, *halten Sie ihn für fünf bis zehn Sekunden, pausieren Sie für fünf Sekunden und wiederholen Sie das Ganze so oft, bis Sie die gesamten 30 Sekunden geschafft haben. Jedes Mal, wenn Sie die Übung ausführen, versuchen Sie, die Position ein wenig länger zu halten, sodass Sie das Ziel von 30 Sekunden mit weniger Wiederholungen erreichen.*

VARIATION 1
Modifizierter Seitstütz

- Beugen Sie Ihre Knie im rechten Winkel.

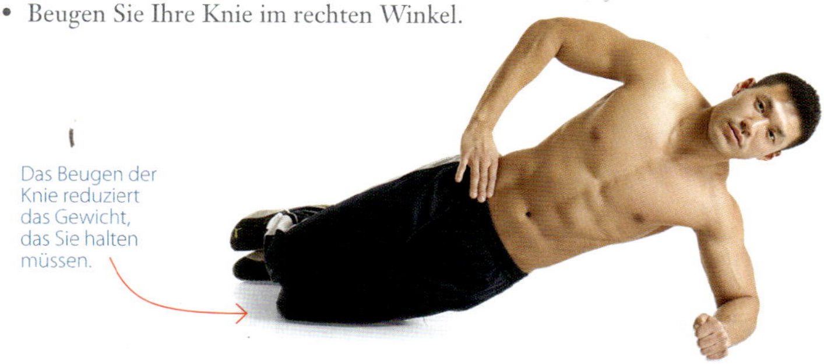
Das Beugen der Knie reduziert das Gewicht, das Sie halten müssen.

VARIATION 2
Rollender Seitstütz

- Führen Sie zu Beginn einen Seitstütz auf der rechten Seite aus. Halten Sie ihn für ein bis zwei Sekunden und dann drehen Sie sich auf beide Unterarme in einen Unterarmstütz. Halten Sie ihn für eine Sekunde, dann drehen Sie sich weiter auf Ihre linke Seite, wieder in einen Seitstütz. Halten Sie diese Position für ein bis zwei Sekunden. Das ist eine Wiederholung. Stellen Sie sicher, dass Sie Ihren Körper bei den Drehungen als Einheit bewegen.

VARIATION 3
Seitstütz mit erhöhten Füßen

- Platzieren Sie beide Füße auf einem Gymnastikball oder einer Bank.

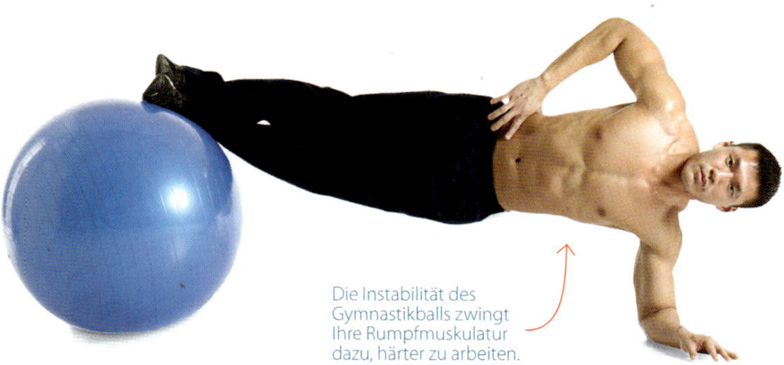
Die Instabilität des Gymnastikballs zwingt Ihre Rumpfmuskulatur dazu, härter zu arbeiten.

Halten Sie mit?

Forscher in Finnland haben herausgefunden, dass Menschen, die im unteren Rücken nur über eine geringe Kraftausdauer verfügen, mit 3,4-mal größerer Wahrscheinlichkeit Probleme im unteren Rücken bekommen werden als Menschen mit ordentlicher oder gar guter Kraftausdauer. Der Seitstütz ist bestens geeignet, um die Kraftausdauer einzuschätzen. Wenn Sie es nicht schaffen, ihn 60 Sekunden lang zu halten, ohne in der Hüfte einzuknicken, sollten Sie sich mehr um Ihre Rumpfmuskulatur kümmern.

VARIATION 4
Einbeiniger Seitstütz

- Heben Sie das obere Bein so hoch Sie können und halten Sie es während der ganzen Übung so.

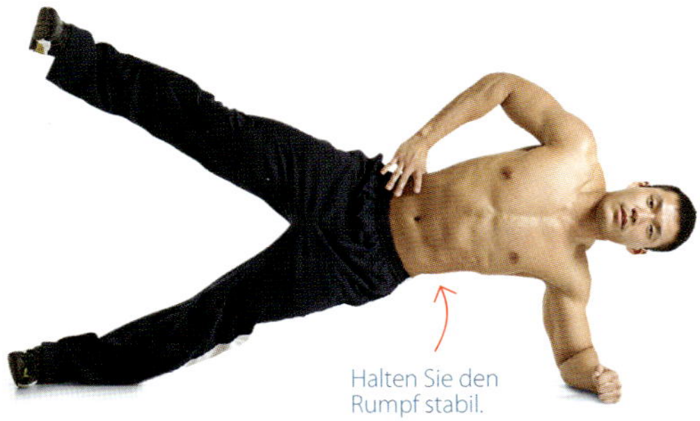
Halten Sie den Rumpf stabil.

VARIATION 5
Seitstütz mit Drehung

- Gehen Sie in den Seitstütz und strecken Sie den rechten Arm nach oben. Bewegen Sie dann die rechte Hand unter Ihrem Oberkörper hindurch. Kehren Sie die Bewegung um und strecken Sie den Arm wieder nach oben.

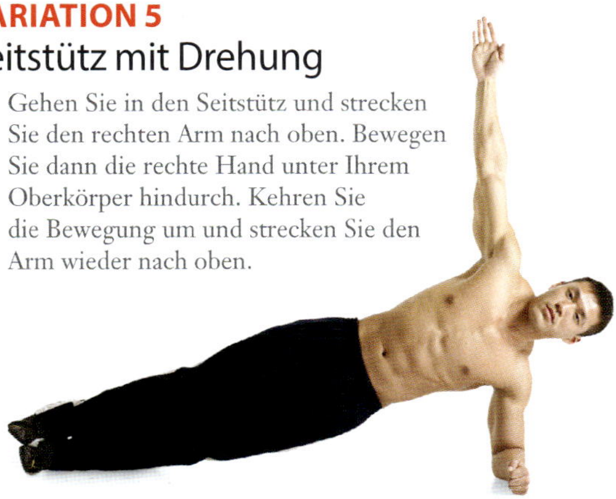

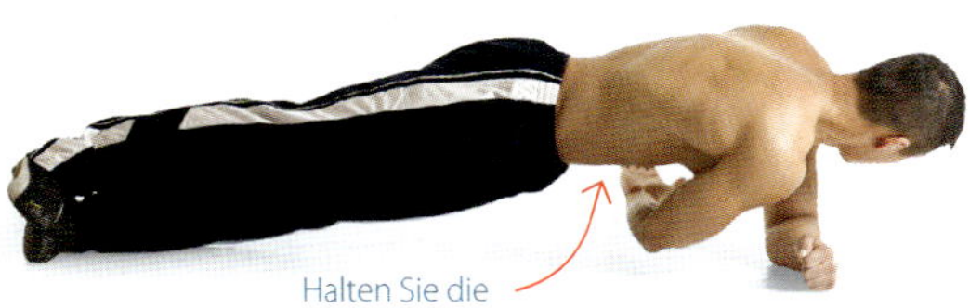
Halten Sie die Bauchmuskulatur angespannt.

VARIATION 6
Plyometrischer Seitstütz

- Heben Sie das obere Bein etwas an und bewegen Sie es dann gleichmäßig vor und zurück.

Ehe Sie sich an diese Übung wagen, sollten Sie den Seitstütz mindestens 60 Sekunden lang halten können.

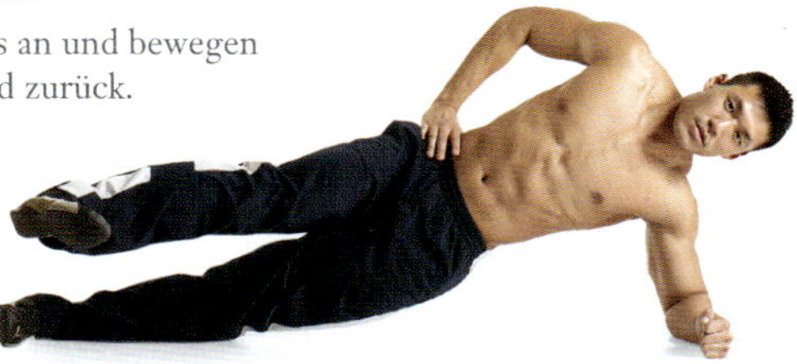

Die Beinbewegung erhöht die Beanspruchung Ihrer Rumpfmuskulatur, da Sie Ihren Körper immer wieder neu stabilisieren müssen.

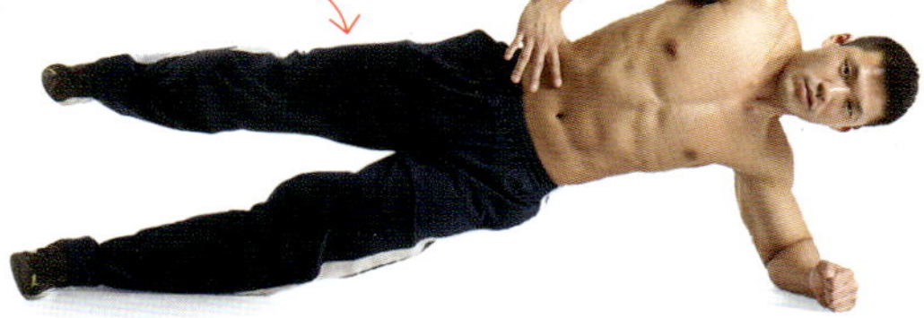

T-Stabilisation

A

- Nehmen Sie eine Liegestützposition ein. Die Arme sind gestreckt, der Rumpf ist stabil.
- Ihr Körper bildet eine gerade Linie vom Kopf bis zu den Fersen.

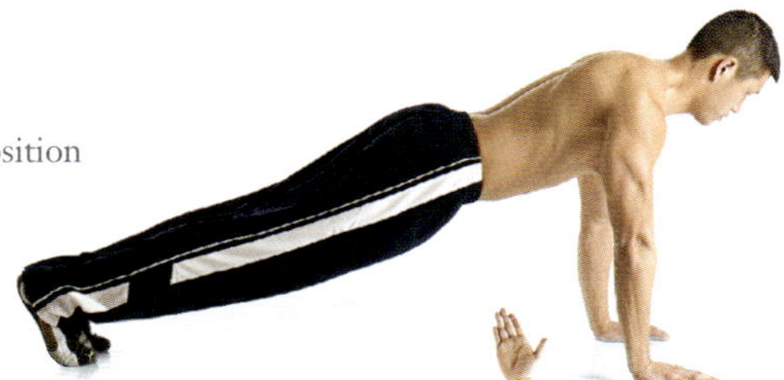

B

- Halten Sie die Arme gerade und den Körper stabil. Verlagern Sie Ihr Gewicht auf den linken Arm und drehen Sie Ihren Rumpf nach rechts auf.
- Halten Sie diese Position drei Sekunden lang, dann kommen Sie zurück in die Ausgangsposition. Jetzt drehen Sie sich nach links. Das ist eine Wiederholung.

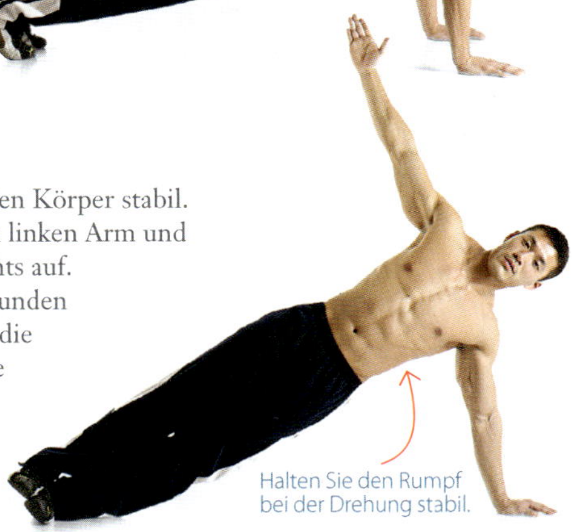

Halten Sie den Rumpf bei der Drehung stabil.

VORSICHT: FEHLER
Sie machen keine Stabilitätsübungen

Lange Jahre hat die Wissenschaft geglaubt, die wichtigste Funktion der Bauchmuskeln sei die Beugung der Wirbelsäule, wie das zum Beispiel beim Sit-up der Fall ist. Tatsächlich sollte die Bauchmuskulatur die Wirbelsäule stabilisieren, also eine Beugung verhindern. Denn diese Muskeln halten den Rumpf aufrecht. Stabilitätsübungen sind also wahrscheinlich die beste Methode, um Ihr Körperzentrum zu trainieren.

GRUNDBEWEGUNG
Bergsteiger

A

- Nehmen Sie mit gestreckten Armen eine Liegestützposition ein. Ihr Körper bildet eine gerade Linie vom Kopf bis zu den Fersen.

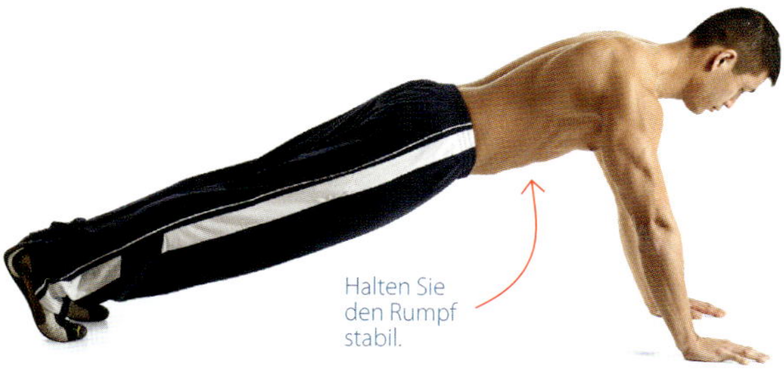
Halten Sie den Rumpf stabil.

B

- Heben Sie den rechten Fuß vom Boden ab und ziehen Sie Ihr Knie langsam so dicht zur Brust, wie Sie können.
- Berühren Sie mit dem rechten Fuß den Boden.
- Kehren Sie zum Ausgangspunkt zurück.
- Wiederholen Sie die Bewegung mit dem linken Bein. Wechseln Sie 30 Sekunden lang hin und her.

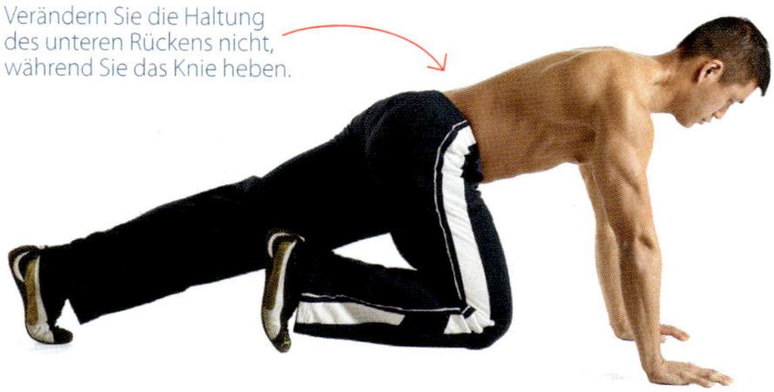
Verändern Sie die Haltung des unteren Rückens nicht, während Sie das Knie heben.

VARIATION 1

Bergsteiger mit den Händen auf einem Gymnastikball

- Platzieren Sie Ihre Hände auf einem Gymnastikball und heben Sie dann abwechselnd Ihre Knie.
- Sie können Ihre Hände auch auf einem Medizinball oder einer Bank abstützen. Zusätzlich können Sie Ihre Füße noch auf Valslides stellen.

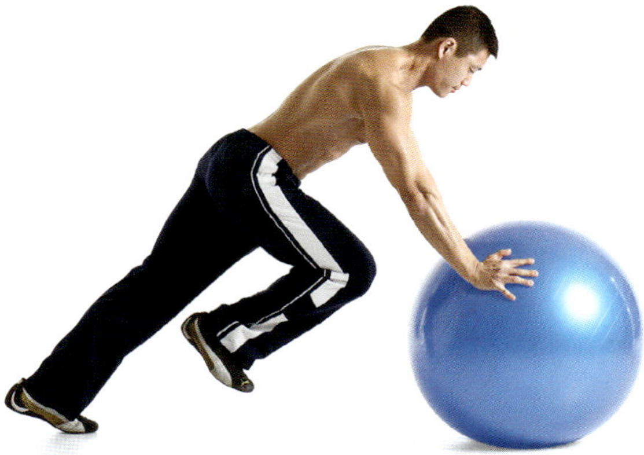

VARIATION 2

Bergsteiger über Kreuz auf einem Gymnastikball

- Legen Sie die Füße auf einen Gymnastikball. Bringen Sie die Knie dann abwechselnd zum gegenüberliegenden Ellbogen. Ist das zu schwierig, führen Sie den Bergsteiger über Kreuz ohne Gymnastikball aus.

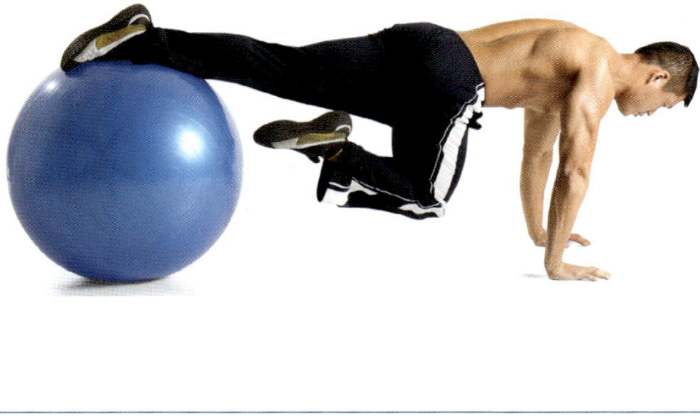

GRUNDBEWEGUNG
Pflug auf dem Gymnastikball

A

- Nehmen Sie eine Liegestützposition mit gestreckten Armen ein. Platzieren Sie die Hände etwas mehr als schulterbreit auseinander.
- Legen Sie die Schienbeine auf einen Gymnastikball.
- Ihr Körper bildet eine gerade Linie von den Schultern bis zu den Fersen.

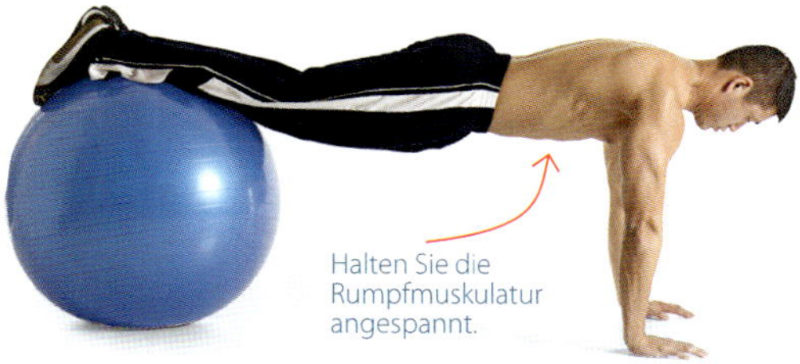

B

- Ohne die Haltung des unteren Rückens zu verändern, rollen Sie den Gymnastikball zu Ihrer Brust, indem Sie ihn mit den Füßen vorziehen.
- Kurze Pause, dann rollen Sie den Ball wieder zum Ausgangspunkt, indem Sie die Hüfte absenken und die Beine strecken.

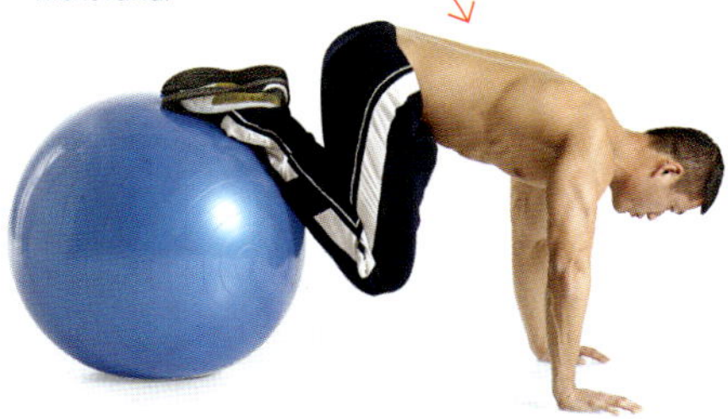

VARIATION
Einbeiniger Pflug auf dem Gymnastikball

- Machen Sie die Übung mit einem Bein. Das andere Bein heben Sie an, wenn Sie den Ball vorrollen.
- Absolvieren Sie zuerst die Wiederholungen auf der einen Seite, dann auf der anderen.

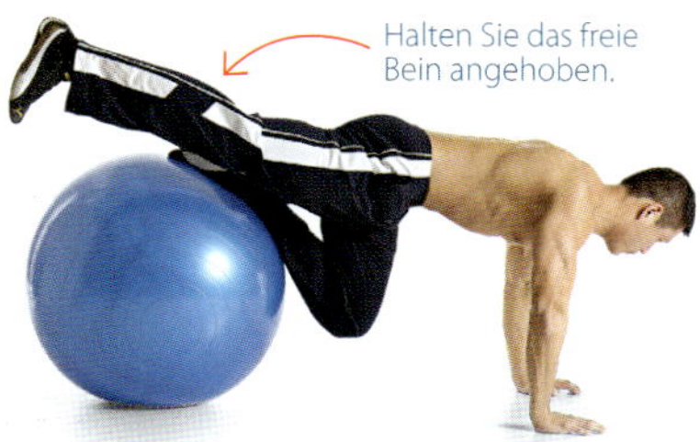

GRUNDBEWEGUNG
McGill-Curl-up

A

- Sie liegen auf dem Rücken. Das rechte Bein ist gestreckt, das linke aufgestellt (der Fuß steht flach auf dem Boden).
- Schieben Sie Ihre Hände – mit den Handflächen zum Boden – unter Ihren unteren Rücken, der natürlich gewölbt ist.

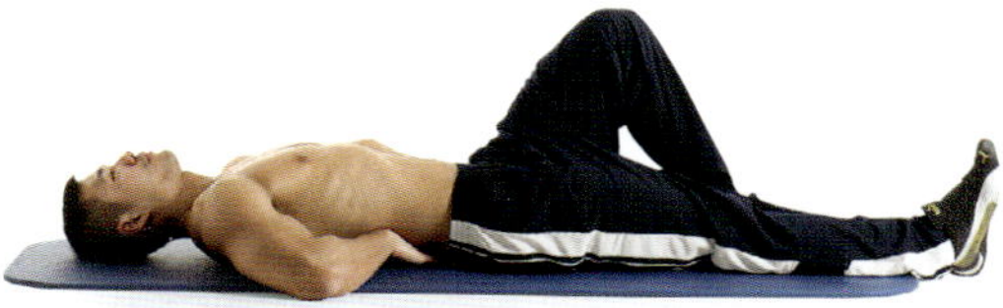

B

- Heben Sie langsam Kopf und Schultern vom Boden ab, ohne den unteren Rücken zu bewegen. Halten Sie diese Position sieben bis acht Sekunden lang. Atmen Sie dabei tief ein und aus. Das ist eine Wiederholung.
- Absolvieren Sie zuerst die Wiederholungen auf einer Seite, dann wechseln Sie die Beinstellung.

OPTIMAL FÜR DEN UNTEREN RÜCKEN
Der McGill-Curl-up bringt Sie dazu, die gesamte Bauchmuskulatur zu bearbeiten, den unteren Rücken aber gleichzeitig in seiner natürlichen Haltung zu belassen. So wird Ihre Wirbelsäule weniger belastet, die Muskelausdauer aber verbessert.

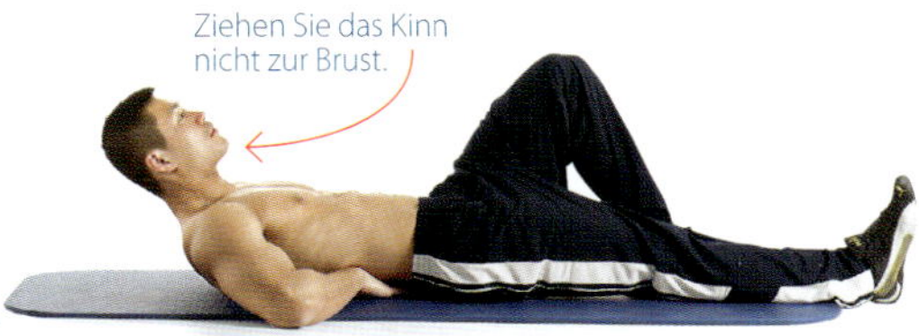
Ziehen Sie das Kinn nicht zur Brust.

VARIATION
Curl-up mit angehobenen Ellbogen

- Heben Sie bei dieser Version auch die Ellbogen mit an.

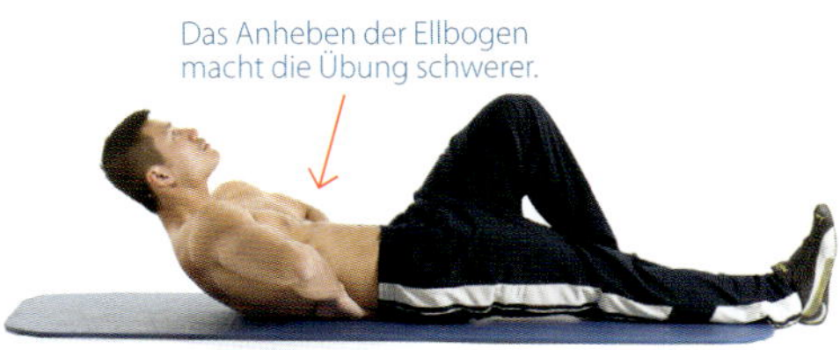
Das Anheben der Ellbogen macht die Übung schwerer.

Roll-out mit Gymnastikball

A

- Sie knien vor einem Gymnastikball. Platzieren Sie Unterarme und Fäuste auf dem Ball. Ihre Ellbogen sind im rechten Winkel gebeugt.

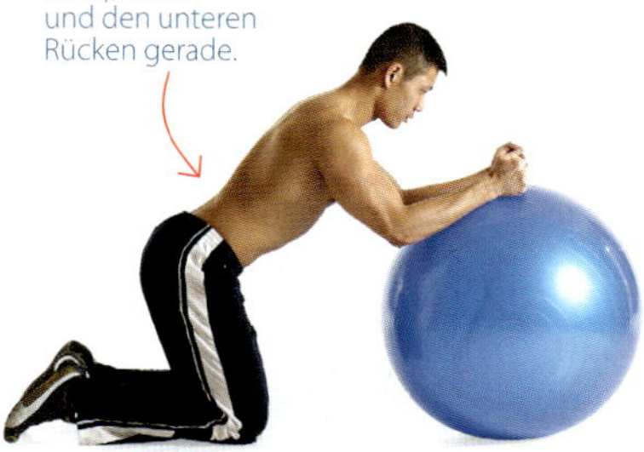
Halten Sie den Rumpf stabil und den unteren Rücken gerade.

B

- Rollen Sie den Ball langsam vorwärts. Strecken Sie dabei Arme und Körper so weit Sie das können, ohne die Spannung im unteren Rücken aufzugeben.
- Mithilfe der Bauchmuskeln ziehen Sie den Ball zurück zu den Knien.

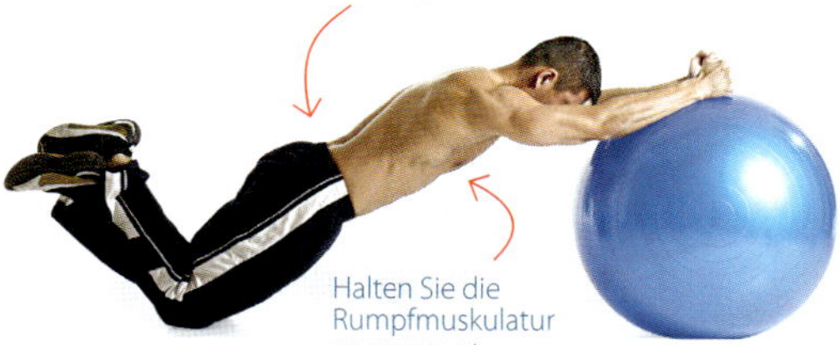
Lassen Sie die Hüften nicht durchhängen.
Halten Sie die Rumpfmuskulatur angespannt.

Roll-out mit Langhantel

A

- Laden Sie zehn Kilo auf eine Langhantel.
- Knien Sie auf dem Boden und fassen Sie die Hantel in einem schulterbreiten Obergriff. Ihre Schultern stehen zu Beginn über der Hantel.

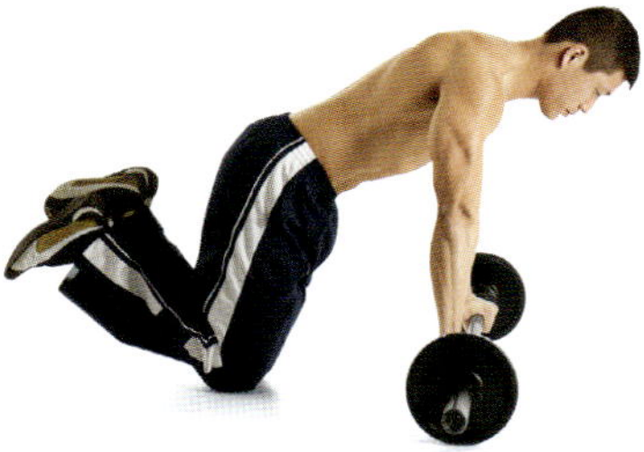

B

- Rollen Sie die Hantel langsam vorwärts. Strecken Sie dabei Ihren Körper so weit Sie das können, ohne in den Hüften einzuknicken.
- Ziehen Sie die Hantel mithilfe der Bauchmuskeln zurück zu den Knien.

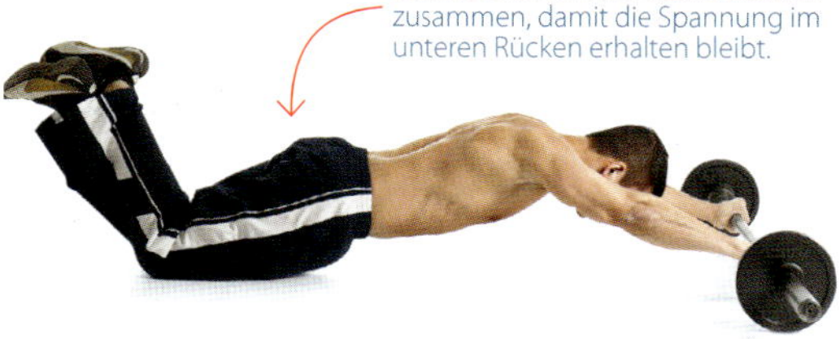
Halten Sie das Körperzentrum stabil. Ziehen Sie die Gesäßmuskeln zusammen, damit die Spannung im unteren Rücken erhalten bleibt.

Rollen mit dem Gymnastikball

A

- Legen Sie sich mit dem oberen Rücken fest auf einen Gymnastikball.
- Heben Sie die Hüften an, sodass Ihr Körper eine gerade Linie von den Knien bis zu den Schultern bildet. Der Rumpf ist stabil.
- Halten Sie eine Stange oder einen Besenstiel. Ihre Arme sind zur Seite gestreckt.

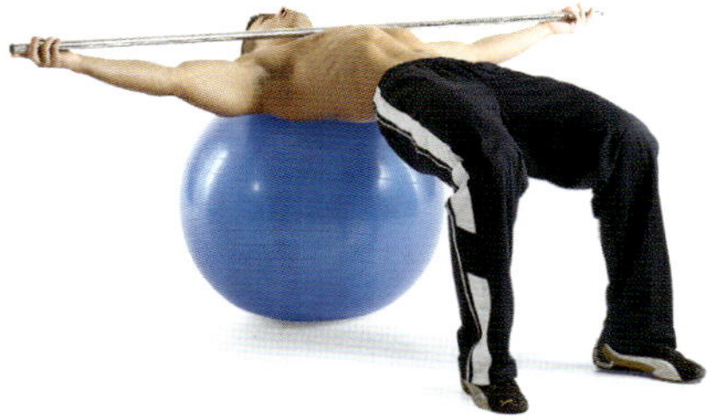

B

- Ohne die Arme oder die Hüften durchhängen zu lassen, rollen Sie so weit es geht über den Ball zur Seite, indem Sie winzige Schritte mit den Füßen machen.
- Wechseln Sie die Richtung und rollen Sie so weit es geht zur anderen Seite.

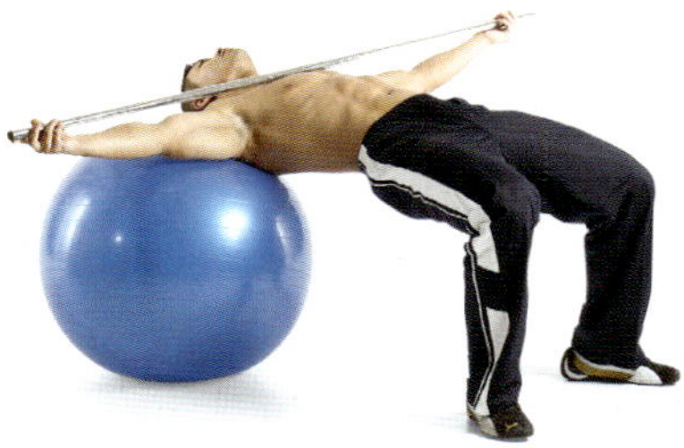

Kobra

WENN SIE DIE KOBRA NICHT 60 SEKUNDEN LANG HALTEN KÖNNEN, *halten Sie sie für fünf bis zehn Sekunden, pausieren für fünf Sekunden und wiederholen sie so oft, bis Sie die gesamten 60 Sekunden geschafft haben. Mit jedem Mal versuchen Sie, die Position ein wenig länger zu halten, sodass Sie die 60 Sekunden mit weniger Wiederholungen erreichen. Falls Ihnen die Übung zu einfach ist, können Sie leichte Kurzhanteln in den Händen halten.*

A

- Legen Sie sich mit gestreckten Beinen auf den Bauch. Die Arme liegen mit den Handflächen nach unten neben dem Körper.

B

- Spannen Sie Gesäß und unteren Rücken an und heben Sie Kopf, Brust, Arme und Beine so weit wie möglich vom Boden ab. Drehen Sie die Arme so, dass die Daumen nach oben zeigen. Halten Sie diese Position 60 Sekunden lang.

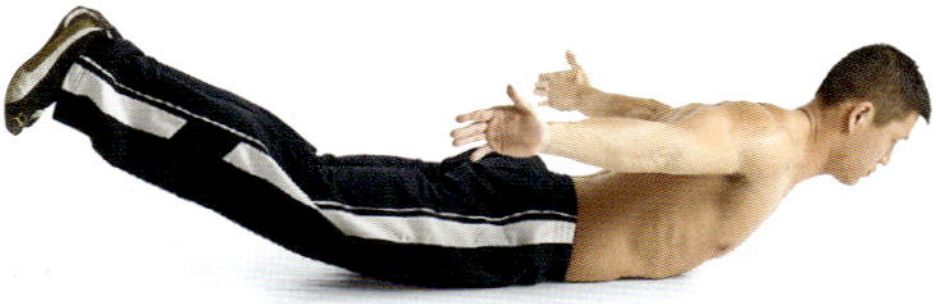

GRUNDBEWEGUNG
Rumpfdrehen

A

- Setzen Sie sich mit aufgestellten Beinen auf den Boden.
- Strecken Sie die Arme nach vorn und legen Sie die Handflächen aneinander.
- Lehnen Sie sich nach hinten, sodass Ihr Rumpf einen 45°-Winkel zum Boden bildet.

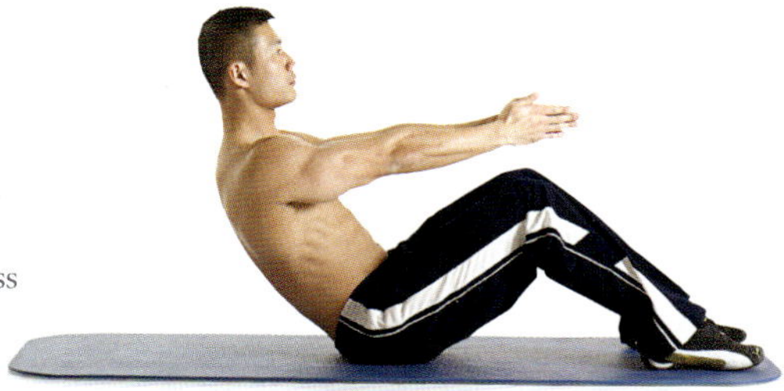

B

- Spannen Sie die Rumpfmuskulatur an und drehen Sie sich so weit wie möglich nach rechts.

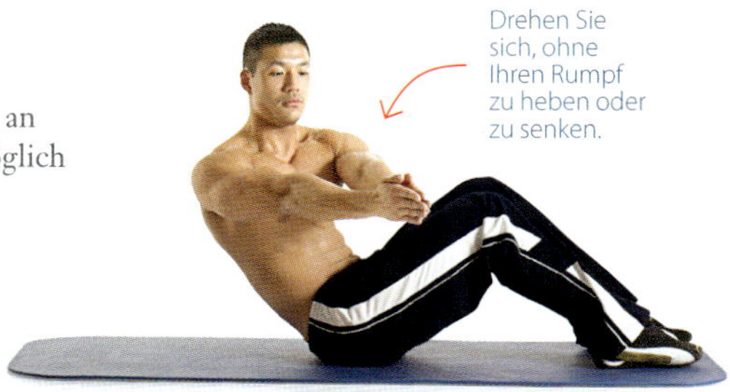
Drehen Sie sich, ohne Ihren Rumpf zu heben oder zu senken.

C

- Kurze Pause, dann kommen Sie wieder zur Mitte und drehen sich so weit wie möglich nach links.
- Um die Übung schwieriger zu gestalten, können Sie eine Gewichtsscheibe mit beiden Händen halten oder die Füße vom Boden anheben.

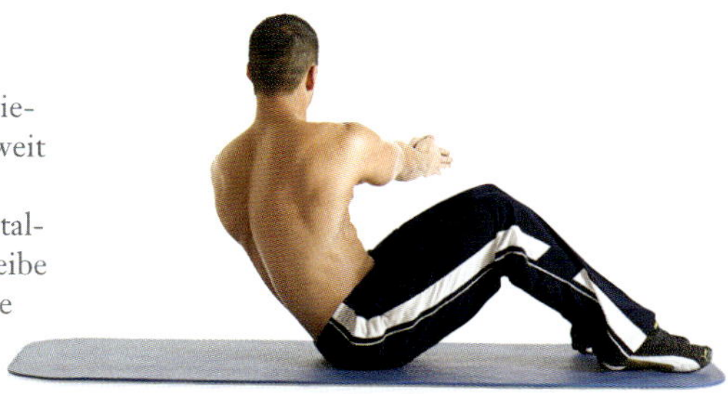

VARIATION
Rumpfdrehen mit Gymnastikball

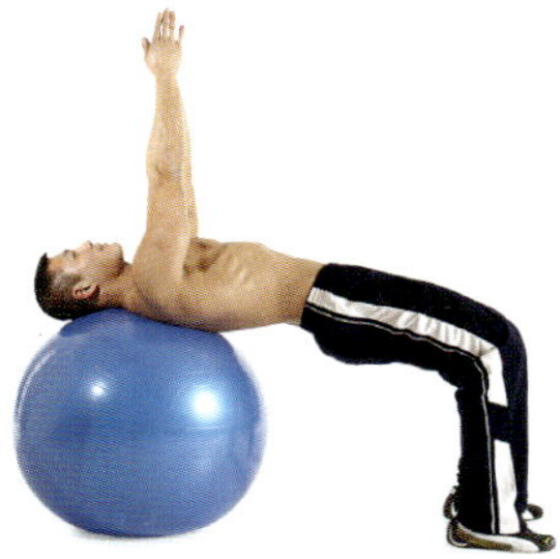

A

- Legen Sie sich mit mittlerem und oberem Rücken fest auf einen Gymnastikball.
- Heben Sie die Hüften an, sodass Ihr Körper eine gerade Linie von den Knien bis zu den Schultern bildet. Strecken Sie die Arme nach oben und legen Sie die Handflächen aneinander.

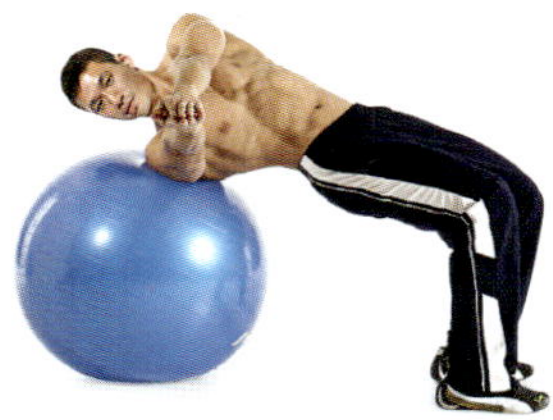

B

- Halten Sie Ihr Körperzentrum stabil und rollen Sie den Oberkörper zuerst so weit wie möglich nach rechts, dann zur Mitte zurück und nach links.

GRUNDBEWEGUNG
Scheibenwischer

A

- Sie liegen auf dem Rücken. Ihre Arme sind zur Seite gestreckt, die Handflächen zeigen nach oben.
- Heben Sie die Beine an, sodass Hüften und Knie im rechten Winkel gebeugt sind.

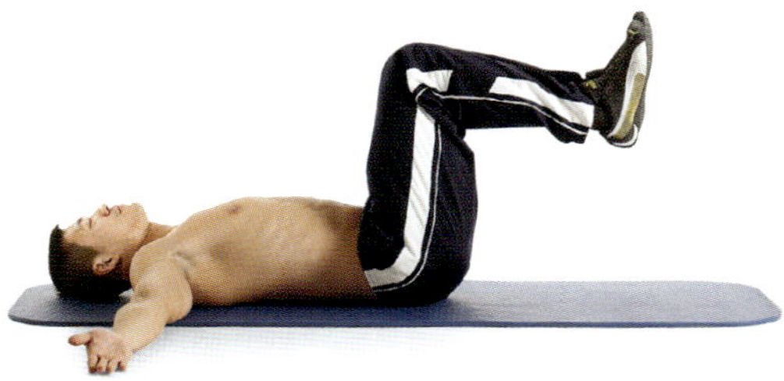

B

- Spannen Sie die Bauchmuskeln an und kippen Sie die Beine so weit wie möglich zur rechten Seite, ohne dass die Schultern vom Boden abheben. Dann kommen Sie zur Mitte und kippen die Beine nach links.

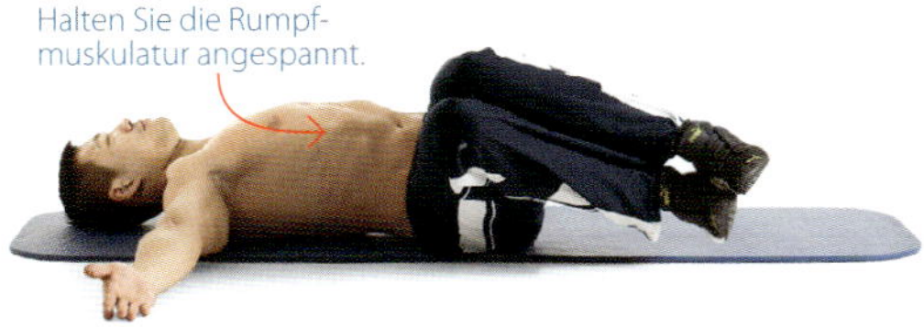

Seitwurf mit Medizinball

A

- Nehmen Sie einen Medizinball mit beiden Händen und stellen Sie sich mit der linken Seite vor eine Wand. Ihre Füße sind mehr als schulterbreit geöffnet und die Knie leicht gebeugt.
- Halten Sie den Ball mit gestreckten Armen in Brusthöhe. Drehen Sie Ihren Rumpf nach rechts.

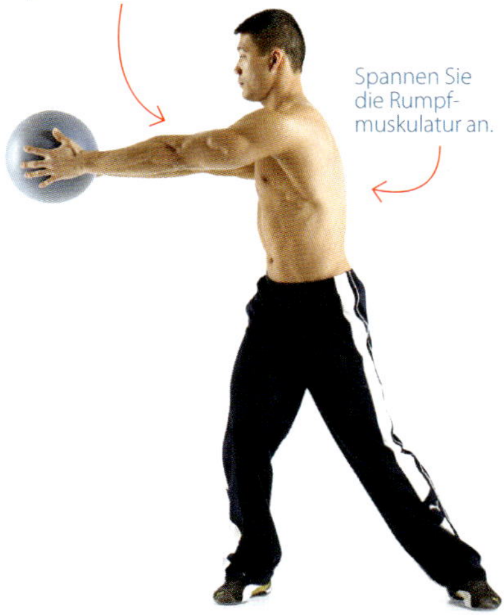
Ihre Arme sind gestreckt und parallel zum Boden.
Spannen Sie die Rumpfmuskulatur an.

B **C**

- Ändern Sie blitzartig die Richtung und werfen Sie den Ball so hart Sie können gegen die Wand zu Ihrer Linken.
- Wenn der Ball von der Wand zurückspringt, fangen Sie ihn und wiederholen die Übung.
- Absolvieren Sie zuerst die Wiederholungen auf der linken Seite, dann führen Sie sie mit der rechten Seite zur Wand aus.

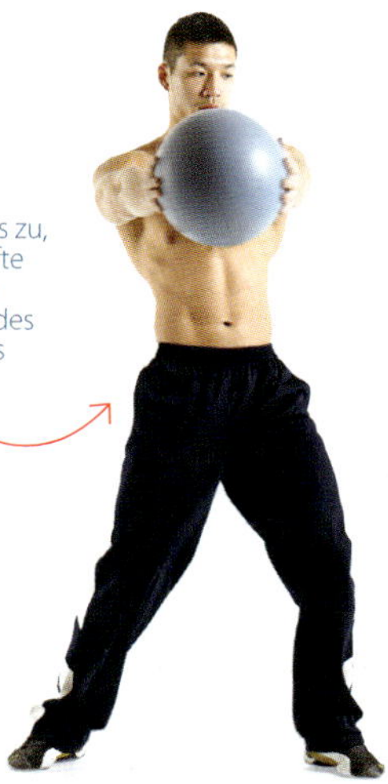
Lassen Sie es zu, dass die Hüfte sich mit der Bewegung des Oberkörpers dreht.

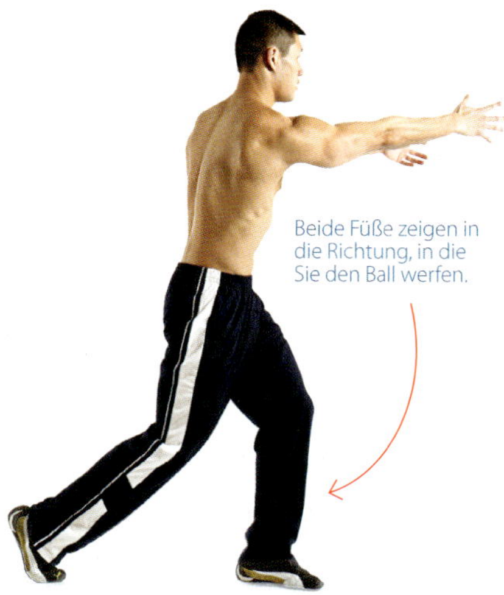
Beide Füße zeigen in die Richtung, in die Sie den Ball werfen.

GRUNDBEWEGUNG
Sit-up

A

- Legen Sie sich auf den Rücken. Die Knie sind gebeugt und die Füße flach auf dem Boden.

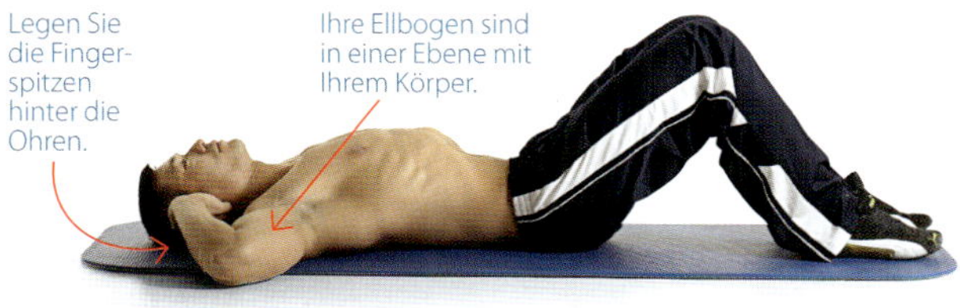
Legen Sie die Finger-spitzen hinter die Ohren.
Ihre Ellbogen sind in einer Ebene mit Ihrem Körper.

B

- Spannen Sie die Bauchmuskeln an und heben Sie den Rumpf in eine sitzende Position.
- Die Bewegung sollte fließend sein. Wenn nicht, wählen Sie eine leichtere Variation auf den folgenden Seiten aus.
- Senken Sie Ihren Rumpf langsam wieder ab.

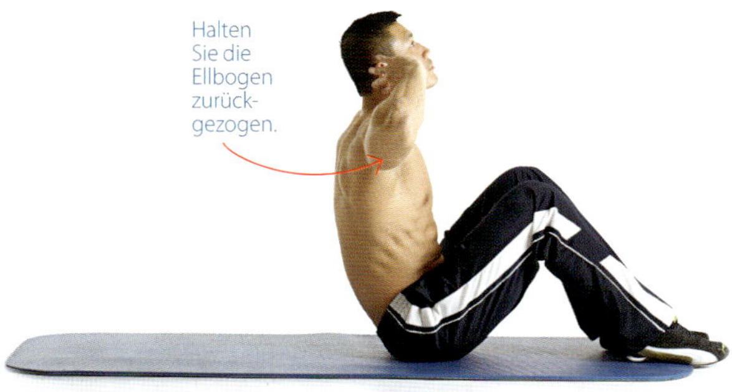
Halten Sie die Ellbogen zurück-gezogen.

MACHEN SIE EINEN STOPP
Versuchen Sie Ihren Rumpf in einer durchgehend gleichmäßigen Bewegung abzusenken. Wenn Sie Ihre Geschwindigkeit nicht mehr kontrollieren können, merken Sie sich die Position, in der Sie schlappmachen. Legen Sie bei jeder Wiederholung direkt über diesem Punkt einen Stopp ein.

VORSICHT: FEHLER

Sie machen Sit-ups zum Schutz des Rückens

Während Sit-ups hervorragend geeignet sind, um Bauchmuskeln aufzubauen, müssen Sie dabei aber jedes Mal den unteren Rücken runden. Und das kann tatsächlich zu Problemen in dieser Region beitragen wie auch bereits existierende Schädigungen verschlimmern. Wenn Sie also ohnehin an Rückenschmerzen leiden, lassen Sie die Sit-ups besser aus. Grundsätzlich gilt, dass Sie Stabilitätsübungen buchstäblich zum Rückgrat Ihres Workouts für das Körperzentrum machen sollten, da sie sich als rundum förderlich für eine gesunde Wirbelsäule erwiesen haben.

VARIATION 1

Modifizierter Sit-up

- Nehmen Sie die Ausgangsposition wie beim Sit-up (S. 207) ein. Halten Sie die Arme gestreckt und ein paar Zentimeter über dem Boden.

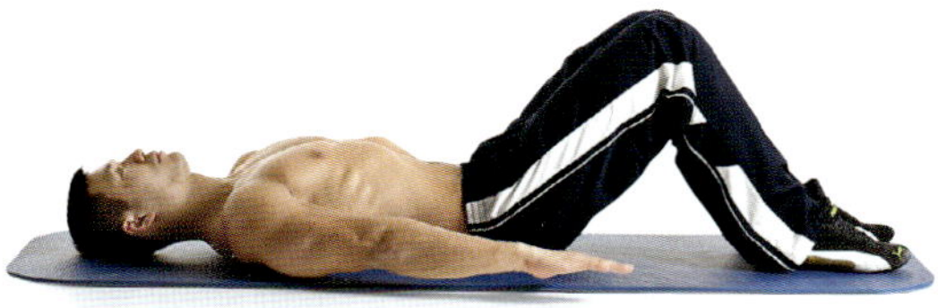

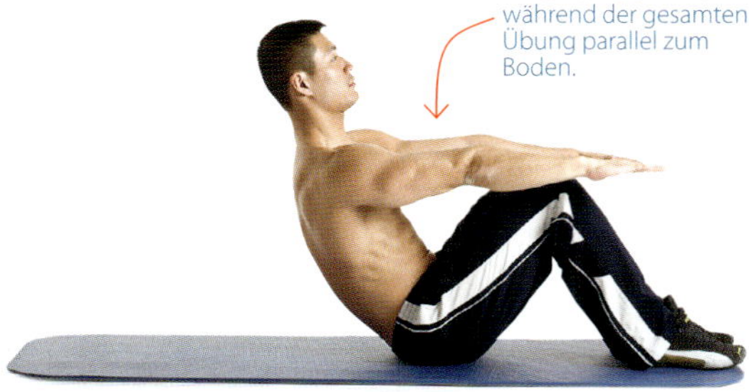
Halten Sie die Arme während der gesamten Übung parallel zum Boden.

NOCH MEHR SIT-UPS
Statt die Arme zu strecken, können Sie sie gekreuzt vor der Brust halten. Schwieriger wird der Sit-up, wenn Sie mit gekreuzten Armen zusätzlich eine Hantelscheibe an die Brust gepresst halten.

VARIATION 2
Alternierender Sit-up

- Nehmen Sie die Ausgangsposition wie beim Sit-up (S. 207) ein.
- Drehen Sie sich beim Heben des Rumpfes nach rechts, sodass Sie mit dem linken Ellbogen Ihr linkes Knie berühren können. Beim nächsten Sit-up drehen Sie sich zur anderen Seite.

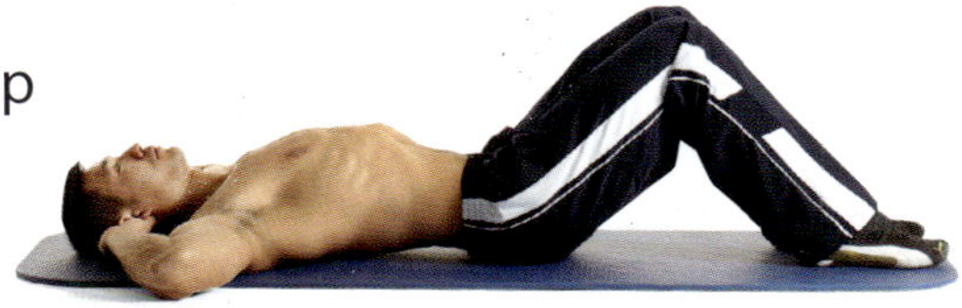

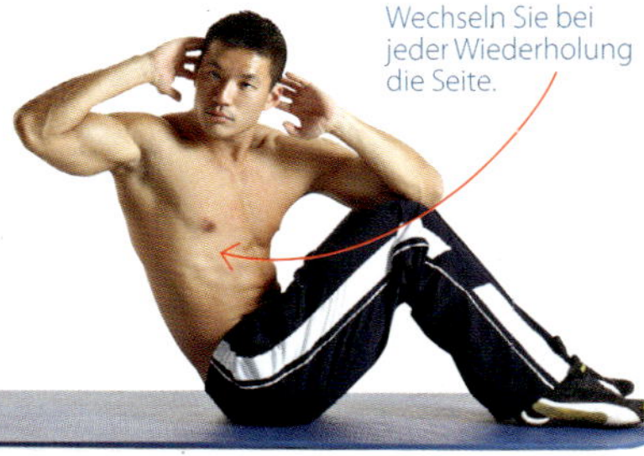
Wechseln Sie bei jeder Wiederholung die Seite.

VARIATION 3
Negativer Sit-up

- Haken Sie Ihre Füße unter den Halterollen einer Negativbank ein und legen Sie sich flach auf den Rücken.
- Heben Sie Ihren Rumpf in eine sitzende Position.

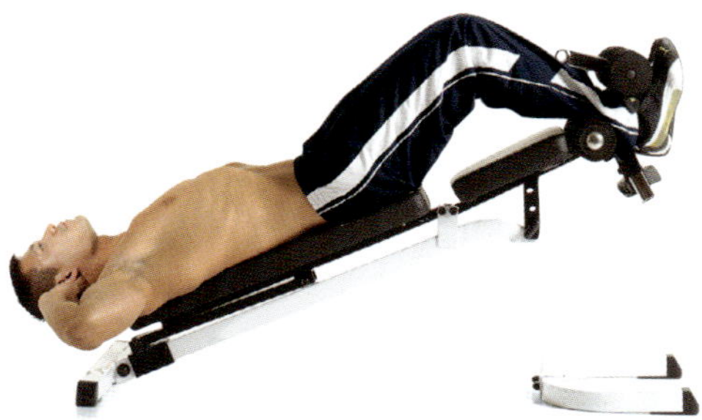

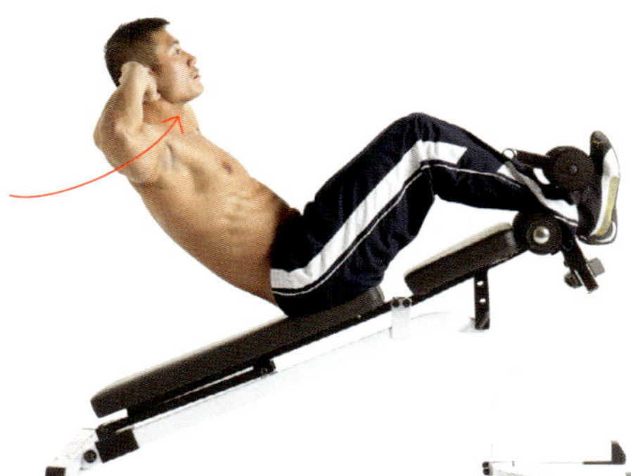
Ziehen Sie beim Anheben des Körpers Ihren Kopf nicht nach vorn. Wenn Sie das nicht vermeiden können, ist diese Übung noch zu schwer für Sie.

GRUNDBEWEGUNG
Crunch

A

- Legen Sie sich mit aufgestellten Beinen hin. Ihre Füße stehen flach auf dem Boden.
- Legen Sie die Fingerspitzen hinter die Ohren und ziehen Sie Ihre Ellbogen zurück, sodass sie sich in einer Ebene mit Ihrem Körper befinden.

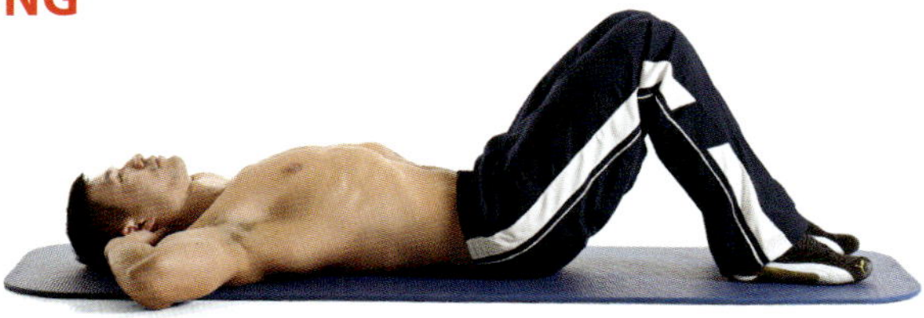

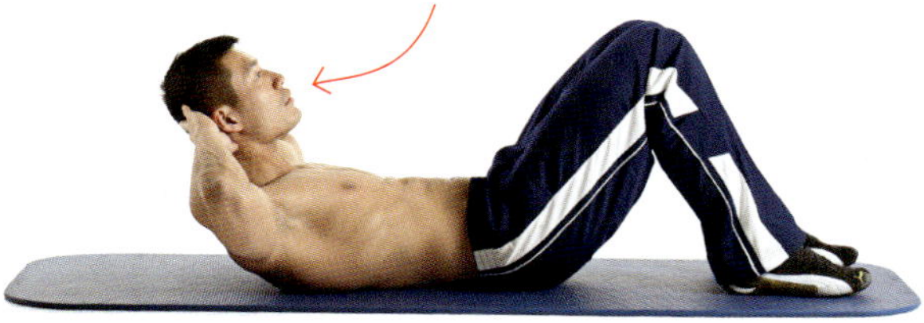

B

- Heben Sie Kopf und Schultern an und ziehen Sie den Brustkorb zum Becken.
- Kurze Pause. Kehren Sie dann langsam in die Ausgangsposition zurück.

NOCH MEHR CRUNCHES
Wie beim Sit-up können Sie auch beim Crunch die Arme vor der Brust kreuzen oder mit gekreuzten Armen eine Gewichtsscheibe an die Brust gepresst halten.

VARIATION 1
Diagonaler Crunch

A

- Heben Sie die Beine rechtwinklig und Kopf und Schultern an. Die Fingerspitzen sind seitlich an der Stirn.

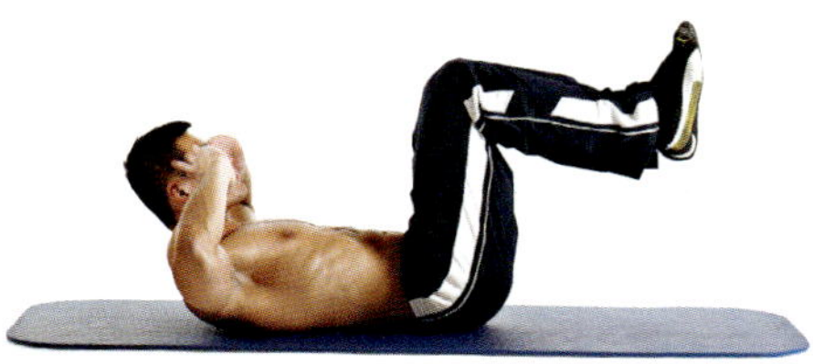

B

- Drehen Sie den Oberkörper nach rechts und ziehen Sie das rechte Knie so schnell wie möglich zum linken Handgelenk. Gleichzeitig strecken Sie das linke Bein.
- Kommen Sie im schnellen Wechsel über die Mitte zur anderen Seite.

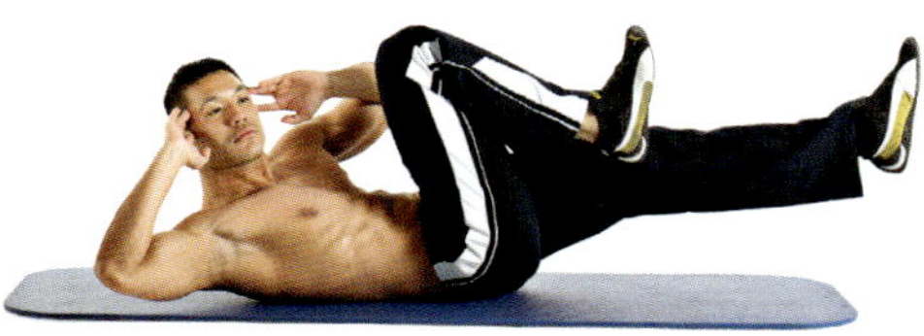

VARIATION 2
Crunch mit angehobenen Beinen

- Strecken Sie Arme und Beine senkrecht nach oben.
- Ziehen Sie sich zu den Zehen, indem Sie Kopf und Schultern vom Boden abrollen. Dann senken Sie sie wieder ab.

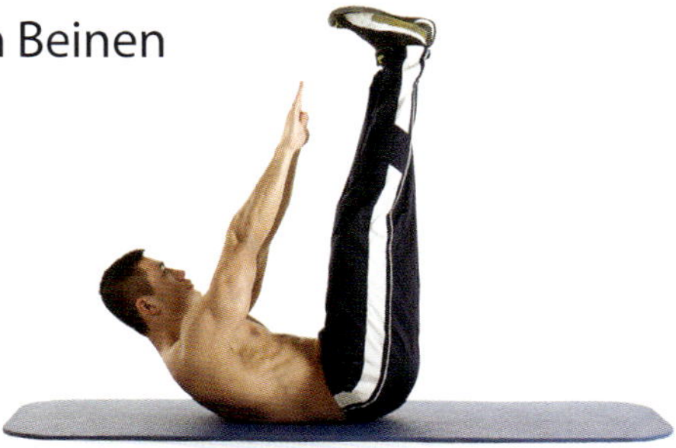

VARIATION 3
Crunch auf einem Gymnastikball

A

- Sie liegen mit der Hüfte, dem unteren Rücken und den Schultern auf einem Gymnastikball.
- Legen Sie die Fingerspitzen hinter die Ohren und ziehen Sie Ihre Ellbogen zurück, sodass sie sich in einer Ebene mit Ihrem Körper befinden.

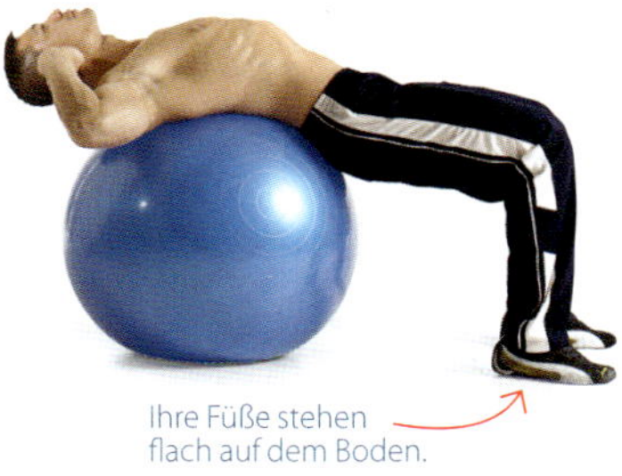

B

- Heben Sie Kopf und Schultern an und rollen Sie den Brustkorb in Richtung Becken.
- Kurze Pause. Kehren Sie dann langsam in die Ausgangsposition zurück.
- Die Übung wird schwieriger, wenn Sie eine Gewichtsscheibe mit gekreuzten Armen an die Brust gepresst halten.

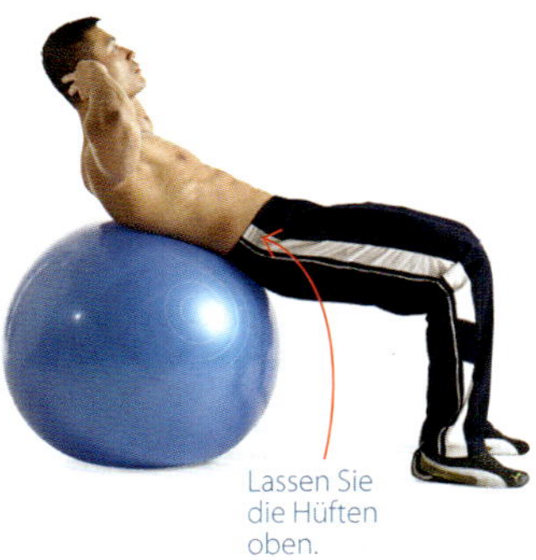

Trainieren Sie die Bauchmuskeln – schnell

Wissenschaftler in Spanien haben herausgefunden, dass mehr Muskeln aktiviert werden, wenn man Bauchübungen schneller ausführt. Das liege daran – sagen die Forscher –, dass die Muskeln mehr Kraft entwickeln müssten, um die Geschwindigkeit zu steigern. Ihre Empfehlung: Machen Sie so viele Wiederholungen, wie Sie in 20 Sekunden schaffen. Damit erreichen Sie Ihre schnell kontrahierenden Muskelfasern, die das größte Potenzial für Kraft und Masse aufweisen.

Medizinball-Slam

A

- Fassen Sie einen Medizinball und halten Sie ihn über Kopf. Stellen Sie die Füße etwas mehr als schulterbreit auseinander.

B **C**

- Holen Sie so weit nach hinten aus, wie es geht, dann knallen Sie den Medizinball vor sich auf den Boden.

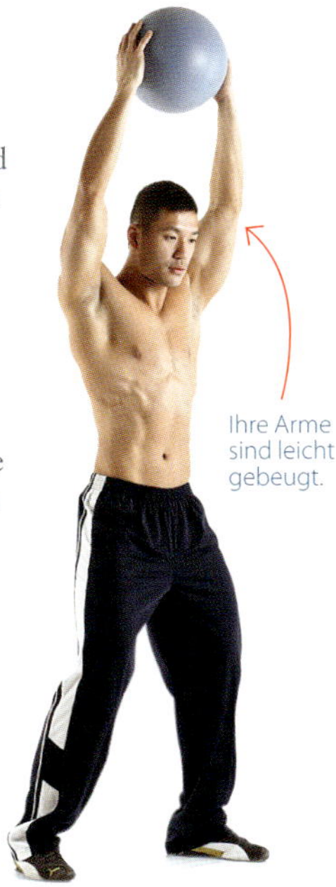

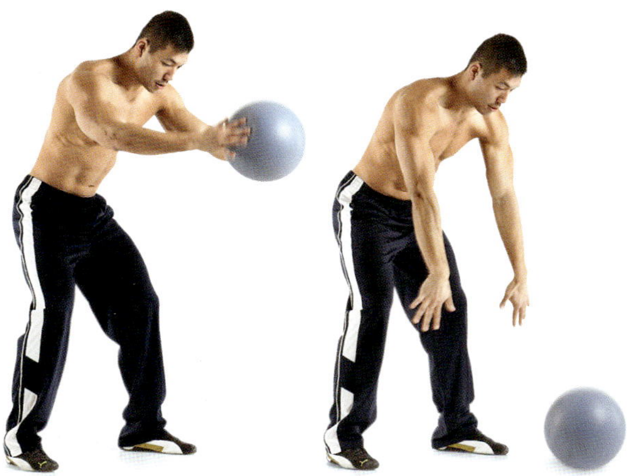

GRUNDBEWEGUNG
Umgekehrter Crunch

A

- Legen Sie sich mit dem Rücken auf den Boden. Ihre Handflächen zeigen nach unten.
- Beugen Sie Hüften und Knie im rechten Winkel.

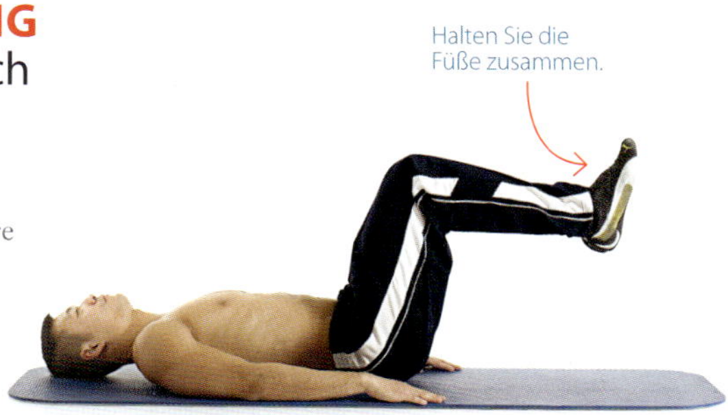
Halten Sie die Füße zusammen.

B

- Heben Sie das Becken und den unteren Rücken vom Boden ab und rollen Sie die Hüften einwärts.

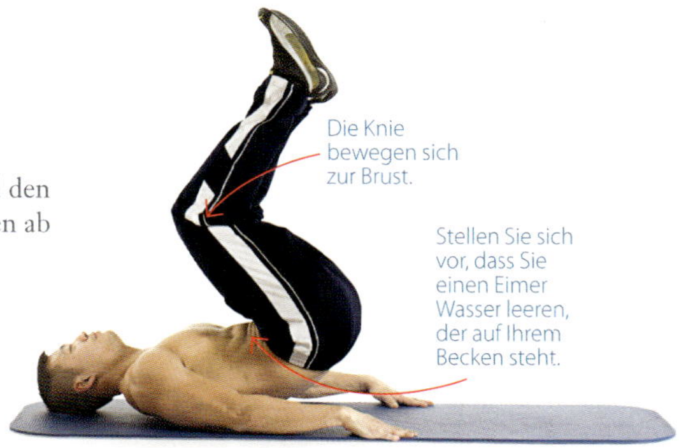
Die Knie bewegen sich zur Brust.
Stellen Sie sich vor, dass Sie einen Eimer Wasser leeren, der auf Ihrem Becken steht.

C

- Kurze Pause, dann senken Sie die Beine langsam ab, bis Ihre Fersen fast den Boden berühren.

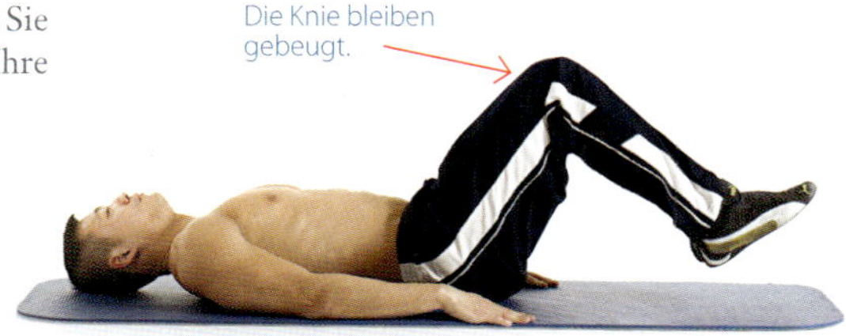
Die Knie bleiben gebeugt.

VARIATION 2
Umgekehrter Crunch mit Schaumstoffrolle und Medizinball

- Legen Sie sich auf den Boden und greifen Sie einen Medizinball oder eine Kurzhantel hinter Ihnen.
- Heben Sie die Hüften an und bringen Sie Ihre Knie zur Brust.

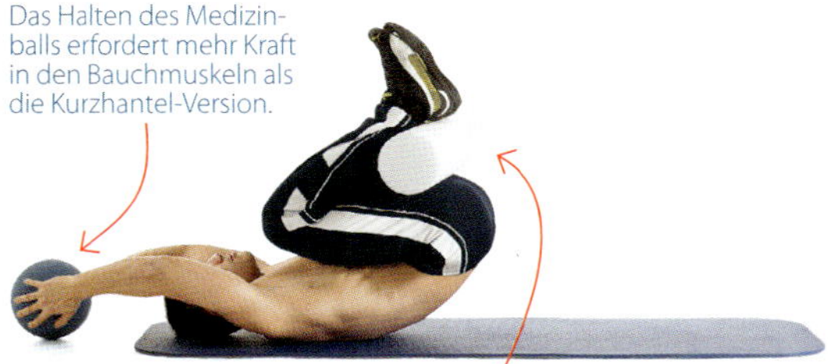
Das Halten des Medizinballs erfordert mehr Kraft in den Bauchmuskeln als die Kurzhantel-Version.
Das Einklemmen der Schaumstoffrolle deaktiviert Ihre Hüftbeuger. Das zwingt Ihre Bauchmuskeln zu mehr Arbeit.

GRUNDBEWEGUNG
Beinsenken

A

- Legen Sie sich auf den Rücken. Strecken Sie die Beine leicht gebeugt nach oben und die Arme seitlich aus.

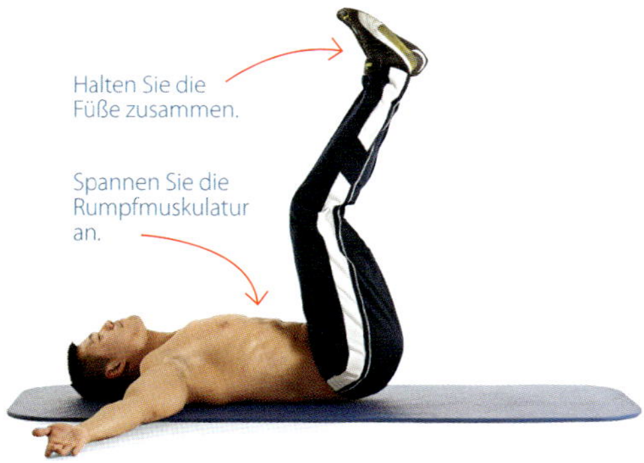
Halten Sie die Füße zusammen.
Spannen Sie die Rumpfmuskulatur an.

B

- Senken Sie die Beine langsam zum Boden ab, ohne ein Hohlkreuz zu machen. Versuchen Sie, drei bis fünf Sekunden dafür zu brauchen. Ein Trick: Pressen Sie Ihren unteren Rücken in den Boden.
- Sobald Ihre Füße den Boden berühren, heben Sie sie wieder in die Ausgangsposition und wiederholen die Übung.

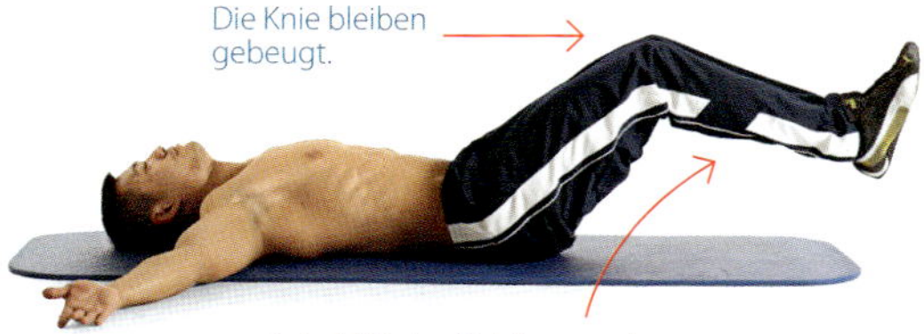
Die Knie bleiben gebeugt.
Sobald Sie ins Hohlkreuz gehen, heben Sie die Beine wieder an.

ZU LEICHT ODER ZU SCHWER?
Ist die Übung zu leicht, strecken Sie Ihre Beine immer mehr durch. Ist sie zu schwer, stoppen Sie kurz vor dem Hohlkreuz, zählen bis zwei und heben die Beine wieder an. Oder halten Sie ein Bein angewinkelt fest und senken Sie das andere ab.

Fallenlassen der Beine mit Medizinball

- Nehmen Sie die Ausgangsposition wie bei der Grundbewegung (S. 214) ein und klemmen Sie sich einen leichten Medizinball zwischen die Beine.
- Lassen Sie die Beine direkt nach unten fallen, ohne aber den Boden zu berühren. (Es sollte sich anfühlen, als würden Sie voll auf die Bremse steigen.)
- Bringen Sie die Beine so schnell wie möglich wieder in die Ausgangsposition.

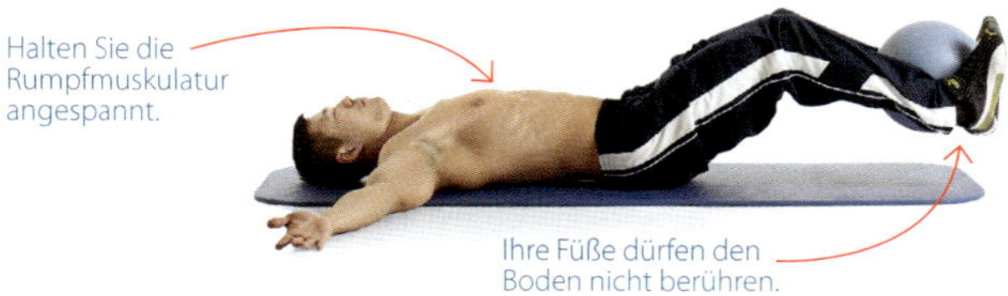
Halten Sie die Rumpfmuskulatur angespannt.
Ihre Füße dürfen den Boden nicht berühren.

Schranke mit Gymnastikball

A

- Nehmen Sie mit den Unterschenkeln auf einem Gymnastikball eine Liegestützposition ein.
- Ihr Körper bildet eine gerade Linie von den Schultern bis zu den Fersen.

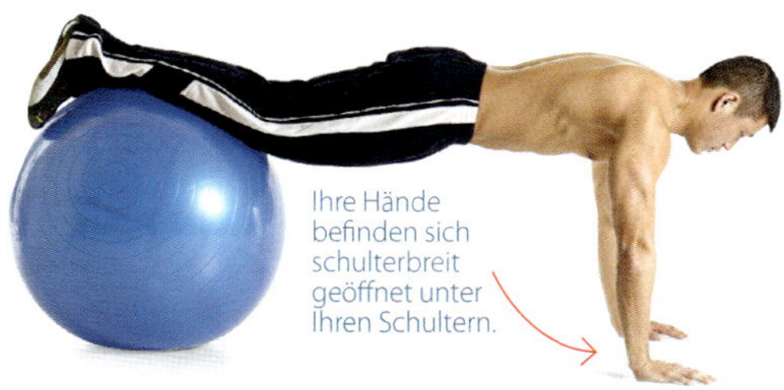
Ihre Hände befinden sich schulterbreit geöffnet unter Ihren Schultern.

B

- Ohne die Knie zu beugen, rollen Sie den Gymnastikball zu Ihrer Brust, indem Sie die Hüften so weit wie möglich zur Decke schieben.
- Kurze Pause, dann rollen Sie den Ball zurück zum Ausgangspunkt, indem Sie die Hüften wieder absenken.

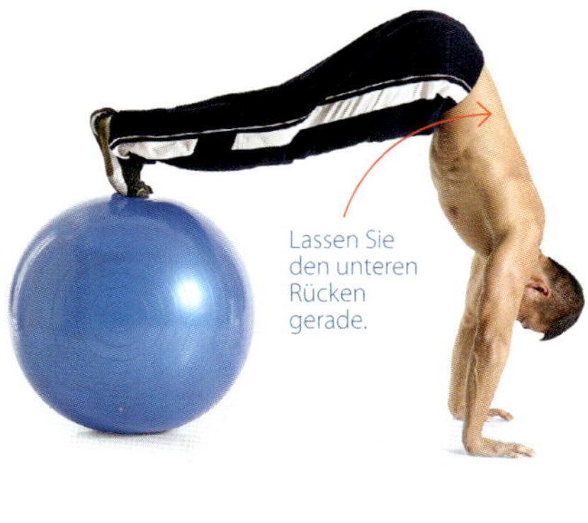
Lassen Sie den unteren Rücken gerade.

Beinheben im Hang

A

- Fassen Sie eine Klimmzugstange in einem überschulterbreiten Obergriff. Lassen Sie sich mit leicht gebeugten Knien hängen. Halten Sie die Füße zusammen. (Sie können auch Armschlaufen benutzen.)

B

- Winkeln Sie die Beine an, ziehen Sie die Oberschenkel zur Brust und runden Sie den Rücken. Am höchsten Punkt halten Sie kurz inne, dann senken Sie die Beine kontrolliert ab.

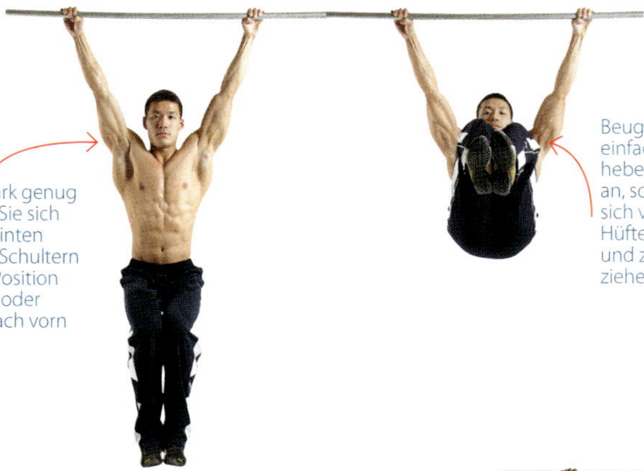

Wenn Sie stark genug sind, sollten Sie sich nicht nach hinten lehnen. Ihre Schultern sollten ihre Position beibehalten oder sich leicht nach vorn runden.

Beugen Sie nicht einfach die Knie und heben dann die Beine an, sondern stellen Sie sich vor, Sie würden die Hüften hochschieben und zu sich heranziehen.

Hürde im Hang

- Stellen Sie eine Bank quer unter eine Klimmzugstange.
- Hängen Sie sich an die Stange. Ihre Beine befinden sich auf einer Seite neben der Bank, die Füße sind zusammen, die Knie leicht gebeugt.
- Ohne die Beugung in den Knien zu verändern, heben Sie die Beine über die Bank auf die andere Seite.
- Wechseln Sie etwa 10 bis 15 Sekunden lang hin und her.

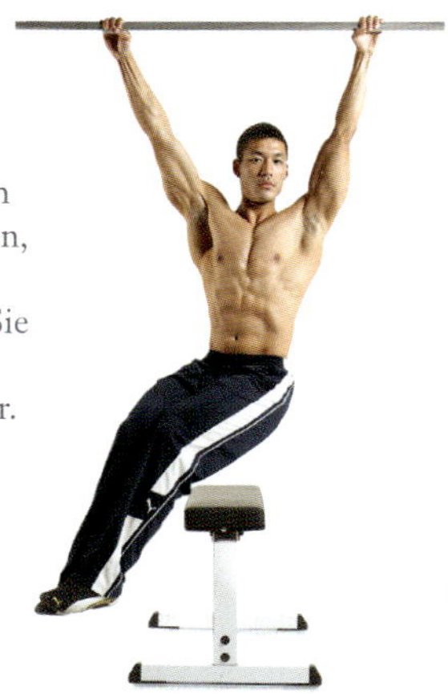

EINE SCHÖNE AUFGABE:
Trainieren Sie, bis Sie zwei Sätze von jeweils 60 Sekunden schaffen, mit 60 bis 90 Sekunden Pause zwischen den Sätzen.

Seit-Crunch

A

- Legen Sie die Beine rechtwinklig gebeugt zu einer Seite ab.
- Platzieren Sie die Fingerspitzen hinter den Ohren.

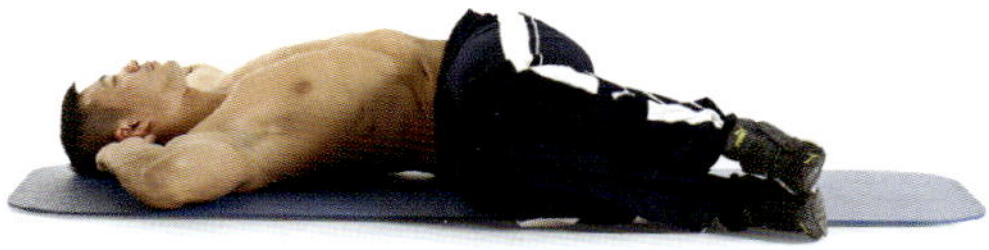

B

- Heben Sie die Schultern zur Hüfte.
- Halten Sie diese Position für eine Sekunde, dann lassen Sie sich zwei Sekunden Zeit, um den Oberkörper wieder zum Ausgangspunkt abzusenken.

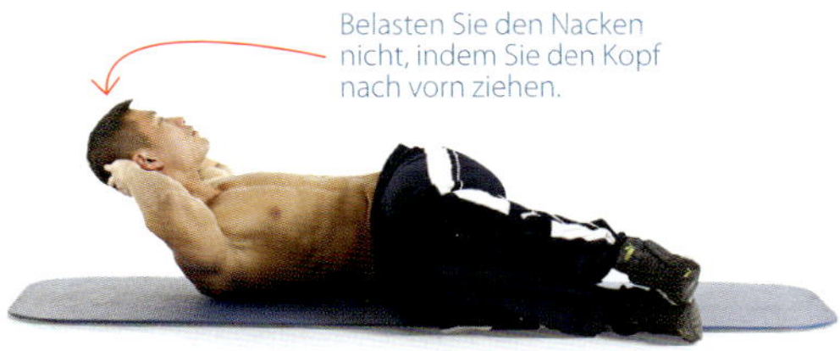
Belasten Sie den Nacken nicht, indem Sie den Kopf nach vorn ziehen.

Seit-Crunch mit Gymnastikball

A

- Legen Sie sich mit der Seite auf einen Gymnastikball. Stützen Sie Ihren linken Fuß gegen eine Wand oder einen schweren Gegenstand. Platzieren Sie die Fingerspitzen hinter den Ohren.

B

- Heben Sie die Schultern an und rollen Sie sich seitwärts zur Hüfte.
- Kurze Pause, dann kehren Sie zur Ausgangsposition zurück.

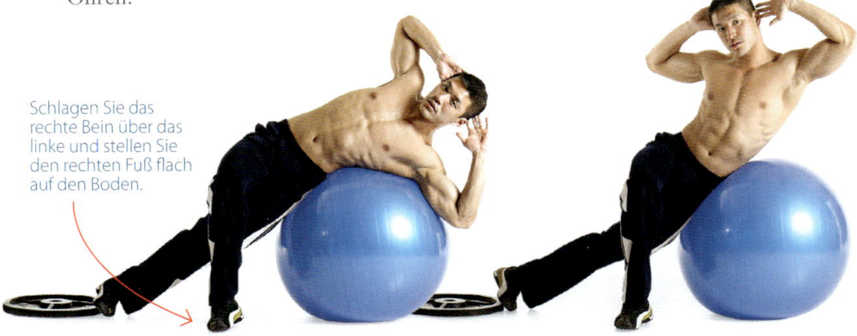
Schlagen Sie das rechte Bein über das linke und stellen Sie den rechten Fuß flach auf den Boden.

DIE BESTE ÜBUNG FÜR DAS KÖRPERZENTRUM, DIE SIE NOCH NIE GEMACHT HABEN

Stabilisierung des Körperzentrums

A

- Setzen Sie sich mit aufgestellten Beinen auf den Boden.
- Halten Sie mit gestreckten Armen eine Gewichtsscheibe vor der Brust.
- Lehnen Sie sich nach hinten, sodass Ihr Rumpf einen 45°-Winkel zum Boden bildet. Spannen Sie die Rumpfmuskulatur an.

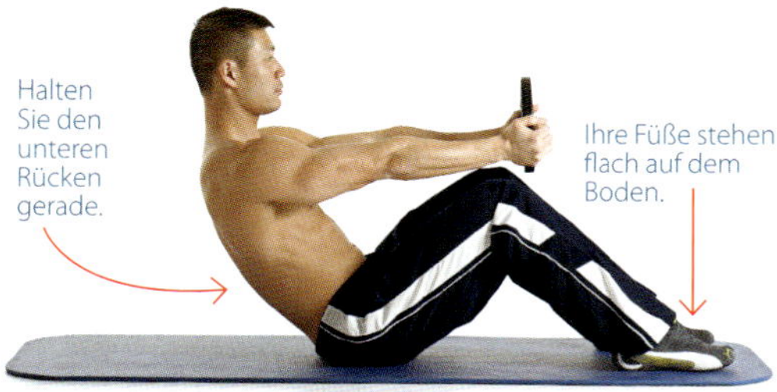
Halten Sie den unteren Rücken gerade.
Ihre Füße stehen flach auf dem Boden.

B

- Ohne den Rumpf zu bewegen, drehen Sie die Arme so weit nach links, wie Sie können. Halten Sie diese Position für drei Sekunden.
- Dann drehen Sie die Arme nach rechts.
- Erneut kurze Pause, dann wechseln Sie für eine vorgegebene Zeit hin und her. Eine gute Vorgabe: 30 Sekunden.

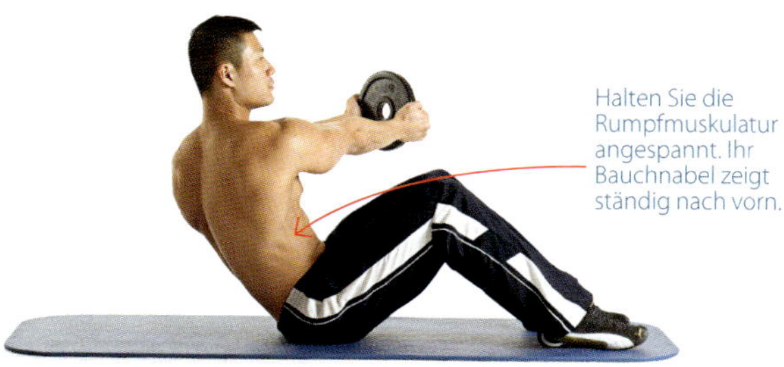
Halten Sie die Rumpfmuskulatur angespannt. Ihr Bauchnabel zeigt ständig nach vorn.

EIN STARKER RUMPF

Diesmal wird das Gewicht um Ihr Körperzentrum herum bewegt. Die ständige Gewichtsverlagerung zwingt Ihre Muskulatur dazu, sich immer wieder neu einzustellen, um den Körper stabil zu halten. Das baut nicht nur Ihre Bauchmuskeln auf, sondern imitiert auch Bewegungen, bei denen Ihre Rumpfmuskulatur im Sport gefordert ist.

DIE BESTE DEHNUNG FÜR IHR KÖRPERZENTRUM

Drehung mit einem Bein kniend

Warum sie gut ist: Wenn Sie lange Zeit am Schreibtisch oder unterwegs am Steuer sitzen, kann das dazu führen, dass der obere Teil Ihrer Wirbelsäule an Beweglichkeit einbüßt, sich mühevoller drehen oder zur Seite beugen lässt. Die Folge davon ist möglicherweise ein Rundrücken und eine gebeugte Körperhaltung. Diese Dehnung erhöht die Beweglichkeit der oberen Wirbelsäule, verbessert Ihre Haltung und erweitert Ihren Rotationsumfang.

Machen Sie das Beste daraus: Halten Sie die Dehnung für fünf Sekunden bei jeder Wiederholung und machen Sie 15 Wiederholungen. Absolvieren Sie insgesamt drei Sätze täglich, und das bis zu dreimal am Tag, wenn Sie richtig verspannt sind.

A

- Halten Sie einen Besenstiel quer über den oberen Rücken.
- Knien Sie sich mit dem linken Bein hin. Das rechte Bein ist aufgestellt, das Knie rechtwinklig gebeugt.
- Spannen Sie die Bauchmuskulatur an und halten Sie sie angespannt.

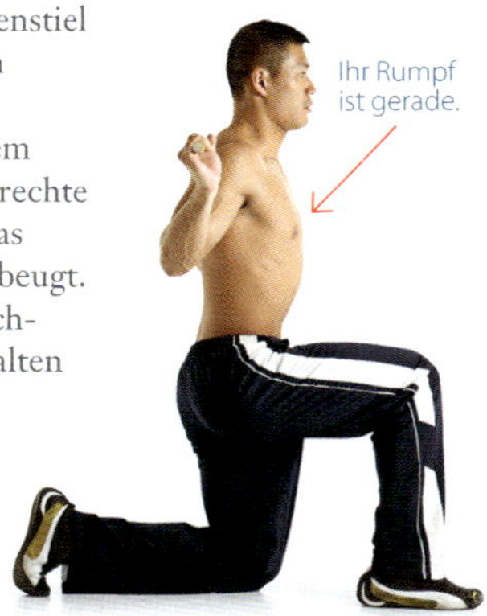

B

- Halten Sie den Rücken gerade. Drehen Sie die linke Schulter nach vorn rechts. Halten Sie diese Position für eine vorgegebene Zeitspanne.
- Kehren Sie zur Ausgangsposition zurück. Das ist eine Wiederholung.
- Führen Sie zuerst die Wiederholungen zur rechten Seite aus, dann wechseln Sie die Beinstellung und wiederholen die Übung zur linken Seite.

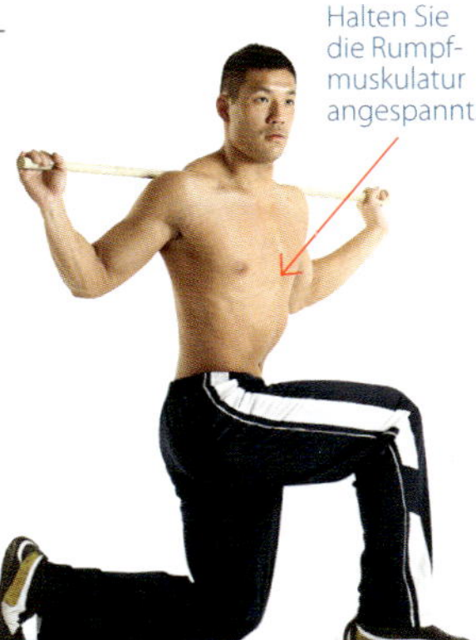

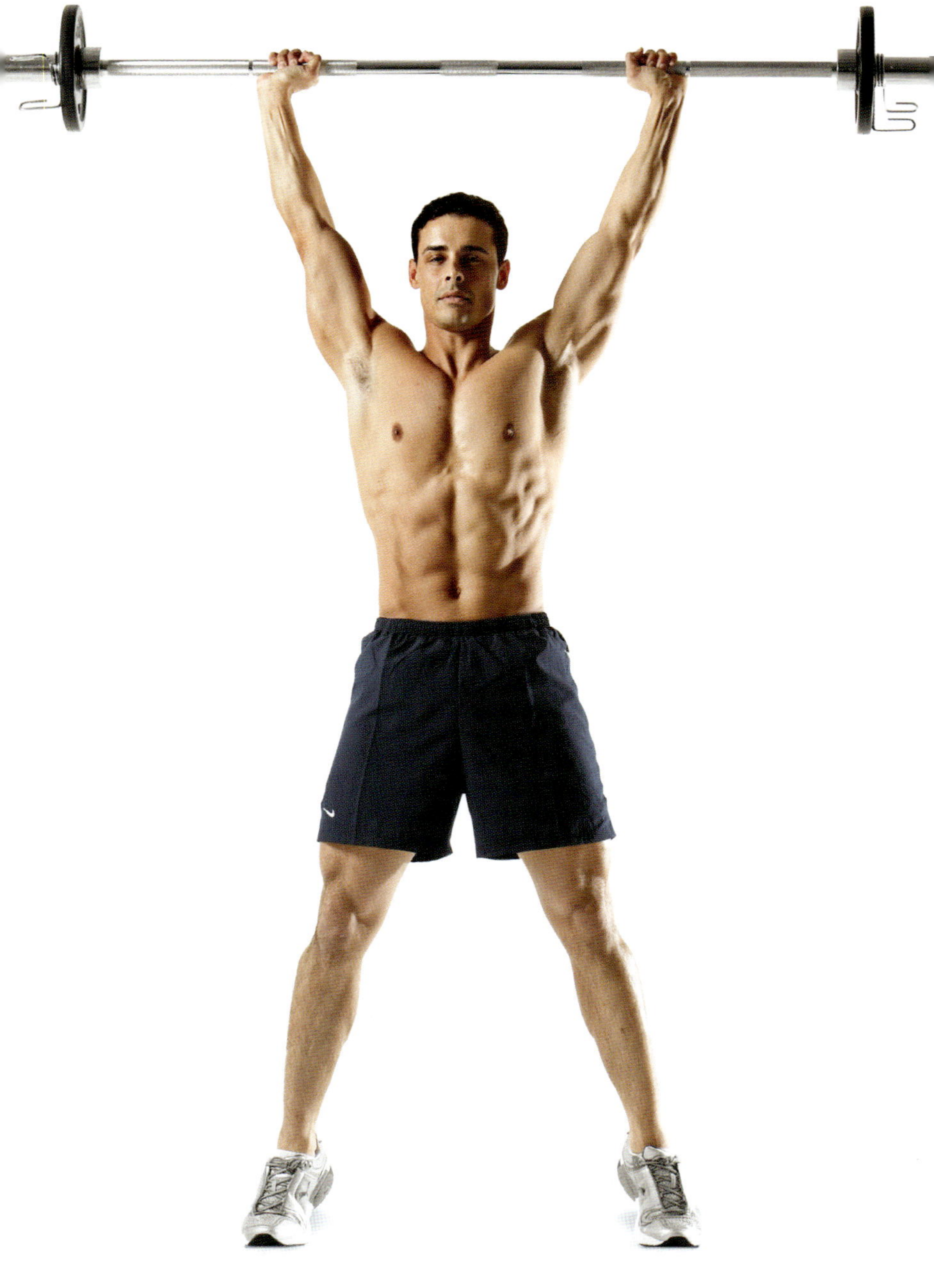

Kapitel 10: Der ganze Körper

SEHEN SIE GUT AUS – ÜBERALL

Übungen, die den ganzen Körper trainieren, sind ideal für jemanden, der nicht gern trainiert, aber auch bestens geeignet für diejenigen, denen das Ganze auch noch Spaß macht. Warum? Weil sie gleichzeitig auf mehrere große Muskelgruppen zielen, sodass Sie ein intensives Workout mit Gewichten und wenigen Übungen in einer kürzeren Zeit als je zuvor absolvieren können. Einige Übungen hier werden Ihnen aus bisherigen Kapiteln bekannt vorkommen, andere sind neu, aber sie alle haben etwas gemeinsam: Sie sorgen dafür, am schnellsten Fett zu verbrennen und Muskeln am ganzen Körper aufzubauen, und bringen Herz und Lunge auf Trab.

Ein athletischer Körper! Ganzkörperübungen verbessern Koordination und Gleichgewichtssinn. Ihre Bewegungen werden dadurch eleganter, egal ob beim Tennis oder beim Laufen.

Ein gesünderes Herz! Diese Übungen werden Sie davon überzeugen, dass man das Herz nicht nur bei aerobem Ausdauertraining spürt.

Mehr Kraft! Die Muskeln im ganzen Körper werden gleichzeitig gefordert. Das vergrößert Ihre Kraft von Kopf bis Fuß und eliminiert noch vorhandene Schwachpunkte.

Die meisten der folgenden Übungen sind Kombinationen aus Bewegungen, die in anderen Kapiteln vorgestellt worden sind. Jede Übung trainiert die Muskulatur von Oberkörper, Unterkörper und Körperzentrum und ist zugleich eine tolle Ergänzung zu jedem Anti-Fett-Workout.

Langhantel-Kreuzheben mit gestreckten Beinen und Rudern

A

- Fassen Sie die Hantel in einem Obergriff, der etwas mehr als schulterbreit ist, und halten Sie sie mit gestreckten Armen vor dem Körper.
- Stehen Sie während der ganzen Übung schulterbreit mit leicht gebeugten Knien.

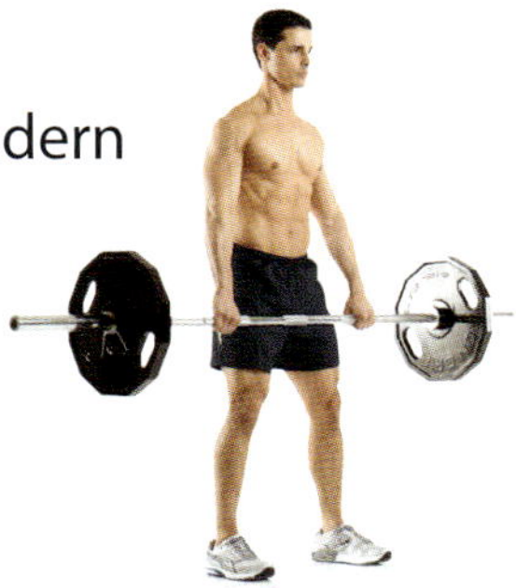

B

- Halten Sie den Rücken gerade. Senken Sie Ihren Rumpf, bis er fast parallel zum Boden steht.

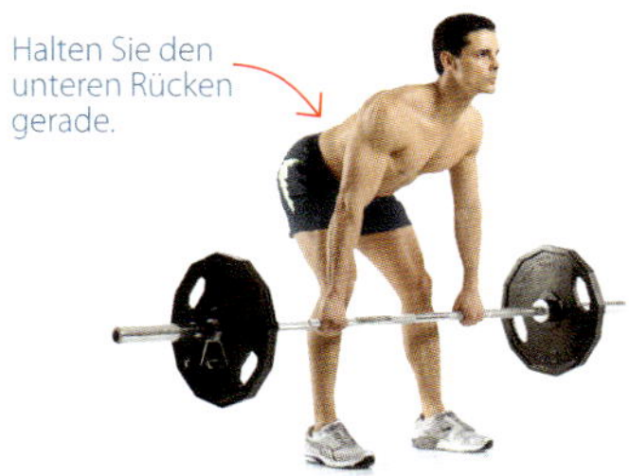
Halten Sie den unteren Rücken gerade.

C

- Ziehen Sie die Hantelstange zum oberen Bauch.
- Kurze Pause, dann kehren Sie die Bewegung Schritt für Schritt um, zurück zur Ausgangsposition.

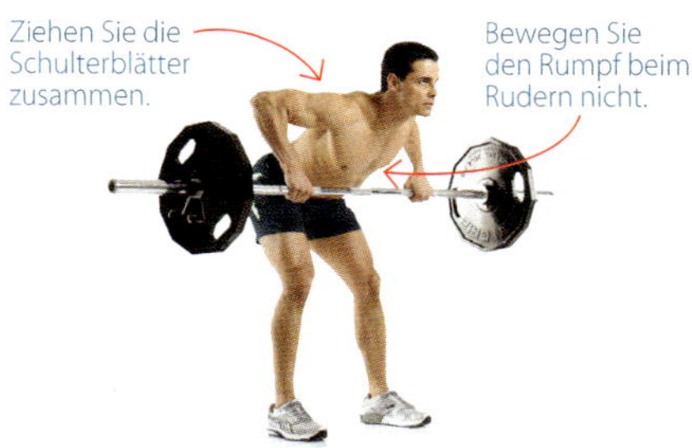
Ziehen Sie die Schulterblätter zusammen.
Bewegen Sie den Rumpf beim Rudern nicht.

Kurzhantel-Kreuzheben mit gestreckten Beinen und Rudern

- Fassen Sie ein Paar Kurzhanteln im Obergriff und halten Sie sie mit gestreckten Armen so, dass die Handflächen zu den Oberschenkeln zeigen.
- Gehen Sie dann wie beim Langhantel-Kreuzheben oben beschrieben vor.

Der ganze Körper

Hammer-Curl, Ausfallschritt und Drücken

A

- Lassen Sie die Hanteln am langen Arm neben dem Körper hängen. Die Handflächen zeigen zueinander.
- Stehen Sie gerade. Die Füße sind schulterbreit auseinander.

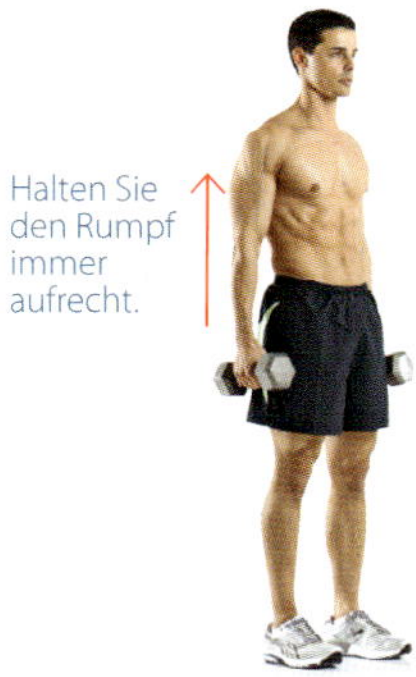
Halten Sie den Rumpf immer aufrecht.

B

- Machen Sie mit dem linken Bein einen Schritt nach vorn. Senken Sie Ihren Körper ab, bis das vordere Bein mindestens im rechten Winkel gebeugt ist.
- Mit dem Ausfallschritt machen Sie mit den Hanteln einen Curl.

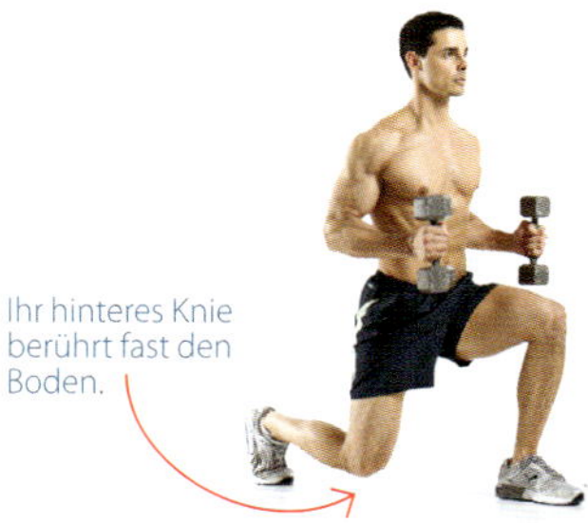
Ihr hinteres Knie berührt fast den Boden.

C

- Drücken Sie die Hanteln gerade nach oben.

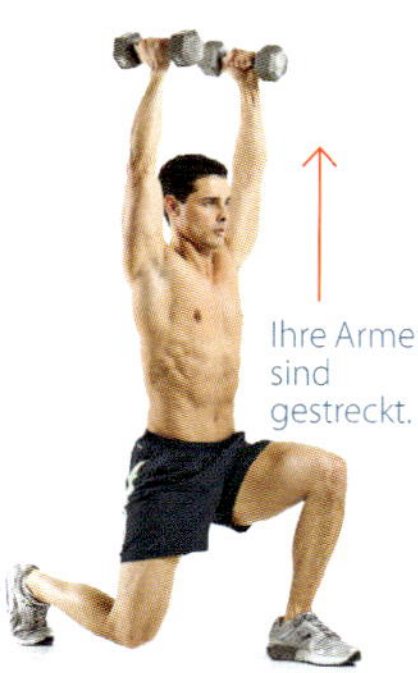
Ihre Arme sind gestreckt.

D

- Drücken Sie sich nach oben in den Stand, dann senken Sie die Gewichte und wiederholen.

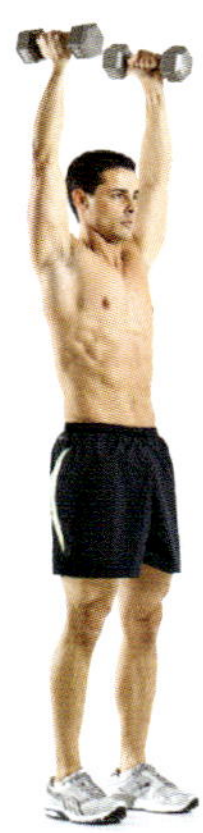

VORSICHT: FEHLER

Sie machen keine Ganzkörperübungen, um Ihre Muskeln zu definieren

Großer Fehler! Ob ein Muskel sichtbar ist oder nicht, hängt zunächst einmal davon ab, von wie viel Fett er bedeckt wird. Weil Ganzkörperübungen mehr Kalorien verbrennen als isolierte Übungen wie der Bizeps-Curl oder das Trizeps-Strecken, sind Bewegungen mit vielen Muskeln weitaus wertvoller, um Ihre Arme zu definieren. Der Grund: Sie können nicht einfach die Stelle wählen, an der Sie Fett verbrennen wollen, egal welche Übung Sie auch machen.

Seitlicher Ausfallschritt und Drücken

A

- Greifen Sie ein Paar Kurzhanteln und stehen Sie hüftbreit.
- Stemmen Sie die Hanteln über Kopf bis zur Streckung der Arme.

B

- Machen Sie einen Schritt nach rechts und senken Sie den Körper in einen Ausfallschritt, während Sie die rechte Hantel zur Schulter ablassen.
- Kehren Sie die Bewegung um und drücken Sie sich wieder in die Ausgangsposition.

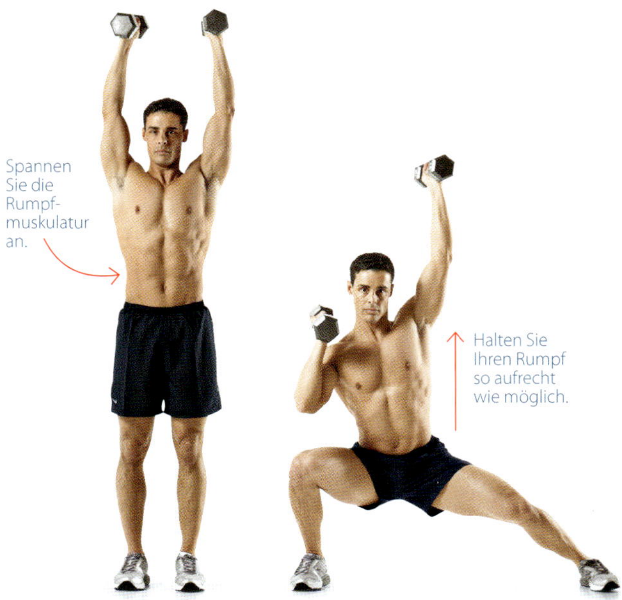
Spannen Sie die Rumpfmuskulatur an.
Halten Sie Ihren Rumpf so aufrecht wie möglich.

Türkisches Aufstehen

A

- Sie liegen mit gestreckten Beinen auf dem Rücken.
- Halten Sie eine Hantel in der linken Hand. Der Arm ist gerade nach oben gestreckt.
- Stehen Sie dann Schritt für Schritt auf, ohne die Hantel aus den Augen zu verlieren.

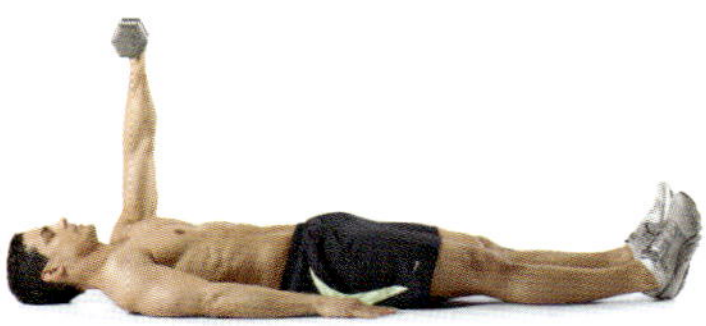

B

- Rollen Sie sich auf die rechte Seite und stützen Sie sich auf den rechten Ellbogen.

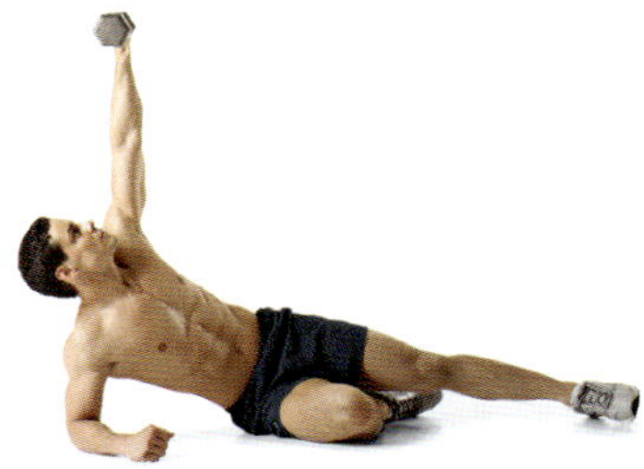

C **D** **E**

- Stellen Sie den linken Fuß auf und stützen Sie die rechte Hand auf.
- Drücken Sie sich in eine kniende Position.
- Sobald Sie stehen, kehren Sie die Bewegung um bis zur Ausgangsposition.
- Führen Sie die Wiederholungen zuerst auf der einen Seite, dann auf der anderen aus.

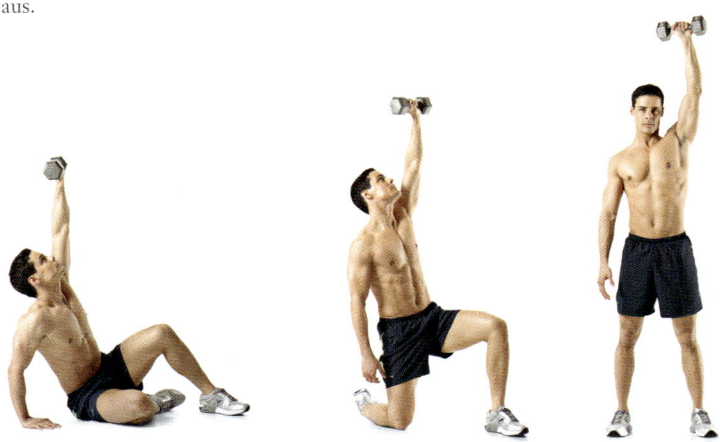

Diese Übungen zielen auf Ihre schnell kontrahierenden Muskelfasern ab, die das größte Potenzial haben, was Kraft und Masse anbelangt. Führen Sie jede dieser Übungen so schnell wie möglich aus, aber ohne die Kontrolle über das Gewicht zu verlieren. Wenn Sie etwa eine Ballsportart betreiben, sind diese Übungen ideal, um Ihre Schnellkraft zu erhöhen.

High-Pull mit Langhantel aus dem Hang

A

- Laden Sie ein kleines Gewicht auf eine Langhantel. Ziehen Sie die Hantel vor Ihre Schienbeine.
- Fassen Sie die Hantel in einem Obergriff, der etwas mehr als schulterbreit ist, und halten Sie sie mit gestreckten Armen auf Kniehöhe.

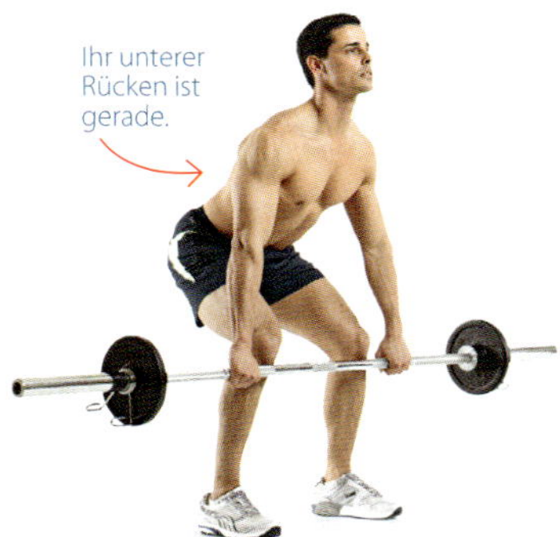
Ihr unterer Rücken ist gerade.
Die Füße sind schulterbreit auseinander.

B

- Ziehen Sie die Hantel so hoch Sie können, indem Sie explosionsartig aufstehen, gleichzeitig die Ellbogen beugen und die Oberarme heben.
- Gehen Sie auf die Zehenspitzen.
- Kehren Sie die Bewegung um, zurück zum Ausgangspunkt.

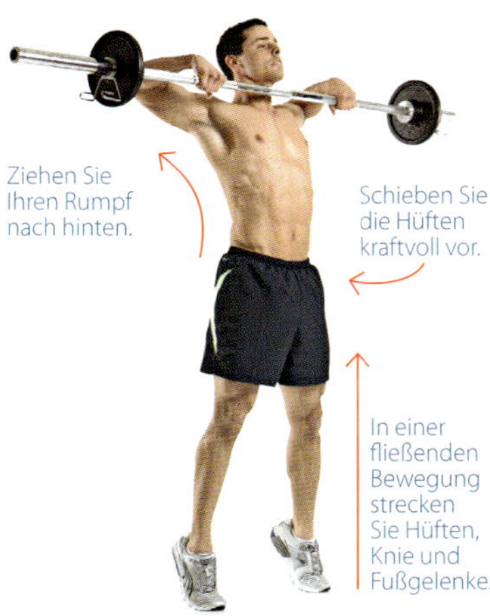
Ziehen Sie Ihren Rumpf nach hinten.
Schieben Sie die Hüften kraftvoll vor.
In einer fließenden Bewegung strecken Sie Hüften, Knie und Fußgelenke.

TIPP DES TRAINERS
Versuchen Sie den High-Pull auch mit Kurzhanteln. Gehen Sie wie beim High-Pull mit Langhantel vor.

Der ganze Körper

Schulterheben und Sprung mit Langhantel

A

- Fassen Sie eine Langhantel in einem Obergriff, der etwas mehr als schulterbreit ist.
- Beugen Sie Hüfte und Knie, bis die Hantel direkt unter Ihren Knien hängt.

B

- Springen Sie explosionsartig so hoch Sie können, indem Sie die Hüften nach vorn stoßen und die Schultern kraftvoll anheben.
- Landen Sie so sanft Sie können. Und dann zurück in die Ausgangsposition.
- Versuchen Sie den Sprung auch mit einem doppelt schulterbreiten Obergriff.

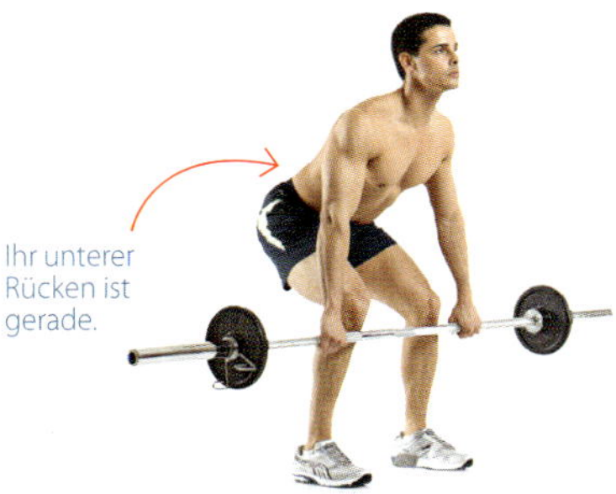
Ihr unterer Rücken ist gerade.

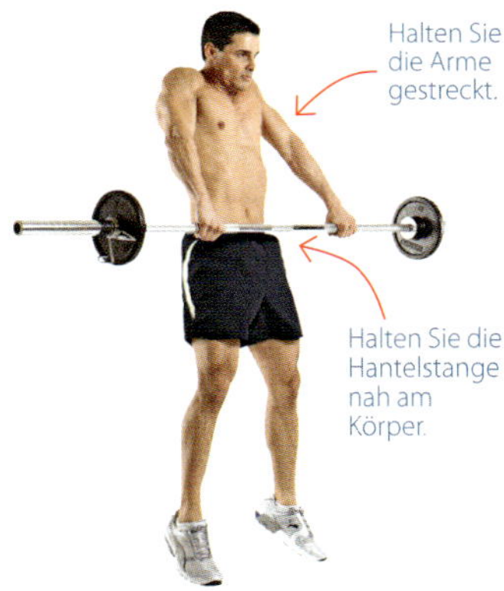
Halten Sie die Arme gestreckt.
Halten Sie die Hantelstange nah am Körper.

Schulterheben und Sprung mit Kurzhanteln

- Halten Sie ein Paar Kurzhanteln am langen Arm direkt unterhalb Ihrer Knie an der Knieaußenseite. Die Handflächen zeigen zu Ihnen. Springen Sie dann kraftvoll hoch.

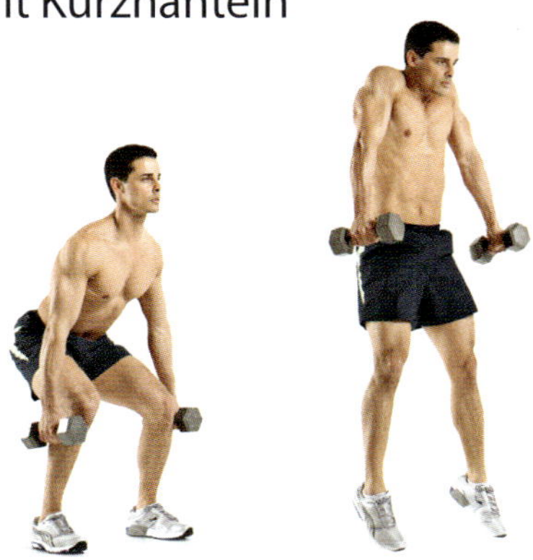

Olympisches Gewichtheben für jedermann

Der High-Pull und die anderen Übungen sind vereinfachte Versionen des olympischen Gewichthebens. Während das eigentliche olympische Gewichtheben durch die schwierige Technik schwer zu lernen ist, bieten Ihnen der High-Pull oder das Schulterheben mit Sprung einen ähnlichen – deutlich einfacheren – Nutzen. Es sind hier die gleichen grundlegenden Zugbewegungen erforderlich. Die Phase, in der der Körper unter das Gewicht gebracht werden muss, wird einfach ausgelassen. Sie bietet kaum Ertrag für die Muskelarbeit, ist aber technisch höchst anspruchsvoll.

Einarmiges Reißen mit Kurzhantel

A

- Fassen Sie eine Kurzhantel im Obergriff.
- Gehen Sie so tief in die Kniebeuge, bis Ihr Arm gestreckt ist und sich das Gewicht mittig zwischen Ihren Füßen befindet.

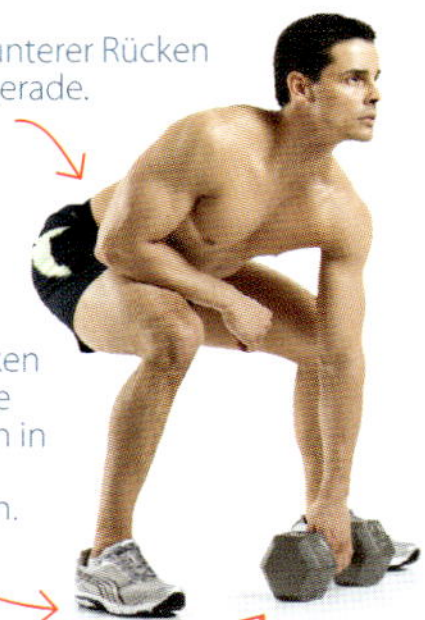
Ihr unterer Rücken ist gerade.
Drücken Sie die Fersen in den Boden.
Ihre Füße stehen etwas weiter als schulterbreit.

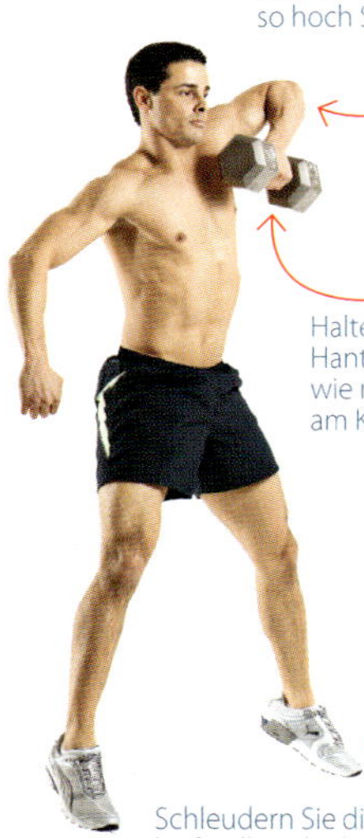
Ziehen Sie den Arm so hoch Sie können.
Halten Sie die Hantel so nah wie möglich am Körper.
Schleudern Sie die Hantel so kraftvoll nach oben, dass Sie auf die Zehenspitzen gehen müssen.

B

- In einer fließenden Bewegung versuchen Sie, die Hantel an die Decke zu werfen – allerdings ohne sie loszulassen.

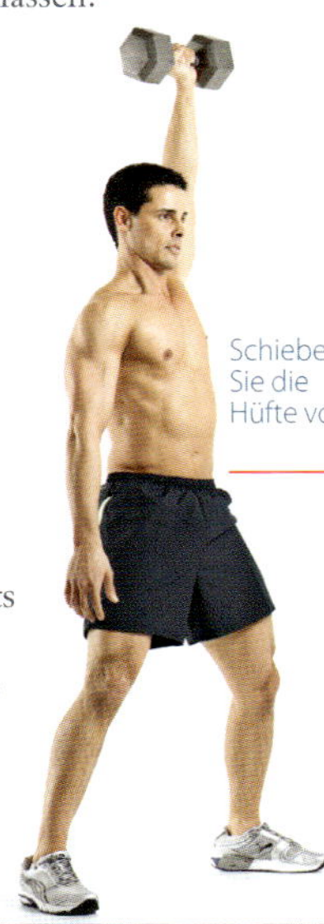
Schieben Sie die Hüfte vor.

C

- Lassen Sie es zu, dass sich Ihr Unterarm durch den Schwung des Gewichts nach oben und hinten dreht, bis der Arm gestreckt ist und die Handfläche nach vorn zeigt.
- Bringen Sie Ihren Körper unter das Gewicht.

Einarmiges Reißen mit Kurzhantel aus dem Hang

- Statt am Boden zu beginnen, halten Sie die Hantel knapp unter Kniehöhe.

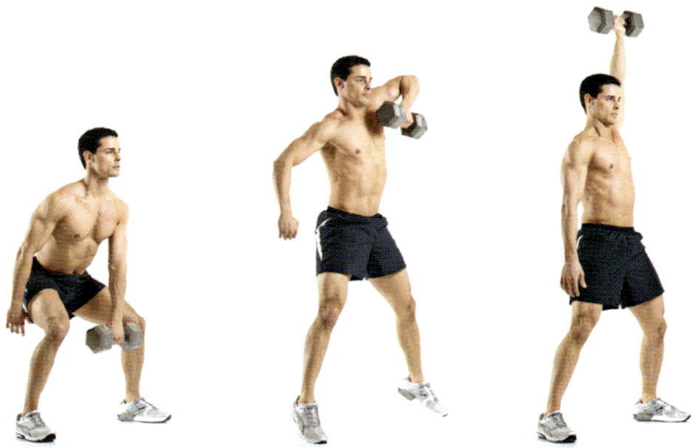

Einarmiges Reißen mit Kugelhantel

- Ersetzen Sie die Kurzhantel durch eine Kugelhantel.

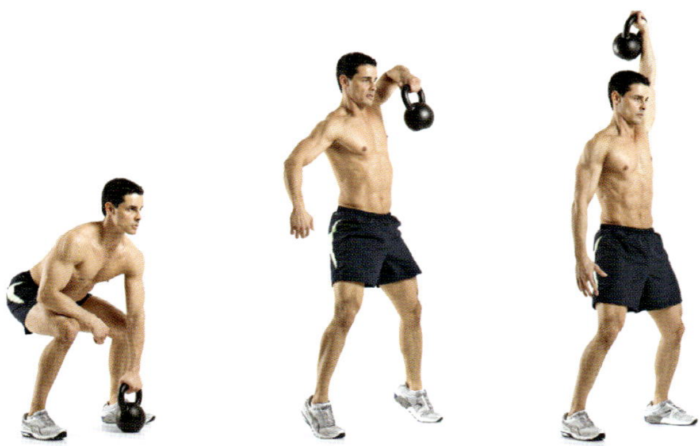

MEHR SCHWUNG FÜR IHR WORKOUT
In einer Studie hat man herausgefunden, dass Probanden, die vor einer reinen Kraftübung eine Schnellkraftübung absolvierten, etwa das einarmige Reißen vor Kniebeugen, bei der Kraftübung besser abschnitten als jene, die auf eine explosive Übung verzichtet hatten. Forscher mutmaßen, dass die Schnellkraftübung chemische Reaktionen in den Muskelfasern auslöst, wodurch bei der folgenden Übung mehr Nerven aktiviert werden können.

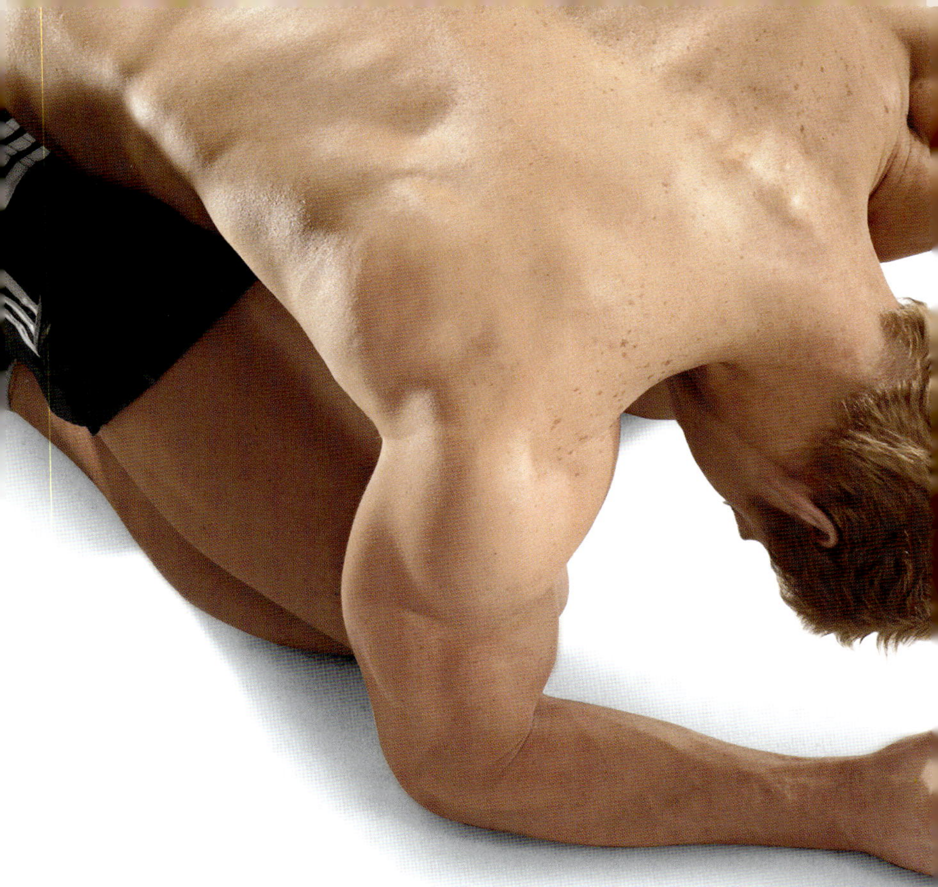

Kapitel 11: Aufwärm-übungen

BEWEGUNGEN, DIE WIRKLICH ZÄHLEN

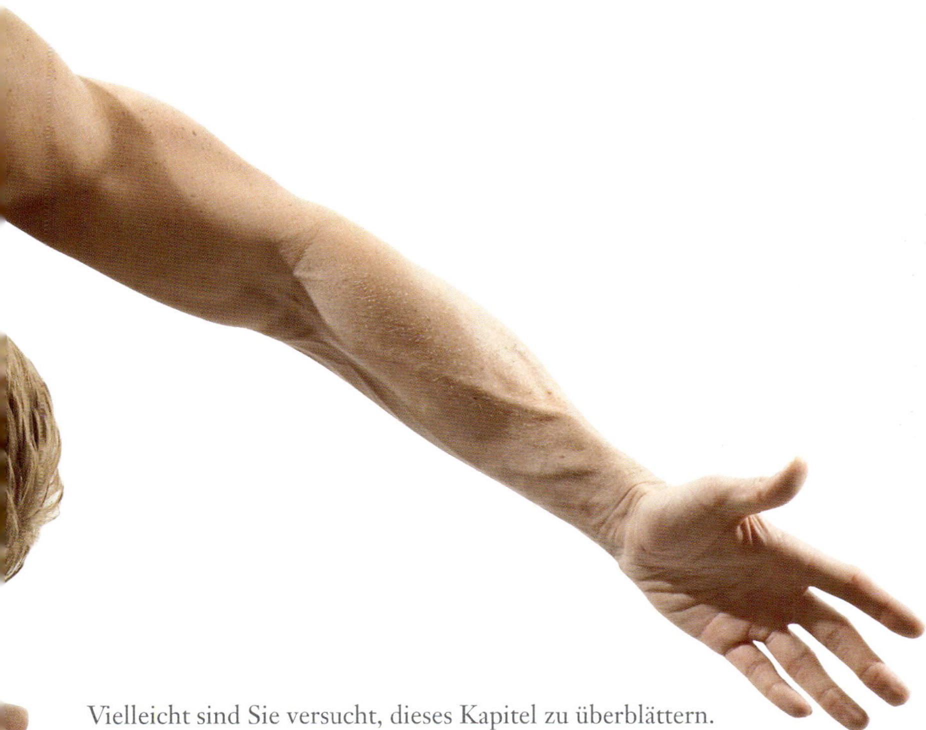

Vielleicht sind Sie versucht, dieses Kapitel zu überblättern. Wer muss sich denn schon aufwärmen? Die Antwort lautet: jeder. Fitnessexperten haben herausgefunden, dass mit den richtigen Übungen die Muskeln vor einem Workout „eingeschaltet" werden. Dynamisches Dehnen – etwas, was Sie vielleicht als leichte Gymnastik ansehen – scheint die Kommunikation zwischen Gehirn und Muskeln zu verbessern, wodurch Sie Top-Leistungen vollbringen können. Mit anderen Worten: mehr Muskeln, schnellerer Fettverlust.

Die ausgewählten Übungen verbessern außerdem Dehnfähigkeit, Beweglichkeit und Körperhaltung – alles entscheidende Faktoren, um Ihren Körper jung und verletzungsfrei zu erhalten. Dazu benötigen Sie nur fünf bis zehn Minuten.

Sie finden hier ebenso Foam-Roll-Übungen, die Ihnen helfen festzustellen, ob Ihre Muskeln so funktionieren, wie sie sollen. Und das Beste daran: Sie können überall ausgeführt werden – ob als Teil Ihres Workouts im Studio oder auf dem Wohnzimmerboden. Betrachten Sie diese doch als die regelmäßige Wartung Ihrer Muskeln, um Ihren Körper wie eine gut geölte Maschine in Bewegung zu halten.

Hampelmann

- Stellen Sie sich mit geschlossenen Füßen hin. Die Hände liegen am Oberschenkel.
- Heben Sie die Arme über Kopf, während Sie gleichzeitig mit einem Sprung die Beine spreizen.
- Ohne Stopp kehren Sie die Bewegung um und wiederholen sie dann sofort.

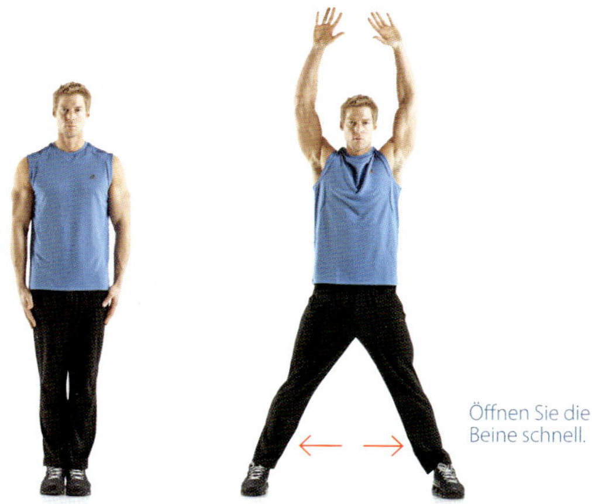
Öffnen Sie die Beine schnell.

Hampelmann in Schrittstellung

- Sie stehen in Schrittstellung, der rechte Fuß ist vor dem linken, der linke Arm ist oben.
- Machen Sie mit den Beinen einen Scherenschlag, indem Sie durch einen Sprung die Beinstellung wechseln. Gleichzeitig schwingen die Arme im Wechsel mit.
- Absolvieren Sie in 30 Sekunden so viele Wiederholungen wie möglich.

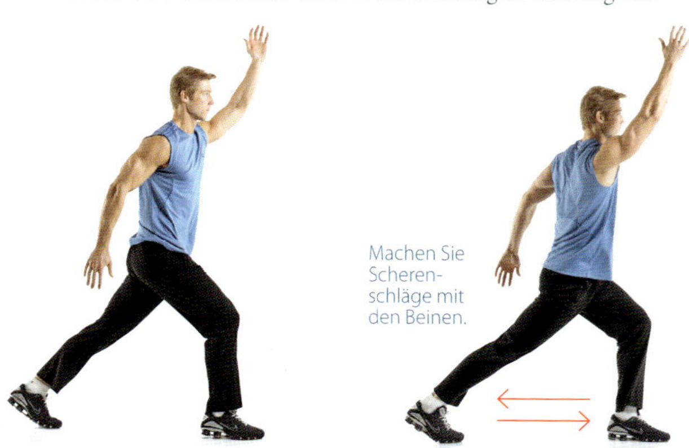
Machen Sie Scheren-schläge mit den Beinen.

Burpee (Beinstoß aus der Hocke)

- Stellen Sie sich mit hüftbreit geöffneten Füßen aufrecht hin.
- Kommen Sie dann in eine tiefe Hocke und stützen Sie die Hände schulterbreit vor Ihren Füßen auf.

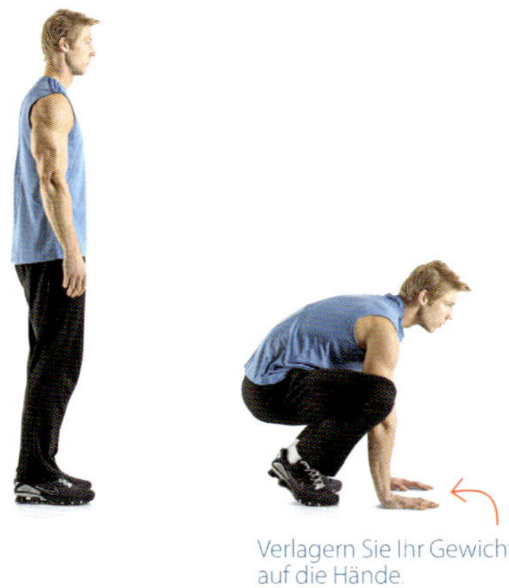

- Springen Sie mit beiden Beinen gleichzeitig nach hinten, sodass Sie in der Liegestützposition sind. (Anstrengender wird es, wenn Sie hier zusätzlich einen Liegestütz ausführen.)

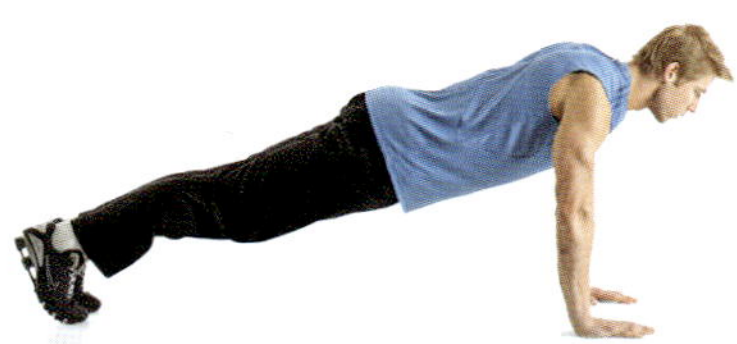

- Springen Sie wieder in die Hocke nach vorn.
- Kommen Sie schnell wieder in den aufrechten Stand und wiederholen Sie die Übung.

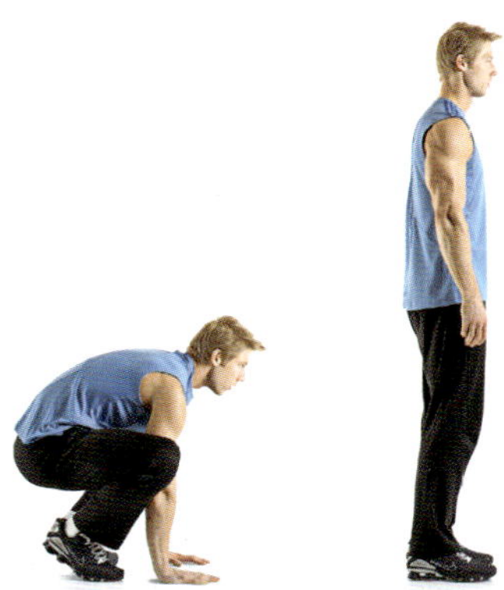

Gleiten an der Wand

- Lehnen Sie Kopf, oberen Rücken und Gesäß gegen eine Wand. Beugen Sie die Arme im rechten Winkel auf Schulterhöhe.
- Pressen Sie Ellbogen, Handgelenke und Hände gegen die Wand. Gleiten Sie mit den Ellbogen so weit wie möglich nach unten. Ziehen Sie die Schulterblätter zusammen.
- Gleiten Sie mit den Armen so weit wie möglich nach oben, ohne dass Ihre Hände den Kontakt mit der Wand verlieren.
- Senken Sie die Arme ab und wiederholen Sie die Übung.

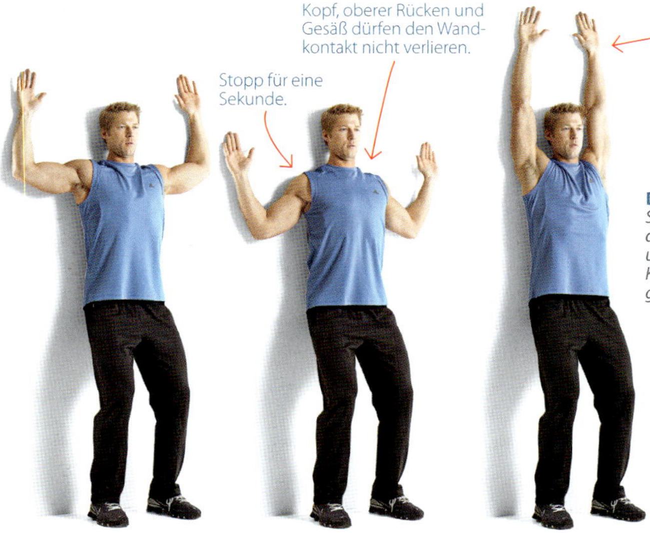
Kopf, oberer Rücken und Gesäß dürfen den Wandkontakt nicht verlieren.
Stopp für eine Sekunde.
Sobald Ihre Hände den Kontakt zur Wand verlieren, gleiten Sie mit den Armen wieder nach unten.

DER NUTZEN
Stellt das Funktionieren der Schulterblätter sicher und trägt zu einer guten Körperhaltung und gesunden Schultern bei.

Schulterdehnung

- Greifen Sie mit der rechten Hand von oben zwischen die Schulterblätter und mit der linken hinter Ihren Rücken. Verschränken Sie die Finger und halten Sie diese Position für 10 bis 15 Sekunden.
- Lassen Sie los und wiederholen Sie die Übung anders herum.

DER NUTZEN
Lockert die Rotatorenmanschette und verbessert die Beweglichkeit der Schulter.

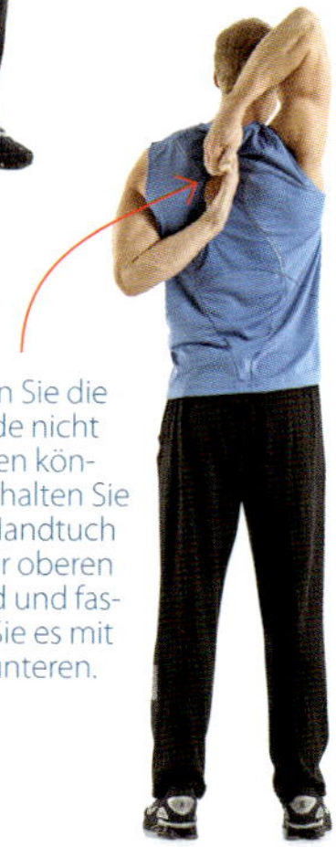
Wenn Sie die Hände nicht greifen können, halten Sie ein Handtuch in der oberen Hand und fassen Sie es mit der unteren.

Aufwärmübungen

Nackenrotation

- Stehen Sie schulterbreit und gerade.
- Rollen Sie den Kopf in einem Halbkreis zunächst vorn zehnmal von einer Seite zur anderen, dann hinten.
- Vermeiden Sie unbedingt ganze Kreise.

DER NUTZEN
Erhöht die Beweglichkeit des Nackens.

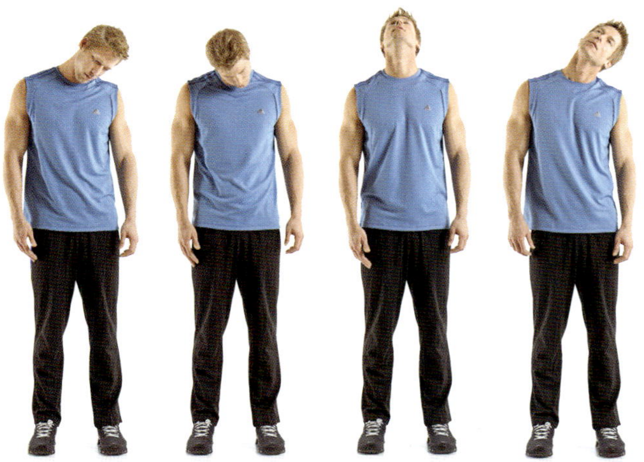

Brustrotation in Seitlage

- Legen Sie sich mit der linken Seite auf den Boden. Beine und Hüften sind im rechten Winkel gebeugt. Strecken Sie beide Arme in Schulterhöhe nach vorn aus. Die Handflächen liegen fest aneinander.
- Während Sie den linken Arm und die Beine in dieser Position belassen, drehen Sie den rechten Arm nach oben und zusammen mit Ihrem Rumpf nach rechts, bis die rechte Hand und der obere Rücken flach auf dem Boden liegen.
- Halten Sie diese Position für zwei Sekunden, dann führen Sie den Arm zurück.
- Absolvieren Sie die Wiederholungen zuerst auf der einen Seite, dann auf der anderen.

DER NUTZEN
Lockert mittleren und oberen Rücken.

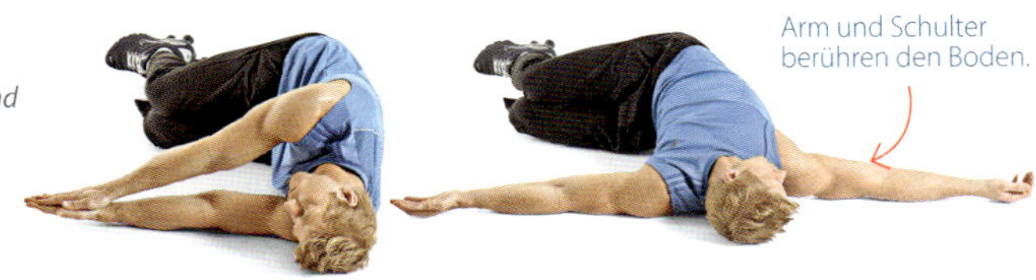

Brustrotation

- Gehen Sie auf alle viere. Legen Sie die rechte Hand in den Nacken. Spannen Sie die Rumpfmuskulatur an.
- Drehen Sie den oberen Rücken nach unten, sodass Ihr Ellbogen nach links unten zeigt.
- Heben Sie den Ellbogen zur Decke, indem Sie Kopf und oberen Rücken so weit wie möglich nach oben rechts drehen.
- Absolvieren Sie die Wiederholungen zuerst auf der einen, dann auf der anderen Seite.

DER NUTZEN
Erhöht die Beweglichkeit des oberen Rückens, was zu einer besseren Körperhaltung beitragen kann.

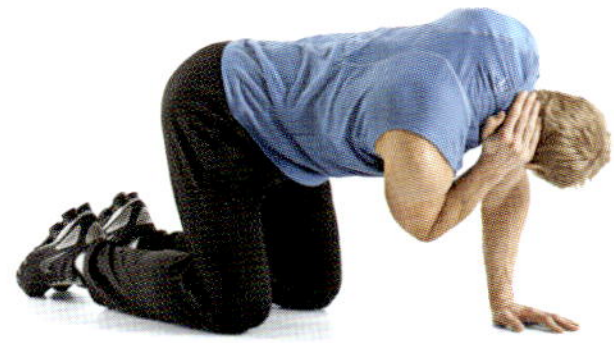

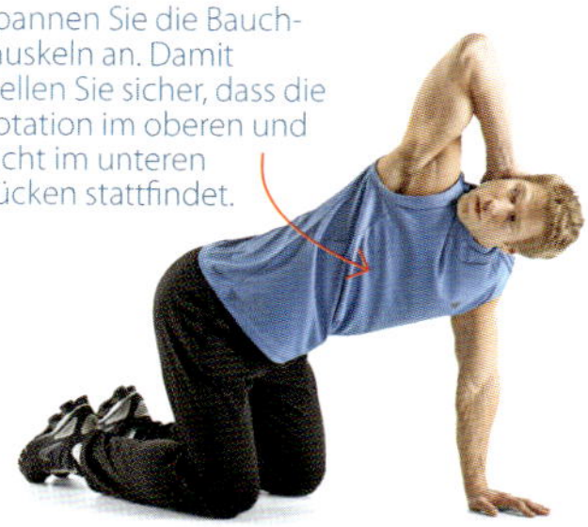
Spannen Sie die Bauchmuskeln an. Damit stellen Sie sicher, dass die Rotation im oberen und nicht im unteren Rücken stattfindet.

Greifen, drehen, heben

- Gehen Sie in den Fersensitz und legen Sie die Unterarme rechtwinklig gebeugt ab. Die Handflächen sind auf dem Boden.
- Gleiten Sie mit dem rechten Arm vor, bis er gestreckt ist.
- Drehen Sie die rechte Handfläche nach oben.
- Heben Sie den rechten Arm so weit wie möglich an.
- Absolvieren Sie die Wiederholungen zuerst mit dem rechten, dann mit dem linken Arm.

DER NUTZEN
Erhöht die Beweglichkeit von Schultern und oberem Rücken.

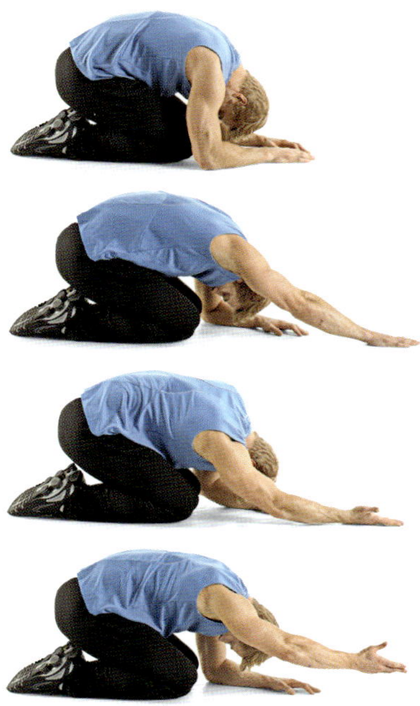

Tiefer Ausfallschritt von Seite zu Seite

- Stehen Sie doppelt schulterbreit, die Fußspitzen zeigen nach vorn.
- Umfassen Sie eine Faust mit der anderen Hand.
- Verlagern Sie das Gewicht auf das rechte Bein, indem Sie das rechte Knie beugen und die Hüften nach hinten schieben. Ihr rechter Unterschenkel ist nahezu senkrecht zum Boden.
- Ohne sich aufzurichten, verlagern Sie Ihren Schwerpunkt nach links. Wechseln Sie hin und her.

DER NUTZEN
Verbessert die Beweglichkeit Ihrer Hüften und trägt zur Lockerung von Gesäß und Leiste bei.

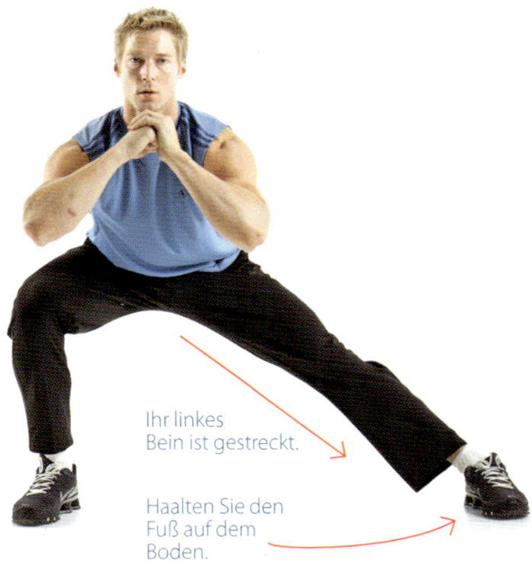

Ihr linkes Bein ist gestreckt.
Haalten Sie den Fuß auf dem Boden.

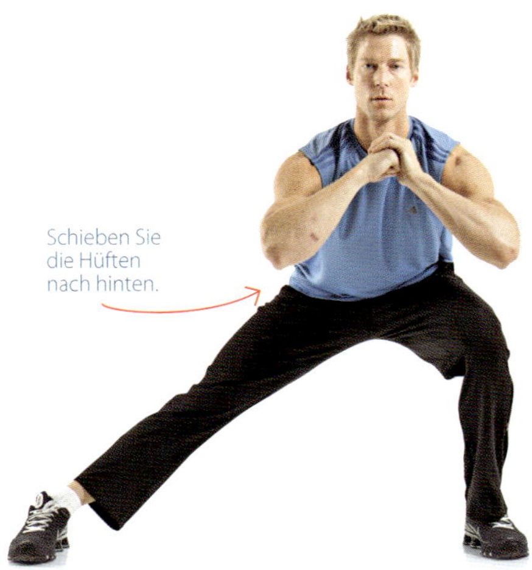

Schieben Sie die Hüften nach hinten.

Schulterkreisen

- Stellen Sie sich mit hüftbreit geöffneten Füßen aufrecht hin.
- Ohne einen anderen Körperteil zu bewegen, rollen Sie die Schultern zehnmal kreisförmig nach hinten.

DER NUTZEN
Verbessert die Beweglichkeit der Schultern.

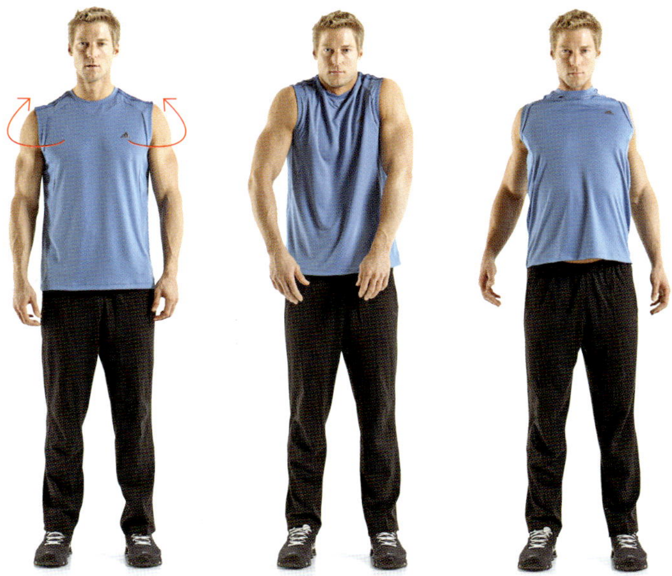

Seitliches Gleiten

- Stellen Sie die Füße etwas mehr als schulterbreit auseinander und kommen Sie in die Kniebeugen-Position.
- Gleiten Sie nach links, indem Sie den rechten Fuß zum linken heranziehen und dann den linken wieder wegsetzen.
- Bewegen Sie sich etwa drei Meter nach links und dann wieder zurück.
- Machen Sie die Übung 30 Sekunden lang (oder eine vorgegebene Zeit).

DER NUTZEN
Verbessert die Hüftrotation und die seitliche Beweglichkeit der Hüfte.

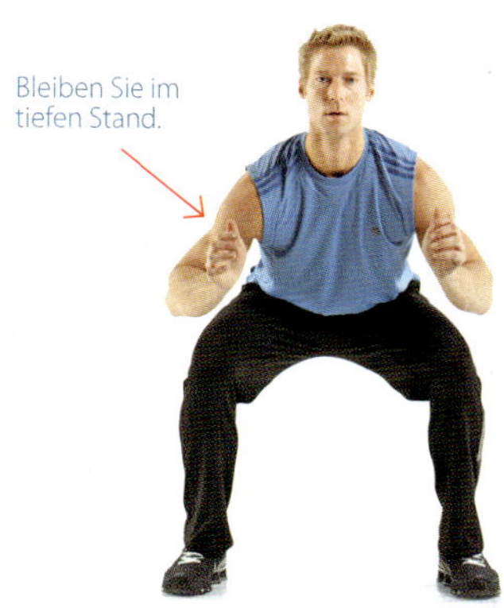

Umgekehrter Ausfallschritt mit Armstreckung nach hinten

- Stellen Sie sich mit hüftbreit geöffneten Füßen aufrecht hin und spannen Sie die Rumpfmuskeln an.
- Machen Sie mit dem rechten Bein einen Ausfallschritt nach hinten. Senken Sie Ihren Körper ab, bis das linke Knie mindestens im rechten Winkel gebeugt ist.
- Gleichzeitig strecken Sie die Arme über Kopf und greifen nach links hinten.
- Kehren Sie die Bewegung um, zurück zur Ausgangsposition.
- Absolvieren Sie die Wiederholungen zuerst auf der einen, dann auf der anderen Seite.

DER NUTZEN
Erhöht die Beweglichkeit von Hüfte und oberem Rücken und verbessert die Zusammenarbeit der Muskeln zwischen Hüfte und Schultern.

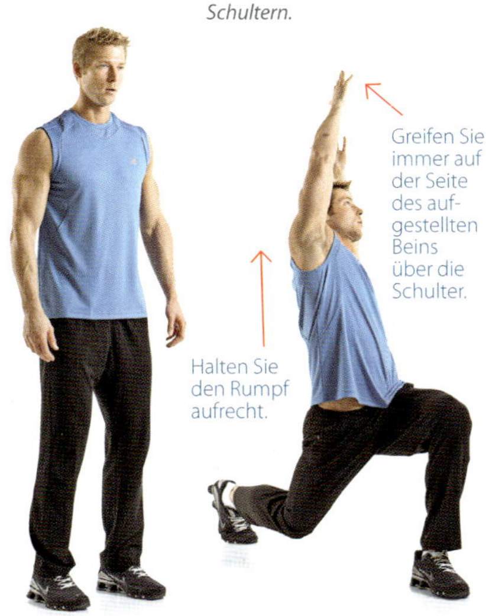
Greifen Sie immer auf der Seite des aufgestellten Beins über die Schulter.
Halten Sie den Rumpf aufrecht.

Ausfallschritt mit Seitbeugen

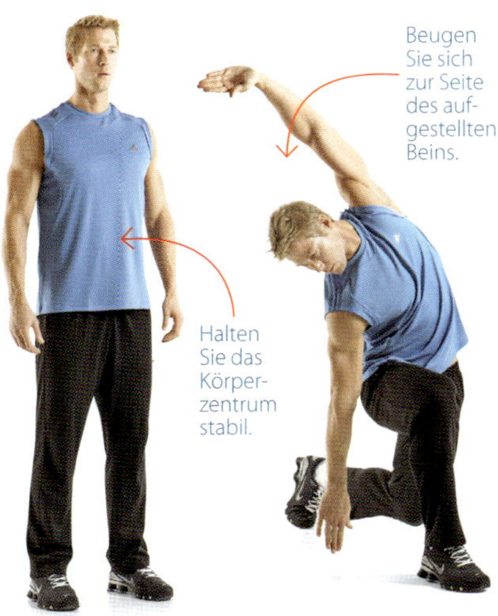
Beugen Sie sich zur Seite des aufgestellten Beins.
Halten Sie das Körperzentrum stabil.

- Stellen Sie sich mit hüftbreit geöffneten Füßen aufrecht hin.
- Machen Sie mit dem rechten Bein einen Schritt nach vorn. Senken Sie Ihren Körper ab, bis das rechte Knie mindestens im rechten Winkel gebeugt ist.
- Gleichzeitig greifen Sie mit dem linken Arm über Ihren Kopf und beugen den Rumpf nach rechts, während Ihr rechter Arm zum Boden gestreckt ist.
- Kehren Sie zur Ausgangsposition zurück.
- Absolvieren Sie die Wiederholungen zuerst auf der einen, dann auf der anderen Seite.

DER NUTZEN
Lockert Oberschenkel, Hüfte und schräge Bauchmuskeln.

Ellbogen-zum-Fuß-Ausfallschritt

- Stehen Sie aufrecht.
- Spannen Sie die Rumpfmuskulatur an und machen Sie mit rechts einen Ausfallschritt nach vorn.
- Beugen Sie sich in den Hüften vor und legen Sie die linke Hand auf Höhe des rechten Fußes ab.
- Bringen Sie den rechten Ellbogen an die Innenkante des rechten Fußes (oder so nah, wie Sie es schaffen). Halten Sie diese Position für zwei Sekunden.
- Drehen Sie den Rumpf nach oben rechts und greifen Sie mit der rechten Hand so hoch Sie können.
- Drehen Sie sich zurück und legen Sie die rechte Hand außen neben den rechten Fuß. Schieben Sie die Hüften nach oben. Das ist eine Wiederholung.
- Machen Sie mit links einen Schritt nach vorn und wiederholen Sie das Ganze.

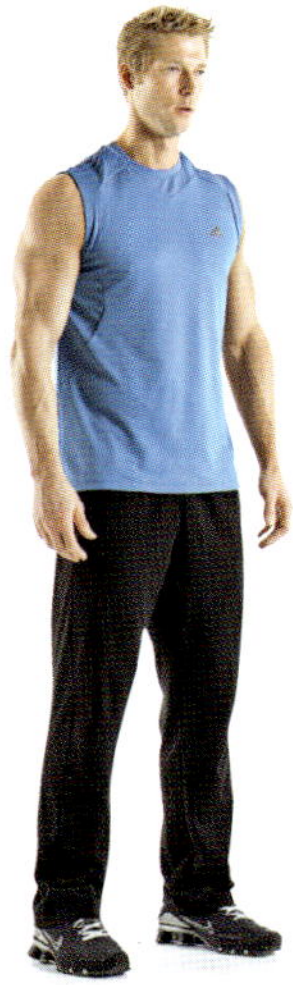

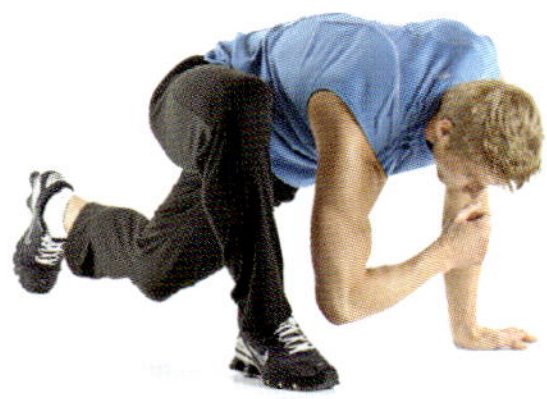

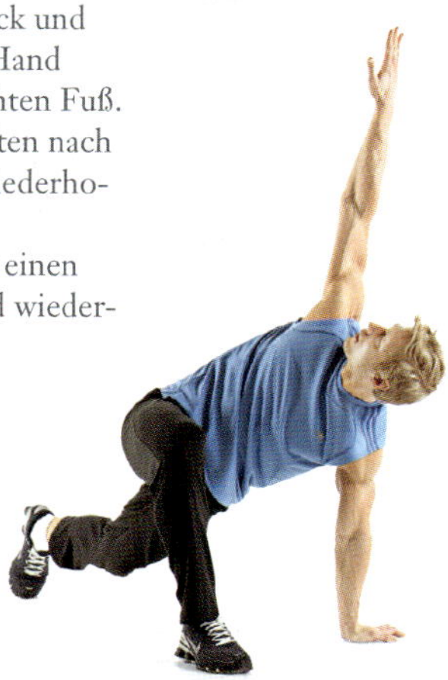

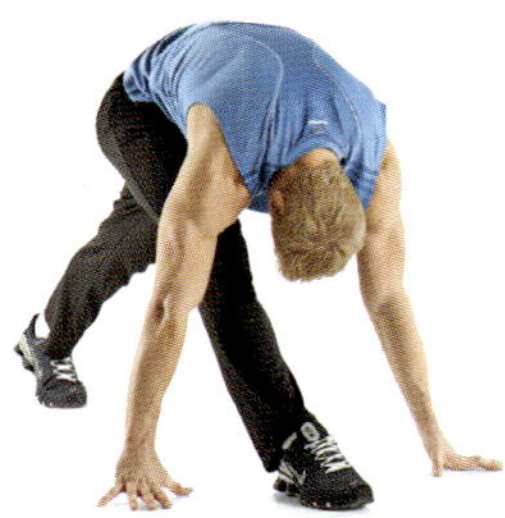

DIE BESTE DEHNUNG DER WELT?
Der bekannte Krafttrainer Mark Verstegen, der diese Übung allgemein verbreitet hat, hält sie dafür.

DER NUTZEN
Lockert Oberschenkel, Gesäß und Leistengegend.

Aufwärmübungen

Raupe

- Stellen Sie sich aufrecht hin.
- Beugen Sie sich mit möglichst gestreckten Beinen nach vorn und berühren Sie vor Ihren Füßen mit den Händen den Boden.
- Laufen Sie mit den Händen vorwärts. Lassen Sie die Beine dabei gestreckt.
- Gehen Sie mit den Händen so weit wie möglich nach vorn, ohne dass Sie in den Hüften einknicken.
- Mit ganz kleinen Schritten bringen Sie die Füße wieder zu den Händen.

DER NUTZEN
Lockert Oberschenkel, Hüfte und schräge Bauchmuskeln.

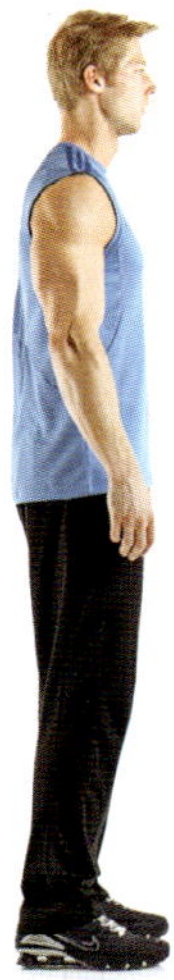

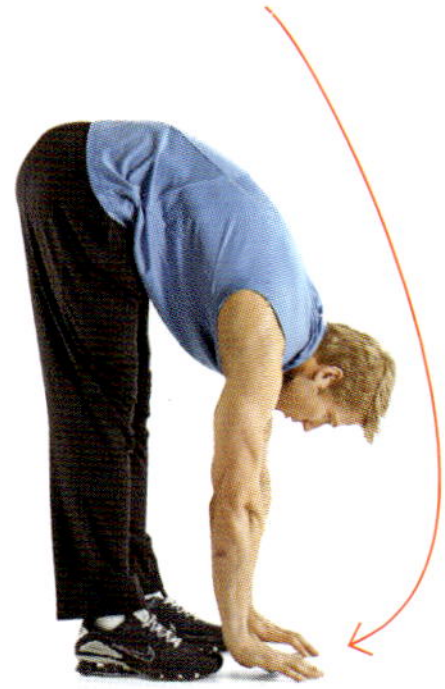

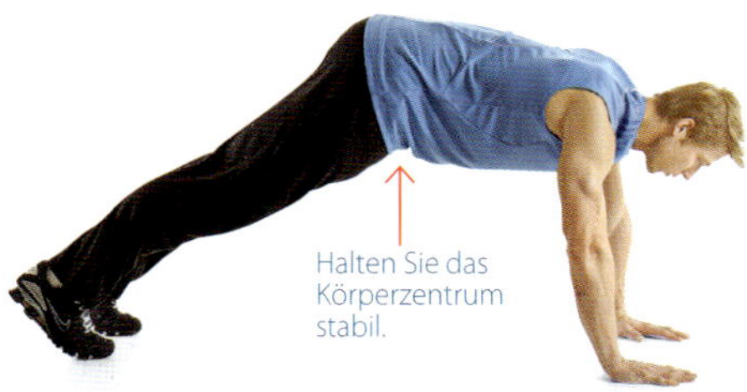

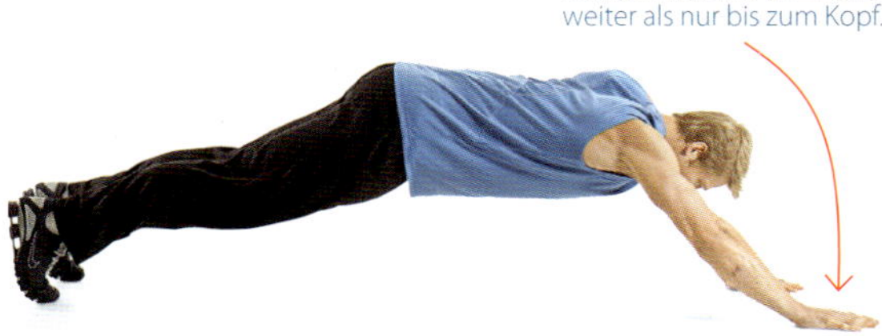

Sumo-Kniebeuge und Strecken

- Beugen Sie sich mit gestreckten Beinen vornüber und fassen Sie Ihre Zehen. (Wenn nötig, beugen Sie die Knie leicht.)
- Ohne die Fußspitzen loszulassen, gehen Sie in eine Kniebeuge und richten dabei Brust, Schultern und Kopf auf.
- Aus der Kniebeuge heben Sie zunächst den rechten, dann den linken Arm weit nach oben und außen.
- Dann richten Sie sich auf.

DER NUTZEN
Lockert Oberschenkel, Gesäß, Leiste und unteren Rücken.

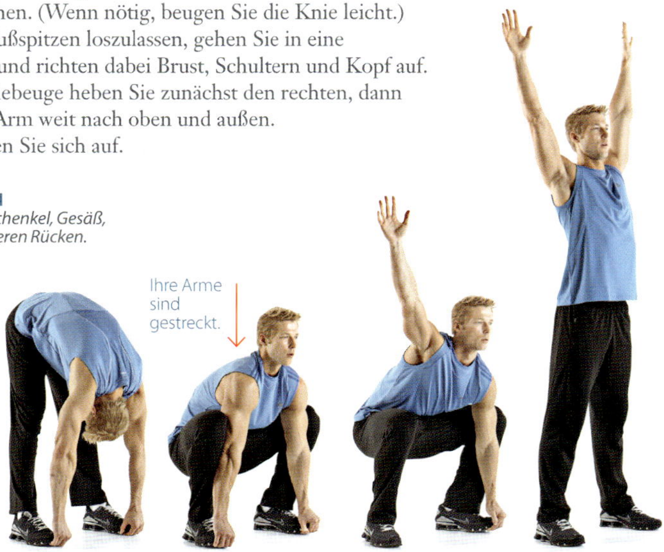
Ihre Arme sind gestreckt.

Standwaage

- Verlagern Sie im aufrechten Stand Ihr Gewicht auf das linke Bein, das Knie ist leicht gebeugt.
- Ohne die Beugung im linken Knie zu verändern, neigen Sie Ihren Oberkörper möglichst weit nach vorn und heben das rechte Bein gestreckt nach hinten an.
- Gleichzeitig strecken Sie die Arme zur Seite, sodass sie sich in einer Ebene mit Ihrem Körper befinden. Die Handflächen zeigen nach unten.
- Richten Sie sich möglichst gestreckt wieder auf.
- Absolvieren Sie die Wiederholungen zuerst auf dem linken Bein, dann auf dem rechten.

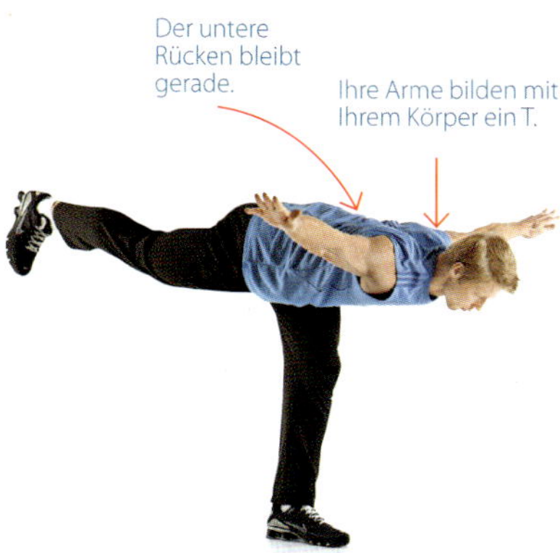
Der untere Rücken bleibt gerade.
Ihre Arme bilden mit Ihrem Körper ein T.

DER NUTZEN
Lockert den hinteren Oberschenkel.

Aufwärmübungen

Gehen mit hohen Knien

- Sie stehen schulterbreit und aufrecht.
- Ohne Ihre Körperhaltung zu verändern, heben Sie das linke Knie so hoch es geht und machen einen Schritt nach vorn.
- Wiederholen Sie den Schritt mit dem rechten Bein. Wechseln Sie hin und her.

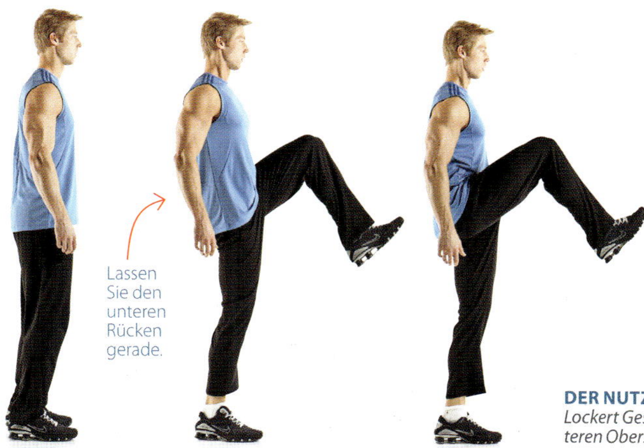

DER NUTZEN
Lockert Gesäß und hinteren Oberschenkel.

Hohe Tritte im Gehen

- Schwingen Sie aus dem aufrechten Stand das rechte Bein gestreckt nach oben gegen den gestreckten linken Arm. Gleichzeitig machen Sie einen Schritt nach vorn. (Stellen Sie sich einfach vor, Sie seien ein russischer Soldat.)
- Sobald Ihr rechter Fuß den Boden berührt, wiederholen Sie die Bewegung mit dem linken Bein und dem rechten Arm. Wechseln Sie hin und her.

DER NUTZEN
Lockert Gesäß und hinteren Oberschenkel.

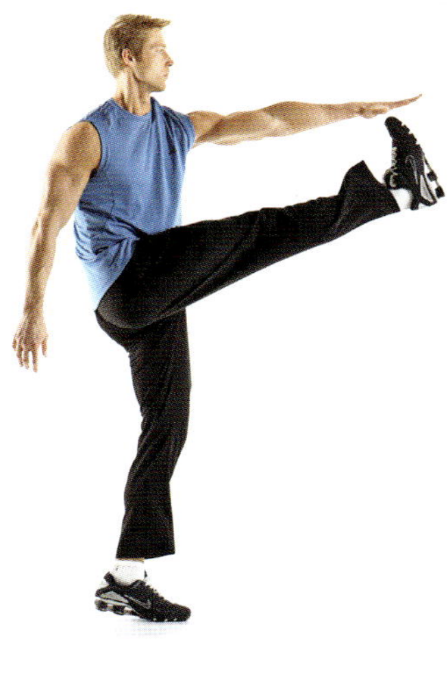

Seitlicher Übersteiger

- Stellen Sie sich links neben eine Bank.
- Heben Sie das rechte Knie, dann drehen Sie den Oberschenkel, um über die Bank zu steigen.
- Folgen Sie mit dem linken Bein.
- Sobald der linke Fuß den Boden berührt, kehren Sie die Bewegung um, zurück zur anderen Seite. Das ist eine Wiederholung.

DER NUTZEN
Verbessert die Beweglichkeit von Oberschenkeln und Hüfte.

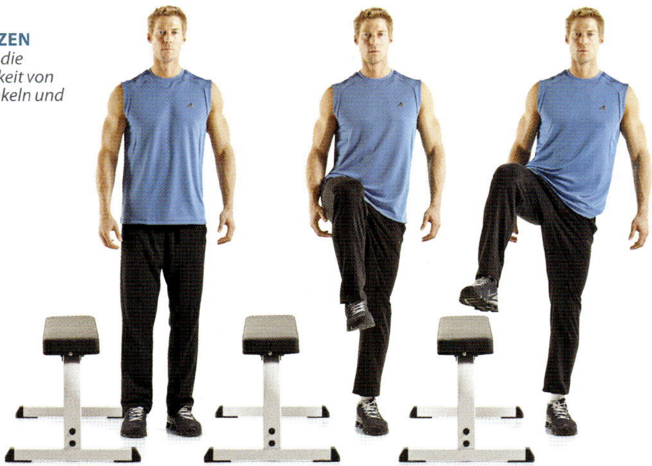

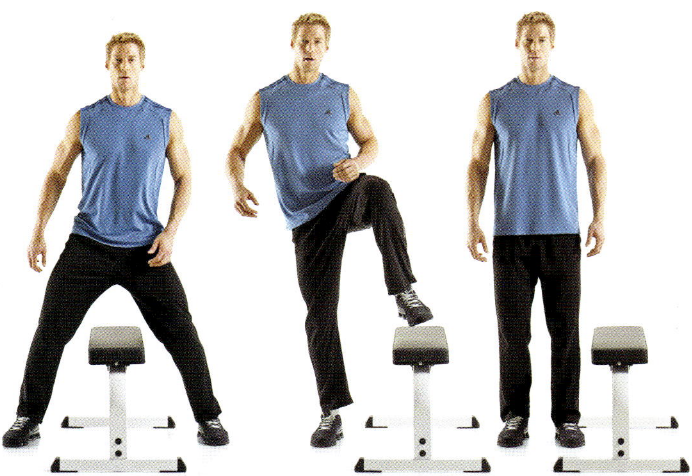

Seitliches Ducken

- Legen Sie eine Langhantel etwas über Hüfthöhe auf einem Rack ab.
- Stellen Sie sich rechts neben die Hantelstange.
- Machen Sie einen großen Schritt nach links, kommen Sie tief und ducken Sie sich in einer fließenden Bewegung unter der Stange durch auf die andere Seite.
- Dann richten Sie sich wieder auf.
- Kehren Sie jetzt die Bewegung um, machen Sie einen großen Schritt nach rechts und ducken Sie sich von der linken Seite wieder auf die rechte.

DER NUTZEN
Erhöht die Beweglichkeit von Oberschenkeln und Hüfte.

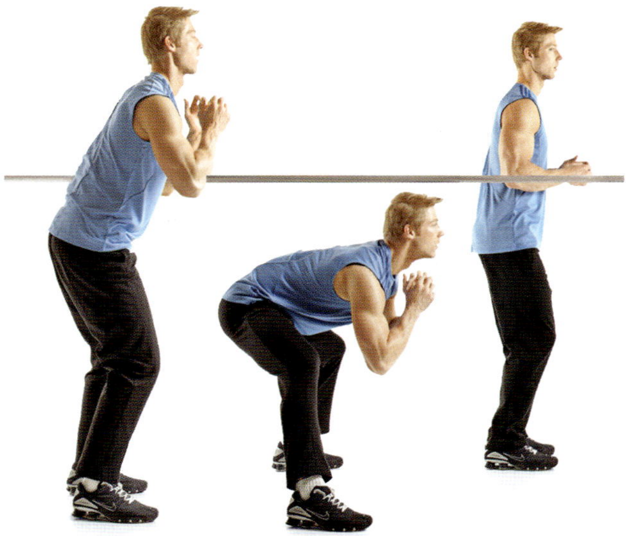

OHNE STANGE
Für die Ausführung dieser beiden Übungen brauchen Sie nicht unbedingt eine Bank oder eine Stange. Stellen Sie sich einfach vor, sie seien da.

VORSICHT: FEHLER

Sie machen nur langsame statische Dehnungen

Eine statische Dehnung erhöht Ihre Beweglichkeit in einer bestimmten Haltung und mit einer geringen Geschwindigkeit. Sie vergrößern Ihren Bewegungsumfang und lockern verspannte Muskeln, die zu einer schlechten Haltung beitragen können. Dynamische Dehnübungen dagegen geben Ihnen die nötige Beweglichkeit, wenn sich Ihre Muskeln schnell in den unterschiedlichsten Körperhaltungen dehnen, wie etwa bei Ballsportarten oder beim Krafttraining. Dynamisches Dehnen regt auch das zentrale Nervensystem an, fördert die Durchblutung und verbessert langfristig Maximal- und Schnellkraft. Solche Übungen sind ideal zum Aufwärmen vor jeder körperlichen Aktivität und hier deshalb am häufigsten vertreten. Nutzen Sie beide Methoden regelmäßig.

Ferse zum Gesäß im Gehen

- Machen Sie aus dem aufrechten Stand mit dem linken Bein einen Schritt nach vorn, dann heben Sie die rechte Ferse zum Gesäß.
- Greifen Sie das rechte Fußgelenk und ziehen Sie den Fuß so nah wie möglich zum Gesäß.
- Lassen Sie das Fußgelenk los, machen Sie drei Schritte und heben Sie dann das linke Bein an.

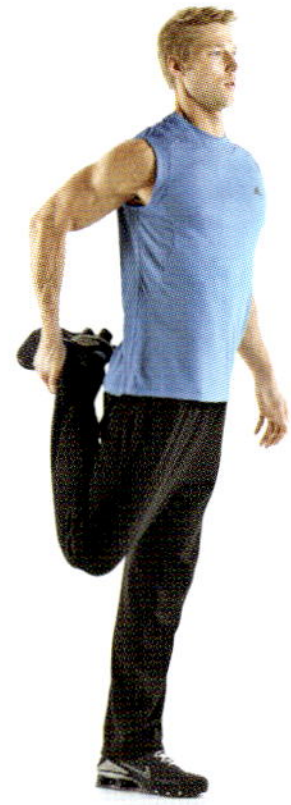

DER NUTZEN
Lockert den Quadrizeps.

Beinheben in Rückenlage

- Legen Sie sich mit gestreckten Beinen auf den Rücken und heben Sie das rechte Bein so hoch wie möglich. (Stellen Sie sich vor, Sie wollten einen Ball wegschießen, der über Ihrem Oberkörper hängt.)
- Absolvieren Sie die Wiederholungen zuerst mit dem rechten Bein, dann mit dem linken.

DER NUTZEN
Lockert die hinteren Oberschenkel.

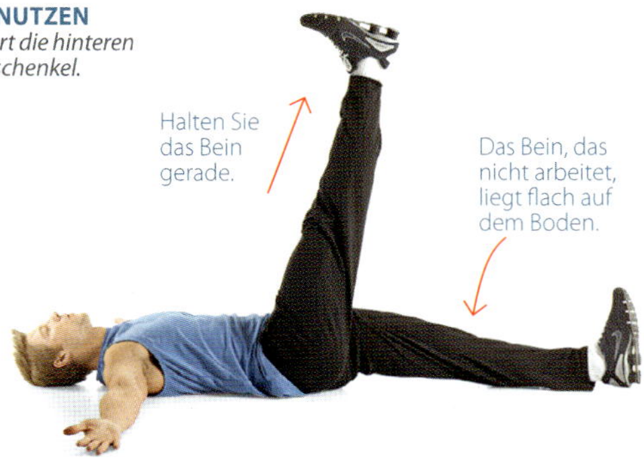
Halten Sie das Bein gerade.
Das Bein, das nicht arbeitet, liegt flach auf dem Boden.

Aufwärmübungen

Beinschwingen

- Stehen Sie gerade und halten Sie sich mit der linken Hand an einem stabilen Gegenstand fest. Spannen Sie die Rumpfmuskulatur an.
- Schwingen Sie das rechte Bein gestreckt so hoch, wie Sie es ohne Probleme schaffen.
- Dann schwingen Sie es möglichst weit nach hinten. Das ist eine Wiederholung.
- Absolvieren Sie die Wiederholungen zuerst mit rechts, dann mit links.

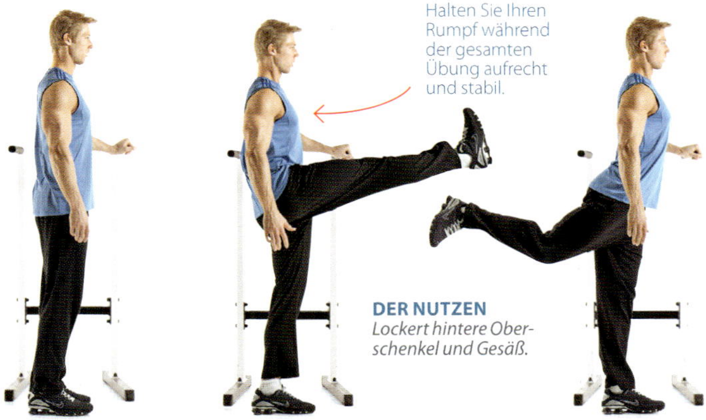
Halten Sie Ihren Rumpf während der gesamten Übung aufrecht und stabil.
DER NUTZEN
Lockert hintere Oberschenkel und Gesäß.

Seitliches Beinschwingen

- Stehen Sie gerade und halten Sie sich an einem stabilen Gegenstand fest.
- Schwingen Sie das linke Bein gestreckt so hoch wie möglich zur Seite.
- Dann schwingen Sie es am Standbein vorbei nach rechts. Das ist eine Wiederholung.
- Absolvieren Sie die Wiederholungen zuerst mit rechts, dann mit links.

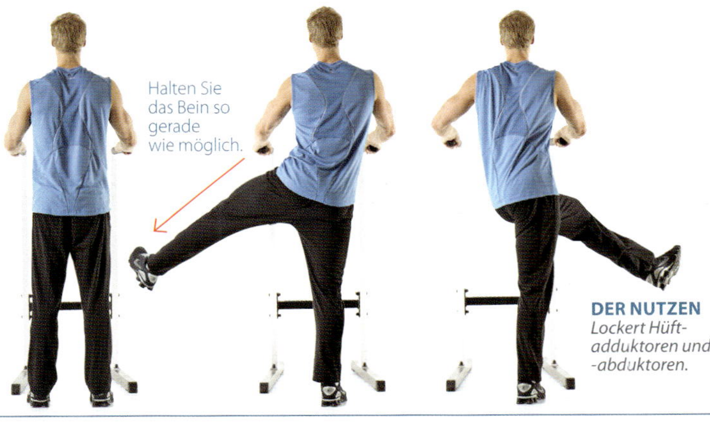
Halten Sie das Bein so gerade wie möglich.
DER NUTZEN
Lockert Hüftadduktoren und -abduktoren.

Ausfallschritt im Stütz

- Nehmen Sie eine Liegestützposition ein.
- Ziehen Sie den rechten Fuß vor und stellen Sie ihn neben Ihre rechte Hand (oder so nah, wie Sie können). Senken Sie die Hüften für einen Moment ab.
- Zurück zum Ausgangspunkt. Wiederholen Sie die Übung mit dem linken Bein.

DER NUTZEN
Lockert die Hüftadduktoren und erhöht die Beweglichkeit der Hüfte.

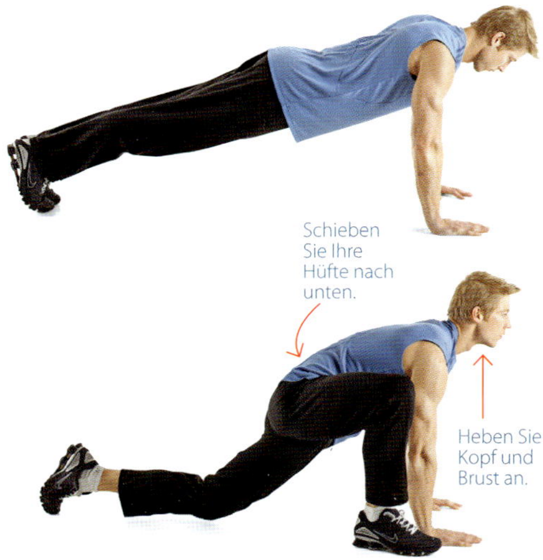
Schieben Sie Ihre Hüfte nach unten.
Heben Sie Kopf und Brust an.

Kreisen des Fußgelenks

- Stellen Sie sich aufrecht hin und heben Sie ein Bein angewinkelt hoch. Umfassen Sie dabei den Oberschenkel.
- Ohne den Unterschenkel zu bewegen, kreisen Sie mit dem Fußgelenk im Uhrzeigersinn. Jeder Kreis ist eine Wiederholung.
- Absolvieren Sie alle Wiederholungen, dann machen Sie die gleiche Anzahl gegen den Uhrzeigersinn. Wiederholen Sie das Ganze mit dem rechten Bein.

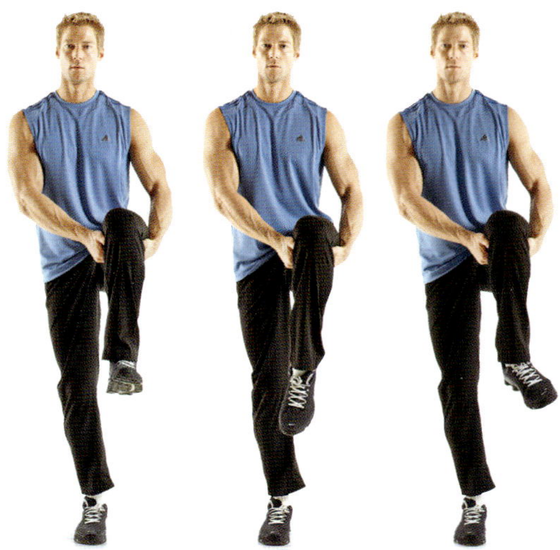

DER NUTZEN
Erhöht die Beweglichkeit Ihrer Fußgelenke.

FOAM-ROLL-ÜBUNGEN

Möglicherweise werden Ihnen diese Übungen wie eine Tiefenmassage vorkommen. Indem Sie den harten Schaumstoff über Oberschenkel, Waden und Rücken rollen, lockern Sie Ihr Bindegewebe und verringern die Steifheit in Ihren Muskeln. Das trägt dazu bei, Ihre Gelenkigkeit und Dehnfähigkeit zu erhöhen und Ihre Muskeln funktionstüchtig zu erhalten. Daher sind Foam-Roll-Übungen sowohl vor als auch nach einem harten Workout von Nutzen und eigentlich immer, wenn Sie die Gelegenheit dazu haben. Wie wäre es mit Multitasking? Holen Sie die Rolle raus, während Sie fernsehen.

Zu Beginn kann das Rollen unangenehm sein, besonders für die Muskeln, die es am nötigsten haben. Je mehr es wehtut, desto dringender ist es, dass Sie rollen. Die gute Nachricht: Rollen Sie regelmäßig und Sie werden feststellen, dass Ihre Muskeln mit jedem Mal etwas weniger empfindlich werden.

Für jeden Muskel, den Sie bearbeiten, gilt: Bewegen Sie die Rolle 30 Sekunden lang langsam vor und zurück. Wenn Sie eine besonders empfindliche Stelle erwischen, halten Sie dort für fünf bis zehn Sekunden inne.

Ihre Hauptaufgabe: Konzentrieren Sie sich auf die Muskeln, die das Rollen am meisten brauchen. Glauben Sie mir, Sie werden sofort wissen, um welche es sich handelt, sobald Sie begonnen haben, mit den folgenden Übungen zu experimentieren. Sie können in den meisten Sportgeschäften eine 90-Zentimeter-Schaumstoffrolle kaufen. Zur Not tut es aber auch ein Basketball, ein Tennisball oder ein Stück PVC-Rohr.

Rollen des hinteren Oberschenkels

- Platzieren Sie die Rolle unter Ihrem rechten Knie. Ihre Beine sind gestreckt.
- Legen Sie das linke Fußgelenk auf das rechte.
- Stützen Sie sich mit flachen Händen auf dem Boden ab.
- Halten Sie den Rücken gerade.
- Rollen Sie Ihren Körper nach vorn, bis die Rolle Ihr Gesäß erreicht. Rollen Sie zurück und wieder vor.
- Wiederholen Sie die Übung mit der Rolle unter dem linken Knie.

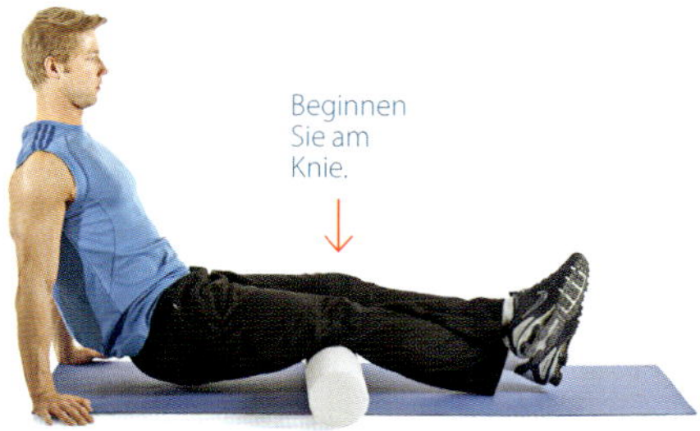

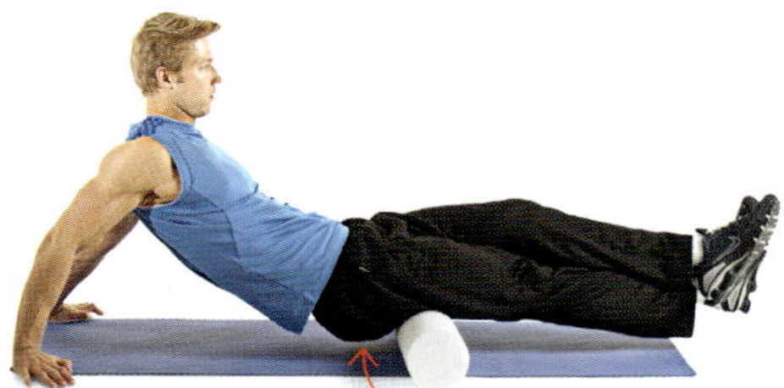

WENN DAS ZU SCHWER IST,
legen Sie beide Beine auf die Rolle.

Rollen des Gesäßes

- Setzen Sie sich mit der Rückseite des rechten Oberschenkels (direkt unterhalb des Gesäßes) auf eine Rolle.
- Schlagen Sie das rechte Bein über das linke.
- Stützen Sie sich mit flachen Händen auf dem Boden ab.
- Rollen Sie Ihren Körper nach vorn, bis die Rolle Ihren unteren Rücken erreicht. Rollen Sie zurück und wieder vor.
- Wiederholen Sie die Übung auf der anderen Seite.

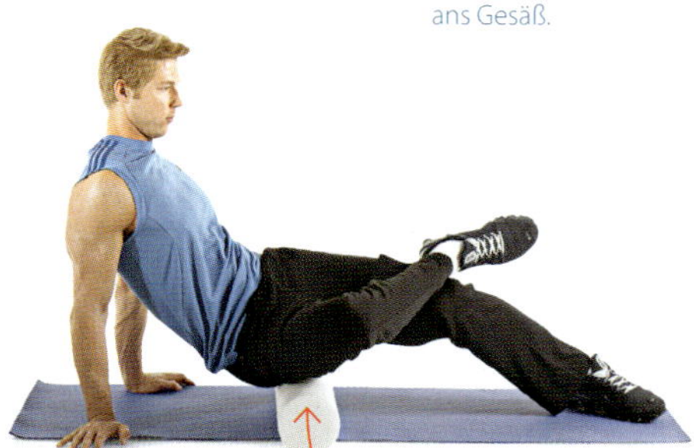

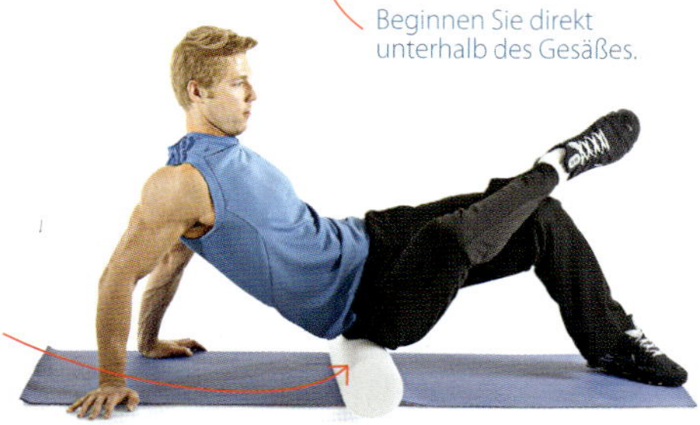

Rollen des Iliotibialbandes

- Legen Sie sich auf die linke Seite und platzieren Sie Ihre linke Hüfte auf einer Rolle.
- Stützen Sie sich mit den Händen am Boden ab.
- Kreuzen Sie das linke Bein mit dem rechten. Stellen Sie den rechten Fuß flach auf den Boden.
- Rollen Sie Ihren Körper nach links, bis die Rolle Ihr Knie erreicht. Dann rollen Sie wieder zurück.
- Wiederholen Sie die Übung auf der rechten Seite, mit der Rolle unter der rechten Hüfte.

WENN DAS ZU LEICHT WIRD,
legen Sie Ihr rechtes Bein auf das linke, anstatt es auf den Boden zu stellen.

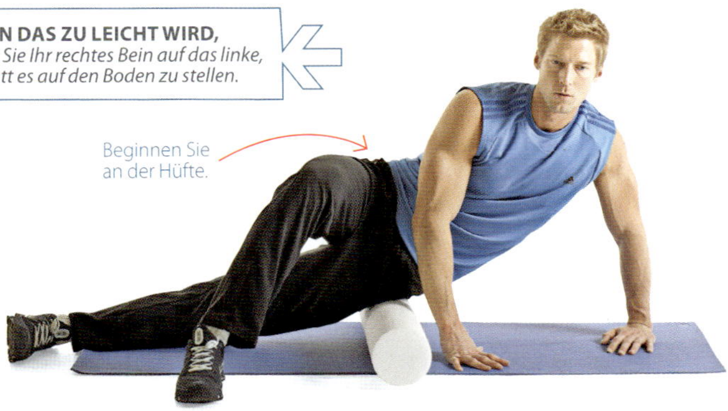
Beginnen Sie an der Hüfte.

ROLLEN SIE DIE SPANNUNG WEG
Das Iliotibialband ist ein Faszienstreifen, der zur Stabilisierung an der Außenseite des Oberschenkels von der Hüfte bis zum Schienbein verläuft. Sie werden wahrscheinlich feststellen, dass dieser Bereich des Körpers besonders empfindlich auf die Bewegung der Rolle reagiert, was möglicherweise auf die hohe Spannung im Iliotibialband zurückzuführen ist. Sie sollten dieser Übung unbedingt große Aufmerksamkeit schenken: Im Lauf der Zeit kann ein übermäßig beanspruchtes Iliotibialband nämlich zu Knieschmerzen führen.

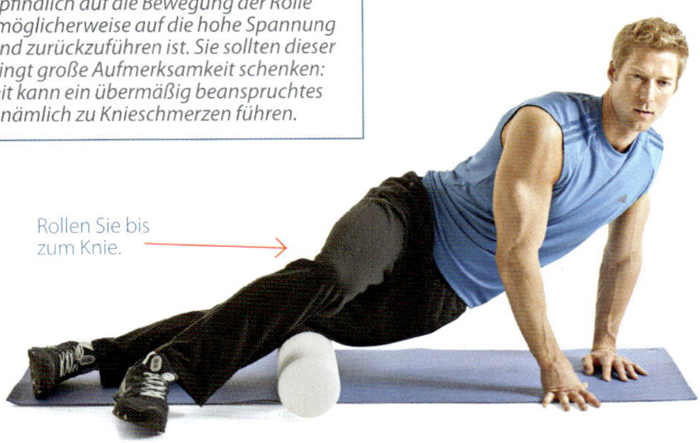
Rollen Sie bis zum Knie.

Rollen der Wade

- Platzieren Sie eine Rolle direkt über der rechten Ferse.
- Legen Sie das linke Bein auf das rechte.
- Stützen Sie sich mit flachen Händen auf dem Boden ab.
- Halten Sie den Rücken gerade.
- Rollen Sie Ihren Körper nach vorn bis zur rechten Kniekehle. Rollen Sie zurück und wieder vor.
- Wiederholen Sie die Übung mit dem anderen Bein.

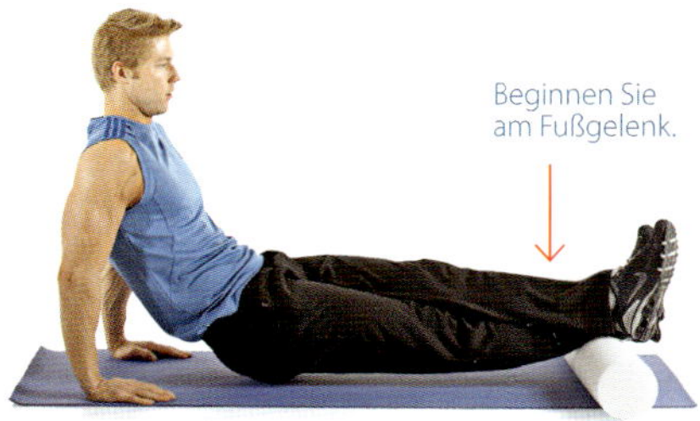

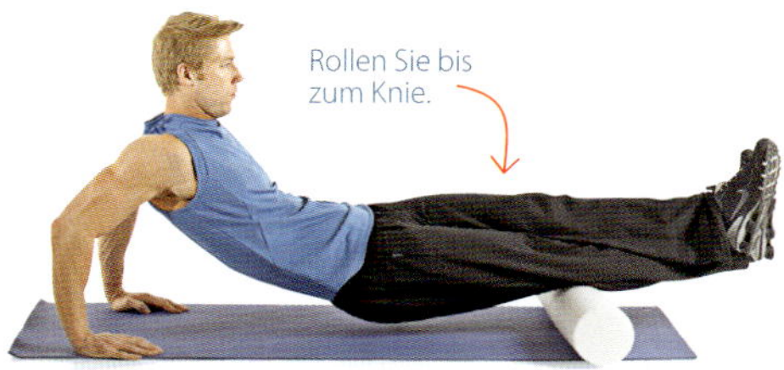

WENN DAS ZU SCHWER IST, *legen Sie beide Beine auf die Rolle.*

Rollen des Quadrizepses und der Hüftbeuger

- Legen Sie sich bäuchlings auf den Boden. Platzieren Sie eine Rolle direkt oberhalb der Knie unter Ihren Beinen.
- Legen Sie den linken Fuß auf den rechten. Stützen Sie sich auf den Unterarmen ab.
- Rollen Sie Ihren Körper nach hinten, bis die Rolle das obere Ende des rechten Oberschenkels erreicht. Rollen Sie zurück und wieder vor.
- Wiederholen Sie die Übung mit der Rolle unter dem linken Oberschenkel.

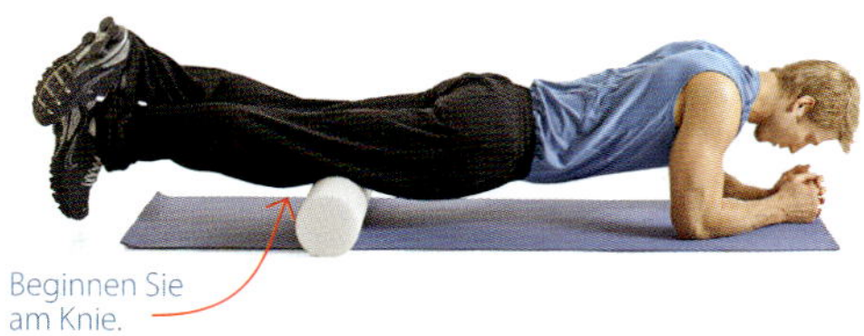

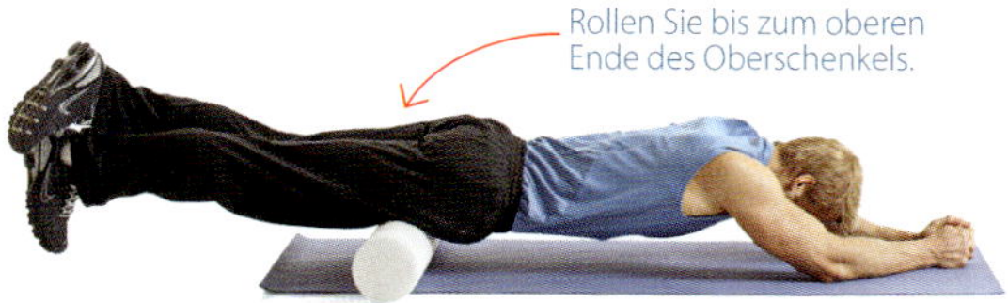

WENN DAS ZU SCHWER IST, *legen Sie beide Beine auf die Rolle.*

Aufwärmübungen

Rollen der Leiste

- Legen Sie sich bäuchlings auf den Boden.
- Platzieren Sie eine Rolle parallel zu Ihrem Körper.
- Stützen Sie sich auf den Unterarmen ab.
- Ihr rechter Oberschenkel steht senkrecht zum Körper. Mit der Innenseite liegen Sie knapp oberhalb des Knies auf der Rolle.
- Rollen Sie Ihren Körper nach rechts, bis die Rolle Ihr Becken berührt. Rollen Sie zurück und wieder vor.
- Wiederholen Sie die Übung mit der Rolle unter dem linken Oberschenkel.

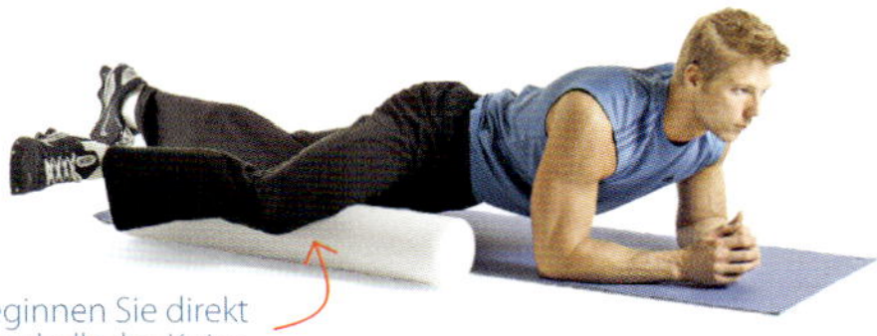
Beginnen Sie direkt oberhalb des Knies.

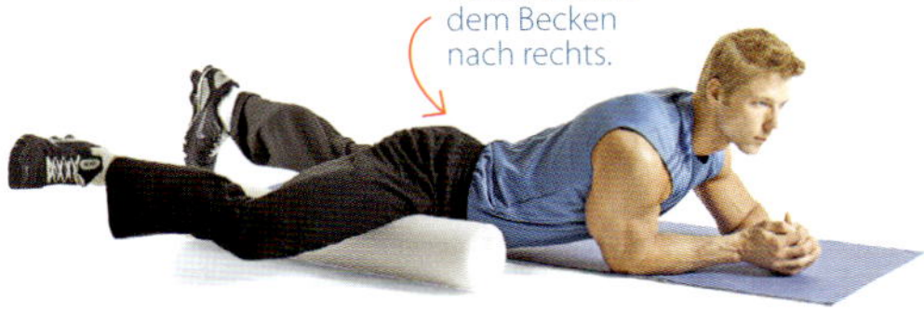
Rollen Sie mit dem Becken nach rechts.

Rollen des unteren Rückens

- Legen Sie sich auf den Rücken. Platzieren Sie eine Rolle unter dem mittleren Rücken.
- Kreuzen Sie die Arme vor der Brust.
- Ihre Knie sind gebeugt, die Füße stehen flach auf dem Boden.
- Heben Sie das Becken leicht vom Boden ab.
- Rollen Sie den unteren Rücken vor und zurück.

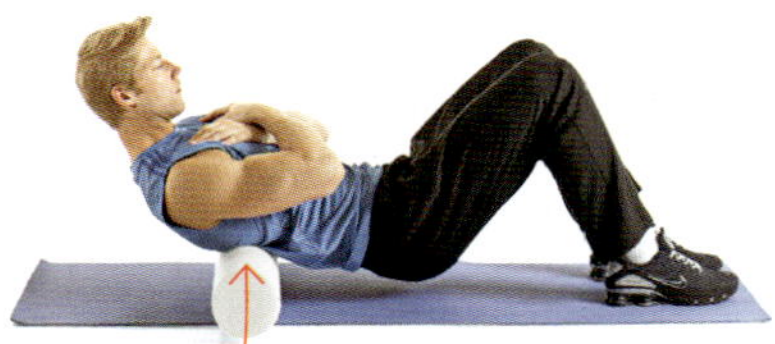
Beginnen Sie in der Mitte des Rückens.

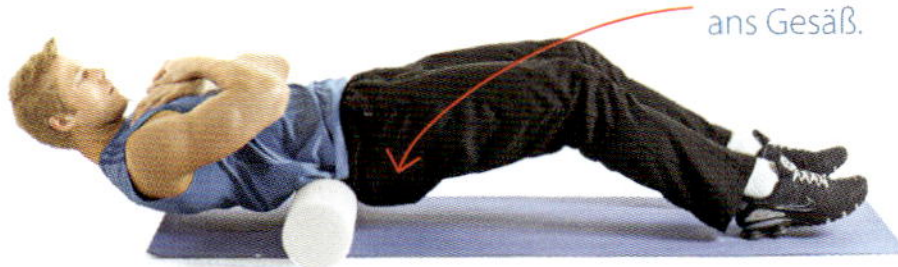
Rollen Sie bis ans Gesäß.

Rollen des oberen Rückens

- Legen Sie sich auf den Rücken. Platzieren Sie eine Rolle unter dem mittleren Rücken, am unteren Rand der Schulterblätter.
- Verschränken Sie die Hände hinter dem Kopf und ziehen Sie die Ellbogen zueinander.
- Heben Sie das Becken leicht vom Boden ab. Senken Sie Kopf und oberen Rücken langsam ab, sodass sich Ihr Rücken über der Rolle wölbt.
- Heben Sie Kopf und oberen Rücken wieder an. Rollen Sie jetzt ein Stück nach unten im oberen Rückenbereich und wiederholen Sie die Übung.
- Rollen Sie noch etwas weiter nach unten und machen Sie die Übung erneut. Das ist eine Wiederholung.

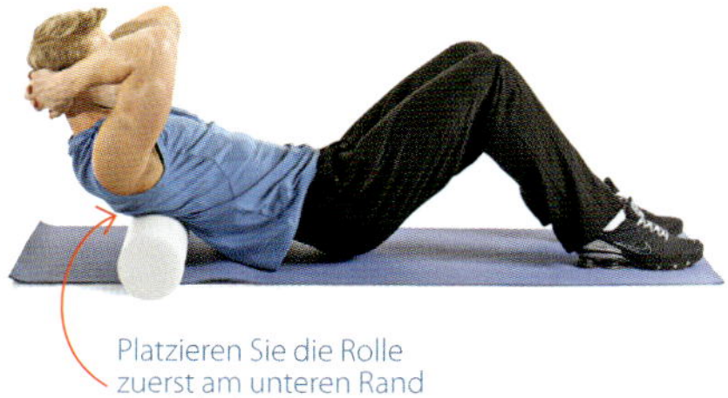

Platzieren Sie die Rolle zuerst am unteren Rand der Schulterblätter.

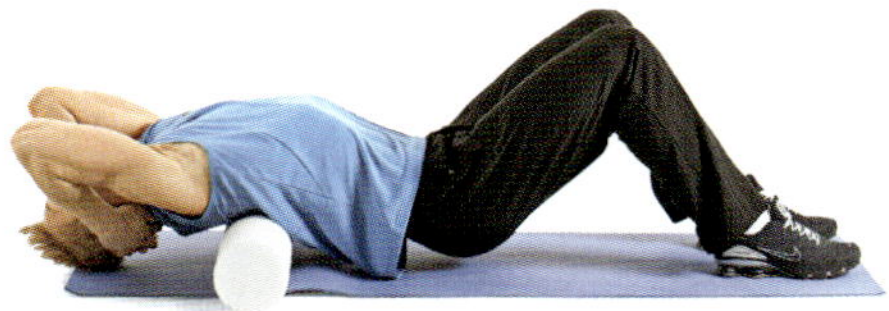

Rollen der Schulterblätter

- Legen Sie sich auf den Rücken. Platzieren Sie eine Rolle unter dem oberen Rücken, am oberen Rand der Schulterblätter.
- Kreuzen Sie die Arme vor der Brust.
- Ihre Knie sind gebeugt, die Füße stehen flach auf dem Boden.
- Heben Sie das Becken leicht vom Boden ab.
- Rollen Sie mit Schulterblättern und mittlerem bzw. oberem Rücken vor und zurück.

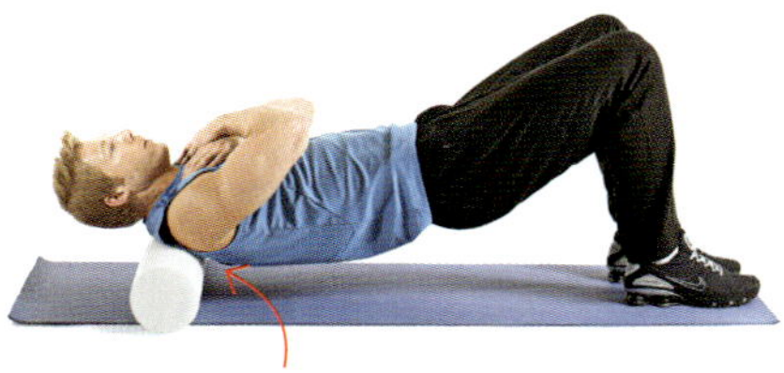

Beginnen Sie am oberen Rand der Schulterblätter.

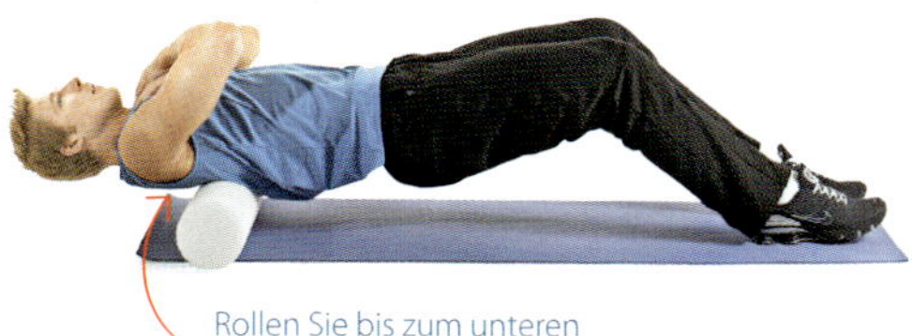

Rollen Sie bis zum unteren Rand der Schulterblätter.

ERSTELLEN SIE IHR EIGENES AUFWÄRMTRAINING

Neben den Übungen in diesem Kapitel eignen sich auch viele der Übungen, die Sie an anderer Stelle in diesem Buch finden, hervorragend zum Aufwärmen. Sie sind hier ebenfalls mit aufgeführt, um Ihnen die ganze Palette an Aufwärmbewegungen zur Auswahl zu geben. (Zur leichteren Orientierung wird in Klammern die entsprechende Seitenzahl genannt.) Sie können sich Ihr eigenes Fünf-Minuten-Aufwärmtraining zusammenstellen; wählen Sie einfach Ihre Übungen aus den folgenden Kategorien und halten Sie sich an die beigefügten Hinweise. Sie können entweder fünf bis zehn Wiederholungen von jeder Übung machen oder jede Übung 30 Sekunden lang ausführen. Absolvieren Sie das Aufwärmen als Zirkel und vollenden Sie einen Satz von jeder Übung ohne Pause dazwischen.

Eine zusätzliche Option: Wenn Sie einmal nicht ins Studio kommen oder nicht die Zeit für ein reguläres Workout haben, absolvieren Sie dieses Aufwärmtraining als ein schnelles Eigengewicht-Workout. Richten Sie sich in allen Kategorien nach der Anleitung. Lediglich in Kategorie 6 wählen Sie drei Übungen statt einer und in Kategorie 7 machen Sie von jeder der drei Übungen so viele Sätze, wie Sie Zeit haben.

KATEGORIE 1

Wählen Sie eine Übung aus dieser Liste.

Schulterkreisen (S. 238)

Gleiten an der Wand (S. 234)

Greifen, drehen, heben (S. 236)

Liegestütz plus (S. 56)

KATEGORIE 2

Wählen Sie eine Übung aus dieser Liste.

Y-Heben auf dem Boden (S. 73)

T-Heben auf dem Boden (S. 74)

Y-Heben auf der Schrägbank* (S. 72)

T-Heben auf der Schrägbank* (S. 74)

W-Heben auf der Schrägbank* (S. 76)

L-Heben auf der Schrägbank* (S. 75)

Y-Heben auf dem Gymnastikball* (S. 73)

T-Heben auf dem Gymnastikball* (S. 74)

W-Heben auf dem Gymnastikball* (S. 76)

L-Heben auf dem Gymnastikball* (S. 75)

KATEGORIE 3

Wählen Sie eine Übung aus dieser Liste.

Brustrotation in Seitlage (S. 235)

Brustrotation (S. 236)

Schulterdehnung (S. 234)

KATEGORIE 4

Wählen Sie drei Übungen aus dieser Liste, aus jeder Gruppe eine.

QUADRIZEPS UND HÜFTADDUKTOREN

Ferse zum Gesäß im Gehen (S. 246)

Ausfallschritt im Stütz (S. 248)

Seitliches Beinschwingen (S. 247)

HINTERER OBERSCHENKEL

Gehen mit hohen Knien (S. 243)

Hohe Tritte im Gehen (S. 243)

Beinheben in Rückenlage (S. 246)

Beinschwingen (S. 247)

GESÄSS UND HÜFTABDUKTOREN

Beckenheben (S. 163)

Einbeiniges Beckenheben mit Kniehalten (S. 167)

Seitgehen mit Thera-Band (S. 182)

Beinheben in Seitlage (ohne Thera-Band, S. 182)

KATEGORIE 5

Wählen Sie eine Übung für das Körperzentrum aus dem Abschnitt über Stabilitätsübungen in Kapitel 9. Zum Beispiel irgendeine Version des Unterarmstützes, des Seitstützes oder des Bergsteigers.

KATEGORIE 6

Wählen Sie bis zu drei Übungen aus dieser Liste – je nachdem, wie viel Zeit Sie haben.

Hampelmann (S. 232)

Hampelmann in Schrittstellung (S. 232)

Burpee (Beinstoß aus der Hocke) (S. 233)

KATEGORIE 7

Wählen Sie aus jeder Gruppe eine Übung. Entscheiden Sie sich für eine seitliche Bewegung, eine Bewegung vor und zurück und eine Drehbewegung.

SEITLICHE BEWEGUNGEN

Tiefer Ausfallschritt von Seite zu Seite (S. 237)

Seitliches Gleiten (S. 238)

Seitlicher Übersteiger (S. 244)

Seitliches Ducken (S. 245)

Seitlicher Ausfallschritt mit Langhantel* (S. 151, s. Infokasten)

BEWEGUNGEN VOR UND ZURÜCK

Eigengewicht-Kniebeuge (S. 131)

Ausfallschritt mit Kurzhanteln* (S. 152)

Ausfallschritt mit Langhantel über Kreuz* (S. 151, s. Infokasten)

Standwaage (S. 242)

Raupe (S. 241)

Ellbogen-zum-Fuß-Ausfallschritt (S. 240)

Sumo-Kniebeuge und Strecken (S. 242)

DREHBEWEGUNGEN

Umgekehrter Ausfallschritt mit Armstreckung nach hinten (S. 239)

Ausfallschritt mit Seitbeugen (S. 239)

Ausfallschritt mit Kurzhantel und Drehung ** (S. 153)

* *Führen Sie die Übung nach der Anleitung im Buch, aber ohne Hanteln aus.*

** *Führen Sie die Übung ohne Hantel aus und strecken Sie die Arme nach oben.*

Kapitel 12: Die besten Workouts

EINE ANLEITUNG ZUR VERWANDLUNG IHRES KÖRPERS

Hier sind die Workouts für den Körper, den Sie haben wollen – ob Sie nun Pfunde an Muskelmasse zulegen, Ihre Kraft explodieren lassen oder Ihren Bauch für immer loswerden wollen. Die Top-Fitnessexperten der Welt haben für Sie Trainingspläne auf dem neuesten Stand entwickelt – für Fortschritte im Muskelzuwachs oder für einen schnelleren Fettverlust. Zu beschäftigt, um ins Studio zu gehen? Versuchen Sie ein intensives 15-Minuten-Programm. Immer unterwegs? Da hilft ein Eigengewicht-Workout, das Sie im Hotelzimmer absolvieren können. Sie hatten noch nie ein Gewicht in Händen? Das Zurück-zur-Form-Workout ist genau das, was Sie brauchen. Ergänzen Sie Ihr Training mit einem Kardio-Workout, denn es ist eine Tatsache, dass Krafttraining und Sprints von großem Nutzen für Herz und Lunge sind. Und jetzt wählen Sie den für Sie passenden Trainingsplan, halten Sie sich an die jeweilige Gebrauchsanweisung, damit Sie alles richtig machen – und los geht's. Ihr neuer Körper wartet schon.

Was Sie vor dem Start wissen müssen

- Machen Sie die Übungen immer in der angegebenen Reihenfolge.
- Wenn Sie eine Ziffer (wie 1 oder 4) ohne einen Buchstaben sehen, führen Sie die Übung als ein Straight Set aus: Machen Sie einen Satz der Übung, dann eine Pause und einen weiteren Satz. Absolvieren Sie alle Sätze dieser Übung, ehe Sie zur nächsten Übung übergehen.
- Wenn Sie eine Ziffer in Kombination mit einem Buchstaben sehen (wie 2A), wird diese Übung als Teil einer Gruppe ausgeführt. (Eine Gruppe von Übungen hat die gleiche Ziffer, aber jede Übung einen unterschiedlichen Buchstaben: 1A, 1B, 1C.) Absolvieren Sie einen Satz der Übung, dann pausieren Sie für eine vorgegebene Zeitspanne und schließen einen Satz der nächsten Übung in der Gruppe an. Wenn Sie zum Beispiel 2A und 2B in einem Workout sehen, vollenden Sie einen Satz der Übung 2A, pausieren die vorgegebene Zeit, führen einen Satz der Übung 2B aus und pausieren erneut. Wiederholen Sie dies, bis Sie alle Sätze von jeder Übung absolviert haben. Halten Sie sich an diesen Ablauf.
- Manchmal beträgt die vorgegebene Pausenzeit 0, also null Sekunden. Dann dürfen Sie zwischen den Sätzen nicht pausieren, sondern gehen gleich zur nächsten Übung über.
- Ist bei der Wiederholung eine Zeitdauer (wie 30 Sekunden) angegeben, führen Sie so viele Wiederholungen wie möglich von der Übung in dieser Zeitspanne aus oder halten Sie so lange die Endposition einer Übung, zum Beispiel den Seitstütz.
- Steht bei den Wiederholungen statt einer Zahl AMAP (as many as possible, so viele wie möglich), dann führen Sie so viele Wiederholungen wie möglich aus. Werden die Sätze so bezeichnet, absolvieren Sie so viele Sätze wie möglich in dem vorgegebenen Zeitrahmen.
- Wird die Pausenzeit mit ALAP (as little as possible, so kurz wie möglich) bezeichnet, sollten Sie sich nur so lange wie nötig erholen. Im Klartext: einmal verschnaufen und zurück an die Arbeit.

Das Zurück-zur-Form-Workout
Phase 1: Woche 1 bis 4

Ob Sie noch niemals zuvor Gewichte gehoben haben oder ob Sie sich einfach nur in letzter Zeit nicht mehr um das Training gekümmert haben – dieser 12-Wochen-Plan ist eigens für Sie entwickelt worden. Er ist darauf ausgerichtet, Fett zu vernichten und Muskeln aufzubauen. Gleichzeitig wird darauf Rücksicht genommen, dass Sie sich noch nicht in Top-Form befinden. Und bei alledem nimmt dieses Training genau jene Schwachpunkte ins Visier, die durch ein Leben im Sitzen hervorgerufen worden sind – die Schwachpunkte also, die Ihren Fortschritt oftmals verlangsamen und zu Frustrationen führen. Sie werden nicht nur Ihren Körper verändern, sondern Sie werden es auch schneller als je zuvor tun.

Aufwärmen

ÜBUNG	SÄTZE	WDH.	PAUSE
1A. Brustrotation in Seitlage (S. 235)	1	5	0
1B. Eigengewicht-Ausfallschritt (S. 152 und Infokasten S. 133)	1	4	0
1C. Tiefer Ausfallschritt von Seite zu Seite (S. 237)	1	4	0
1D. Beckenheben mit Kniepresse nach außen (S. 164)	1	10–12	0
1E. Unterarmstütz (S. 189)	1	4–6	0
1F. W-Heben auf dem Gymnastikball (S. 76)	1	8–10	0

Beim Unterarmstütz und bei der Kobra im nächsten Workout halten Sie die Endposition eine Sekunde lang, dann entspannen Sie einen Moment und wiederholen die Übung. Das ist eine Wiederholung.

Workout

ÜBUNG	SÄTZE	WDH.	PAUSE
1A. Langhantel-Kniebeuge (S. 138)	2–3	10–12	1 Min.
1B. Liegestütz (S. 31)	2–3	10–12	1 Min.
2A. Beckenheben mit Füßen auf Gymnastikball (S. 239)	2–3	10–12	1 Min.
2B. Kabelziehen zum Gesicht mit Außenrotation der Schulter (S. 90)	2–3	10–12	1 Min.
3A. Umgekehrter Crunch (S. 213)	2–3	10–12	1 Min.
3B. Kobra (S. 203)	2–3	10–12	1 Min.

Wenn Ihnen die Langhantel-Kniebeuge zu schwer ist, machen Sie ersatzweise eine Eigengewicht-Kniebeuge.

Ist der Liegestütz noch zu schwer, wählen Sie eine leichtere Version, die Sie aber immer noch herausfordert.

Kardio-Workout

DER TRAININGSPLAN

Aufwärmen: Gehen Sie drei bis fünf Minuten lang in einem angenehmen Tempo auf dem Laufband – mit etwa 30 bis 50 Prozent Ihrer Maximalleistung. Anschließend machen Sie dieses Intervall-Workout:

- Erhöhen Sie die Neigung des Laufbands, bis Sie mit ungefähr 40 bis 60 Prozent Ihrer Maximalleistung trainieren. Machen Sie das zwei Minuten lang.
- Stellen Sie die Neigung wieder auf null Prozent und gehen Sie nochmals zwei Minuten. Das ist ein Satz.
- Absolvieren Sie insgesamt drei Sätze, dann kühlen Sie sich drei bis fünf Minuten lang ab, indem Sie in einem gemächlichen Tempo gehen.
- Versuchen Sie sich im Verlauf dieser vierwöchigen Phase auf insgesamt fünf Sätze hochzuarbeiten.

Das Zurück-zur-Form-Workout
Phase 2: Woche 5 bis 8

Gebrauchsanweisung für dieses Workout

- Machen Sie das Workout mit Gewichten an drei Tagen in der Woche, mit mindestens einem Tag Pause nach jeder Einheit. So könnten Sie etwa montags, mittwochs und freitags Gewichte heben.
- Absolvieren Sie das Kardio-Workout dreimal in der Woche an den Tagen nach dem Gewichtheben. Machen Sie zweimal das Intervall-Workout. Für das letzte Workout wählen Sie das aerobe Ausdauer-Workout. So könnten Sie etwa dienstags und donnerstags das Intervall-Workout machen und das aerobe Ausdauer-Workout am Samstag.
- Absolvieren Sie vor jedem Workout mit Gewichten ein Aufwärmtraining.

Aufwärmen

ÜBUNG	SÄTZE	WDH.	PAUSE
1A. Scheibenwischer (S. 205)	1	5	0
1B. Ellbogen-zum-Fuß-Ausfallschritt (S. 240)	1	4	0
1C. Seitlicher Eigengewicht-Ausfallschritt (S. 151 und Infokasten S. 133)	1	4	0
1D. Beinheben in Seitlage (ohne Thera-Band, S. 182)	1	8–10	0
1E. Seitstütz (S. 194)	1	4–6	0
1F. T-Heben auf dem Gymnastikball (S. 74)	1	8–10	0

Workout

ÜBUNG	SÄTZE	WDH.	PAUSE
1A. Split-Kniebeuge mit Kurzhanteln (S. 148)	2–3	10–12	1 Min.
1B. Bankdrücken mit Kurzhanteln (S. 48)	2–3	10–12	1 Min.
2A. Beckenheben und Bein-Curl mit Gymnastikball (S. 169)	2–3	10–12	1 Min.
2B. Klimmzug im Untergriff mit Bandunterstützung (S. 81)	2–3	10–12	1 Min.
3A. Seit-Crunch (S. 217)	2–3	8–10	1 Min.
3B. Hund & Vogel (S. 193)	2–3	8–10	1 Min.

Beim Seit-Crunch halten Sie die obere Position jedes Mal zwei Sekunden lang.

Beim Seitstütz (während des Aufwärmens) und bei Hund & Vogel halten Sie die Endposition eine Sekunde lang, dann entspannen Sie einen Moment und machen die Übung erneut. Das ist eine Wiederholung.

Kardio-Workout

DER TRAININGSPLAN

Aufwärmen: Gehen Sie drei bis fünf Minuten lang in einem angenehmen Tempo auf dem Laufband – mit etwa 30 bis 50 Prozent Ihrer Maximalleistung. Anschließend machen Sie eins der folgenden Workouts; das Intervall-Workout an Ihrem ersten und zweiten Kardiotag in jeder Woche, das aerobe Ausdauer-Workout am dritten Kardiotag.

INTERVALL-WORKOUT

- Erhöhen Sie die Geschwindigkeit des Laufbands, bis Sie mit ungefähr 65 bis 75 Prozent Ihrer Maximalleistung trainieren. Machen Sie das 60 Sekunden lang.
- Verringern Sie die Geschwindigkeit auf 5,5 Kilometer in der Stunde und gehen Sie zwei Minuten lang. Das ist ein Satz.
- Absolvieren Sie insgesamt vier Sätze, dann kühlen Sie sich drei bis fünf Minuten lang ab, indem Sie in einem gemächlichen Tempo gehen.
- Versuchen Sie sich im Verlauf dieser vierwöchigen Phase auf insgesamt sechs Sätze hochzuarbeiten.

AEROBES AUSDAUER-WORKOUT

- Erhöhen Sie die Geschwindigkeit oder die Neigung des Laufbands, bis Sie mit ungefähr 40 bis 60 Prozent Ihrer Maximalleistung trainieren. Gehen Sie 15 Minuten lang in diesem Tempo.
- Versuchen Sie sich im Verlauf dieser vierwöchigen Phase auf insgesamt 25 Minuten hochzuarbeiten.

Das Zurück-zur-Form-Workout
Phase 3: Woche 9 bis 12

Gebrauchsanweisung für dieses Workout

- Wechseln Sie zwischen Workout A und B an drei Tagen in der Woche, mit mindestens einem Tag Pause nach jeder Einheit. Sie könnten etwa Workout A am Montag, B am Mittwoch und A noch einmal am Freitag machen.
- Absolvieren Sie das Kardio-Workout dreimal in der Woche an den Tagen zwischen dem Gewichtheben. Machen Sie zweimal das Intervall-Workout und zuletzt das aerobe Ausdauer-Workout. So könnten Sie etwa dienstags und donnerstags das Intervall-Workout machen und das aerobe Ausdauer-Workout am Samstag. Beachten Sie, dass Sie das Intervall-Workout A in Woche 9 und 10 absolvieren und in Woche 11 und 12 zum Intervall-Workout B übergehen.
- Absolvieren Sie vor jedem Workout mit Gewichten ein Aufwärmtraining.

Aufwärmen

ÜBUNG	SÄTZE	WDH.	PAUSE
1A. Katzenbuckel (S. 193)	1	5–6	0
1B. Ellbogen-zum-Fuß-Ausfallschritt (S. 240)	1	4	0
1C. Gehen mit hohen Knien (S. 243)	1	5	0
1D. Seitgehen mit Thera-Band (S. 182)	1	10–12	0
1E. Raupe (S. 241)	1	3–5	0
1F. Y-Heben auf dem Gymnastikball (S. 73)	1	8–10	0

Workout A

ÜBUNG	SÄTZE	WDH.	PAUSE
1A. Kreuzheben mit Langhantel (S. 171)	3	8–10	1 Min.
1B. Kurzhantel-Drücken auf der Schrägbank (S. 50)	3	8–10	1 Min.
2A. Einbeinige Kniebeuge (S. 137)	3	8–10	1 Min.
2B. Einarmiges Kurzhantel-Rudern im Hammergriff mit abgestütztem Knie (S. 67)	3	8–10	1 Min.
3A. Hammer-Curl (S. 117/118)	3	8–10	1 Min.
3B. Crunch auf einem Gymnastikball (S. 211)	3	8–10	1 Min.

Workout B

ÜBUNG	SÄTZE	WDH.	PAUSE
1A. Step-up mit Kurzhanteln (S. 179 und Infokasten)	3	10–12	1 Min.
1B. Bankdrücken mit Kurzhanteln (S. 48)	3	10–12	1 Min.
2A. Langhantel-Kreuzheben mit gestreckten Beinen (S. 174)	3	8–10	1 Min.
2B. Vorgebeugtes Seitheben (S. 70)	3	10–12	1 Min.
3A. Trizeps-Strecken mit Kurzhanteln im Liegen (S. 120 und Infokasten S. 121)	3	8–10	1 Min.
3B. Rückenstrecken (S. 178)	3	8–10	1 Min.

Kardio-Workout

DER TRAININGSPLAN

Absolvieren Sie das geeignete Intervall-Workout an Ihrem ersten und zweiten Kardiotag in jeder Woche und das aerobe Ausdauer-Workout am dritten Kardiotag.

INTERVALL-WORKOUT A

- Erhöhen Sie die Geschwindigkeit des Laufbands, bis Sie mit ungefähr 70 bis 80 Prozent Ihrer Maximalleistung trainieren. Machen Sie das 45 Sekunden lang.
- Verringern Sie die Geschwindigkeit auf 5,5 Kilometer in der Stunde und gehen Sie zwei Minuten lang. Das ist ein Satz.
- Absolvieren Sie insgesamt fünf Sätze, dann kühlen Sie sich drei bis fünf Minuten lang ab, indem Sie in einem gemächlichen Tempo gehen.
- Versuchen Sie sich im Verlauf dieser vierwöchigen Phase auf insgesamt sieben Sätze hochzuarbeiten.

INTERVALL-WORKOUT B

- Erhöhen Sie die Geschwindigkeit des Laufbands, bis Sie mit ungefähr 70 bis 80 Prozent Ihrer Maximalleistung trainieren. Machen Sie das 30 Sekunden lang.
- Verringern Sie die Geschwindigkeit auf 5,5 Kilometer in der Stunde und gehen Sie 90 Sekunden lang. Das ist ein Satz.
- Absolvieren Sie insgesamt sechs Sätze, dann kühlen Sie sich drei bis fünf Minuten lang ab, indem Sie in einem gemächlichen Tempo gehen.
- Versuchen Sie sich im Verlauf dieser vierwöchigen Phase auf insgesamt acht Sätze hochzuarbeiten.

AEROBES AUSDAUER-WORKOUT

- Erhöhen Sie die Geschwindigkeit oder die Neigung des Laufbands, bis Sie mit ungefähr 40 bis 60 Prozent Ihrer Maximalleistung trainieren. Gehen Sie 25 Minuten lang in diesem Tempo.
- Versuchen Sie sich im Verlauf dieser vierwöchigen Phase auf 30 Minuten hochzuarbeiten, bei einer Leistung von 60 Prozent.

Die besten Eigengewicht-Workouts

Sie brauchen keine Mitgliedschaft in einem Studio, um einen beeindruckenden Körper zu erschaffen. Sie brauchen nicht einmal eine Ausrüstung. Bauen Sie Muskeln auf und verbrennen Sie Fett mit diesen ganz einfachen Eigengewicht-Workouts.

Workout 1

ÜBUNG	SÄTZE	WDH.	PAUSE
1. Bulgarische Eigengewicht-Kniebeuge (S. 147 und Infokasten S. 133)	3	10–12	1 Min.
2A. Liegestütz (S. 31)	3	12–15	1 Min.
2B. Beckenheben (S. 163)	3	12–15	1 Min.
3A. Seitstütz (S. 194)	3	30 Sek. halten	30 Sek.
3B. Y-T-I-Heben auf dem Boden (S. 73, 74, 77)	3	10	30 Sek.

Wenn eine der ersten vier Übungen zu schwer ist, können Sie sie gerne durch eine Version ersetzen, die es Ihnen ermöglicht, die vorgegebene Anzahl an Wiederholungen zu absolvieren. Wenn Sie eine Übung zu einfach finden, können Sie natürlich ebenso eine schwerere Variante ausführen.

Bei diesen Übungen absolvieren Sie je zehn Wiederholungen pro Buchstabe. Machen Sie also zehn Wiederholungen des Y-Hebens auf dem Boden, dann zehn Wiederholungen des T-Hebens und schließlich zehn Wiederholungen des I-Hebens.

Workout 2

ÜBUNG	SÄTZE	WDH.	PAUSE
1. Iso-Plyo-Kniebeuge (S. 135)	4	6–8	1 Min.
2A. Iso-Plyo-Liegestütz (S. 40)	3	6–8	1 Min.
2B. Einbeiniges Beckenheben (S. 166)	3	12–15	1 Min.
3A. Umgekehrtes Schulterdrücken (S. 101)	3	AMAP	1 Min.
3B. Kobra (S. 203)	2	1 Min. halten	1 Min.

Bei der Iso-Plyo-Kniebeuge und beim Iso-Plyo-Liegestütz halten Sie die tiefe Position bei jeder Wiederholung unbedingt fünf Sekunden lang.

Workout 3

ÜBUNG	SÄTZE	WDH.	PAUSE
1A. Hampelmann (S. 232)	2–5	30 Sek.	0
1B. Eigengewicht-Kniebeuge (S. 131)	2–5	20	0
1C. Enger Liegestütz (S. 36)	2–5	20	0
1D. Ausfallschritt im Gehen (S. 152 und Infokasten S. 151)	2–5	12	0
1E. Bergsteiger (S. 198)	2–5	10	0
1F. Standwaage (S. 242)	2–5	8	0
1G. Santana-Liegestütz (S. 39)	2–5	8	0
1H. Laufen auf der Stelle	2–5	30 Sek.	0

Wenn Sie dieses Workout zum ersten Mal machen, absolvieren Sie von jeder Übung zwei Sätze. Bei den folgenden Trainingseinheiten steigern Sie sich allmählich auf je fünf Sätze.

Die besten 15-Minuten-Workouts

Sind Sie bereit, einen schlankeren, kräftigeren Körper zu formen? Es wird nicht lange dauern. Nur drei 15-Minuten-Workouts mit Gewichten pro Woche können die Kraft eines Anfängers verdoppeln. Integrieren Sie diese Workouts in Ihren Alltag und Sie werden Muskeln aufbauen und gleichzeitig Fett verbrennen.

Vor dem Start

Wenn Ihnen eine der Eigengewichtübungen in diesen Workouts zu leicht oder zu schwer erscheint, können Sie sie jederzeit durch eine andere Version der Übung ersetzen, mit der Sie die vorgegebene Anzahl an Wiederholungen gut ausführen können. Denken Sie daran, dass jeder Satz Ihre Muskeln an ihre Grenzen bringen sollte, ohne den Punkt zu erreichen, an dem Sie aufgeben. (Vergleichen Sie Kapitel 1, wo dieser Ansatz detailliert erklärt wird.)

Und täuschen Sie sich nicht: Diese Workouts sind nicht leicht. Sie sind temporeich und intensiv. Wenn sie Ihnen also am Anfang zu schwer vorkommen, machen Sie längere Pausen zwischen den Sätzen und absolvieren Sie so viel von dem gesamten Workout, wie Sie in 15 Minuten schaffen. Versuchen Sie, bei jedem folgenden Workout etwas mehr zu machen, bis Sie in der Lage sind, das ganze Workout zu beenden.

Gebrauchsanweisung für diese Workouts

- Option 1: Wählen Sie ein Workout und machen Sie es dreimal in der Woche, mit mindestens einem Tag Pause nach jeder Einheit. Wechseln Sie nach zwei oder drei Wochen zu einem anderen Workout.
- Option 2: Wählen Sie zwei Workouts und wechseln Sie zwischen diesen hin und her. Trainieren Sie an drei Tagen in der Woche und machen Sie mindestens einen Tag Pause nach jeder Einheit. So könnten Sie Workout 1 am Montag und Freitag absolvieren und Workout 2 am Mittwoch. In der folgenden Woche würden Sie dann Workout 2 am Montag und Freitag machen und Workout 1 am Mittwoch. Nach vier Wochen ist es dann Zeit, zwei neue Workouts zu wählen.

Die besten Workouts

Workout 1

ÜBUNG	SÄTZE	WDH.	PAUSE
1A. Langhantel-Kniebeuge (S. 138)	3	15	0
1B. Liegestütz (S. 31)	3	AMAP	0
1C. Beckenheben (S. 163)	3	12–15	0
1D. Kurzhantel-Rudern (S. 65)	3	10–12	0
1E. Unterarmstütz (S. 189)	3	30 Sek. halten	0

Workout 2

ÜBUNG	SÄTZE	WDH.	PAUSE
1A. Beckenheben und Bein-Curl mit Gymnastikball (S. 169)	3	AMAP	0
1B. Liegestütz plus (S. 56)	3	AMAP	0
1C. Pflug auf dem Gymnastikball (S. 200)	3	AMAP	30 Sek.
2A. Klimmzug im Untergriff (S. 80)	2–3	AMAP	30 Sek.
2B. Schulterdrücken mit Kurzhanteln (S. 98)	2–3	8–10	30 Sek.

Workout 3

ÜBUNG	SÄTZE	WDH.	PAUSE
1. Ausfallschritt mit Kurzhantel und Drehung (S. 153)	3	10–12	1 Min.
2A. Klimmzug im Untergriff (S. 80)	3	AMAP	0
2B. Seitstütz (S. 194)	3	30 Sek. halten	0
2C. Liegestütz (S. 31)	3	AMAP	45 Sek.

Workout 4

ÜBUNG	SÄTZE	WDH.	PAUSE
1A. Einarmiger Kurzhantel-Swing (S. 183)	3	12	30 Sek.
1B. Liegestütz und Rudern (S. 39)	3	12	30 Sek.
2A. Hammer-Curl, Ausfallschritt und Drücken (S. 223)	2	12	30 Sek.
2B. Pflug auf dem Gymnastikball (S. 200)	2	12–15	30 Sek.

Workout 5

ÜBUNG	SÄTZE	WDH.	PAUSE
1. Seitlicher Ausfallschritt und Drücken (S. 224)	3	10–12	1 Min.
2A. Einbeiniges Kurzhantel-Rudern (S. 66)	3	12–15	0
2B. Einbeiniges Beckenheben (S. 166)	3	AMAP	0
2C. Santana-Liegestütz (S. 39)	3	AMAP	30 Sek.

Workout 6

ÜBUNG	SÄTZE	WDH.	PAUSE
1A. Ausfallschritt mit Kurzhanteln über Kopf (S. 153)	3	10–12	0
1B. Einarmiges Kurzhantel-Rudern im Hammergriff mit Drehung (S. 69)	3	10–12	0
1C. Sumo-Kniebeuge (S. 144)	3	10–12	0
1D. Liegestütz (S. 31)	3	AMAP	0
1E. Kobra (S. 203)	3	30 Sek. halten	60

Die besten Workouts

Workout 7

ÜBUNG	SÄTZE	WDH.	PAUSE
1. Kreuzheben mit Langhantel im breiten Griff (S. 172)	4	5	90 Sek.
2A. Kurzhantel-Drücken auf der Schrägbank (S. 50)	2	10–12	0 Sek.
2B. Rumpfdrehen mit Gymnastikball (S. 205)	2	10–12	0 Sek.
2C. Ausfallschritt mit Kurzhanteln (S. 152)	2	10–12	1 Min.

Workout 8

ÜBUNG	SÄTZE	WDH.	PAUSE
1A. Good Morning (S. 175)	3	8	0
1B. Bankdrücken mit Kurzhanteln (S. 48)	3	8	0
1C. Eigengewicht-Kniebeuge (S. 131)	3	30 Sek.	0
1D. Kurzhantel-Rudern (S. 65)	3	10	0
1E. Bergsteiger (S. 198)	3	30 Sek.	15-30 Sek.

Workout 9

ÜBUNG	SÄTZE	WDH.	PAUSE
1. Langhantel-Kniebeuge im breiten Stand (S. 139)	3	6–8	1 Min.
2A. Langhantel-Rudern (S. 64)	3	6–8	0
2B. Stabilisierung des Körperzentrums (S. 218)	3	30 Sek.	0
2C. Einarmiger Kurzhantel-Swing (S. 183)	3	10–12	0
2D. Negativer Liegestütz (S. 33)	3	AMAP	30 Sek.

Das Spartacus-Workout

Haben Sie sich schon jemals gefragt, wie Hollywoodschauspieler diese unglaubliche körperliche Verfassung erreichen? Das ist gar nicht so kompliziert. Aber es bedeutet: trainieren, trainieren, trainieren.

Für die Schauspieler von *Spartacus* habe ich ein Training zusammengestellt, das traditionelles Equipment wie Sandsäcke und Kugelhanteln mit modernen Versionen klassischer Übungen wie den Santana-Liegestütz oder den Kurzhantel-Ausfallschritt mit Drehung mischt. All diese Elemente zielten darauf ab, die Bewegungen nachzuahmen, die ein antiker Krieger im Training und in der Schlacht gebrauchen würde.

Für Sie habe ich die Übungen überarbeitet, um das Workout dem Training im Studio anzupassen, ohne Abstriche in der Effektivität zu machen. Das Endprodukt: ein innovatives Zirkeltraining, das Fett verbrennt, Ihre Brust-, Arm- und Bauchmuskeln definiert und Ihre Fitness rapide ansteigen lässt. So formen Sie den schlanken, muskulösen und athletisch aussehenden Körper eines antiken Kriegers, während Sie sich gleichzeitig in die Top-Form Ihres Lebens bringen.

Gebrauchsanweisung für diese Workouts

- Absolvieren Sie dieses Workout dreimal pro Woche. Sie können es als Ihr Haupt-Workout mit Gewichten ausführen oder als Kardio-Workout an den Tagen zwischen Ihrem regulären Workout mit Gewichten. So beschleunigen Sie den Fettverlust sogar.
- Führen Sie das Workout als Zirkel durch, indem Sie einen Satz von jeder Übung – oder „Station" – direkt nacheinander machen. Jede Station dauert 60 Sekunden. Machen Sie so viele Wiederholungen, wie Sie in dieser Zeitspanne schaffen, dann fahren Sie mit der nächsten Station fort. Für den Wechsel von Station zu Station nehmen Sie sich 15 Sekunden Zeit. Wenn Sie einen kompletten Zirkel aller zehn Übungen beendet haben, pausieren Sie für zwei Minuten. Dann wiederholen Sie das Ganze zweimal. Wenn Sie bei den Eigengewichtübungen nicht die ganze Minute durchhalten, machen Sie die Übung so lange, wie Sie können, pausieren für ein paar Sekunden und wiederholen, bis Ihre Zeit an dieser Station abgelaufen ist.

Die besten Workouts

- Absolvieren Sie vor jedem Workout ein fünf- bis zehnminütiges Aufwärmtraining. Benutzen Sie die Anleitung in Kapitel 11 („Erstellen Sie Ihr eigenes Aufwärmtraining"), um sich ein eigenes Programm zusammenzustellen.

STATION 1

Kniebeuge mit Pokal (S. 143)

STATION 2

Bergsteiger (S. 198)

STATION 3

Einarmiger Kurzhantel-Swing (S. 183)

STATION 4

Santana-Liegestütz (S. 39)

STATION 5

Scherenschlag mit Kurzhanteln (S. 149)

STATION 6

Kurzhantel-Rudern (S. 65)

STATION 7

Seitlicher Ausfallschritt mit Kurzhanteln (S. 151 und Infokasten)

STATION 8

Rudern in Liegestützposition (S. 39)

Richten Sie sich nach dem Liegestütz und Rudern auf S. 39. Machen Sie aber nur den Ruderteil der Übung und lassen Sie den Liegestütz weg.

STATION 9

Ausfallschritt mit Kurzhantel und Drehung (S. 153)

STATION 10

Kurzhantel-Schulterdrücken mit Beinunterstützung (S. 99)

Das Workout „Vom schmalen Hemd zum Muskelmann“

Dieser traditionelle Trainingsplan zum Muskelaufbau dreht sich um die Grundlagen: schwere Gewichte und harte Arbeit, eine bewährte Formel für einen garantiert muskulösen Körper.

Gebrauchsanweisung für dieses Workout

- Machen Sie jedes Workout (A, B und C) einmal in der Woche, mit mindestens einem Tag Pause zwischen den Einheiten.
- Für jede Übung mit einem Wiederholungsbereich, der mit der größten Zahl beginnt, verwenden Sie die Pyramidenmethode. Das heißt, wenn zehn bis fünf Wiederholungen vorgegeben sind (10–5), beginnen Sie mit zehn Wiederholungen beim ersten Satz. Dann erhöhen Sie das Gewicht bei jedem folgenden Satz und machen immer weniger Wiederholungen. Ihr Ziel: Führen Sie den letzten Satz mit dem schwersten Gewicht und der niedrigsten Anzahl an Wiederholungen aus.

Workout A

ÜBUNG	SÄTZE	WDH.	PAUSE
1. Einarmiges Reißen mit Kurzhantel (S. 228)	3	10–5	1 Min.
2. Vorgebeugtes Seitheben (S. 70)	3	10	30 Sek.
3. Seitheben (S. 103)	3	10	30 Sek.
4A. Langhantel-Curl (S. 115)	3	6–10	0
4B. Plyo-Liegestütz (S. 40)	3	AMAP	0
5. Handgelenk-Curl (S. 123)	2	AMAP	30 Sek.
6A. Pflug auf dem Gymnastikball (S. 200)	1	15	0
6B. Crunch mit angehobenen Beinen (S. 211)	1	15	0
6C. Unterarmstütz (S. 189)	1	30 Sek. halten	0
6D. Seitstütz (S. 194)	1	30 Sek. halten	0

Die besten Workouts

Workout B

ÜBUNG	SÄTZE	WDH.	PAUSE
1. Langhantel-Kniebeuge (S. 138)	5	10–5	90 Sek.
2. Kreuzheben mit Langhantel (S. 171)	3	3	90 Sek.
3. Ausfallschritt mit Kurzhanteln im Gehen (S. 152 und Infokasten S. 151)	2	20	90 Sek.
4. Einarmiger Kurzhantel-Swing (S. 183)	2	10	1 Min.
5. Einbeiniges Wadenheben mit Kurzhantel (S. 155)	3	10–20	0

Bei dieser Übung zählt jeder Schritt nach vorn als Abschluss einer Wiederholung. Machen Sie zehn Wiederholungen für jedes Bein.

Workout C

ÜBUNG	SÄTZE	WDH.	PAUSE
1A. Bankdrücken mit Langhantel (S. 43)	5	10–3	0
1B. Klassischer Klimmzug (S. 82)	5	AMAP	0
2A. Kurzhantel-Drücken auf der Schrägbank (S. 50)	3	10–5	0
2B. Einarmiges Kurzhantel-Rudern im Hammergriff mit abgestütztem Knie (S. 67)	5	12–6	0
3A. Schulterheben mit Langhantel (S. 105)	3	15–10	0
3B. Liegestütz (S. 31)	3	AMAP	0
4A. Roll-out mit Langhantel (S. 202)	1	10	0
4B. Sit-up mit gekreuzten Armen und Gewicht (S. 208 und Infokasten)	1	15	0
4C. Pflug auf dem Gymnastikball (S. 200)	1	15	0
4D. Crunch (S. 210)	1	AMAP	0

Acht Weltklassemethoden für schnelleres Laufen

Wenn Sie genug haben von endlosen, langweiligen Läufen, versuchen Sie einmal diese kleinen Geschwindigkeits-Workouts. Diese Übungen helfen nicht nur dabei, die Eintönigkeit zu beenden, sondern verbessern Ihre Schnelligkeit und Ausdauer zu neuen Höchstleistungen. Dies ist eine hervorragende Methode, sie miteinander zu kombinieren: Machen Sie eins der ersten drei Workouts am Wochenanfang, dann wählen Sie zur Wochenmitte ein zweites aus der Workout-Gruppe 4 bis 7 und den letzten Lauf absolvieren Sie am Wochenende.

1. Tempolauf

Was: eine aufgepeppte Version eines 4-Meilen-Dauerlaufs (das entspricht etwa 6500 Metern), die in einem „ordentlich" anstrengenden Tempo gelaufen wird.
Warum: Tempoläufe helfen Ihrem Körper, eine Übersäuerung der Muskeln – die Sie zwingt, langsamer zu werden – zu vermeiden. Sie lernen, ausdauernder zu laufen.
Wie: Nehmen Sie Ihre unlängst auf 5000 Meter gelaufene Zeit als Grundlage. Errechnen Sie Ihre Pace (das ist Ihre 1000-Meter-Zeit) und addieren 20 Sekunden. Wenn Sie also meinen, 5000 Meter in 25 Minuten laufen zu können, also in einer 5-Minuten-Pace, dann versuchen Sie, die 6500 Meter in einer Pace von 5:20 Minuten zu laufen.
Tipp: Seien Sie genau. Tragen Sie eine Uhr.

2. 1000-Meter-Tempoläufe

Was: eine Serie von 1000-Meter-Läufen in Ihrer Tempolauf-Pace, mit Pausen dazwischen.
Warum: Kurze Tempoläufe helfen Ihnen, ein gleichmäßiges Tempo durchgängig beizubehalten. Die kurzen Pausen halten Ihr Leistungslevel hoch.
Wie: Laufen Sie 1000 Meter – das sind zweieinhalb Runden um den Sportplatz – in Ihrer 4-Meilen-Pace (wie in Punkt 1 festgelegt) und machen Sie dann 60 Sekunden Pause, ehe Sie erneut laufen. Beginnen Sie mit sechs 1000-Meter-Intervallen und steigern Sie sich auf zehn, indem Sie in jeder Trainingseinheit ein Intervall mehr laufen.

Tipp: Sie können auch die Zeit statt der Strecke messen. Laufen Sie dann 3 ½ Minuten für jedes Intervall, ehe Sie eine Pause einlegen.

3. Programmiertes Fahrtspiel

Was: Das Fahrtspiel ist eine aus Schweden stammende Trainingsform im Laufsport, bei der die Geschwindigkeit während eines Laufs nach Gefühl gesteigert und verringert wird.
Warum: Bei einem programmierten Fahrtspiel sind die einzelnen Intervalle festgelegt und werden zum Ende des Laufs härter. Hart zu trainieren, wenn Sie müde sind, wird Sie schneller machen, wenn Sie frisch sind.
Wie: Starten Sie in einem Tempo, das etwa 75 Prozent Ihrer Maximalleistung entspricht. Laufen Sie fünf Minuten lang. Dann verlangsamen Sie Ihr Tempo für weitere fünf Minuten auf etwa 40 Prozent Ihrer Maximalleistung. Laufen Sie weiter im Wechsel schnell und langsam, aber verkürzen Sie jedes Mal die Zeit, in der Sie schnell laufen, um eine Minute, während Sie gleichzeitig Ihre Geschwindigkeit erhöhen. Im letzten einminütigen Intervall sollten Sie dann fast sprinten.
Tipp: Verlängern Sie das erste Intervall jede Woche um eine Minute – behalten Sie dabei aber die abnehmende Reihenfolge der Intervalle bei –, bis Sie zehn Minuten für das erste Intervall erreicht haben.

4. 1500-Meter-Intervalle

Was: harte 1500-Meter-Läufe mit Pausen dazwischen. Das ultimative Training für den ernsthaften Läufer.
Warum: Die Länge und die Intensität der 1500-Meter-Intervalle bringen Sie an die Grenze des aeroben Bereichs, wodurch Sie die Ausdauer und die mentale Kraft erlangen, auch lange Zeitspannen hart zu laufen.
Wie: Laufen Sie drei oder vier 1500-Meter-Intervalle in Ihrer 5000-Meter-Pace. Nach jeder Meile machen Sie eine Pause von vier Minuten.
Tipp: Teilen Sie Ihre Kraft so ein, dass Sie den ganzen Lauf über das gleiche Tempo beibehalten.

5. 800-Meter-Intervalle

Was: harte Läufe mit Jogging zur Erholung.
Warum: Das Laufen im aeroben Grenzbereich ist eine hervorragende Möglichkeit, die aerobe Schwelle nach oben zu verschieben.
Wie: Wärmen Sie sich auf, bis Sie schwitzen. Ziehen Sie von Ihrer 1500-Meter-Pace zehn Sekunden ab und halten Sie dieses Tempo über 800 Meter. Nach jedem 800-Meter-Lauf legen Sie eine Zwischenrunde Jogging ein.
Tipp: Beginnen Sie mit nur vier Intervallen pro Trainingseinheit und machen Sie dann bei jedem Training ein Intervall mehr, bis Sie ohne Probleme acht bewältigen.

6. 400-Meter-Intervalle

Was: harte Läufe mit Jogging zur Erholung.
Warum: Sie trainieren für ein starkes Finish.
Wie: Laufen Sie in Ihrem schnellsten 1500-Meter-Tempo. (Wenn Ihre persönliche Bestzeit auf 1500 Metern bei sieben Minuten liegt, versuchen Sie jedes 400-Meter-Intervall in 1:45 Minuten zu laufen.) Nach jedem 400-Meter-Lauf joggen Sie ein oder zwei Minuten, ehe Sie den nächsten Lauf starten. Beginnen Sie mit sechs Intervallen pro Trainingseinheit und machen Sie dann bei jedem Training ein Intervall mehr, bis Sie zehn erreicht haben.
Tipp: Wärmen Sie sich zuerst auf, bevor Sie starten.

7. In-and-Outs

Was: schnelle 200-Meter-Läufe im Wechsel mit nicht so schnellen 200-Meter-Läufen auf einer Gesamtstrecke von drei Kilometern.
Warum: Dieses Training erfordert es, dass Sie sich beim Laufen erholen, sodass Sie mit einer größeren Intensität auf einer längeren Strecke trainieren, als Sie das sonst könnten.
Wie: Laufen Sie 200 Meter in der Pace Ihrer persönlichen Bestzeit über 1500 Meter, dann verlangsamen Sie Ihren Lauf, sodass Sie für die nächsten 200 Meter zehn Sekunden länger brauchen. Wechseln Sie für die gesamte Strecke zwischen diesen beiden Geschwindigkeiten hin und her.

Tipp: Wenn Sie in einem (schnellen oder langsamen) Laufabschnitt mehr als zwei Sekunden verlieren sollten, beenden Sie den Rest der Strecke in einem leichten Tempo.

8. Langstreckenlauf mit langem Endspurt

Was: ein Langstreckenlauf mit deutlich erhöhtem Tempo in der zweiten Hälfte.

Warum: Sie trainieren Ihren Körper, ausdauernd zu laufen und am Ende noch zulegen zu können.

Wie: Verdoppeln Sie Ihre reguläre Joggingstrecke. Laufen Sie die erste Hälfte in Ihrem normalen Tempo, dann erhöhen Sie das Tempo um drei bis sechs Sekunden auf 1000 Meter.

Tipp: Deponieren Sie Wasser an der zweiten Teilstrecke oder tragen Sie es bei sich.

Die schnellsten Kardio-Workouts aller Zeiten

Sie haben nicht viel Zeit? Versuchen Sie diese neuen Kardio-Workouts. Eigentlich heißen sie Stoffwechselzirkel und sind so konzipiert, dass sie Ihr kardiovaskuläres System in Schwung bringen und den Fettverlust beschleunigen, ebenso wie es harte Sprints tun. Der große Unterschied: Diese Übungen können Sie zu Hause im Keller machen. Außerdem verbessern sie Ihre aerobe Kapazität, was auch einige Kilometer Dauerlauf in einem gemäßigten Tempo bewirken. Diese Workouts kosten Sie jedoch nur einen Bruchteil der Zeit, da Sie viel intensiver trainieren.

Lagentraining

Absolvieren Sie je einen Satz der folgenden Übungen, und zwar in der angegebenen Reihenfolge. Machen Sie jede Übung 15 Sekunden lang, dann pausieren Sie für 15 Sekunden. Führen Sie so viele Zirkel aus, wie Sie in fünf Minuten schaffen. Eine Anmerkung: Senken Sie bei der Kurzhantel-Kniebeuge mit Sprung Ihren Körper so tief ab, dass Ihre Oberschenkel bei jeder Wiederholung mindestens *parallel* zum Boden stehen, dann springen Sie so hoch Sie können.

- **Sprints oder Treppensteigen**
  Pause
- **Kurzhantel-Kniebeuge mit Sprung** (S. 145)
  Pause
- **Seitwurf mit Medizinball** (S. 206)
  Pause
- **Einarmiger Kugelhantel- oder Kurzhantel-Swing** (S. 183)
  Pause

Finisher

Dies sind kleine Kardioübungen, die Sie am Ende eines jeden Workouts absolvieren können. Sie heißen nicht nur Finisher, weil sie eine tolle Methode sind, um ein Training zu beenden, sondern auch, weil sie dabei helfen, Ihrem Fett den Garaus zu machen.

Die besten Workouts

DIE BEINMATRIX

Absolvieren Sie einen Satz von jeder Übung ohne Pause und merken Sie sich, wie lange Sie für die Beendigung des Zirkels brauchen. Pausieren Sie dann doppelt so lange und wiederholen Sie anschließend den Zirkel einmal. Wenn Sie den Zirkel in 90 Sekunden schaffen, lassen Sie den Rest aus.

- **Eigengewicht-Kniebeuge** (S. 131): 36 Wiederholungen
- **Alternierender Eigengewicht-Ausfallschritt** (Infokasten S. 151): 18 Wiederholungen mit jedem Bein
- **Eigengewicht-Scherenschlag** (S. 149/133): 18 Wiederholungen mit jedem Bein
- **Sprung-Kniebeuge – für den Fettverlust** (S. 135): 36 Wiederholungen

DIE KNIEBEUGENSERIE

Machen Sie ohne Pause einen Satz von jeder Übung. Das ist eine Runde. Absolvieren Sie insgesamt drei Runden.

- **Sprung-Kniebeuge – für den Fettverlust** (S. 135): Machen Sie so viele Wiederholungen, wie Sie in 20 Sekunden schaffen.
- **Eigengewicht-Kniebeuge** (S. 131): Machen Sie so viele Wiederholungen, wie Sie in 20 Sekunden schaffen.
- **Isometrische Kniebeuge:** Senken Sie Ihren Körper so weit ab, bis Ihre Oberschenkel parallel zum Boden stehen. Halten Sie diese Position 30 Sekunden.

COUNTDOWN

Wechseln Sie zwischen zwei Übungen hin und her (wählen Sie entweder Option 1 oder 2), und zwar ohne Pause. In der ersten Runde machen Sie zehn Wiederholungen von jeder Übung, in der zweiten Runde neun und in der dritten machen Sie acht Wiederholungen. Arbeiten Sie sich so weit nach unten, wie es geht. (Wenn Sie bei null ankommen, sind Sie fertig.) Erhöhen Sie in jeder Woche die Zahl der anfänglichen Wiederholungen um eins. In der zweiten Woche beginnen Sie demnach Ihren Countdown mit elf Wiederholungen.

Option 1
- Einarmiger Kurzhantel-Swing (S. 183)
- Burpee (S. 233)

Option 2
- Sprung-Kniebeuge – für den Fettverlust (S. 135)
- Plyo-Liegestütz (S. 40)

Übungsregister

Fett gedruckte Seitenzahlen verweisen auf einen Eintrag mit Fotos.

A

Aufstehen, türkisches **225**
Ausfallschritt
einarmiger, mit einer Kurzhantel **153**
im Stütz **248**
mit Kurzhanteln **152**
über Kopf **153**
mit Kurzhantel und Drehung **153**
mit Langhantel **150**
über Kreuz **151**
mit Seitbeugen **239**
seitlicher, und Drücken **224**
seitlicher, mit Langhantel **151**
tiefer, von Seite zu Seite **237**
umgekehrter, mit Armstreckung nach hinten **239**
Außenrotation der Schulter mit Kurzhantel im Sitzen **108**

B

Bankdrücken
enges **44**
im Untergriff **44**
mit Dreifachstopp **45**
mit Kurzhanteln **48**
mit Langhantel **43**
Beckenheben **163**
einbeiniges **166**
mit dem Fuß auf einem Medizinball **167**
mit dem Fuß auf einer Bank **167**
mit dem Kopf auf einem Bosu-Ball **168**
mit dem Kopf auf einem Gymnastikball **168**
mit Kniehalten **167**
mit den Füßen auf einem Gymnastikball **165**
und Marschieren **165**
mit Kniepresse **164**
nach außen **164**
umgekehrtes **170**
auf dem Gymnastikball **170**
und Bein-Curl mit Gymnastikball **169**
Beinheben im Hang **216**
Beinheben in Rückenlage **246**
Beinheben in Seitlage mit Thera-Band **182**
Beinschwingen **247**
seitliches **247**
Beinsenken **214**
Bergsteiger **198**
mit den Händen auf einem Gymnastikball **199**
über Kreuz auf einem Gymnastikball **199**
Bizeps-Dehnung **127**
Bodendrücken **47**
mit Kurzhanteln **51**
Brustdrücken, einarmiges, am Kabelzug **54**
Brustpass mit dem Medizinball **55**
Brustrotation **236**
in Seitlage **235**
Burpee (Beinstoß aus der Hocke) **233**

C

Crossover-Klimmzug **83**
Crossover-Plyo-Liegestütz **41**
Crunch **210**
auf einem Gymnastikball **211**
diagonaler **210**
mit angehobenen Beinen **211**
umgekehrter **213**
mit Schaumstoffrolle und Medizinball **214**
Curl-up mit angehobenen Ellbogen **201**

D

Daumen-Offset-Curl in Schräglage **119**
Dehnung des hinteren Oberschenkels im Stehen **184**

Dehnung des Hüftbeugers im Knien **157**
Diamant-Liegestütz **36**
Drehung mit einem Bein kniend **219**
Drücken auf der Schrägbank **46**
Ducken, seitliches **245**

E

Eigengewicht-Kniebeuge **131**
an der Wand **134**
mit Gymnastikball an der Wand **132**
mit Kniepresse nach außen **133**
Ellbogen-zum-Fuß-Ausfallschritt **240**

F

Fallenlassen der Beine mit Medizinball **215**
Farmer's Walk **124**
auf Zehenspitzen **158**
Ferse zum Gesäß im Gehen **246**
Frontheben **102**
am Kabel 102
45°-Heben **104**
mit Schulterheben **110**
45°-Unterarmstütz **189**

G

Gehen mit hohen Knien **243**
Gesäßdehnung im Liegen **185**
Gleiten an der Wand **234**
Gleiten, seitliches **238**
Good Morning **175**
auf einem Bein **176**
Greifen, drehen, heben **236**

H

Hammer-Curl, Ausfallschritt und Drücken **223**
Hampelmann **232**
in Schrittstellung **232**
Handgelenk-Curl **123**
Handgelenk-Strecken **123**
Hexa-Kurzhantelhalten **124**
Heben, diagonales, am Kabel **109**
High-Pull mit Langhantel aus dem Hang **226**
Hüftabduktion
im Stehen am Kabel **180**
im Stehen mit Thera-Band **181**
Hund & Vogel **193**
Hürde im Hang **216**
Hydrant **192**

I

I-Heben
auf dem Boden **77**
auf dem Gymnastikball **77**
auf der Schrägbank **77**
Iso-Plyo-Kniebeuge **135**
Iso-Plyo-Liegestütz **40**

K

Kabelrudern **78**
einarmiges **79**
im Stehen **79**
im breiten Griff **78**
Kabelziehen
zum Gesicht mit Außenrotation der Schulter **90**
im Liegen **90**
Katzenbuckel **193**
Klimmzug
im Hammergriff **82**
im Kreuzgriff **83**
im Untergriff **80**
mit Bandunterstützung **81**
klassischer, (im Obergriff) **82**
mit Handtuchgriff **84**
umgekehrter, im Untergriff 81
Kniebeuge
bulgarische, mit Langhantel **147**
einbeinige **137**
mit Kurzhanteln **142**
über Kopf **144**
mit Langhantel über Kopf **141**
mit Pokal **143**
im breiten Stand **143**
Kobra **203**
Kreisen des Fußgelenks **248**

Kreuzheben
einbeiniges gestrecktes **175**
einbeiniges, mit Kurzhanteln **173**
mit Kurzhanteln **173**
mit Langhantel **171**
im breiten Griff **172**
Kugelhantel-Swing **183**
Kurzhantel-Bankdrücken
alternierendes **49**
im Hammergriff **49**
Kurzhantel-Curl im Stehen **117**
Kurzhantel-Drücken
alternierendes, auf dem Gymnastikball **52**
alternierendes, auf der Schrägbank **50**
auf dem Gymnastikball **52**
auf der Schrägbank **50**
Kurzhantel-Heben, diagonales 109
Kurzhantel-Kniebeuge mit Sprung **145**
Kurzhantel-Kreuzheben
mit Drehung **177**
mit gestreckten Beinen **177**
und Rudern 222
Kurzhantel-Rudern **65**
aufgestütztes einarmiges, im Untergriff **68**
einarmiges einbeiniges, im Untergriff **68**
einarmiges, im Hammergriff **66**
mit Drehung **69**
einarmiges, mit abgespreiztem Ellbogen und abgestütztem Knie **67**
einbeiniges, im Hammergriff **66**
in Bauchlage auf der Schrägbank **67**
alternierendes **65**
Kurzhantel-Schulterdrücken
alternierendes **99**
mit Drehung **100**
einarmiges **100**
mit Beinunterstützung **99**
Kurzhantel-Swing, einarmiger **183**
Kurzhantel-Trizeps-Strecken im Liegen mit Dreifachstopp **126**
Kurzhantelziehen zum Gesicht **69**

L

Langhantel-Curl **115**
im breiten Griff **116**
Langhantel-Kniebeuge **138**
im breiten Stand **139**
mit Sprung **140**
Langhantel-Kreuzheben mit gestreckten Beinen **174**
und Rudern **222**
Langhantel-Rudern **64**
Langhantel-Schulterdrücken
mit Ausfallschritt **97**
mit Beinunterstützung **96**
Lat-Dehnung im Knien mit Gymnastikball **91**
Latzug **85**
im breiten Griff 85
im engen Untergriff **86**
im Knien **87**
im Untergriff **86**
mit 30°-Neigung **86**
L-Heben
auf dem Gymnastikball **75**
auf der Schrägbank **75**
Liegestütz **31**
auf einem Gymnastikball **38**
auf einem Medizinball **38**
einbeiniger negativer **33**
enger **36**
mit aufeinandergestellten Füßen **34**
mit den Füßen auf einem Gymnastikball **34**
mit Dreifachstopp **35**
modifizierter **33**
negativer **32**
plus **56**
auf dem Gymnastikball 56
positiver **32**
und Rudern **39**
versetzter **37**

M

McGill-Curl-up **201**
Medizinball-Slam **212**

N

Nackenrotation **235**
Negativ-Bankdrücken **46**
mit Kurzhanteln **51**
Negativ-Hammer-Curl **119**

P

Pflug auf dem Gymnastikball **200**
einbeiniger, auf dem Gymnastikball **200**
Pistole **137**
Plyo-Liegestütz **40**

R

Raupe **241**
Reißen
einarmiges, mit Kugelhantel **229**
einarmiges, mit Kurzhantel **228**
einarmiges, mit Kurzhantel aus dem Hang **229**
Ring-Liegestütz **42**
Rollen der Leiste **253**
der Schulterblätter **254**
der Wade **252**
des Gesäßes **250**
des hinteren Oberschenkels **250**
des Iliotibialbandes **251**
des oberen Rückens **254**
des Quadrizepses und der Hüftbeuger **252**
des unteren Rückens **253**
Rollen mit dem Gymnastikball **203**
Roll-out
mit Gymnastikball **202**
mit Langhantel **202**
Rückenstrecken **178**
einbeiniges **178**
Rudern
einarmiges umgekehrtes **63**
modifiziertes umgekehrtes **62**
umgekehrtes **61**
an Ringen **63**
im Untergriff **62**
mit den Füßen auf einem Gymnastikball **62**
mit erhöhten Füßen **62**
mit Handtuchgriff **63**
Rumpfdrehen **204**
mit Gymnastikball **205**

S

Santana-Liegestütz **39**
Scheibenwischer **205**
Scherenschlag mit Kurzhanteln **149**
Schläfer, der **111**
Schrägdrücken mit Kurzhanteln auf dem Gymnastikball **53**
Schranke mit Gymnastikball **215**
Schulterdehnung **234**
Schulterdrücken
mit Kurzhanteln **98**
mit Langhantel **95**
umgekehrtes, auf dem Boden **101**
umgekehrtes, auf der Bank **101**
Schulterheben
mit Kurzhanteln **106**
über Kopf 106
mit Langhantel **105**
im breiten Griff 105
mit Langhantel über Kopf **106**
Schulterheben und Sprung mit Kurzhanteln **227**
Schulterheben und Sprung mit Langhantel **227**
Schulterkreisen **238**
Seit-Crunch **217**
mit Gymnastikball **217**
Seitgehen mit Thera-Band **182**
Seitheben **103**
mit gebeugten Armen und Außenrotation der Schulter **104**
vorgebeugtes **70**
im Obergriff **71**
im Untergriff **71**
Seitstütz **194**
einbeiniger **196**
mit Drehung **196**
mit erhöhten Füßen **195**
modifizierter **195**
plyometrischer **197**
rollender 195

Seitwurf mit Medizinball **206**
Serratus-Schulterheben **107**
an der Bank **107**
Sit-up **207**
alternierender **209**
modifizierter **208**
negativer **209**
Spiderman-Liegestütz **37**
Split Good Morning **176**
Split-Kniebeuge
mit Kurzhanteln **148**
über Kopf **148**
mit Langhantel **146**
über Kopf im breiten Griff **156**
und erhöhtem Fuß **147**
Sprung-Kniebeuge **135**
Stabilisierung des Körperzentrums **218**
Standwaage **242**
Step-up
mit Langhantel **179**
seitlicher, mit Langhantel **179**
Stütz, verlängerter **190**
Sumo-Kniebeuge **144**
und Strecken **242**
Sumo-Kreuzheben **172**
SZ-Hantel-Curl mit Dreifachstopp **125**

T

T-Heben
auf dem Boden 74
auf dem Gymnastikball 74
auf der Schrägbank **74**
Tiefensprung **136**
Tritte, hohe, im Gehen **243**
Trizeps-Dehnung über Kopf **127**
Trizeps-Strecken
mit SZ-Hantel im Liegen **120**
auf dem Gymnastikball **121**
und Bankdrücken im engen Griff **121**
mit SZ-Hantel über Kopf **122**
auf dem Gymnastikball **122**
T-Stabilisation **197**
Tür-Dehnung, die **57**

U

Übersteiger, seitlicher **244**
Überzug
im Stehen **89**
mit SZ-Hantel **88**
auf dem Gymnastikball **88**
Unterarmstütz **189**
im Knien **189**
mit breiter Fußstellung und Arm- und Beinheben **191**
mit breiter Fußstellung und Beinheben **190**
mit erhöhten Füßen **190**
mit Gymnastikball **191**
mit Gymnastikball und Bank **191**
Untergriff-Latzug im Knien **87**

V

Vierfüßerstand 192

W

Wadendehnung
mit gebeugtem Bein **159**
mit gestrecktem Bein **159**
Wadenheben
einbeiniges, mit gebeugtem Knie und Kurzhantel **155**
einbeiniges, mit Kurzhantel **155**
mit Langhantel im Stehen **154**
W-Heben
auf dem Gymnastikball **76**
auf der Schrägbank **76**

Y

Y-Heben
auf dem Boden **73**
auf dem Gymnastikball **73**
auf der Schrägbank **72**

Z

Zurückziehen der Schulterblätter **84**

MEN'S HEALTH GRATIS TESTEN:

JETZT 2 X MEN'S HEALTH GRATIS

+ GUTSCHEIN FÜR WEITERLESER!

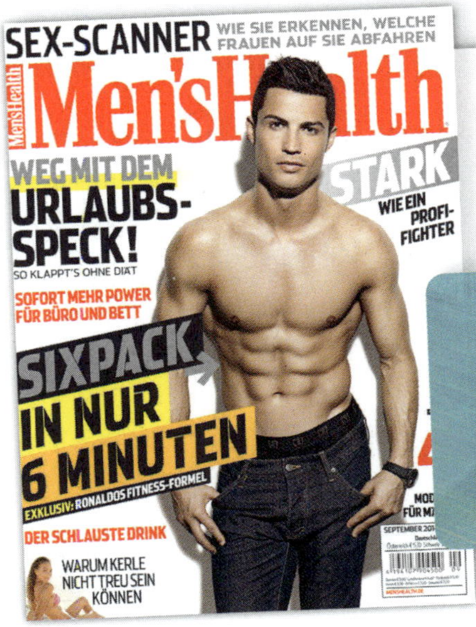

iTunes-Gutschein, Wert: 10,– €

Alles für gute Unterhaltung! Der iTunes-Gutschein ist einlösbar für Musik, Videos, Spiel u.v.m Geeignet für PC oder iPhone und kostenlos ladbar.

JETZT BESTELLEN UNTER:

www.menshealth.de/testabo

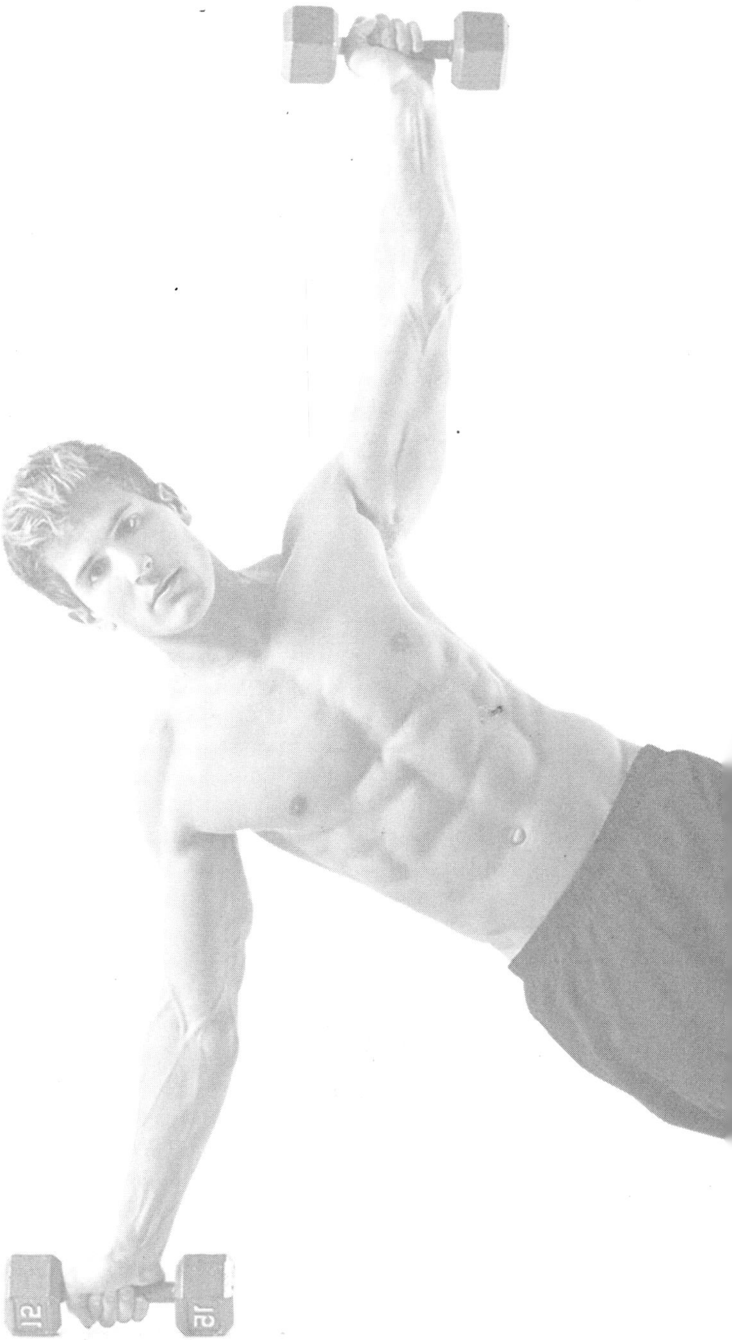